w_orten
& meer

Dieser Band wurde umweltfreundlich gedruckt:
- auf 100% Recyclingpapier, FSC-zertifiziert mit dem Blauen Engel
- mit mineralölfreien Druckfarben ohne Isopropanol
- ohne Folie kaschiertes Cover
- uneingeschweißt

RECYCLED
Papier aus Recyclingmaterial
FSC® C105965

Umfassende Nachhaltigkeit in Bezug auf natürliche Ressourcen und soziales Miteinander ist Verlagskonzept: Strom und Gas für das Büro beziehen wir über Greenpeace Energy, wir reparieren, statt neu zu kaufen, unser Bürobedarf ist ökologisch, und wir versuchen alle Arbeitsprozesse möglichst fair zu gestalten. Wir setzen uns ein für ein wertschätzendes und ressourcenschonendes Sein in Welt.

Staci K. Haines: Körper lügen nicht.
Trauma transformieren in der Welt und in uns selbst

2. Auflage, Hiddensee: w_orten & meer, 2025
ISBN 978-3-945644-40-9

Übersetzung: Sharif Bitar – uebletexte.de
Lektorat: Marianne Eppelt – worte-und-strategie.de
Coverillustration: Nafas Bornah – @lovenrageillustrations
Alle Grafiken zu Somatik im Buch: © generative somatics |
Designed von Querido Galdo, queridomundo.com
Satz und Layout: bureau zanko – zankoloreck.de
Druck: Oktoberdruck GmbH, Grenzgrabenstraße 4, 13053 Berlin

Verlag für verbindendes diskriminierungskritisches Handeln
Süderende 86, 18565 Insel Hiddensee
kontakt@wortenundmeer.net
www.wortenundmeer.net

w_orten
& meer

STACI K. HAINES

KÖRPER LÜGEN NICHT

TRAUMA TRANSFORMIEREN IN DER WELT UND IN UNS SELBST

Aus dem us-amerikanischen Englisch
von Sharif Bitar

Für Jamie, Sam und Torie, danke, dass ihr so wunderbare Menschen seid und mein Leben so sehr bereichert.

Für meine Mom, Mary Kay Haines, weil du all diese Jahre die Transformation und die Komplexität zugelassen hast, und weil dir Gerechtigkeit so am Herzen liegt.

INHALT

TEIL 2
TRAUMA UND DISKRIMINIERUNG

TEIL 3
TRANSFORMIEREN: ICH, DU UND WIR

TEIL 4
TRANSFORMATION UND SOZIALER WANDEL: WIR SITZEN IM SELBEN BOOT

VORWORT

Von Ai-Jen Poo, Leiterin der *National Domestic Workers Alliance*

> *In der #MeToo-Bewegung geht es um heilsame Transformation. Es geht darum, dass wir uns als Einzelne sowie als Communitys transformieren.*
>
> *TARANA BURKE*

> *Wer mit Ungeheuern kämpft, mag zusehn, dass er nicht dabei zum Ungeheuer wird. Und wenn du lange in einen Abgrund blickst, blickt der Abgrund auch in dich hinein.*
>
> *FRIEDRICH NIETZSCHE*

Es gibt Dinge im Leben, die wir kontrollieren können, und Dinge, die wir nicht kontrollieren können. Eine Person, von der ich viel gelernt habe, sagte aber einmal zu mir, dass wir immer die Wahl haben. Wir können nicht kontrollieren, wie andere handeln oder sich verhalten – aber wir können entscheiden, wie wir auf dieses Handeln reagieren. Wir können nicht kontrollieren, in welche Systeme oder Kultur wir hineingeboren werden, aber wie wir mit diesen Systemen umgehen oder wie wir versuchen, sie zu verändern, das können wir kontrollieren.

Die Organisation, die ich leite, die *National Domestic Workers Alliance*, setzt sich für die Rechte von mehr als zwei Millionen Frauen ein – die meisten sind Frauen of Color –, die bei Menschen zu Hause arbeiten, ihre Kinder betreuen, für Ordnung und Sauberkeit sorgen und Angehörige pflegen. Auf ihre Arbeitskraft können wir zählen. Sie kümmern sich um unsere Lieben, ihnen vertrauen wir einige der wertvollsten Aspekte unseres Lebens an. Und obwohl sie für unzählige Familien so wichtig sind, gehören sie zu den Arbeit*erinnen, die in unserer heutigen Wirtschaft am allerwenigsten wertgeschätzt und am schlechtesten bezahlt werden. Grundlegender Arbeitsschutz bleibt ihnen vorenthalten und sie arbeiten in äußerster Isolation. So sind diese Menschen verschiedensten Formen von Gewalt besonders schutzlos ausgeliefert. Sie leiden unter der alltäglichen Brutalität der Armut, aber auch unter noch extremeren Umständen – dazu zählt Menschenhandel und sexualisierte Gewalt. Viele, die dieser Arbeit nachgehen, kämpfen jeden Tag um das Überleben – sie tragen das Leid und die Träume ihrer Familien über Landesgrenzen hinweg auf ihren Schultern umher.

Die meisten Menschen erleben im Laufe ihres Lebens irgendeine Form von Trauma. Traumata prägen uns, manchmal ist uns das bewusst und manchmal nicht. Für viele unter uns sind die traumatisierenden Ereignisse tief verwurzelt in unserer Kultur und Gesellschaft. Sie werden von einer Reihe Überzeugungen, Normen und politischer Grundsätze verstärkt, die in sich strukturell hierarchisch sind. Wir erleben diese Traumata zwar als Individuen, doch sie entstehen nicht durch individuelle Entscheidungen oder Fehler.

Wir haben viele Werkzeuge, die uns helfen, als Individuen heilsam mit unserem Trauma umzugehen. Und ebenso haben wir viele Werkzeuge, mit denen wir die Politik, die Systeme und die Kultur verändern können. Doch wir nutzen all diese Werkzeuge nur selten gleichzeitig. Aus irgendeinem Grund geht der menschliche Aspekt unter, sobald wir über die systemische Ebene von Gewalt und Trauma sprechen. Und wenn wir als Individuen nach einer heilsamen Transformation streben, neigen wir dazu, das in einer Art Vakuum zu tun, als wäre der Therapieraum oder das Meditationskissen eine Insel inmitten eines Meeres frei von Machtsystemen oder Privilegien.

Manchmal bemerken diejenigen unter uns, die für sozialen Wandel und für Gerechtigkeit arbeiten, dass irgendetwas zu fehlen scheint. Dir fällt auf, dass das Treffen eben, in dem es doch um ein Miteinander gehen sollte, sich ausgrenzend angefühlt hat. Oder einige Red*nerinnen bei einer Demo für Gerechtigkeit entmenschlichen eine Gruppe, um damit eine andere Gruppe zu stärken. Tatsächlich sind wir alle immer im Prozess. Das ist einfach menschlich. Wir sind von unserem Trauma geprägt, wir machen Fehler und wir sind unvollkommen. Wir haben unser Trauma verinnerlicht und uns auf verschiedene Weisen angepasst, manche davon tun uns gut, andere nicht. Dazu zählt, dass wir uns selbst und andere abwerten. Doch wenn du vorankommen willst und dir sozialer Wandel wichtig ist, dann musst du mit dieser Unvollkommenheit viel absichtsvoller umgehen und proaktiv versuchen, dich weiterzuentwickeln und zu transformieren.

Bei der *National Domestic Workers Alliance* wollen wir, dass die Menschen, die am meisten zu verlieren haben, auch diejenigen sind, die bei der Transformation ihrer Arbeit das Steuer übernehmen. Wir wussten, dass wir uns dazu ganz direkt mit Trauma befassen müssen, um eine Bewegung zu erschaffen, die uns nicht nur *nicht* retraumatisiert, sondern, die wir als heilsam erleben. Es ging nicht nur darum, politische Veränderungen zu erreichen, um soziale Ungerechtigkeiten zu transformieren, sondern auch darum, individuellen Wandel und Resilienz zu unterstützen. Wir waren uns sicher, dass das eine nicht ohne das andere möglich sein würde. Mit der Unterstützung von Staci Haines schufen wir für Menschen in leitenden Rollen Programme, die auf eine transformative Traumaarbeit abzielten. Wir schufen eine Kultur, die Praktiken enthielt, mit deren Hilfe wir zentriert und verbunden bleiben konnten – miteinander und mit unserem gemeinsamen Ziel. Diese Praktiken unterstützen unser individuelles Wohlbefinden und helfen uns ebenso, gemeinsam kraftvoll zu handeln.

Wir leben in einer Zeit, in der sich jeder Aspekt unserer Kultur, Wirtschaft und Politik tiefgreifend verändert. Viele Menschen, die in hohe Ämter gewählt wurden, säen Zwietracht. Gewalt und Trauma sind allgegenwärtig – und es ist kaum möglich, sie nicht zu verinnerlichen. Die #MeToo-Bewegung hat uns gezeigt, wie wir aus Trauma positive Veränderungen schaffen können. Sie eröffnete einen noch nie dagewesenen kulturellen Austausch, es wurde die Wahrheit über sexualisierte Gewalt gesagt. Sie bewegte uns in Richtung einer heilsamen Auseinandersetzung und verschaffte uns längst überfällige Lösungsansätze. Der Aktivismus der Frauen stärkt eine Bewegung, die unsere Demokratie schützen und ausweiten will. Ein großer Teil der Arbeit, die heute geleistet wird, soll sicherstellen, dass wir inmitten all des Wandels und der Unbeständigkeit neue Muster, neue Beziehungen und eine neue Kultur aufbauen, sodass wir durch all die Veränderungen Heilsames erleben können.

Leider gehört Schmerz zum Menschsein dazu. Eine heilsame Transformation, die in unseren gesellschaftlichen Systemen und in uns selbst stattfindet, ist unabdingbar. Nur so können wir all das Potenzial, das uns Menschen innewohnt, realisieren. Das ist nicht leicht. Im Gegenteil, es ist eine der vielleicht schwersten Aufgaben, die wir bewältigen müssen.

Genau darum brauchen wir dieses Buch. Es ist voller Erkenntnisse und Ideen an der Schnittstelle von persönlicher Transformation und sozialem Wandel. Wenn du dich auf den Weg machst, diese turbulente Welt zu verändern, dann nimm es mit und behalte es nah bei dir.

Ai-Jen Poo

DANKBARKEIT

Ich möchte den vielen, vielen Menschen danken, die sich mit mir auf diesem tiefgreifenden und wilden Weg der Somatik zusammengetan haben. Ganz besonders möchte ich mich bei den Menschen bedanken, die geholfen haben, Somatik mit Bewegungen für soziale und ökologische Gerechtigkeit zusammenzubringen: Spenta Kandawalla, Raquel Laviña, Chris Lymbertos, Nathan Shara, Alta Starr, Denise Perry, Xochitl Bervera, Sumitra Rajkumar, RJ Maccani und Morgan Bassichis. Danke an die, die schon ganz zu Anfang dabei waren: Vassi Kapila, Elizabeth Ross, Lisa Thomas-Adeyemo, Liu Hoi Man und Jennifer Ianniello … es ist nur einmal passiert! Ich danke euch allen dafür, dass ihr so kreativ seid, so mutig und bereit, Risiken einzugehen, die zuerst sinnlos erscheinen mögen. Ein besonderer Dank geht an Spenta Kandawalla, die das *Somatics and Social Justice Collaborative* und *generative somatics* mitgegründet hat. Ich werde dir für alle Zeit dankbar sein, und wir haben für den Rest unseres Lebens Dinge, über die wir lachen können.

Ich danke dir, Richard Strozzi-Heckler, für die Jahrzehnte engagierter Praxis und dafür, wie großzügig du deine Kunst mit den Menschen teilst. Ich bin schwer beeindruckt davon, wie du die Tiefe und das Können der Arbeit in dieser Welt, in der alles als käuflich gilt, aufrechterhältst und beides weitergibst, auch weit über die Welten hinaus, die dir bekannt sind. Danke, dass du ein Leben lang lernst und eine kreative Kraft bist.

Danke an alle die, die dieses Buch in seinem Entstehen gelesen haben und mich unterstützt haben, während noch so viel anderes geschehen ist. Lisbeth White, du hast mich Kapitel für Kapitel mitgenommen. Danke an Shayna, Tim und die Leute bei North Atlantic Books für die Unterstützung, den Enthusiasmus und dafür, dass ihr als kleiner Verlag den Laden am Laufen haltet.

Und zuletzt danke ich meiner Schwester Wendy für all die Gespräche, jede Woche, jedes Jahr. Ich bin so dankbar für dich.

EINLEITUNG

Zwei Fragen haben mich die meiste Zeit meines Lebens begleitet: Wie verändern sich Menschen? Wie verändern sich gesellschaftliche Systeme?

Ich habe Zeit gebraucht, um diese Fragen zu formulieren. Als ich klein war, war es mir einfach zuwider, wenn die Dinge nicht fair abliefen. Es schien ja Möglichkeiten zu geben, die Dinge auf faire Weise zu tun, und manchmal waren sie so offensichtlich – warum waren wir dann nicht einfach fair? Warum waren die Leute so gemein zueinander? Einige Menschen hätten mich wohl sensibel genannt. Vielleicht war ich das. Ich habe einfach Dinge gespürt, und Menschen, und die Natur.

Ich bin in einer kleinen Stadt in den Rocky Mountains aufgewachsen. Die Natur und die Wildnis waren größer als die Menschen. Ich glaube, dass das oft mein Herz und meinen Verstand gerettet hat. Alles um mich herum war Schönheit und ich war mir dessen bewusst. Ich hörte den Bächen zu und genoss den Duft der süßen Gräser und Fichten. Ich sprach mit den Bergen und dem Himmel und sie hörten zu und antworteten mir. Ich liebte den Schnee. Ich liebte die unzähligen Sterne am Nachthimmel.

Zu Hause schaute ich zu, wie sich meine Eltern stritten. Manchmal über Dinge, die mir als Kind nichtig vorkamen. Ihre Probleme schienen so lösbar, wenn sie nur miteinander reden und einander zuhören würden. Heute verstehe ich besser, was sie geprägt hat … ich verstehe besser, was Traumata sind und was sie auslöst. Ich verstehe Sexismus besser und den ständigen Druck des Geldes, der Schulden und der harten Arbeit. Ich verstehe besser, was es bedeutet, mit 19 schwanger zu sein, ohne sich eine Abtreibung leisten zu können, was es bedeutet, mit Mitte 20 drei Kinder zu haben. Meine Familie wechselte hin und her zwischen Arbeit*erinnenklasse und Mittelschicht. Schließlich verloren wir unser Haus an die Bank und meine Mutter lebte nach der Scheidung unter der Armutsgrenze.

Ich folgte dem, was ich in dieser Zeit fühlte. Aus diesen Gefühlen formulierte ich Fragen, dir mir während vieler meiner Erkundungen in den letzten 30 Jahren den Weg zeigten.

TRANSFORMATION UND AKTIVISMUS

So wie ich es erlebte, gehörten heilsame Transformation und Aktivismus zusammen. Ich bekam ein Begabten-Stipendium und verbrachte mein letztes Highschool-Jahr in Hamburg vor der Wiedervereinigung. Ich hatte mich nicht auf das Stipendium beworben, weil ich unbedingt nach Westdeutschland wollte, sondern weil ich so für ein Jahr mein Zuhause verlassen konnte. So wurde ich außerhalb der USA politisiert und nahm zum ersten Mal eine globale wirtschaftliche und kulturelle Perspektive ein. Ich begann auch aufzutauen und die Gewalt, die ich aus meiner Familie kannte, zu spüren. Das zeigte sich darin, dass ich depressiv wurde und mich fragte, was mit mir nicht stimmte.

1985 fing ich an zu studieren und 1986 brach ich ab, um beim Great Peace March for Global Nuclear Disarmament, einem Protestmarsch für die nukleare Abrüstung, quer durch die USA mitzulaufen. Dabei wurde mir klar, wie divers die Communitys der USA sind, wie unglaublich schön das Land und die Natur sind. Ich lernte dabei auch, was es bedeuten würde, eine Wirtschaft des Friedens zu erschaffen, anstelle einer, die von Krieg, von Angriff und Verteidigung getrieben wird. Mir fiel auf, dass die ärmeren Communitys die großzügigsten und herzlichsten waren, während in den reicheren Gegenden, durch die wir gingen, oft die Vorhänge zugezogen wurden. Pro Tag 15 bis 25 Kilometer zu gehen und zu etwas Sinnhaftem zu gehören, das so viel größer war als ich – rückblickend kann ich sagen, dass diese Erfahrung mich somatisch für die heilsame Transformation geöffnet hat, die mir bevorstand.

Zurück an der Uni fing ich an, mich mit Aktivismus zu beschäftigen und lernte viel über den Feminismus der dritten Welle. Dabei hatte ich die Ehre, einige seiner einflussreichen Vertret*erinnen zu treffen und von ihnen zu lernen: Audre Lorde, Chandra Mohanty, bell hooks, Mary Beth Krouse und andere. Ich hatte auch das Glück, von Menschen zu lernen, die bei mir ein Bewusstsein für klassistische Strukturen schafften. Und ich lernte von Menschen, die bestätigten, was ich schon ahnte: dass wir eine Beziehung zur Natur brauchen; wie wichtig Indigene Rechte sind; und dass wir Intuition als andere Art zu wissen begreifen können. Ich bin dankbar. Ein so großer Teil dessen, wie ich die Welt verstehe und Diskriminierung, Privilegien und Macht-über-Systeme[1] wahrnehme, wurzelt hier. Meine Lebenserfahrungen bekamen Namen und Kontexte, die größer waren als ich, als meine Familie und als meine Stadt. Ich fing an zu verstehen, wie ich selbst vom Patriarchat, von *weißer* Vorherrschaft und Überlegenheitsvorstellungen, von sozialer Klasse und von Heterosexismus geprägt wurde. Und ich hatte erste Flashbacks aus meiner Kindheit, als mein Vater und einige seiner Freunde mich sexualisiert misshandelten. Nicht so spaßig.

In diesem Kontext versuchte ich Hilfe zu bekommen. Da ich mit Therapie oder Persönlichkeitsentwicklung bisher noch nicht vertraut war, wusste ich nicht so recht, was ich tun sollte. Ich probierte die psychologische Beratungsstelle an der Uni aus. Dort wurde mir gesagt, dass sexualisierte Gewalt an Kindern sehr selten sei und dass ich andere Menschen an der Uni finden müsse, die ähnliches erlebt hatten – dann würde für uns eine Gruppe eingerichtet. Ich bezahlte mein Studium selbst, war nicht versichert und jobbte als Küchenhilfe auf dem Campus. In dieser »akuten Heilungsphase« outete ich mich also an der Uni, hing Flyer mit meiner Telefonnummer auf und versuchte Menschen zu erreichen, die als Kind sexualisierte Gewalt erlebt hatten und sich nun Unterstützung wünschten. Innerhalb von zwei Wochen waren wir schon acht Leute, die eine Therapie-

---

1 Eine Erklärung des Begriffs Macht-über findet sich in Kaptiel 2 und im Glossar.

gruppe wollten. Ich ging wieder zur Beratungsstelle … und die Mitarbeit*erinnen waren ganz schön überrascht. Doch eine* Thera*peutin leitete dann unsere Gruppe an. Rückblickend bin ich dankbar für meinen Antrieb und meine Ausdauer, und ziemlich sauer darüber, wie wenig Bewusstsein es für das Thema gab, wie wenige Menschen sich darum kümmerten. Meine Selbstständigkeit festigte sich noch etwas tiefer in mir. Die Gruppe wurde zum Rettungsanker. Ein großer Teil meiner Transformation fand von nun an in Gruppen statt, und schließlich lernte ich Somatik kennen.

Ich studierte, arbeitete, war Aktivistin und versuchte zu überleben, durch all den Schmerz und Verlust hindurch. In dieser Zeit verwoben sich in mir die Themen heilsame Transformation und sozialer Wandel immer mehr. Wenn ich mich nicht um meiner selbst willen transformieren konnte, so konnte ich es doch für andere tun. Ich lernte, dass sich schon andere vor mir für den Wandel, für die Freiheit eingesetzt hatten – dass ich Teil einer sehr langen Reihe von Aktiv*istinnen war. Ich konnte also meinen Teil zur Zukunft beitragen. Ich erkannte, dass ich freier war als meine Mutter, weil sich andere Menschen vor mir für den Wandel eingesetzt hatten. Das wünschte ich mir auch für die Generationen nach mir. Daran konnte ich mitwirken. Das hat mir Mut gemacht.

Viele, viele Erfahrungen haben sich von diesem Punkt aus ergeben. Ich erlernte Neuro-Linguistisches Programmieren, wurde zu Zeremonien eingeladen und blieb, so oft ich konnte, nah bei der Natur und ihrer Schönheit. Ich arbeitete als Kell*nerin, bei Banketts, und landete schließlich in San Francisco mit 300 Dollar in der Tasche, zwei Freun*dinnen und einem Job bei Good Vibrations – einem sex-positiven Sexshop, der Frauen gehörte und von Frauen geführt wurde. Seitdem habe ich so viel dazugelernt.

HEILSAME TRANSFORMATION

In meiner Anfangszeit in San Francisco lernte ich eine Person kennen, die Somatik praktizierte und die völlig umkrempelte, was ich unter Heilen verstand und was ich für möglich hielt. Durch somatische Praktiken und Körperarbeit – ebendie Prozesse, die ich später selbst erlernen würde – fielen all die Misshandlungen und Übergriffe, all die Trauer und Angst von mir ab und aus mir heraus. Der Verlust, die Scham, die Wut und die Isolation, die damit einhergehen, wenn wir Dinge geheim halten müssen – all das erlebte ich nun in einem solchen Ausmaß, dass ich dachte, ich würde nicht überleben, was ich fühlte. Die lang gereifte Überzeugung, mich nur auf mich selbst verlassen zu können, passte manchmal nicht zur Verletzlichkeit, die durch die Transformationsarbeit aufkam. Dennoch war ich völlig verblüfft davon, was mein Körper alles für mich bewahrt hatte. Und ich war auch überrascht, was für Wunden mein Körper / mein Geist / meine Emotionen / mein Wesen zu heilen wussten, wenn sie die Gelegenheit und die somatische Unterstützung erhielten. Wenn du Traumaarbeit gemacht hast, dann weißt du auch, wie viele Dinge es gibt, die du lieber tun oder fühlen würdest. Traumaarbeit ist anstrengend und tut weh. Aber befreiend ist sie auch.

Viele Mittzwanziger verbringen die Zeit damit, Party zu machen. Ich verbrachte viel Zeit damit, meine Wunden zu heilen, eine Gemeinschaft und einen tieferen Sinn und Zweck zu finden, und mit harter Arbeit.

1997 begann ich eine formelle Somatik-Ausbildung, zuerst an der Lomi School bei Robert Hall und Richard Strozzi-Heckler, und später am Strozzi Institute. Ich war wieder völlig verblüfft davon zu erleben, wie verwoben der Körper und das Selbst eigentlich sind. Wie tiefgreifend können wir uns verändern, wenn sich unsere Überlebensmuster und Anpassungen in Körper und Gewebe verwandeln! Ich erlebte, dass sich dort Menschen veränderten, von denen ich es nie erwartet hätte … ältere, privilegierte *weiße* Männer, die wirkten, als ob sie eigentlich gar nichts fühlen. Auf intensive Weise erlebte ich, dass alle eine Geschichte haben, dass alle Menschen von ihrem Umfeld geprägt sind, Überlebensstrategien haben, und dass wir diese Geschichten verkörpern. Was wir verkörpern – all unsere Anpassungen und all das, was wir von den Generationen vor uns geerbt haben –, kann sich radikal verändern, wenn wir uns diesen Strategien somatisch nähern und die authentischen Sehnsüchte der Menschen erkennen und zugrunde legen. Heute nehme ich Menschen häufig als ihre verkörperte Vergangenheit und Erfahrungen wahr, mit vielen Geschichten und Anpassungen, die sie hinter sich herziehen, und mit ein wenig Sehnsucht, die sie antreibt. Viel mehr dazu kommt später im Buch.

Verkompliziert wurde das Ganze dadurch, dass in der somatischen Arbeit oder in den Übungsräumen bislang keine sozialkritische Perspektive eingenommen wurde. Wir sprachen nie darüber, wie wir von unseren sozialen Umständen geprägt werden, darüber, diskriminiert zu werden oder privilegiert zu sein, über unsere individuellen und kollektiven Überlebensstrategien. Die Menschen wurden in ihrer Empathie unterstützt, in ihren Sehnsüchten und dabei, neue, mutige Wege einzuschlagen. Doch über kollektive Verantwortung und kollektives Handeln wurde nicht gesprochen. Alles zielte auf persönliche Veränderungen ab. Und obwohl die Leute den Wunsch verspürten, auch für andere etwas zu bewegen, obwohl sie gesellschaftlichen Wandel wollten, fehlte die kritische Perspektive auf die Systeme um uns herum. Aus dem Wunsch nach sozialem Wandel wurde nichts. Was blieb, waren Individualismus und unreflektierte Privilegien.

Häufig wägte ich ab, was ich sagte und was nicht, und viele Gespräche nahm ich lieber mit nach Hause zu meiner politischeren Community. An der Ausbildung nahmen hauptsächlich *weiße*, heterosexuelle Menschen aus der Mittelschicht teil. Normalerweise war ich die Jüngste im Raum, eine der wenigen queeren Personen, und ich war mit einem Arbeitsstipendium dort, was bedeutete, dass ich wieder den Abwasch machte und den Leuten hinterherräumte. Ich habe durchaus schon damals versucht, diese Gespräche zu führen. Sie liefen nie gut. Also entschied ich mich, so viel wie möglich von der Somatik mitzunehmen. Und dann würde ich

andere Möglichkeiten finden, sie mit sozialkritischen Perspektiven zu kombinieren, um so Menschen zu unterstützen, die sich sozialer Gerechtigkeit und einem radikal anderen Verhalten zur Erde verschrieben hatten.
Ich wurde Praktizierende dieser Schule der Somatik, und ich leitete Gruppen für Menschen, die Gewalt erlebt hatten. Inzwischen habe ich mit Tausenden Menschen gearbeitet und bin selbst Lehrerin für Somatik. Schließlich entwickelte ich die somatische Traumaarbeit, um die es in diesem Buch geht. Ich leitete den ersten »Somatik und Trauma«-Kurs im Jahr 2000 und entwickelte meine Idee davon ausgehend weiter. Es handelte sich um Ideen, die auf dem aufbauten und das ausweiteten, was Richard Strozzi-Heckler entwickelt hatte und weiterhin entwickelt. Wir blieben über all die Jahre miteinander im Gespräch und er unterstützte mich immer darin, die Somatik dorthin zu bringen, wo er nicht war oder nicht sein konnte – dorthin, wo Somatik von Trauma und Diskriminierung heilte; dorthin, wo sie politisiert wurde. Dafür bin ich ihm sehr dankbar.

AKTIVISMUS

Ich wuchs in einer Familie auf, die keine sozialkritische Perspektive hatte oder entsprechend gehandelt hat. Immer wieder denke ich, dass meine Mutter sich wunderbar hätte entfalten können, wenn sie früher mit feministischen und sozialkritischen Gedanken in Kontakt gekommen wäre. Ich vermute, dass sie selbst Aktivistin geworden wäre, wenn sie gewusst hätte, was das ist. Ich denke auch, dass eine sozialkritische Perspektive für meinen Vater empowernd gewesen wäre. Vermutlich wäre er nicht so gewalttätig geworden, hätte er von Gewerkschaften gewusst und wäre er Mitglied bei einer gewesen. Er strebte nach dem »Amerikanischen Traum« und dem, was er sich davon erhoffte. Doch die Fähigkeiten, die Bildung, das Geld und die Netzwerke, die er dafür benötigt hätte, wurden ihm verwehrt. Doch er wusste nicht, was ihm fehlte, was ihm alles vorenthalten wurde.

So wurden seine Verluste und das Scheitern für ihn immer persönlicher. Ich glaube, auch er hätte sich entfalten können, hätte er für etwas gearbeitet, das größer ist als er selbst. Stattdessen hat ihn das evangelikale Christentum gefunden, aber je älter er wird, desto weniger fundamentalistisch wird sein Glaube.

Nach meiner aktivistischen Studienzeit suchte ich nach Orten, um für den sozialen Wandel aktiv zu werden. Meine erste Adresse waren die *San Francisco Women Against Rape* (SFWAR), eine Organisation gegen sexualisierte Gewalt. Dort fing ich als Praktikantin an. Doch da ich selbst noch zu weit am Anfang meines eigenen Transformationsprozesses stand, war das noch zu hart für mich. Ich ging zu vielen Aktionen und Plena, queer oder feministisch, mit Kriegsgeg*nerinnen oder Umweltschütz*erinnen. Ich versuchte meine politische Haltung dort einzubringen, wo ich arbeitete. Doch ich fand in dieser Zeit nie so recht mein politisches Zuhause. Oft habe ich mir gewünscht, ich hätte in dieser Lebensphase eine Art aktivistische Ausbildung gemacht. Das hätte meine weitere Arbeit sehr viel besser geerdet.

Mitte der 1990er suchte ich dann nach einem Ort, an dem sexualisierte Gewalt an Kindern als gesellschaftliches und politisches Problem verstanden wurde, nicht bloß als therapeutisches. Obwohl so viele der Aktiv*istinnen und Orga*nisatorinnen, die ich kannte, als Kind sexualisiert misshandelt wurden, floss das Thema nie in unsere Arbeit für soziale Bewegungen ein. Es lebte in Gesprächen, die wir am Rande führten, nun da ich immer offener damit umging, misshandelt worden zu sein. Ich verbrachte viel Zeit damit, für die Leute heilsame Ressourcen zu suchen. Da ich keine Organisation fand, die sich aus dieser politischen Perspektive mit sexualisierter Gewalt an Kindern beschäftigte, überredete ich eine Person, mit der ich eng befreundet war, eine aktivistische Gruppe mit intersektionaler Perspektive zu gründen. Wir nannten uns *RunRiot! Survivors Activist Coalition.* All das fiel in eine Zeit, in der Misshandlungen verstärkt als »falsche Erinnerungen« bezeichnet wurden (darauf werde ich an späterer Stelle noch genauer eingehen). Also starteten wir Aktionen bei Lesungen von Aut*orinnen, die die These der falschen Erinnerungen vertraten (ach ja, das Leben in der Zeit vor Podcasts). Wir sprachen mit Unterstützungs- und Selbsthilfegruppen über Aktivismus und wie er mit persönlicher Transformation zusammenhängt. Wir versuchten die gerade im Entstehen begriffene Kartei für Sexualstraftät*erinnen in unserem Sinne zu beeinflussen. Und wir beteiligten uns als Gruppe öffentlich an Protestmärschen. Vielleicht klingt das seltsam, aber wie unglaublich viele Menschen als Kind sexualisierte Gewalt erlebt hatten, wurde mir während der Pride Parade 1996 in San Francisco bewusst.

Wir entschieden uns aus verschiedenen Gründen bei dem Umzug mitzulaufen: um dieses häufig unterdrückte und übergangene Thema an die Öffentlichkeit zu bringen; um es zu repolitisieren; um den üblichen homofeindlichen Reaktionen – »Du bist wohl schwul/lesbisch, weil du sexualisiert misshandelt wurdest« – etwas entgegenzusetzen; und um sexpositiv zu sein. Puh. Wir hatten Sticker, Plakate, Banner … was halt so dazugehört. Die meisten von uns hatten Schiss, weil es nicht ohne war, bei einem Umzug mit 450 000 Anwesenden auf ein sonst so verheimlichtes, verstecktes, nicht wahrgenommenes Problem hinzuweisen. Als wir jubelnd und schreiend von der Market Street zum Embarcadero liefen, gab an jedem Häuserblock, an dem wir vorbeizogen, immer wieder dieselbe Reaktion. Die Leute lasen unsere Schilder und Banner, schauten sich unsere sehr diverse Gruppe an und dachten einen Moment darüber nach, was sie sahen. Dann begannen sie zu winken und zu rufen: »Ich auch! Ich auch!«, oder brachen in Tränen aus, oder sie fassten ihr*en Part*nerin oder Freun*din an der Schulter und deuteten auf uns … und dann winkte, rief oder weinte diese Person. Es war unglaublich, und es war emotional völlig überwältigend. Vorher hatten wir Zahlen: eines von drei Mädchen oder einer von sechs Jungen (eine Statistik für trans* Menschen fehlt). Aus diesen Zahlen wurden nun Gesichter. Hier standen Menschen und ihre Part*nerinnen und winkten uns zu. Das war sehr eindrucksvoll. Wir wollten diese Leute mobilisieren, gemeinsam eine Strategie entwickeln, die bei den Grundursachen von sexualisierter Gewalt an Kindern ansetzte. Und wir wollten unsere Arbeit als etwas Heilsames erleben. Damals wusste ich noch nicht, dass das lebenslang Bemühungen bedeuten würde.

Wir gründeten *generationFIVE* im Jahr 2000, nachdem wir achtzehn Monate lang mit verschiedenen Gruppen diskutiert hatten, wie sexualisierter Gewalt an Kindern ein Ende gesetzt werden könnte. Diese Gruppen repräsentierten ausgewählte Communitys: Menschen mit Wurzeln in Asien oder den pazifischen Inseln; Latinx, also Menschen mit lateinamerikanischen Wurzeln und Schwarze Menschen; (Pflege-)Eltern und Elternteile, die unterschiedlich oder gemischt rassifiziert sind; Erwachsene, die als Kind sexualisiert misshandelt wurden; Aktiv*istinnen; Leute, die mit Tät*erinnen gearbeitet haben; und so weiter. Wir saßen mit über dreihundert Menschen zusammen und hatten mehr als doppelt so viele unangemeldet angerufen, um sie einzuladen. *generationFIVE* wuchs zu einer Organisation heran, die Vorbildfunktion und Hilfe zur Selbsthilfe vereinte, und dabei einen Ansatz der *Transformative Justice*, also der transformativen Gerechtigkeit entwickelte, um sexualisierte Gewalt an Kindern zu beenden. Es war die Gruppe derer, die selbst sexualisierte Gewalt erlebt hatten, die uns wissen ließ, dass es wirklich an der Zeit war für einen radikal neuen Ansatz jenseits von Gefängnissen. All diese Menschen wollten nicht, dass die Menschen, von denen sie verletzt und misshandelt wurden, ins Gefängnis kamen. Und in Anbetracht dessen, wie sie behandelt wurden und welche Beweislast die Gesetze vorschrieben, wollten sie selbst bloß nichts mit Strafverfolgungsbehörden und mit Gerichten zu tun haben. Es ist ein abgekartetes Spiel: Die Gesetzeslage passt überhaupt nicht zur realen Dynamik von sexualisierter Gewalt an Kindern. Die Menschen, die misshandelt wurden, sehnten sich danach, dass ihre Wunden verheilen konnten, dass die Verantwortlichen Verantwortung übernahmen, dass ein Wandel in der Gesellschaft stattfand, damit es nicht mehr zu sexualisierter Gewalt an Kindern kommen würde.

Sexualisiert misshandelt zu werden ist sehr traumatisierend. Es ist eine sehr frühe Lektion in Sachen Macht-über, in Opfer und Tät*erinnenrollen, darin, was Zwang und Nötigung sind, was es heißt, zum Schweigen gebracht zu werden, und wie wir uns an Gewalt und Unterdrückung anpassen. Und diese Lektion gilt für alle gewaltvollen Systeme und gesellschaftlichen Macht-über-Bedingungen.

generationFIVE und unsere Arbeit zu sexualisierter Gewalt an Kindern und transformativer Gerechtigkeit boten den Kontext für unsere ersten Versuche, uns den Themen mit somatischer Theorie und Praxis zu nähern. Wir nutzten Somatik als Mitarbeit*erinnen, wir begriffen Traumata und das Geprägtsein durch Misshandlungen innerhalb eines politisierten somatischen Rahmens, wir verknüpften das persönlich Heilsame mit dem Ansatz der transformativen Gerechtigkeit, und wir nutzen in all unseren Kursen somatische Praktiken. Uns war bewusst, dass wir all das brauchten, um uns effektiv mit sexualisierter Gewalt an Kindern auseinanderzusetzen. Und nun, da unser Einsatz für das Thema zunehmend öffentlich wahrgenommen wurde, erzählten uns viele, viele Menschen davon, dass sie misshandelt wurden. Die Leute wollten etwas unternehmen und während sie sich dem Thema wieder näherten, öffneten sich alte Wunden, die nun wieder verheilen mussten. Der Prozess des Verheilens, diese persönliche Transformation half ihnen dann mit ihrer öffentlichen Wegbereit*erinnenrolle und ihrem aktivistischen Handeln, was dann wieder mehr Heilsames erforderte. Auch Menschen, die selbst nicht misshandelt wurden, merkten, dass sie sich persönlich und emotional weiterentwickeln mussten, wenn sie bei uns mitarbeiten wollten, weil die Arbeit und die Geschichten, die uns erzählt wurden, so intensiv waren. Es war klar, dass wir persönliche und systemische Transformation miteinander verknüpfen mussten, wenn wir sexualisierte Gewalt an Kindern als gesellschaftliches Problem angehen wollten.

Von 2007–2008 verschob sich mein Fokus. Ich war nicht länger in Vollzeit bei *generationFIVE* dabei, sondern erkundete Somatik als einen möglichen

Beitrag für soziale Bewegungen im Allgemeinen. Ich hatte den »Somatik und Trauma«-Kurs sieben Jahre lang geleitet und die vielen Leute aus sozialen Bewegungen, die ihn belegt hatten, ermutigten uns nun dazu, seine Inhalte für andere Kontexte der sozialen Gerechtigkeit und für den Naturschutz anwendbarer und zugänglicher zu machen. 2008 suchten wir erneut den Austausch mit den Communitys, mit Orga*nisatorinnen und Fachleuten aus dem therapeutischen und medizinischen Bereich, die in verschiedenen aktivistischen Gruppen arbeiteten. Gemeinsam überlegten wir, wo wir Somatik einbringen und welchen Menschen und Themen sie nützen könnte.

Von 2009–2010 veranstalteten wir ein sechzehntägiges Somatik-Seminar (vier vier-tägige Sessions) für Personen aus den ganzen USA, die leitende Positionen in Bewegungen innehaben. Wir wollten ausprobieren, ob unser Ansatz umfassender anwendbar ist, und wir wollten uns Feedback einholen. Sind unsere Ideen überhaupt außerhalb von *generationFIVE* relevant? In diesem ersten Jahr und in den folgenden Jahren, in denen unsere Programme und Part*nerinnenschaften ausgeweitet wurden, lautete die Antwort klar und deutlich: Ja. Dieses war das erste Projekt, bei dem Spenta Kandawalla und ich zusammenarbeiteten. Miteinander gründeten wir schließlich *generative somatics*. Dabei handelt es sich um die Organisation, die heute politisierter Somatik ein Zuhause bietet und sie weiterentwickelt, um Aktiv*istinnen, leitenden Personen, Organisationen und Bündnisse für soziale und ökologische Gerechtigkeit zu unterstützen. Über *generative somatics* führen wir weiterhin »Somatik und Trauma«-Kurse durch. Viele der Leute, die im Kurs 2009/2010 dabei waren, wenden die somatische Praxis weiterhin an und sind heute ganz vorn bei Gruppen dabei, die mit Somatik arbeiten, oder sind selbst als Lehr*erinnen für *generative somatics* tätig. Wenn du mehr über die Arbeit von *generative somatics* wissen willst, dann besuche uns auf www.generativesomatics.org.

Zu der Zeit, als wir damit begonnen hatten, zu erkunden, wie sich Somatik im Kontext sozialer Bewegungen anwenden ließe, hatten wir auch die Gelegenheit, enger mit wichtigen leitenden Personen und Organisationen zu kooperieren. Dort, wo sich persönliche und systemische Transformation berührten, entwickelte sich eine dynamische Spannung. Wir lernten von dieser Spannung und konnten dank ihr unsere Arbeit vertiefen. Hier möchte ich *Social Justice Leadership* (SJL), *Black Organizing for Leadership and Dignity* (BOLD), die *National Domestic Workers Alliance* (NDWA) und das *Racial Justice Action Center* (RJAC) als Gruppen erwähnen, mit denen wir in diesen frühen Jahren kooperiert und vieles ausprobiert haben. Ich möchte außerdem Spenta Kandawalla, Raquel Laviña, Sumitra Rajkumar, Xochitl Bervera, Chris Lymbertos, Denise Perry und Ai-jen Poo dafür danken, dass sie herausfinden wollten, was leitende Personen, Aktiv*istinnen und der systemische Wandel als Ganzes heutzutage wirklich brauchen. Ich bin zutiefst dankbar für all die Risiken, die ihr alle eingegangen seid, und für das, was wir gemeinsam geschaffen haben.

Die Tiefe der somatischen Traumaarbeit wurde anfangs in den aktivistischen Kontexten und Räumen nicht immer willkommen geheißen. Sich an Trauma und verkörperte Transformation heranzutrauen, wenn doch die Menschen unter häufig so schwierigen Bedingungen lebten – das musste gut durchdacht und respektvoll umgesetzt werden. In der Arbeit mit Menschen aus prekären Verhältnissen, die meisten von ihnen PoC und bislang mit wenig Zugang zu heilsamen Praktiken, mussten wir über verschiedene Sprachen hinweg zeigen und beweisen, inwiefern unsere Idee relevant war. Somatische Lehr*erinnen und therapeutisch Tätige mussten begreifen, in was für Kontexten die Aktiv*istinnen, die Menschen, die die Bewegungen ausmachten, lebten. Sie mussten sich auf diese Kontexte wirklich einlassen. Andererseits ignorierten viele aktivistische Gruppen in den letzten Jahrzehnten, was emotionale Tiefe und Kompetenz und Heilung für den sozialen Wandel bedeutet. So ist eine Haltung entstanden, die das, was Heilsam ist und was der persönlichen Entwicklung dient, als »Soft Skills« versteht. Mehr als einmal habe ich Aktiv*istinnen davon reden gehört, dass Emotionen und Trauma keinen echten Platz in ihrer Gruppe haben, oder dort nicht »erlaubt« sind.

Die NDWA war die erste Organisation, die mit uns den Sprung ins kalte Wasser gewagt hat. Sie trug die Schlüsselaspekte unserer somatischen Trauma-Praxis sowie somatische Körperarbeit weiter an Menschen, die sich beruflich im privaten Bereich um Reinigung, Kinderbetreuung und Pflege kümmern. Lies dir dazu auch Raquels Geschichte im letzten Kapitel des Buches durch. Ich werde der NDWA für immer dafür dankbar sein, dass sie sich dem, was ihre Mitpersonen brauchen, so konsequent gewidmet und verschrieben haben. Dieser Mut war die Grundlage der heutigen kollektiven Kraft der Gruppe.

DIESES BUCH IST FÜR EUCH ALLE

Eigentlich hat dieses Buch zwei Zielgruppen. Die eine sind Thera*peutinnen und Somatik-Praktizierende. Die andere sind Menschen, die ihre Zeit und ihr Leben sozialer und ökologischer Gerechtigkeit widmen – Menschen, die aktivistische Arbeit machen oder sogar leitende Rollen in aktivistischen Kontexten haben, Menschen, die organisieren, die mitarbeiten, die Kampagnen durchführen, die Visionen entwickeln. Manche von euch gehören zu beiden Zielgruppen.

In diesem Buch lernt ihr mehr zur Theorie und zum praktischen Prozess der somatischen Transformation als Mittel, um mit traumatischen Erlebnissen umzugehen und damit, diskriminiert zu werden. Ihr lernt, wie bedeutend das Soma ist, um Trauma zu transformieren, Resilienz zu kultivieren, neue Praktiken zu verkörpern, neues Handeln, neue Arten zu sein. Verkörpertes Transformieren bedeutet, dass unser Handeln aus dem entsteht, was uns wirklich wichtig ist, und nicht aus reflexhaften Überlebensstrategien, die wir in der Vergangenheit mal gebraucht hatten – und zwar sogar dann, wenn wir den ganz normalen Druck des Lebens, des Liebens und der Arbeit für soziale Gerechtigkeit spüren. Somatik erlaubt uns, Ganzheit zu finden und auf einem absichtsvollen Pfad der Transformation zu bleiben. Sie hilft uns nicht nur zu verstehen, was uns widerfahren ist und warum wir sind, wie wir sind. Sie lässt uns zudem auf andere Weise leben, entscheiden, sein und handeln. Sie hilft uns zu lieben und geliebt zu werden, uns wieder sicher zu fühlen, und mutig und zielgerichtet aktiv zu werden. Sie hilft uns auf pragmatische und authentische Weise, gemeinsam mehr Vertrauen aufzubauen und konstruktiv mit Konflikten umzugehen. Sie hilft uns, unsere Scham und verinnerlichte Diskriminierung zu transformieren.

Dieses Buch fragt außerdem, wodurch Trauma eigentlich ausgelöst wird. Welche Erlebnisse, welche Dynamiken in unseren Familien und Communitys, welche gesellschaftlichen und wirtschaftlichen Umstände sind für uns traumatisch? Es begreift soziale Gerechtigkeit als das, was mehr als alles andere hilft, Trauma zu vermeiden. Dabei erkennt es auch an, wie wichtig es ist, dass wir unser Trauma und unsere verinnerlichte Diskriminierung transformieren, um das Ziel der sozialen Gerechtigkeit zu erreichen, um Leiden zu verringern und Sicherheit, Zugehörigkeit und Würde für alle Menschen zu erlangen. Wir müssen verstehen, mit was für einer Kraft Institutionen, soziale Normen, wirtschaftliche Systeme, Diskriminierung und Privilegien uns prägen, wie tiefgreifend der Einfluss ist, der von der Familie und der Community ausgeht. Wir müssen das verstehen und in unsere Arbeit einfließen lassen, weil wir sonst auch Trauma und Traumaarbeit nie ganz verstehen werden. Wir werden sonst nie begreifen, wie wir Trauma vermeiden können.

Dieses Buch setzt sich damit auseinander, warum politisierte, geerdete Methoden der heilsamen Transformation unterstützend dazu beitragen können, soziale und ökologische Gerechtigkeit zu schaffen. Aktiv zu sein, um die sozialen und ökologischen Bedingungen zu transformieren, ist ein völlig anderer Prozess als persönliche Transformation. Beide bauen auf sehr unterschiedliche Fertigkeiten und Strategien. Dennoch sind sie miteinander verwandt. Systemische und persönliche Transformation nutzen ganz eigene Methoden. Doch letztlich dienen sie demselben Zweck. Ich glaube daran, dass sie einander brauchen, um erfolgreich zu sein.

Gewaltvolle soziale und wirtschaftliche Umstände lösen Traumata aus, mit denen wir auf heilsame Weise arbeiten müssen. Sozialer Wandel benötigt massenweise Menschen, die zusammen daran arbeiten, Sicherheit, Zugehörigkeit und Würde zu schaffen, ebenso wie Systeme, innerhalb derer diese Bedürfnisse erfüllt werden können. Persönliche Transformation kann diesem Ziel nützen. Systemische Transformation kann der persönlichen Transformation nützen.

GESCHICHTEN AUS DEM LEBEN UND WEITERES

Die meisten Kapitel in diesem Buch enden mit einer persönlichen Geschichte. Diese Geschichten werden von Menschen erzählt, die die somatische Arbeit erlernt haben und sie umfassend praktizieren. Viele von ihnen praktizieren schon seit zehn oder mehr Jahren gemeinsam. Die meisten Aut*orinnen sind inzwischen erfahrene somatische Lehr*erinnen oder therapeutisch tätig, und unterstützen leitende Personen und ihre Organisationen darin, für den sozialen und ökologischen Systemwandel zu arbeiten. Die meisten sind seit langer Zeit in sozialen Kontexten politisch aktiv und unterstützen persönliche Transformationsprozesse. Ihre Geschichten legen Zeugnis darüber ab, was somatische Arbeit und kollektiver Wandel leisten können und wie wichtig die persönliche und die systemische Transformation dafür ist. In Anbetracht dessen, wie einflussreich diese Menschen in der Somatik sind und wie gekonnt sie mit ihr arbeiten, schien es mir wichtig, ihren Stimmen, ihren Erfahrungen und ihrer Weisheit in diesem Buch Raum zu geben.

Um dich darin zu unterstützen, dieses Buch zu lesen, findest du am Ende ein Glossar. Dieses enthält sowohl Begriffe aus dem somatischen und therapeutischen Kontext als auch aus dem politischen und sozialen Kontext. Und falls du bisher nicht sehr viel in sozialen und ökologischen Bewegungen mitwirkst, schlage ich vor, den Abschnitt »Kritischer Kontext« zu lesen, der auf das letzte Kapitel des Buches folgt. Das kann dir helfen, die »Regeln«

unserer sozialen und wirtschaftlichen Systeme besser zu verstehen. Es empfiehlt sich, den Abschnitt nach Kapitel 2 durchzulesen. Ich hoffe, dass sowohl das Glossar als auch der kritische Kontext dir bei der Lektüre dieses Buches helfen.

GUTE NACHRICHTEN

Ich freue mich, dass du dieses Buch vor dir hast. Es zeigt dir, wie persönliche und systemische Transformation ineinandergreifen, und was eine politisierte Somatik anzubieten hat: Sie kann die Wunden von Trauma und Diskriminierung heilen. Ich möchte mit diesem Buch auch die Möglichkeit aufzeigen, Somatik selbst zu lernen. Wenn dich der Inhalt und die Theorie, die ich hier vorstelle, bewegen, dann gibt es einen Weg. Ich bezeichne den Lernprozess als Weg, weil wir ihm ein Leben lang folgen können. Für mich sind das gute Nachrichten. Wenn du dich berufen fühlst, führt dich dieser Weg zu kompetenten und verkörperten Lehr*erinnen; er führt dich zu täglichen somatischen Übungen; dazu, deine eigene transformative Arbeit zu verfolgen und zu vertiefen; dazu, mit Kli*entinnen, mit Feedback und mit Bewertungen umgehen zu lernen; und zu noch mehr Praxis und Übung. Er führt dich auch zum systemischen Wandel selbst. Du wirst oder bleibst aktiv für den Wandel. Er führt dich zu einer Community, die praktiziert und handelt, oder zu einer Organisation für soziale Gerechtigkeit. Nur dieses Buch zu lesen, wird dich nicht alles lehren, was es zu somatischer Traumaarbeit oder zu politisierter Somatik zu wissen gibt. Wie für alles Verkörperte – Radfahren, Chi*rurgin werden, Aktiv*istin für soziale Gerechtigkeit oder Thera*peutin – braucht es eine Vision, verkörperte Praxis, Lehr*erinnen und Anleit*erinnen und Feedback, um gut, wirklich gut darin zu werden, diese wichtige Arbeit zu machen.

Ich hoffe, dass dieses Buch dir Freude bereitet und dass du etwas davon für dein Leben mitnimmst.

TEIL 1

SOMATIK UND DAS GESELLSCHAFTLICHE UMFELD

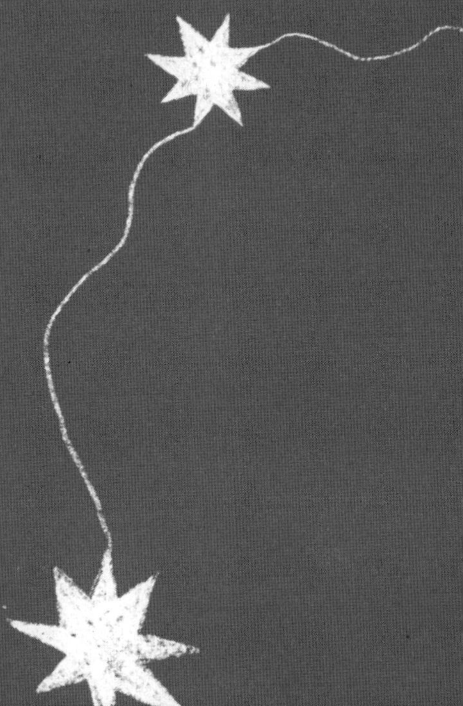

1.
SOMATIK – EINE RADIKAL ANDERE VORSTELLUNG VON UNS SELBST

The Church says: The body is a sin. Science says: The body is a machine. Advertising says: The body is a business. The body says: I am a fiesta.

EDUARDO GALEANO, »Window on the Body«

Mit Somatik können wir ganzheitlich transformieren. Somatik beansprucht unser Denken, Fühlen, Empfinden und Handeln. Transformieren bedeutet aus somatischer Perspektive, dass die Art und Weise, wie wir sind, mit unseren Visionen und Werten in Einklang gebracht wird – und dass das so bleibt, auch wenn es mal stressig wird. Somatik bedeutet mehr, als nur zu verstehen und Einsicht zu erlangen. Sie unterstützt uns, neue Arten des Seins zu verkörpern, die sich nach unseren Wünschen für die Zukunft richten. Sie ist ein sehr effektives Mittel, um Traumata zu verarbeiten, aber auch um neue Fertigkeiten zu verkörpern, die uns helfen, Wegbereit*erinnenrollen einzunehmen, Organisationen aufzubauen und sozialen Wandel zu erreichen.

Kürzlich traf ich bei einem Somatik-Kurs eine junge Person, die aus Vietnam immigriert war. Sie sagte: »Das ist so aufregend. Ich möchte eine wichtige Rolle spielen, einen Unterschied machen, aber ich weiß nicht wie. Das hier hilft mir zu tun, was ich tun möchte, es hilft mir, ich selbst zu sein.«

Somatik zeigt uns ein verkörpertes Leben. Sie zeigt uns, dass wir lebendig und wandelbar sind. In unseren Körpern und darin, wie wir empfinden, befinden sich enorme Mengen an Informationen. Wenn wir die Sprache des Empfindens lernen und in unserer eigenen Haut zu Hause zu sein, eröffnet sich eine ganz neue Welt. Das, was uns am wichtigsten ist, wonach wir uns sehnen, zeigt sich dann fühlbar in unserem Empfinden, unseren Impulsen und einem verkörperten Wissen. Durch den Körper finden wir zu uns selbst, lernen uns selbst kennen und können uns verändern.

Die Gewohnheiten und Überlebensstrategien, die wir im Laufe unseres Lebens entwickeln, sind auch körperliche Phänomene. Um reflexhafte Reaktionen zu vermeiden, und stattdessen im Einklang mit dem zu handeln, was uns wichtig ist, ist das gefühlte Wissen eines der effektivsten Mittel. Mit ihm können wir unser Nervensystem kennenlernen und neu ausrichten, um uns selbst zu entwickeln.

Und schließlich kann uns Somatik daran erinnern, dass wir menschlich sind, verbunden mit dem Stoff, aus dem das Leben besteht, der so viel weiter reicht als wir selbst. Andere zu objektifizieren, sich vom Land und dem Leben, das uns umgibt, zu entfernen – dazu müssen wir uns betäuben, uns abspalten und dissoziieren. Leider sind wir eine Spezies, der das ziemlich leichtfällt. Uns selbst nicht zu spüren, erlaubt uns, andere nicht zu spüren. Wenn wir uns unseren Sinnen, unserer Wahrnehmung und unserer Lebendigkeit öffnen, können wir uns entwickeln, uns an unser Mitgefühl erinnern und daran, dass wir alle miteinander verwoben sind.

Lass uns loslegen.

WAS IST SOMATIK?

Somatik ist eine ganzheitliche Methodensammlung und Theorie des Wandels, die sowohl persönliche als auch kollektive Transformation radikal anders versteht. Sie unterscheidet sich von Ansätzen für den Wandel, die davon ausgehen, dass sich dein Leben verändern wird, wenn du anders denkst; oder dass es nur auf eine andere Rahmung und Sprache ankommt; oder dass es sogar reicht, etwas Achtsamkeit zu praktizieren, um dich zu transformieren. Somatik hingegen versteht sowohl das Individuelle als auch das Kollektive als Kombination aus biologischen, evolutionären, emotionalen und psychologischen Aspekten. Diese sind von sozialen und historischen Normen geprägt und an ganz verschiedene Kräfte angepasst, solche die unsere Resilienz steigern, aber auch solche, die wir als gewaltvoll erleben.

Somatik ist ein absichtsvoller Prozess des Wandels, der es uns erlaubt, Transformation individuell und kollektiv zu verkörpern. Verkörperte Transformation bedeutet, sich grundlegend zu verändern auf eine Weise, die sich darin zeigt, wie wir handeln, wie wir in der Welt und miteinander in Beziehung sind, und wie wir wahrnehmen. Verkörperte Transformation ist dauerhaft.

Jede Transformation vollzieht sich innerhalb eines sozialen Kontextes. Unsere gesellschaftlichen Umstände prägen uns und wir verkörpern sie. Das geschieht unabhängig davon, ob wir sie gutheißen oder nicht. Sie beinhalten die politischen, wirtschaftlichen und historischen Systeme ebenso wie kulturelle Normen, Vorstellungen und Praktiken. Wenn wir nach heilsamer Transformation streben, sei sie individuell oder kollektiv, dann geht es häufig darum, wie uns diese umfassenderen Kräfte geprägt haben.

Die meisten psychologischen und somatischen Ansätze konzentrieren sich auf individuelle Transformation. Ihnen fehlt eine sozialkritische Perspektive. Sie berücksichtigen nicht, wie unser Umfeld uns prägt und was an ihm geändert werden muss. Ich glaube, dass diese verkürzte Perspektive die Diskriminierung und die traumatischen Wunden, die wir eigentlich heilen wollen, tatsächlich verstetigen.

Zuerst sollten wir ein weitverbreitetes Missverständnis klären. Somatik bedeutet nicht, dass wir einfach nur Psychotherapie oder Kurse für Leitungskompetenzen um ein paar »körperbasierte« Übungen erweitern. Somatik ist kein Sportkurs, auch kein Yoga-Kurs. Es geht nicht einfach nur darum, auf deine körperlichen Empfindungen aufmerksam zu machen und nach ihnen zu handeln – auch wenn das ein bedeutender Teil von Somatik sein kann. Unser Leben in westlichen oder verwestlichten Kultur- und Wirtschaftssystemen ist von grundlegend entkörperlichten sozialen Vorstellungen und Praktiken bestimmt. Wir haben gelernt, unseren Körper als vom Selbst getrennten Gegenstand zu begreifen, und nicht als einen lebendigen, dynamischen Prozess, der untrennbar vom Selbst ist. Deswegen wird im Kontext körperbasierter Arbeit leider häufig etwas unklar zwischen diesen Dingen unterschieden. Alles, was mit dem Körper zu tun hat, kann »Somatik« genannt werden. Ich möchte aber die Nuancen etwas genauer beschreiben, um die Gedanken dieses Buches zu erden und möglichst hilfreich zu formulieren.

Das Wort *Somatik* hat den altgriechischen Wortstamm *soma*, »der lebende Organismus in seiner Gesamtheit«. Vielleicht wirkt es etwas schwerfällig, aber das Wort hat sich als die beste Wahl erwiesen, um Menschen als Verstand, Körper und Seele in einem zu begreifen, und als soziale Beziehungswesen. Im Jargon meines somatischen Umfeldes nennen wir diese Verkörperung »Prägung«, wobei das Feld der Somatik international inzwischen so divers ist, dass andere Menschen vielleicht andere Begriffe nutzen. Wenn wir davon sprechen, geprägt zu sein, dann meinen wir damit die Art und Weise, wie wir verkörpern, woran wir glauben, unsere Resilienz- und Überlebensstrategien, unserer Angewohnheiten und wie wir handeln. Wir können wahrnehmen, wie eine einzelne Person geprägt ist, aber ebenso die kollektive Prägung einer Gruppe. Damit meinen wir dann die verkörperte und praktizierte Gruppenkultur, ihre verkörperten und praktizierten Normen und Dynamiken – und zwar insbesondere die, die sich zeigen, wenn es in der Gruppe mal stressiger zugeht.

Im Kern versteht Somatik das Selbst als ununterscheidbar vom Körper. Der Körper ist das Zentrum allen Wandels, allen Lernens und aller heilsamer Transformation. Du kannst ihn dir als Muskeln vorstellen, die Erinnerungen haben, als intelligentes Gewebe. Häufig vergessen wir, dass das Gehirn auch ein Organ in unserem Körper ist. Es ist keine Festplatte mit Software. So läuft das bei uns nicht.

Unsere Verkörperung, unsere Prägung entwickelt sich im Zusammenspiel mit dem, was wir erfahren und was uns umgibt. Daran passen wir uns an, sowohl mit Resilienz- und Überlebensstrategien als auch mit sozialen und kulturellen Praktiken. Wir verkörpern diese Anpassungen und schließlich werden sie reflexhaft. Wie wir denken und handeln, wie wir in Beziehung gehen und uns Dinge vorstellen – all das ist auf bestimmte Weise verkörpert. Damit eröffnen sich uns einige Möglichkeiten und andere verschwinden. Wenn etwas verkörpert ist, ist es vertraut und fühlt sich »normal« an. Es kann sich auch unveränderlich anfühlen, es wird dazu »wie wir nun mal sind«. Was wir verkörpern, verbindet sich tiefgreifend mit unserer Identität und damit, wie wir uns selbst wahrnehmen.

Und schließlich begreift Somatik Menschen als die Menge ihrer Praktiken. Verkörperte Praktiken sind uns meist nicht bewusst – wir machen etwas schon so lange auf eine bestimmte Weise, dass wir gar nicht mehr darüber nachdenken müssen. Die meisten unserer Praktiken haben wir von unseren Familien, Communitys oder sozialen System geerbt. Manche Praktiken haben wir absichtlich gelernt, zum Beispiel Fahrradfahren oder wie wir neue Leute begrüßen. Andere sind aus der Not entstanden, damit wir überleben, damit wir sicher sind. Und mit der Zeit verinnerlichen wir sie psychobiologisch. Sie werden zu Gewohnheiten oder Fertigkeiten – manche nützlich, andere nicht. Verkörperte Praktiken sind sowohl individuell als auch kollektiv.

Es liegt in unserer Natur, dass wir nicht *nicht* praktizieren können. Irgendetwas praktizieren wir immer, sei es unser Atemrhythmus oder wie wir auf eine neue Liebe reagieren. Somatik fragt: »Was praktizierst du? Und ist das, was du praktizierst, im Einklang damit, was dir am wichtigsten ist?«

Die gute Nachricht ist, dass wir sehr gut darin sind, uns zu verändern. Die Neurowissenschaft würde vielleicht von einer »unglaublichen Neuroplastizität« sprechen. Eine Lehrperson für Meditation oder Aikido würde sagen: »Durch verkörperte Praktiken können wir uns selbst tiefgreifend kultivieren.«

Somatik unterstützt uns auf ganz pragmatische Weise dabei, das, was uns wichtig ist, mit unserem Handeln in Einklang zu bringen. Somatik arbeitet durch den Körper, bezieht uns als Ganzes ein, unser Denken und unsere Emotionen, was uns wichtig ist, was wir uns für die Zukunft wünschen und wie wir handeln.

Somatische Transformation

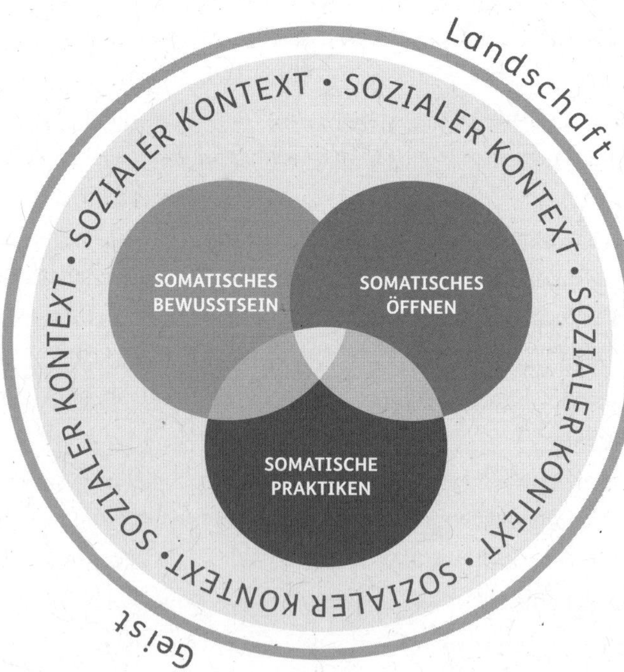

Sie hilft uns Tiefe zu entwickeln und die Fähigkeit, uns selbst, einander und das Leben um uns zu spüren. Sie unterstützt uns darin, absichtsvoll und empathisch zu handeln. Sie lehrt uns, unser Umfeld und »das, was tatsächlich da ist«, klar einzuschätzen. Somatik ist eine praktikable Theorie des Wandels, die uns individuell und kollektiv befreien kann.

WAS MACHT SOMATIK ZU SOMATIK?

Die Schlüsselaspekte der somatischen Methodologie sind somatisches Bewusstsein, somatisches Öffnen und somatische Praktiken, und all das innerhalb eines sozialen Kontexts und verbunden mit der Natur und dem Geist. Statt »Geist« kannst du auch jedes andere Wort nutzen, dass sich für dich passend anfühlt. Ich meine damit das große Unbekannte, das sich ausdehnende Universum, die Energien jenseits des Menschlichen, in denen wir leben.

Diese Aspekte der Somatik werden miteinander verwoben genutzt, um einen Wandel in der Verkörperung zu schaffen. Im Somatik-Jargon ist das ein Wandel vom *jetzigen Geprägtsein zum neuen Geprägtsein.* Er basiert auf deinen Zukunftswünschen und deinen Sehnsüchten. Was willst du? Worin willst du gut werden, was willst du in dir selbst kultivieren? Welche Wunden sollen verheilen, was soll sich verändern? Dieselben Fragen können wir an eine Gruppe richten, sei sie ein Kollektiv, eine Organisation oder eine Community. Was wollen wir? Was schafft mehr Gerechtigkeit, Verbundenheit und Freiheit? Wie können wir so in der Welt wirken, wie wir uns das wünschen? Der Körper lernt, wenn wir Ja sagen. Danach richtet sich jede Transformation.

Betrachten wir die Aspekte der somatischen Methodologie etwas genauer.

SOMATISCHES BEWUSSTSEIN

Wenn wir somatisch bewusst sein wollen, müssen wir lernen, auf unser Empfinden und unsere Lebendigkeit zu achten, und darin zu leben. Das bedeutet, dass wir uns mit Empfindungen wie Temperatur, Bewegung und Druck dauerhaft verbinden. Wenn wir somatisch bewusster sind, wird das, was wir empfinden, zu einer Informationsquelle. Stellt euch Empfindungen als grundlegende Sprache des Lebens vor. Es mag vielleicht eine gute Überlebensstrategie sein, auszublenden oder zu betäuben, was wir empfinden. Doch verlieren wir so eine wichtige Quelle von Informationen und Zufriedenheit. Zu spüren, dass unser Körper lebendig ist, hilft dabei, uns mit uns selbst zu verbinden; zu fühlen, was uns wichtig ist und wonach wir uns sehnen; Mitgefühl aufzubauen und uns mit anderen zu verbinden; und zu fühlen, worum wir uns kümmern sollten, wo Handeln gefragt ist, oder was verheilen will.

Wir erleben und deuten das Leben auf verschiedenen Ebenen. Unsere Empfindungen sind die Bausteine unserer Erfahrungen. Das bedeutet, dass alles, was wir erleben, darauf fußt, was wir empfinden. Erst wenn wir Empfindungen als grundlegende Sprache begreifen, können wir Emotionen fühlen. Wenn ich mich beispielsweise traurig fühle, dann empfinde ich Druck in der Brust, mein Hals wird innen warm und ich spüre, dass meine Augen feucht werden. Das alles zusammen erlebe ich als Traurigkeit. Emotionen sind für uns sehr bedeutsam und können uns helfen, unsere Ziele zu erreichen, und den Rahmen für unsere Verbundenheit, unsere Transformation und unser Wachstum bieten.

Viele Menschen haben sich davon abwenden müssen, was sie empfinden, weil sie Traumatisches erlebt haben oder diskriminiert werden. Oft wird uns auch beigebracht, nicht zu beachten, was wir empfinden. Es gibt ein paar Dinge, auf die du aber achten kannst, um dich deinem Empfinden wieder zu nähern. Dazu zählen Temperaturen (wird es kühler oder wärmer?); Bewegungen wie der Herzschlag oder der Puls, der Atem (einatmen, ausatmen), oder wenn etwas kribbelt, fließt oder zuckt; und Druck, also Stellen, an denen sich dein Körper verhärtet oder entspannt anfühlt. Während du darauf achtest, was du empfindest, versuche dich wirklich in die Empfindung hineinzubegeben, statt sie nur von außen zu betrachten.

Darüber hinaus haben wir innerliche Narrative – Geschichten über die Welt, unsere Interpretationen der Wirklichkeit –, die uns durchströmen. Manche sind geerbt, andere haben wir uns angewöhnt. Manche sind voller Weisheit und Wissen und können uns helfen, die Welt besser zu verstehen, kreativ zu sein, uns zu orientieren. Die Sprache ist ein machtvoller Aspekt des Menschseins. Studien mit Kindern, die gehörlos geboren wurden, belegen, dass manche Teile unseres Gehirns sich nicht entwickeln, wenn wir nicht früh mit Sprache in Kontakt kommen (Sacks 1990). Darum ist es so wichtig, Gehörlosigkeit früh festzustellen: Gehörlose Kinder und Kinder mit eingeschränktem Hörvermögen sollten so früh wie möglich mit Gebärdensprache in Kontakt kommen. Denken und Sprache sind auch körperliche Phänomene, obwohl wir uns mithilfe der Sprache auch von unserem Empfinden entfernen können. Damit meine ich, dass wir uns das, was wir empfinden und körperlich erleben, selbst ausreden und uns auf diese Weise davon abkoppeln können. So bleiben uns manche Informationen vorenthalten.

Und schließlich nehmen wir auch andere Menschen wahr und Dinge, die um uns herum passieren. Das kann über die verschiedenen Sinne geschehen, die uns zur Verfügung stehen, wir nehmen Bewegungen wahr und wir berühren. Wenn wir Bewusstsein für unser Empfinden und unsere Emotionen erlangen, dann können wir auch die Lebendigkeit anderer Menschen und die Lebendigkeit, die Situationen innewohnt, wahrnehmen. Viele von uns wissen, wie es ist, die Spannung in einem Raum oder zwischen Menschen zu spüren, auch wenn oberflächlich alles »ganz normal« wirkt. Ebenso können wir fühlen, wenn eine Person, ein Raum oder die Natur friedfertig und entspannt ist.

Somatisches Bewusstsein lädt uns dazu ein, aufmerksam für all diese Informationsquellen zu sein – dafür, wie wir empfinden, wie wir fühlen, wie wir denken und das Außen wahrnehmen. Es erfordert von uns, dass wir uns selbst, andere und unser Umfeld gleichzeitig spüren. Wir können lernen, so tiefgreifend zu spüren, und so herausfinden, was wir persönlich gerade brauchen, aber auch, was unser Umfeld braucht. Und dann können wir auf Grundlage dessen, was uns wichtig ist, auf eine Weise miteinander sprechen und handeln, die uns allen nützt.

Zu dissoziieren, sich kleinzumachen, sich zu betäuben – all das sind normale Reflexe, wenn wir Traumatisches erleben, diskriminiert werden und schwierige Lebenserfahrungen machen. Es sind Methoden, die uns oder Teilen von uns helfen, bestimmte Dinge nicht zu fühlen. Mit unserem Empfinden in Kontakt zu sein, bringt uns dann wieder in Kontakt mit uns selbst. Doch es bringt auch das zurück, was wir eigentlich vermeiden wollten, wovor wir Schutz gesucht hatten. Vielleicht spüren wir also genau den körperlichen oder emotionalen Schmerz, der uns ursprünglich dazu gebracht hat, zu fliehen oder uns zu betäuben. Um zum Empfinden und Fühlen zurückzukehren, müssen wir also vielleicht unterstützt und angeleitet werden. Wir brauchen absichtsvolle Transformation.

Ich weiß, dass das seltsam klingt, aber unsere Reflexe entstehen so häufigen daraus, dass wir nicht ertragen können, was in unserem eigenen Empfinden, Erleben und in unseren Emotionen geschieht. Reflexhafte Reaktionen sollen wegmachen, was wir fühlen, wegstoßen, was wir empfinden, weil wir es mit etwas Unerträglichem, etwas Schmerzvollem, etwas Unbehaglichem verbinden. Wenn wir uns darin üben, zuzulassen, dass wir empfinden und fühlen, stehen uns mehr Möglichkeiten offen und wir handeln weniger reflexhaft.

Somatisch bewusst zu sein und dauerhaft verkörpert – wenn wir also innerhalb unseres Körpers und unserer Lebendigkeit leben –, eröffnet uns viele Möglichkeiten. Wir können in mehr und mehr Situationen wirklich anwesend sein. Wir bleiben verbundener mit dem, was uns wirklich wichtig ist, anstatt reflexhaft das Weite zu suchen. Somatisch bewusst zu sein, führt uns oft wieder an das heran, was uns am wichtigsten ist ... das, was unser Herz und unser Bauchgefühl uns sagen.

Auch Gruppen können somatisches Bewusstsein praktizieren. Wenn wir miteinander sprechen, wenn wir Koordinationsarbeit machen und wenn wir kollektiv handeln, können wir gemeinsam darauf achten, was wir empfinden und was wir daraus lernen können.

SOMATISCHES ÖFFNEN

Somatisches Öffnen ist ein weiterer zentraler Aspekt einer somatischen Transformation. In vielerlei Hinsicht ist eine somatische Transformation nicht möglich, ohne dass wir uns somatisch öffnen. Vielleicht werden wir somatisch bewusster, vielleicht wenden wir neue somatische Praktiken an. Doch es wird zu keiner Transformation kommen, wenn wir uns nicht öffnen und die Verhärtungen im Soma verarbeiten, die uns nun in eine bestimme Verkörperung zwingen. Das gilt für Einzelne und für Gruppen. Während wir uns von einer Prägung zu einer anderen, von einer Verkörperung zu einer anderen bewegen, gehen die Dinge immer etwas durcheinander.

Uns somatisch zu öffnen, hilft uns, verkörperte Prägungen und Angewohnheiten, die uns nicht mehr nützen, zu dekonstruieren. Das bedeutet, dass wir gewohnte Vorstellungen und Glaubenssätze, emotionale Muster oder vermiedene Gefühle, und reflexhafte Seinsweisen zuerst einmal durcheinanderbringen. Das klingt alles ja gut, aber sich somatisch zu öffnen, kann, na ja, eben durcheinanderbringen, was uns vertraut ist. Und auch wenn Vertrautes nicht funktioniert, ist es ja zumindest vertraut. Wir neigen zur Homöostase, zur Selbstregulation unseres inneren Gleichgewichts. Doch wenn wir uns somatisch öffnen, bewegen wir uns in ein grenzenloses Terrain, in dem wir uns selbst zwischen bekannten Selbstkonzepten finden können. Zwischen bekannten Seinsweisen. Zwischen bekannten Arten zu interagieren und gemeinsam zu handeln.

Während wir uns somatisch öffnen, brauchen wir eine gefestigte Absicht und eine klare Vorstellung davon, wie wir uns verändern möchten. In diesem Ort des Durcheinanders können wir als Einzelne und als Gruppen ins Schwimmen geraten. Menschen greifen dann oft nach dem, was vertraut und gewohnt ist, und fallen so auf das zurück, was nicht funktioniert.

Unsere tief verwurzelten Muster, Überlebensstrategien, Vorstellungen und Reflexe leben in unseren somatischen Strukturen. Damit meine ich, dass sie in unserem Gewebe, unseren Muskeln und Organen leben. Sie bewegen sich in Mustern auf unseren neuronalen Wegen, aber eben auch abseits von ihnen. Diese verkörperten Muster werden davon unterstützt, wie wir uns gewohnheitsmäßig verhalten. Und sie werden verstärkt von den Strukturen und Systemen, innerhalb derer wir handeln – also von den Organisationen, zu denen wir gehören, ebenso wie von den Gesellschaftsstrukturen, die uns umgeben. Diese verkörperten Gewohnheiten, die sich in Gefahrensituationen gebildet haben, können nicht einfach verändert werden, indem wir bloß darüber reden oder nachdenken. Die Sprachzentren des Gehirns haben sehr wenig Einfluss auf die Orte im Gehirn und im weiteren Nervensystem, die unser Überleben sichern. Gleichzeitig sind Sprache und Denken natürlich sehr wichtig. Im Großen und Ganzen ist unser Ziel also, den Kopf, das Herz, den Bauch und das Handeln miteinander in Einklang zu bringen.

Somatisches Öffnen geschieht über den Körper, damit wir auf Überlebensreflexe, auf Erlebnisse, die uns geprägt haben, und auf Emotionen, die wir wie automatisch betäuben, zugreifen können, um sie zu transformieren. Unsere Körper erzählen Geschichten. Unsere Muskeln erinnern sich. Wenn wir uns somatisch öffnen, lernen wir zuzuhören. Wir lernen somatisch zu verarbeiten, was uns erzählt wird und diese Geschichten zu transformieren. Uns somatisch zu öffnen, erlaubt es uns, lebendiger, zielgerichteter, liebevoller und kraftvoller zu sein.

Es ist ein wirklich cooler Moment im Prozess der somatischen Transformation, wenn du bemerkst, dass du auf etwas auf eine Weise reagierst, die ganz und gar nicht typisch für dich ist. Oder du bemerkst, dass du Dinge tust, die du früher nicht tun konntest. Ich persönlich mag es besonders gern, wenn ich plötzlich ganz anders über etwas denke, etwas anders deute, und zwar auf eine Weise, auf die ich gar nicht aus war und die ich nicht bewusst erlernt hatte.

Auch Gruppen, die sich transformieren wollen, müssen sich somatisch öffnen. Dabei geht es auch um ein Durcheinanderbringen der Gruppennormen und der verkörperten Muster. Diese Dekonstruktion findet im Rahmen dessen statt, was die Gruppe sich für Ziele gesetzt hat, um Wandel herbeizuführen und effektiver zu agieren oder um sich mehr Handlungsspielraum zu eröffnen.

Nehmen wir beispielsweise folgenden Fall:
Eine progressive Organisation für sozialen Wandel setzte sich kürzlich mit einem sehr schwierigen Fall auseinander: Eine cis-männliche Person in einer leitenden Rolle hatte eine andere Person in einer leitenden Rolle sexuell belästigt. Dieser cis Mann feuerte die cis-weibliche Kollegin, als sie ihn wegen seines Verhaltens zur Rede stellte. Auf ideologischer Ebene waren sich alle innerhalb der Organisation einig, dass es eine intersektionale Perspektive auf strukturelle Macht braucht. Es gab also gemeinsame Werte beim Thema Gerechtigkeit und ein gemeinsames Verständnis davon, wie verschiedene Formen von Diskriminierung herausgefordert und verändert werden können. Wie das bei vielen Organisationen der Fall ist, fehlte dieser Gruppe allerdings die kollektive verkörperte Fertigkeit, mit der Angelegenheit auf eine Weise umzugehen, die im Einklang mit ihrer Vision, Perspektive und Werten war. Es fehlten die

Prozesse, die kollektiven Praktiken und die Gespräche, die es der Gruppe ermöglicht hätten, die Situation durchzuarbeiten und dabei auf ihre Teilnehm*erinnen und ihre leitenden Personen zu achten.

Schlussendlich verlangte es die Situation, dass die Organisation sich neu aufstellte. Das heißt, dass die Menschen sich darauf einlassen mussten, sich als Gruppe tiefgreifend zu verändern. Sie mussten sich eingestehen, dass ihnen das kollektive Know-how fehlte, angemessen zu reagieren, dass sie keine Prozesse parat hatten, um mit der Situation umzugehen. Die Situation verlangte von ihnen als Organisation, sich zu verändern, sich mit ihrem reflexhaften Handeln auseinanderzusetzen und sich so umzustrukturieren, dass sie im Einklang mit ihren Werten, ihrer Vision und ihrer Perspektive auf die Welt sein würden.

Es gibt viele somatische Prozesse, die uns dabei unterstützen, uns somatisch zu öffnen. Diese Prozesse basieren auf den »Regeln des Soma«, also darauf, wie Verkörperung tatsächlich funktioniert, und nicht darauf, wie wir meinen, dass sie funktionieren sollte. Die Art und Weise, wie wir im Soma geprägt sind, folgt ihrer eigenen tiefen Weisheit. Wenn wir nach den Regeln des Soma begreifen, wie wir angepasst und geprägt sind, eröffnen sich uns viele Möglichkeiten, für den Wandel zu arbeiten. Die drei Schlüsselprinzipien des somatischen Öffnens sind diese: Wir nehmen das Verhärtete an, lassen uns darauf ein. Wir verbinden Orte der Resilienz im Soma mit Orten, die gestresst oder betäubt sind. Und wir lassen zu, dass sich mehr Lebendigkeit absichtsvoll durch das Soma bewegt, was auch beinhaltet, das Gewebe zu öffnen, damit Lebendigkeit und Empfinden fließen können.

Setzen wir uns mal genauer mit diesen Prinzipien auseinander:

Sich einzulassen heißt sich zu verbinden. In diesem Kontext ist damit gemeint, dass wir uns mit der Verhärtung im Soma – also das, was uns geprägt hat und zur Gewohnheit geworden ist – verbinden, anstatt zu versuchen es aufzubrechen oder auseinanderzunehmen. Das Prinzip des Einlassens geht also davon aus, dass es das schützende Muster nicht ohne Grund gibt, dass ihm Weisheit innewohnt. Deswegen zielen wir darauf ab, neugierig zu sein, wenn wir mit ihm sprechen, es berühren. Worum hat sich diese somatische Verhärtung gekümmert, wofür hat sie Sorge getragen? Wann kam sie zustande, und wie lange ist sie eigentlich schon da? Wie funktioniert sie? Wenn wir die Verhärtung, und das kann auch eine Flauheit oder eine Betäubung sein, unterstützen – körperlich und mit unseren Worten –, wird das Soma beginnen, uns seine Geschichte zu erzählen. Dann entdecken wir, wie das somatische Muster funktioniert, und wozu es eigentlich da ist.

Beim zweiten Prinzip geht es darum, dass wir Orte oder Zustände im Soma, die uns Resilienz geben, mit denen verbinden, die betäubter oder verhärteter sind. Die resilienzsteigernden Orte und Zustände sind meist entspannter, lassen es zu, dass wir Lebendigkeit fühlen und durch sie fließen lassen. Häufig sind sie auch flexibler und offener für Neues und Anderes. Diese Orte mit denen zu verbinden, die betäubter, verängstigter, verhärteter und so weiter sind, ermöglicht es, auch ihnen Neues und Anderes aufzuzeigen. Wir lassen also sozusagen die verschiedenen Aspekte unseres Unterbewusstseins miteinander ins Gespräch kommen.

Das letzte Prinzip des somatischen Öffnens dreht sich darum, das Gewebe daran zu erinnern, mehr Lebendigkeit und Empfinden fließen zu lassen. Um das zu schaffen, gibt es Übungen. Zum Beispiel können wir verschiedene Atemmuster mit bestimmten Techniken der somatischen Körperarbeit kombinieren. Ich bespreche all diese Prinzipien in Kapitel 10 zum somatischen Öffnen noch genauer.

Somatische Körperarbeit ist sehr hilfreich, wenn wir uns somatisch öffnen wollen. Bei meinem Ansatz für die somatische Körperarbeit beziehen wir Gespräche, Berührungen, Atemmuster, Gesten und das Verarbeiten von

Emotionen mit ein. Die Körperarbeit findet voll bekleidet auf einer Matte oder einer Massageliege statt. Somatische Körperarbeit erlaubt es uns, direkt mit den Orten im Soma zu arbeiten, die traumatische Erlebnisse oder schützende Muster in sich tragen, oder die übermäßig wachsam oder betäubt sind.

Für die Praxis bedeutet das, dass wir Erlebtes, das wir im Soma in uns tragen, durch Emotionen und den Körper verarbeiten. Eine Massage kann einen Muskel oder eine Verhärtung vorübergehend entspannen. Doch die »Prägung«, die »Panzerung« eines Körpers wird sich nicht bewegen, wenn wir den Grund für die Verhärtung nicht bearbeiten (Sicherheit, Liebe, Schutz, Scham, Angst). Aus neurowissenschaftlicher Perspektive bietet der Körper den einfachsten Zugang, um mit den Reflexen, Emotionen und Erinnerungen zu arbeiten, die vor allem aus unseren Instinkten stammen, aus der Amygdala und, allgemeiner, dem limbischen System. All das ist unabdingbar für den Prozess der somatischen Transformation.

Durch somatisches Öffnen entsteht Wandel aus dem Körper heraus, anstatt in diesen hineingedacht zu werden. Neue Denkweisen entstehen, wenn verkörperte Muster sich verändern. Wenn wir versuchen, durch bloßes Denken unsere verkörperten Muster zu verändern, werden wir langfristig keine guten Erfolge erzielen.

SOMATISCHE PRAKTIKEN

Somatische Praktiken helfen uns, neue Fertigkeiten und Kompetenzen zu erlernen, um erreichen zu können, was uns wichtig ist. Sie ermöglichen es, dass diese neuen Fertigkeiten verkörpert werden, damit wir auf sie zählen können, auch wenn die Umstände mal stressig sind. Wir können uns fragen, was wir erlernen wollen, was für Möglichkeiten wir uns eröffnen wollen. Was müssen wir verkörpern, damit wir oder unsere Gruppen im Einklang sind mit den Dingen, zu denen wir uns berufen fühlen, mit unseren Visionen und unseren Werten? Was brauchen wir, damit wir so wirkungsvoll handeln können, wie wir es möchten, und damit wir verändern können, was wir verändern wollen? Wenn wir diese Fragen beantworten können, wissen wir, wie genau wir absichtsvoll praktizieren müssen.

Nicht nur Individuen, sondern auch Gruppen haben immer schon verkörperte Praktiken, auf die sie zurückfallen. Manchmal sind diese allerdings nicht im Einklang mit den Zielen der Gruppe. Auch eine Gruppe kann sich also absichtsvollen verkörperten Praktiken verschreiben, die sie darin unterstützen, die gemeinsamen Ziele zu erreichen.

Bei *generative somatics* haben wir mit einer Organisation für soziale Gerechtigkeit zusammengearbeitet, die sich selbst vorgenommen hatte, auf eine Weise aktiv zu sein, die Mut ausstrahlt. Die Idee dahinter war, dass dieses Versprechen an sich selbst der Gruppe erlauben würde, größere Risiken einzugehen, verschiedene Strategien auszuprobieren und eine größere Anzahl an Menschen zu mobilisieren. Mutig zu sein ist eine super Idee, aber wie stellen wir das an? Zur kollektiven Verkörperung dieser Organisation gehörte es, sich zurückzuhalten, vorsichtig zu sein, gut und sauber zu arbeiten und so weiter. Vieles davon war durch verinnerlichte Diskriminierung entstanden und kulturell geprägt. Folglich reichte es nicht einfach zu sagen: »Wir wollen mutig sein.« Das war zwar wichtig, aber es reichte nicht aus, um auf neue Arten und Weisen zu handeln und zu sein. Was es brauchte, waren neue individuelle und kollektive Praktiken. Diese Praktiken waren sowohl aufregend als auch ungemütlich, schließlich lockten sie die Leute aus ihren Komfortzonen heraus. Und während wir uns damit beschäftigen, zeigten sich andere Dinge, um die wir uns kümmern mussten: bestimmte Strategien – zum Beispiel sich zu unterwerfen und allem zuzustimmen –, die in der Vergangenheit dafür da waren, für Sicherheit, Zugehörigkeit und Würde zu sorgen, und dafür, sich selbst und die Community zu schützen. All das stand nun dem mutigen Handeln im Wege und musste verändert werden.

Verkörperte Praktiken sind uns meist nicht bewusst – wir tun diese Dinge schon so lange so, dass wir gar nicht mehr darüber nachdenken müssen. Manche Praktiken haben wir absichtlich gelernt, andere haben wir aus unserem Umfeld übernommen (Familie, Kultur und Gesellschaft). Wieder andere haben wir entwickelt, um zu überleben und sicher zu sein. Viele verkörperte Praktiken und Reflexe entstehen als Stressreaktion, wenn wir einen Verlust erleiden, verletzt werden, etwas Traumatisches erleben, oder ein unerfülltes Bedürfnis nach Sicherheit haben. Diese Erfahrungen können sehr persönlich sein, aber sie können auch unsere sozialen, wirtschaftlichen oder ökologischen Umstände betreffen.

Neue Praktiken gehen häufig mit somatischem Öffnen einher. Um neue Fertigkeiten zu entwickeln, müssen wir oft ältere verkörperte Strategien verändern. Wir wissen, dass es nicht genügt, ältere verkörperte Praktiken mit neuen zu überdecken. Sobald der Druck groß genug wird, treten die alten Gewohnheiten wieder hervor, es sei denn, sie wurden verarbeitet, indem wir uns somatisch geöffnet haben.

Aufgrund dessen, was wir in unseren Communitys und Familien erleben, und wegen gewaltvoller sozialer Bedingungen, haben viele von uns sehr grundlegende Fähigkeiten nie gelernt zu verkörpern. Dazu zählt es, zu deinem Wohl und dem Wohl anderer Grenzen zu haben; Kontakt und Intimität miteinander; sich auf das hinzubewegen, was dir wichtig ist; oder während eines Konfliktes Vertrauen zu schaffen. Und dann gibt es einige Überlebensstrategien, die häufig verkörpert werden: übermäßige Wachsamkeit und Misstrauen, der Reflex sich zu unterwerfen, Aggressionen. Trauma und Diskriminierung kann bei uns dazu führen, dass wir uns unendlich machtlos und isoliert fühlen, dass wir tiefe Scham empfinden, aus der uns kein tröstendes Gespräch der Welt je wird herausführen können.

Wir entwickeln neue Fähigkeiten somatisch, damit sie mehr werden als bloß gute Ideen – damit sie zu unserem völlig gewohnheitsmäßigen Handeln werden. Es ist wichtig, dass wir nicht bloß über Grenzen Bescheid wissen, sondern dass wir sie auch im Alltag, in unseren Beziehungen und in unserer Arbeit setzen können. Es ist wichtig, dass wir zentrierte Verantwortung nicht nur als sinnvolle Theorie verstehen (was genau das ist, erkläre ich in Kapitel 12; im Kern geht es darum, dass wir nicht zu viel und nicht zu wenig Verantwortung übernehmen), wir müssen sie verkörpern und sie anwenden können, auch wenn der Druck steigt. Somatische Praktiken erlauben es uns, »umgeprägt« zu werden, und zwar so, dass wir mit unseren Werten und Absichten in Einklang handeln können.

Es gibt viele verkörperte Praktiken, die für eine Person, eine Community oder eine Organisation nützlich sind. Um eine neue verkörperte Praxis zu entwickeln, brauchen wir Folgendes:

- ★ Ein bedeutsames Narrativ, eine bedeutsame Absicht – was möchtest du verkörpern und warum?
- ★ Die Praxis muss auf das Soma aufbauen. Das heißt, sie muss ganzheitlich das Empfinden, das Gewebe, die Muskeln, die Organe, die Emotionen und das Denken ansprechen.
- ★ Du musst dich somatisch öffnen, damit die neue Praxis sich verwurzeln kann.
- ★ Die neuen somatischen Praktiken müssen wiederholt werden – dreihundertmal und sie gehen ins motorische Gedächtnis über, dreitausendmal und sie sind verkörpert.
- ★ Die Praxis zeigt sich als Veränderung in deinem Handeln und deinem Leben, und andere bemerken das.

Noch mal: Nicht jede körperliche Praxis ist auch somatisch. Tatsächlich ist es so, dass manche körperlichen Praktiken uns antrainieren zu dissoziieren, statt eine neue verkörperte Fertigkeit zu entwickeln. All die Bildschirme in Fitnessstudios, in die wir virtuell verschwinden können, sind beispielhaft dafür, wie wir dazu gebracht werden, zu dissoziieren, statt zu verkörpern.

Einige grundlegende somatische Praktiken haben sich als besonders wichtig für die Traumaarbeit und für den Aufbau von starken aktivistischen Organisationen erwiesen. Einige dieser Praktiken sind diese:

★ **Anwesend und verkörpert sein:** fähig sein, eine breite Palette an Empfindungen und Emotionen wahrzunehmen und sich mit ihnen auseinanderzusetzen
★ **Konstruktivität:** Kreativität, Visionen, Möglichkeiten, selbstgewählte Werte, Vertrauen zeigen, Komplexität zulassen, absichtsvoll handeln
★ **Grenzen setzen:** verkörperte Grenzen zu anderen und sich selbst, Nein sagen können, auf etwas bestehen, Disziplin
★ **Gemeinsame Verbundenheit:** mit sich Selbst und mit anderen gleichzeitig anwesend sein; spürbare Zugehörigkeit, Intimität, Gemeinschaft
★ **Wirken und leiten:** wirken, entscheiden, beabsichtigen und handeln auf Grundlage selbstgewählter Werte
★ **Zentrierte Hingabe:** sich selbst, anderen, dem Geist vertrauen; aus der Mitte beeinflusst werden
★ **Mitgefühl und Liebe:** geben und erhalten, durchlässig sein, dankbar im Umgang mit sich selbst, anderen und der Welt
★ **Unbekanntes und Widersprüchliches:** mit dem Tod sein, Wandel, Widersprüche, unbeantwortete Fragen
★ **Zentrierte Verantwortung:** für das Selbst, für andere, für die Community da sein; Absicht und Wirkung unterscheiden können; sich entschuldigen, wiedergutmachen, verzeihen

Diese Praktiken werden wir in Kapitel 12, »Wandel verkörpern« genauer besprechen. Somatische Praktiken, kombiniert mit somatischem Bewusstsein und Öffnen, zeigen uns den Weg zu einer ganzheitlichen und anhaltenden Transformation.

SOZIALER KONTEXT

Jede Transformation findet innerhalb eines sozialen Kontexts statt. Wir sind geprägt von den sozialen Umständen, in denen wir leben, und wir verkörpern sie. Dazu gehören politische, wirtschaftliche und gesellschaftliche Systeme ebenso wie die kulturellen Überzeugungen und Praktiken, die wir geerbt haben, die wir leben und innerhalb derer wir tagtäglich agieren. Die Institutionen und sozialen Normen, die uns umgeben, prägen uns heute und sie haben uns in der Vergangenheit geprägt. Wir verkörpern sie ganz genauso, wie wir die Praktiken unserer Familie und Kultur verkörpern, die unserer Communitys, die der Landschaft und der Natur. Wir befinden uns in einem sozialen und politischen Jetzt und sind gleichzeitig stark vom Fluss der Geschichte geprägt.

Wenn wir uns mit Transformation befassen, ist der soziale Kontext eine von den Kräften, die uns am deutlichsten prägen. Das gilt für den persönlichen Wandel, für den Wandel in unseren Communitys und für den systemischen Wandel. Wir werden von verschiedenen Kräften in unserem Umfeld geprägt, und es sind eben die Auswirkungen dieser Kräfte, dir wir transformieren wollen, auf individueller und auf kollektiver Ebene.

GEIST UND LANDSCHAFT

Geist und Landschaft sind Kräfte, die weit über das Menschliche hinausgehen, uns aber auch tiefgreifend prägen. Was diese Kräfte bewirken, ist dauerhafter als alles, was Menschen tun oder schaffen können. Die Erde entstand vor 4,5 Milliarden Jahren, die Milchstraße vor 11–13 Milliarden Jahren. Vor 600 Millionen Jahren bildete sich die Ozonschicht. Fossile Funde zeigen, dass während der kambrischen Artenexplosion vor 550–580 Millionen Jahren die meisten der heutigen Tierstämme entstanden. Vor 100 Millionen Jahren tauchten die ersten Bienen auf, vor 80 Millionen Jahren kamen die Ameisen, vor 50 Millionen Jahren folgten die ersten Hirsche. Der Homo sapiens erschien vor 250 000 Jahren auf dem afrikanischen Kontinent. Vor 50 000–100 000 Jahren begann er auch andere Kontinente zu bevölkern und verdrängte dabei die Neandertaler in Europa und andere Mitglieder der Gattung Homo in Asien. Verglichen mit einem Menschenleben scheint die Geschichte der Welt und des Universums fast endlos zu sein.

In unserer modernen, technisierten Welt vergessen wir das manchmal. Dennoch werden wir von diesen mächtigen Kräften geformt. Wir zerstören zwar essenzielle Teile unseres natürlichen Umfelds, und wir verlieren kollektiv den Bezug dazu, wo unsere Nahrung, unser Wasser und unsere Energie herkommen. Doch wir sind vollständig von der Erde abhängig, wenn wir überleben wollen. Die Natur, die Atmosphäre, die globalen Wettersysteme und der Wasserkreislauf – all das ermöglicht überhaupt das Leben. Dass so viele von uns den unmittelbaren Bezug zur Natur und zur Landschaft verloren haben, dazu ist es erst in der jüngsten Menschheitsgeschichte gekommen. Die meiste Zeit zeigte sich unsere tiefe Verbundenheit mit der Erde und den Sternen in unseren Vorstellungen zum Ursprung des Universums und in unseren sozialen und religiösen Praktiken. Es ist aber ganz egal, ob wir uns in der Wildnis bewegen, auf dem Land oder in der Stadt – die Landschaft prägt uns.

Es zeigt sich immer wieder, dass die Natur und die Erde zentrale menschliche Resilienzfaktoren sind. Das gilt ebenso für unsere Verbundenheit zu etwas Größerem, das wir fühlen, aber nicht kennen, und das ich hier Geist nenne.

Mit Geist meine ich die riesigen zugrundliegenden Kräfte, die im Universum wirken, die Endlosigkeit des Weltraums und des Unbekannten sowie die harmonisierenden Kräfte der Natur. Der Astrophysiker Saul Perlmutter, der 2011 zu den Nobelpreisträgern in Physik gehörte, erklärt, dass der potenziell sichtbare Teil des Universums (Sterne, Planeten, Nebel und so weiter) weniger als 5 Prozent dessen ausmachen, was es gibt. Etwa 68 Prozent des Universums bestünden aus dunkler Energie, und die restlichen 27 Prozent seien dunkle Materie. Wie viel dunkle Energie existieren müsste, schließen Wissenschaft*lerinnen daraus, wie sie die Ausdehnung des Universums zu beeinflussen scheint. Alles andere ist völlig ungewiss.

Menschen unterschiedlicher Kulturen beschreiben ihr unmittelbares Erleben dieser ungeheuren Weite als sehr tiefgründig und bedeutsam. In verschiedenen Kulturen und zu verschiedenen Zeitpunkten trug diese Weite unterschiedliche Namen. Es wurde eine Vielzahl an Praktiken kultiviert, die mit ihr verbunden waren. Religionen haben diesem Unbekannten ideologische Dimensionen zugeschrieben.

Wenn wir uns also damit befassen wollen, was uns prägt, woraus wir bestehen, wie wir individuell und kollektiv Resilienz kultivieren können – dann ist es unabdingbar, dass wir die Landschaft und den Geist miteinbeziehen.

VERKÖRPERTE TRANSFORMATION

Dieses Modell – sich innerhalb des sozialen Kontexts und der Landschaft und des Geistes somatisch bewusst zu sein, somatisch zu öffnen, somatisch zu praktizieren – hilft uns, die somatische Methode als Ganzes zu verstehen. Für sich genommen, losgelöst von den anderen, wird keiner der Aspekte verkörperte Transformation ermöglichen. Doch wenn sie miteinander verbunden werden, erlauben uns diese Aspekte tiefgreifenden, umsetzbaren und anhaltenden Wandel.

Um dauerhaften, nachhaltigen Wandel zu schaffen, müssen wir wahrnehmen und kennenlernen, wie wir individuell und kollektiv »geprägt« sind. Wir müssen uns unserer verkörperten reflexhaften Reaktionen und Seinsweisen bewusster werden. Dann können wir diese öffnen oder dekonstruieren. Oft erleben wir dieses Öffnen als sehr heilsam und erschließen uns viele neue Handlungsräume. Es bietet uns neue Arten zu fühlen, zu handeln, miteinander in Beziehung zu sein und zu wissen. Das ist die in die Tat umgesetzte tiefgreifende Transformation: Altes abstreifen, um sich zu verändern.

Somatik hilft uns dann etwas Neues zu verkörpern, neue Arten zu sein und zu handeln, die mit unseren Werten und Sehnsüchten im Einklang sind. Die sozialen Bedingungen, unter denen wir leben, und das, was wir in der Familie und unseren Communitys erleben, lehren uns häufig nicht die verkörperten Fertigkeiten, die wir benötigen. Für dauerhaften Wandel ist es unabdingbar, einen besonderen Fokus darauf zu legen, verkörperte Fähigkeiten zu entwickeln: sei es, zentriert Verantwortung zu übernehmen und die eigene Kraft befreiend zu nutzen; aus Konflikten heraus Vertrauen zu schaffen; zu lernen, das Unbekannte zuzulassen; oder inniger zu lieben.

Aus der Perspektive sozialer Gerechtigkeit ist die schlechte Nachricht, dass wir ohne Absicht soziale Normen verkörpern, an die wir nicht glauben, aber häufig die Werte, an die wir glauben, nicht verkörpern. Aus somatischer Perspektive ist das völlig nachvollziehbar und es gibt einiges, was wir dagegen tun können.

Ein verkörperter Ansatz versteht Transformation also so: Eine Person hat sich dann transformiert, wenn sich ihre Weise zu sein, zu handeln und in Beziehung zu gehen nach dem richtet, was ihr am wichtigsten ist – auch wenn sie unter altbekanntem Druck steht. Das gilt auch für Gruppen, Kollektive oder Organisationen. Verkörperte Transformation beschreibt grundlegenden Wandel. Sie zeigt sich darin, wie wir handeln, uns zueinander verhalten und wahrnehmen. Es ist ein Wandel, der über die Zeit andauert.

Soziale Transformation ist hingegen eine viel kompliziertere Angelegenheit. Für sie bedarf es vielerlei: Wir müssen eine Basis schaffen und koordiniert aktiv werden; wir müssen lernen, zu leiten, eine Wegbereit*erinnenrolle einnehmen; wir müssen empowert an demokratischen Prozessen mitwirken; wir brauchen veränderte politische Grundsätze, die auch umgesetzt werden; und noch vieles mehr. Wir können dann davon sprechen, dass sich eine Gesellschaft oder die Wirtschaftspolitik verändert hat, wenn die wirtschaftlichen, sozialen und politischen Systeme (Institutionen, Praktiken und Normen) auf Gerechtigkeit für alle Menschen und Nachhaltigkeit für den Planeten ausgelegt sind. Wir sprechen also von wirtschaftlichen, sozialen und politischen Strukturen, die sich radikal von denen unterscheiden, die wir derzeit haben.

Da die sozialen und wirtschaftlichen Bedingungen, unter denen wir leben, uns so tiefgreifend prägen und wir sie so umfassend verkörpern, stellt Somatik diese Frage an den sozialen Wandel: *Welche wirtschaftlichen und politische Strukturen brauchen wir, damit viele Menschen Kooperation, ihre Verwobenheit miteinander und Gerechtigkeit verkörpern?* Wenn wir diese Frage beantworten, beschreiben wir Systeme, die dein Wohlergehen als meines begreifen, ebenso wie dein Verlust meiner ist. Wir beschreiben Systeme, die verstehen, dass unser Leben untrennbar mit allem anderen Leben auf der Erde verbunden ist.

SOMA

In diesem Buch nutze ich das Wort *Soma*. Ich weiß, dass das etwas seltsam ist, aber ich versuche damit etwas zu fassen, das über unsere üblichen Assoziationen mit dem Wort *Körper* hinausgeht. Wenn ich »Soma« sage, dann meine ich: Das Soma ist unser verkörpertes, miteinander verwobenes Denken, Fühlen, Handeln, in Beziehung sein, unser verkörpertes Weltbild. All das lebt im und durch den Körper. Ich nutze oft das Wort *Soma* statt

Körper, weil der Körper üblicherweise auf objektifizierte und utilitaristische Weise definiert wird. Der Körper wird meist als etwas Gegenständliches, als die Summe seiner Teile begriffen, aber getrennt vom Selbst. Er wird als etwas verstanden, das gemanagt, gesteuert, kontrolliert, gesund gehalten werden muss, oder für das wir uns schämen sollten.

Somatik hingegen versteht den Körper als untrennbar vom Selbst und davon, wie wir leben, handeln und in Beziehung gehen.

Somatik ist fasziniert vom Verkörperten: Was ist verkörpert und wie funktioniert das? Können wir das, was wir uns wünschen, auf verkörperte Weise tun? Lieben, Grenzen setzen, auf lebensbejahende Weise mit Konflikten umgehen, Gerechtigkeit leben und so weiter? Somatik sucht nach Lebendigkeit: Was gibt uns mehr Leben, mehr Verbundenheit, mehr Weisheit, mehr wirksames Handeln und tiefere Beziehungen? Somatik zielt darauf ab, uns mehr selbstwirksame und empowernde Möglichkeiten zu eröffnen, damit wir als Einzelne und kollektiv ganz werden und uns besser im Leben zurechtfinden.

Das Soma funktioniert nach bestimmten Regeln. Verkörperte Muster, die uns Sicherheit, Zugehörigkeit oder Würde versprechen, wird das Soma nicht so einfach loslassen, es sei denn, ihm wird eine bessere verkörperte Alternative aufgezeigt. Strategien, die uns mal gerettet haben loszulassen, ohne für sie eine Alternative gefunden zu haben, bedeutet aus der Perspektive des Soma, Überlebenswichtiges einfach abzustreifen. Schlechte Idee! Doch das Soma kann schützende verkörperte Muster loslassen und verarbeiten, wenn es die Gelegenheit hat, zu verheilen, oder wenn neue verkörperte Möglichkeiten und Strategien existieren, die das ursprüngliche Bedürfnis besser erfüllen. Das Soma reagiert auf Resilienz, auf ein natürliches Tempo statt auf plötzliche Erkenntnisse und Durchbrüche, und es reagiert auf bedeutsame Praxis in Gemeinschaft. Das Soma reagiert auf absichtsvolles Praktizieren. Das Soma reagiert darauf, unterstützt zu werden, und darauf, wenn zentrale Bedürfnisse erfüllt werden, indem wir uns öffnen, indem wir uns verändern und indem wir bewusster werden. Wir können lernen, wie das Soma funktioniert, und seinem Weg folgen.

Ich benutze auch deswegen das Wort *Soma*, weil ich damit vom kulturell definierten »idealen«, also normativen Körper unterscheiden möchte. Was wir uns häufig unter dem Körper vorstellen, ist davon geprägt, was unsere Kultur uns darüber erzählt, wie ein Körper aussehen und funktionieren sollte. Zwar hat jede Kultur einen »normativen Körper«, doch variieren diese Normen stark. Manche Kulturen bieten viel Spielraum für körperliche Unterschiede und andere sehr wenig. Der derzeitige westliche und kapitalisierte Körper, der »richtige« Körper, ist *weiß* (oder »hellhäutiger«), »europäisch« gebaut, cis-männlich, heterosexuell, sportlich, nicht beHindert, »attraktiv« und reich; oder cis-weiblich, hat große Brüste und so weiter.

Eine sozialkritische Somatik fordert diese Norm heraus. Sie steht dafür, dass alle Körper, alle Menschen eine Lebendigkeit haben, geformt und geprägt sind, dass alle den Impuls haben, zu leben, sich zu verbinden und bedeutsam zu sein. Sie steht dafür, dass alle Körper, alle Menschen sich an das anpassen, was sie erleben, auf Weisen, die ihnen mehr oder weniger Möglichkeiten offenlassen. Das sozial konstruierte, objektifizierte und verengte Körperbild lässt uns wenig Lebendigkeit. Es führt dazu, dass wir versuchen, eine Norm zu erfüllen, die für die meisten Menschen nicht umsetzbar ist. Und somit verwehrt uns dieses Körperbild auch ein Gefühl – und für viele auch die Realität – von Sicherheit, Zugehörigkeit und Würde.

Somatik arbeitet durch den Körper und wurde auch durch ableistische soziale Bedingungen beeinflusst. Die *Disability-Justice*-Bewegung wurde von queeren, beHinderten PoC geschaffen. Sie bietet einen Bezugsrahmen und ein Set von Prinzipien, die das oben beschriebene Körperbild herausfordern und eine Vision davon schaffen, was stattdessen möglich ist. Ich selbst habe in diesem Themenbereich noch viel zu lernen. Doch es ist unabdingbar für eine politisierte Somatik, dass wir diese Prinzipien in unsere Arbeit einflechten.

Hier folgen sind die zehn Prinzipien der Disability Justice, formuliert vom Performance-Projekt *Sins Invalid:*

INTERSEKTIONALITÄT

»... wir leben keine Ein-Themen-Leben.« – Audre Lorde. Ableismus, zusammen mit Ideen *w*eißer Vorherrschaft und Überlegenheitsvorstellungen, getragen vom Kapitalismus, unterstrichen vom Heteropatriarchat, hat den weitaus größten Teil der Welt »außer Kraft gesetzt« und beHindert.

ANGEFÜHRT VON DENEN, DIE AM MEISTEN BETROFFEN SIND

»Wir werden von denen angeführt, die diese Systeme am besten kennen.« – Aurora Levins Morales

ANTIKAPITALISTISCHE POLITIK

In einem Wirtschaftssystem, das das Land und die Menschen als Profitfaktoren versteht, sind wir natürlich schon deswegen Antikapital*istinnen, weil unsere Körper/Geister nicht konform sind.

AKTIVISMUS ÜBER BEWEGUNGEN HINWEG

Disability Justice ist für eine Politik der Bündnisse geeignet, weil sie verändert, wie soziale Bewegungen BeHinderung verstehen und Ableismus kontextualisieren

GANZHEIT ERKENNEN

Menschen sind an sich wertvoll, auch außerhalb materieller Beziehungen und kapitalistischer Vorstellungen von Produktivität. Jeder Mensch ist voller Geschichten und Lebenserfahrung.

NACHHALTIGKEIT

Wir teilen uns unsere Kräfte ein, individuell und kollektiv, damit wir lange dabei bleiben können. Unsere verkörperten Erfahrungen deuten uns den Weg zu anhaltender Gerechtigkeit und Befreiung.

SOLIDARITÄT ZWISCHEN BEHINDERUNGEN

Wir schätzen die Erkenntnisse und Partizipation aller Menschen unserer Community, denn wir wissen, dass Isolation die kollektive Befreiung untergräbt.

VERWOBENHEIT MITEINANDER

Wir unterstützen einander mit unseren Bedürfnissen, während wir auf die Befreiung hinarbeiten, denn wir wissen, dass staatliche Lösungen unweigerlich darauf hinauslaufen, unsere Leben noch mehr zu kontrollieren.

KOLLEKTIVER ZUGANG

Als beHinderte Menschen mit queeren Körpern of Color bringen wir Flexibilität und kreative Aspekte mit, die über eine nicht-beHinderte, nicht-verRückte Normativität hinausgehen. So bilden wir miteinander Gemeinschaft.

KOLLEKTIVE BEFREIUNG

Kein Körper oder Geist darf zurückgelassen werden – nur wenn wir unsere Kräfte bündeln, können wir die revolutionären Veränderungen erreichen, die wir brauchen.

DER OBJEKTIFIZIERTE KÖRPER

Wieso stellen wir uns den Körper als Objekt vor? Die meisten Menschen haben ein sehr rationalistisches und objektifizierendes Verständnis vom Körper geerbt, und damit auch von sich selbst und anderen. Wir interpretieren den Körper als separat vom (wichtigeren) Verstand. Der Körper, das sind Muskeln, Sehnen, Knochen, eine Reihe von Funktionen, die den Geist oder das »Selbst« durch die Gegend bewegen. Wir neigen dazu, den Körper als Gegenstand zu fassen, zum Produkt zu machen, abzuwerten und zu versuchen ihn zu managen. Viele von uns, ob wir christlich sind oder nicht, haben außerdem ein Verhältnis zum Körper geerbt, das ihn als sündig begreift, als etwas Niederes, als etwas, für das wir uns schämen sollten. So geraten wir in eine sehr komplexe und verwirrende Beziehung mit den intimsten Aspekten unseres Lebens und mit dem Organismus, der wir und andere Menschen doch eigentlich sind.

Uns wird beigebracht, Distanz zu wahren zu dem, was wir empfinden, und zum Körper, anstatt darin zu leben. Sich so von gelebten Erfahrungen zu distanzieren, davon Lebendigkeit zu spüren, ebnet auch den Weg dafür, dass wir andere Menschen und andere Lebensformen (Boden, Luft, Bäume, Tiere) auch einfach so objektifizieren. Wenn wir es ablehnen, zu empfinden und zu fühlen, dann verkümmert unser Mitgefühl. Unser Empfinden ermöglicht uns Zugriff auf viele Informationen, über Impulse und Bedürfnisse, über Gewohnheiten, darüber, wie wir das Jetzt erleben, über historische Muster und über Weisheit. Wenn wir ignorieren, was wir empfinden, dann verwerfen wir so viel Wissen: Wissen, das durch die menschliche Evolution entstanden ist, Wissen, das in unserer Verwobenheit miteinander liegt.

Eine ganz bestimmte Tradition westlicher Philosophie hat uns hierhin geführt. Und es gibt eine ganze Reihe von sozialen Bedingungen, die von Macht-über und Unterdrückung geprägt sind, denen diese Tradition dient.

> *Die heutige Interpretation des Körpers, die uns dazu geführt hat, das Fühlen zu verdrängen, wurzelt in der Arbeit des französischen Philosophen René Descartes. Descartes war überzeugt, dass es möglich war, chaotische (soziale und religiöse) Zustände zu verbessern, wenn den Menschen durch die Vernunft Sicherheit gegeben würde […] Die naturwissenschaftliche Revolution – die zentrale Idee der rationalistischen Tradition ist, dass das Universum unterteilt ist in die Materie, die vollständig von mechanischen Gesetzen bestimmt ist, und den Verstand, dessen erhabenes Terrain das Zuhause des Denkens, der Ideen und des*

*Willens ist. Während eines intellektuellen Revierkampfes, dessen Nachklang uns bis heute begleitet, befassten Descartes und seine Kolleg*innen sich mit Verstand, Materie und Wissenschaft, und damit auch mit dem Körper. Die Kirche hingegen beanspruchte die Seele und die Religion. Dabei sind Verstand und Körper, Seele und Materie zwei separate Welten, die auf unbestimmte und mysteriöse Weise verbunden sind. Dies war der Anfang des westlichen Verständnisses, nach dem Verstand, Körper und Seele in unterschiedlichen Sphären existieren.*
Kaum war die Vorstellung eines innerlichen, beseelenden Prinzips verworfen, legten sich die Menschen ins Zeug, um die materielle Welt reduktionistisch zu vermessen. Die Metapher, die diesem Projekt zugrunde liegt, ist, dass die materielle Welt, die den Körper und die Natur beinhaltet, maschinenhaft ist, dass sie einer riesigen Uhr ähnelt, und dass wir, wenn wir erst ihre Mechanismen verstehen, sie zu unserem Vorteil dominieren, unterjochen und kontrollieren können.

RICHARD STROZZI-HECKLER, The Art of Somatic Coaching

Das cartesische Weltbild und die rationalistische Tradition definieren unser Verständnis des Selbst, anderer Menschen, des Körpers, der Erde, und sogar des Wissens und *wie* wir wissen.

An der Uni belegte ich einen Philosophie-Kurs, der »Subjektivität und Realität« hieß. Dieser Titel fesselte und faszinierte mich. Wir lasen Kant, Nietzsche, Descartes und andere *weiße*, männliche, europäische und us-amerikanische Philosophen. Während wir darüber diskutierten, wie wir Wissen erleben, berichtete ich davon, dass ich oft durch Bilder und Empfindungen zu Wissen gelangte. Begreifen folgte erst auf Fühlen. Der Professor hielt mir vor dem ganzen Kurs einen Vortrag darüber, dass das unmöglich war. Denken passiert *nur* im Kopf und in Worten, das war seine Position. Ich versuchte dann noch mal zu erklären, wie ich Wissen und Denken auf anderen Wegen erlebte. Doch ich wurde nicht ernst genommen. Ich glaube, das war das letzte Mal, dass ich mich in dem Semester zu Wort meldete. Ich wusste zwar, dass meine Erfahrungen real waren, doch ich hatte keine Ahnung, wie ich sie vor Leuten, die sich kaum dafür interessierten, vertreten oder erklären sollte.

Rationalismus trennt das Selbst vom Körper und das Denken oder den Verstand von der Lebendigkeit und vom Erleben des emotionalen und körperlichen Selbst. Mit dieser Philosophie verstehen wir unseren Körper und die materielle Welt bloß als Objekte, die völlig gelöst von der ganzheitlichen und gelebten Erfahrung eines Menschen existieren. Die Welt so zu objektifizieren und Körper und Geist so zu trennen, hat weitreichende Konsequenzen. Es führt dazu, dass wir mit uns selbst uneins sind. Wenn wir lernen, unsere gelebte Erfahrung zu ignorieren, rational zu sein und »nicht so emotional«, dann lernen wir notwendigerweise auch, abzustumpfen, zu dissoziieren und uns über unsere eigenen Gefühle und die anderer hinwegzusetzen. Diese Distanz untergräbt unsere Fähigkeit zu wissen, was uns wirklich wichtig ist; wie wir auch in komplexen Umständen miteinander in Beziehung sein sollen; und wie wir eigene Erlebnisse oder die anderer fühlen und als wahr annehmen können. Wenn wir uns vor allem auf Rationalismus verlassen, neigen wir dazu, in der Arbeit mit unserem körperlichen/spirituellen/sozialen/psychischen Selbst vor allem Kontrolle ausüben zu wollen.

Geist und Körper zu trennen befördert außerdem ein ganz bestimmtes Macht-über-System. Denken wir doch einmal darüber nach, was als rational gilt: Wissenschaft, Männlichkeit, *W*eißsein, Bildung, Wohlstand. Rationale

Menschen gelten als die »richtigen Leute«, um zu entscheiden, um uns voranzubringen, um zu regieren. Und nun denken wir einmal darüber nach, was mit dem Körper und den Gefühlen verbunden wird: Sünde, Irrationalität, Gefühle, »Hysterie«, Frauen, trans* Menschen, PoC, das Exotische (rassistisch gelesen), das Indigene, die Natur, Wünsche und Verlangen. Da haben wir dann die »falschen Leute«, um zu entscheiden und uns voranzubringen. Sicherlich erkennst du die verschiedenen Formen der Unterdrückung, die hier am Werk sind, und wie sie mit Rationalismus begründet werden.

Ich möchte hier keineswegs rationales Denken insgesamt verwerfen und uns von Wissenschaft und Forschung lossagen. Vielmehr geht es darum, wachzurufen, was uns prägt. Welchen Preis bezahlen wir für den Rationalismus? Welche Menschen geraten wegen seiner Grundsätze immer wieder unter die Räder? Welche Aspekte wollen wir hinterfragen und verändern? Was wird betäubt, wenn Rationalismus die dominante kulturelle Norm darstellt? Wovon trennt er uns, wie schadet er uns?

Die Wirtschaft als Macht-über-System will, dass wir in erster Linie Konsum*entinnen sind, und dann erst Menschen. Es gibt nichts, was es nicht gibt, um den Körper zu optimieren und zu managen. Wir können alles kaufen – immer neue Ideen von der multimilliardenschweren Diät-Industrie bis hin zu Chemikalien, die jeden Geruch übertünchen sollen. Die traditionelle Kirche stellt den Körper und menschliches Verlangen und Sexualität als Sünde dar. Es ist leichter, einen Menschen zu kontrollieren, wenn du seine ureigenen Bedürfnisse nach Leben und Kontakt beschämst oder strafbar machst.

> *Wirklich überall, in der Pop-Kultur, aber auch in politischer Propaganda, wird unablässig Druck aufgebaut, damit die Menschen sich hilflos fühlen, als wäre ihre einzige Aufgabe, zu bestätigen, was bereits entschieden wurde, und zu konsumieren.*
>
> *EDWARD S. HERMAN und NOAM CHOMSKY,*
> *Manufacturing Consent*

Abschließend möchte ich noch etwas zum Thema Neurowissenschaft und Rationalismus bemerken. In den letzten 20 Jahren hat es in den Neurowissenschaften Tausende verblüffende Entdeckungen gegeben. Wegen ihrer gegenwärtigen Popularität gehen viele Menschen davon aus, dass wir unser Verhalten verstehen und verändern können, bloß weil wir wissen, wie das Gehirn funktioniert. Viele interpretieren das Gehirn auch als wichtigstes Organ – wenn wir das Gehirn verstehen, verstehen wir den Menschen. Doch es gibt viele Organe, ohne die wir nicht leben können, wie das Herz, die Lungen und den Dickdarm. Die Art und Weise, wie die moderne Neurowissenschaft den Menschen versteht, kann also in genau dieselbe rationalistische Tradition verfallen und den Körper als bloße Hülle des viel wichtigeren Gehirns begreifen. Sie kann auch der Idee Vorschub leisten, dass Veränderung eine reine Kopfsache ist.

> *Wir stellen uns das Gehirn häufig als geradezu unglaubliche Rechenmaschine vor, die darauf ausgelegt ist, uns kreativ sein zu lassen und unsere Absichten umzusetzen. Das Gehirn ist vor allem dafür da, dass wir weiteratmen, um uns am Leben zu halten und uns zu schützen. Es hat sich entwickelt, um Gefahren und Bedrohungen vorauszusehen […] Diese Maschine müssen wir uns zu eigen machen, und sie wohlüberlegt und zielgerichtet nutzen. Die gute Nachricht ist, dass dein Gehirn eine äußerst formbare Maschine ist […] Wir können Dinge planen und uns ausmalen. Neuroplastisch wirksame Übungen sind absolut geeignet, das Gehirn und seine Funktionsweise neu zu verkabeln, damit du in Einklang mit dem bist, was dir wichtig ist.*
>
> *DR. ANDREW HUBERMAN, Neurowissenschaftler und Professor am Institut für Neurobiologie an der Stanford Universität, »Presence: Living and Working on Purpose«*

Ein somatisches Verständnis des Körpers/Selbst ist etwas völlig anderes. Es begreift den Körper, das Selbst, das Denken, Emotionen, Handeln und Beziehungen als ein verwobenes Ganzes. Als menschliche Organismen haben wir uns über drei Milliarden Jahre entwickelt. Das ist aus menschlicher Perspektive eine lange, lange Zeit. Wir verfügen über viele Fähigkeiten, die wir aus dieser Evolutionsgeschichte mitgenommen haben, Fähigkeiten, die uns innewohnen, weil wir einen menschlichen Körper haben. Viele Weitere können wir erlernen und kultivieren. Unten folgt eine Liste der unglaublichen Bandbreite menschlicher Fähigkeiten. Wenn wir einzelne Aspekte davon abtrennen oder leugnen, wird das langfristig dazu führen, dass wir unsere Menschlichkeit verlieren.

Der menschliche Organismus, der Körper / das Selbst kann:

- ★ Emotionen spüren: Emotionen sind angeborene und grundlegende Erfahrungen, die für uns sehr bedeutsam sind. Unsere emotionalen Fertigkeiten können wir ein Leben lang entwickeln.
- ★ empfinden und interpretieren: Das tun wir mit unseren Sinnesorganen und indem wir fühlen. Wir empfinden uns selbst, andere, was uns umgibt, und das Unbekannte.
- ★ denken, analysieren und kritisches Denken kultivieren, indem wir dazulernen und uns bilden.
- ★ berühren und lernen, kenntnisreich zu berühren: Berührungen sind Teil jeder heilsamen Transformation und jeder Verbindung, die wir mit anderen eingehen.
- ★ in Beziehung gehen: Wir sind soziale Lebewesen. Wir können ein Leben lang unsere Fähigkeit, in Beziehung zu gehen, weiterentwickeln. Vieles davon basiert darauf, wie wir persönlich und gesellschaftlich Sicherheit, Zugehörigkeit und Würde erlebt haben, und auf den sozialen, wirtschaftlichen und kulturellen Systemen, innerhalb derer wir leben.
- ★ resilient sein: Resilienz ist uns angeboren. Wir können sie kultivieren.

★ anwesend sein: Anwesenheit ist uns angeboren. Wir können sie kultivieren.
★ aktiv werden: Wir können auf viele verschiedene Weisen aktiv werden – indem wir miteinander sprechen, indem wir uns koordinieren oder auch indem wir körperlich tätig werden.
★ kommunizieren und sprechen: Sprache zu erleben und sprechen zu lernen, ist essenziell dafür, dass sich unser Gehirn entwickelt. Wir können ein ganzes Leben lang neue Sprachen lernen.
★ auf den Geist, das Unbekannte zugreifen: Wir können den Geist in diesem Sinne als Bewusstsein oder als Lebenskraft verstehen. In verschiedenen Kulturen und zu verschiedenen Zeiten wird das unterschiedlich interpretiert.

Somatik ist nicht nur eine Sammlung wirksamer und nützlicher Werkzeuge, die es uns ermöglichen, auf heilsame Weise zu transformieren. Sie lädt uns auch dazu ein, die persönliche und gesellschaftliche Kluft zwischen Körper und Geist zu schließen. Viel öfter leiden wir unter dieser Kluft, als dass wir sie als lebensbejahend empfinden. Ich gehe davon aus, dass in das Leben unseres Körpers zurückzukehren, wieder eins mit ihm zu werden, es uns auch ermöglicht, zu einer tieferen Verbundenheit miteinander, dem Leben und der Natur zurückzukehren. Somatik ist eine Praxis, die uns hilft, das Leben zu entobjektifizieren. Sie lässt uns das Leben unmittelbarer empfinden und fühlen.

DAS FELD DER SOMATIK

Das Feld der Somatik institutionalisiert sich derzeit. Innerhalb der letzten 15 Jahre haben zahlreiche Universitäten begonnen, Abschlüsse in somatischer Psychologie anzubieten. Doch ebenso wie die meisten somatischen Lehrinstitute bleibt der Großteil der grundlegenden Entwicklung von Somatik unabhängig von universitären Kontexten. Es gibt viele verschiedene gute somatische Ansätze.

Nun, da viele dieser somatischen Ansätze in die Psychologie eingegliedert werden, wird oft die aufmerksamkeitsbasierte Somatik priorisiert. Hierbei handelt es sich um einen Ansatz, der sich mit dem Empfinden im Körper befasst. Er tut dies über Gespräche, mit bildgebenden Methoden und auf kognitiver Ebene. Indem Empfindungen beobachtet werden, nutzt dieser Ansatz den Körper als Grundlage für Wissen und Veränderung. Aber weil das Fach der Psychologie historisch voreingenommen ist und sich fern vom Körper und von Berührungen bewegt, werden essenzielle Aspekte eines ganzheitlichen somatischen Ansatzes zweitrangig behandelt. Dazu zählen somatische Praktiken und somatische Körperarbeit. Das volle Potenzial der Somatik wird deshalb nicht ausgeschöpft. Innerhalb der somatischen Psychologie wird darüber diskutiert, ob es richtig ist, Berührungen auszuklammern, obwohl sie doch so ein wichtiges Werkzeug sind, wenn wir heilsam transformieren wollen.

Das Mainstreaming der Somatik findet größtenteils ohne eine sozialkritische Perspektive statt. Es befasst sich also nicht damit, wie soziale Bedingungen uns grundlegend prägen. Somatik wird vor allem innerhalb eines Kontexts individualisierter Heilung verstanden und vorangebracht. Die aktuelle Forschung konzentriert sich vor allem darauf, wie Somatik für die Traumaarbeit genutzt werden kann. Und tatsächlich ist sie dafür ja sehr geeignet. Doch wird meist nicht gefragt, wie es überhaupt dazu gekommen ist, dass es so viel Trauma und Diskriminierung zu bearbeiten gibt. Es wird nicht gefragt, was Somatik gegen diese Grundursachen tun könnte. Ja, Somatik hat viel individuell Heilsames anzubieten. Doch ein somatischer Ansatz ohne kritische Perspektive auf soziale und wirtschaftliche Institutionen, darauf, wie ungleich Macht verteilt ist, wie Gewalt und Zwang genutzt werden – solch ein Ansatz schließt einige der bedeutendsten Kräfte aus, die uns prägen. Ohne eine sozialkritische Perspektive bleibt ein Großteil der Traumata, die Menschen durchleben – dazu zählen Rassismus, genderbasierte Diskriminierung, Queerfeindlichkeit, Unterdrückung sozialer Schichten –, unbenannt oder nur teilweise erkannt.

Auch wenn Somatik*erinnen und somatische Thera*peutinnen es gut meinen, schaffen wir es ohne eine solche Perspektive nicht, zu erkunden, inwiefern wir selbst diskriminierende und individualistische Seinsweisen verkörpern. Es besteht die Gefahr, dass wir solche Seinsweisen durch unsere Arbeit verstetigen.

Eine Somatik mit sozialkritischer Perspektive erkennt die verschiedenen Erfahrungen und Systeme, die uns individuell und kollektiv prägen. Deswegen kann sie uns effektiver in unserer Transformation unterstützen. Eine somatische Trauma-Analyse kann sowohl für persönliche als auch für systemische Gewalt angewandt werden. Sie hilft uns, viel besser zu verstehen, woher die Gewalt kommt und wie wir uns wirksam mit ihr auseinandersetzen können. Eine sozialkritische Somatik kann genutzt werden, um Zukunftsvisionen, Strategien und Praktiken zu schaffen, mit denen wir die systemische Transformation hin zu einer gerechteren und nachhaltigen Welt schaffen. Ich wünsche mir also, dass diese Somatik institutionalisiert wird – eine Somatik, die alles umfasst, was sie uns geben kann.

Eine sozialkritische Somatik kann einen bedeutenden Beitrag auch jenseits des Individuellen leisten: in der Community, in Lehrgängen für leitende Personen, um Bündnisse zu schaffen und mehr. Somatik kann empowernde kollektive Praktiken unterstützen, Menschen zu mehr Anwesenheit verhelfen, Kapazitäten steigern, das Spektrum unserer emotionalen Fähigkeiten vergrößern, und die verkörperten Fertigkeiten entwickeln, die wir brauchen, um umfassenden Wandel zu erreichen. Ohne politische Perspektive bleibt kollektive Somatik unwirksam.

Die somatische Methode, die ich hier diskutiere, denkt soziale Bedingungen mit. Sie zielt auch auf persönliche und kollektive Gerechtigkeit und Befreiung ab, und zwar im Zusammenspiel mit der Erde und ihren lebendigen Systemen.

Ich fing meine Ausbildung in der Somatik im Jahr 1997 bei der damaligen Lomi School von Richard Strozzi-Heckler und Robert Hall an. Ich befasste mich immer weiter damit, lernte dazu und begann schließlich selbst mit Richard am Strozzi Institute zu unterrichten. Der Fokus auf eine sozialkritische Traumaarbeit entstand im Jahr 2000 bei *generationFIVE*. Dort verbanden wir somatische Prinzipien und Praktiken zu transformativer Gerechtigkeitsarbeit, die sich mit sexualisierter Gewalt an Kindern befasste. Im selben Jahr entwickelte und unterrichtete ich unabhängige »Somatik und Trauma«-Kurse. Diese politisierte somatische Methode wird seit 2009 bei *generative somatics* weiterentwickelt, ausprobiert und angewandt.

Eine politisierte somatische Theorie befasst sich mit der Notwendigkeit einer tiefgreifenden persönlichen Transformation, die im Einklang mit einer befreiten Community und kollektiven Praktiken steht, und mit einem Systemwandel einhergeht. Diese Aspekte sind nicht voneinander trennbar und jeder Aspekt sollte jedem anderen nützen. Nur wenn alle drei zusammenwirken, können wir eine starke und gefestigte Strategie schaffen. Nur mit allen dreien können wir überzeugende Alternativen entwickeln und die tiefen Wunden heilen, die uns Diskriminierung und Gewalt zugefügt haben. Wir brauchen alle drei Aspekte, um auf kluge Weise kollektive Macht zu schaffen und um im Einklang mit den Werten der Befreiung zu leben und aktivistisch zu handeln. Meine große Hoffnung ist, dass es den systemischen Wandel voranbringt, wenn soziale und ökologische Bewegungen sowie therapeutisch arbeitende Menschen in ihrer Arbeit eine politisierte Somatik verwenden.

2.
PRÄGENDE EBENEN, EBENEN DES WANDELS

Wir nähern uns nun der Somatik und der Traumaarbeit. Dazu möchte ich ein Modell vorstellen, dass uns zu verstehen hilft, wie wir von den vielen Schichten unserer Erfahrungen geprägt sind – von der Genetik und dem ganz Individuellen bis hin zu den sozialen Normen, die Millionen von Menschen prägen, auch dich und mich. Soziale Normen werden auf allen Erfahrungsebenen kommuniziert, sie werden uns auf jeder Ebene beigebracht.

Das Modell »Prägende Ebenen, Ebenen des Wandels« hilft uns, zu fragen und zu verstehen, wie uns einzelne Ebenen prägen. Es beschreibt, wie diese Ebenen einander beeinflussen und miteinander interagieren. Wir können erkunden, wie jede Ebene uns so prägt, dass wir den sozialen Normen und historischen Kräften, die uns umgeben, entweder entsprechen oder aber ihnen widersprechen.

Dieses Modell basiert auf einem Modell der öffentlichen Gesundheit. Es wurde von Alan Greig und *generationFive* entwickelt, um dabei zu helfen, die unterschiedlichen Ebenen sexualisierter Gewalt an Kindern zu verstehen: Wie entsteht sie, wie wirkt sie sich aus, was können wir gegen sie unternehmen? *generationFive* hat es sich zur Aufgabe gemacht, sexualisierte Gewalt an Kindern innerhalb von fünf Generationen zu beenden. »Tät*erinnen (Menschen die Kinder sexualisierte Gewalt antun) werden nicht geboren, sie werden geschaffen«, ist eine der eindringlichen Aussagen der Gruppe. Sie fragt: »Auf welche Weisen schaffen unsere sozialen Bedingungen Tät*erinnen?« Mehr dazu, wie ein Transformative-Justice-Ansatz sexualisierter Gewalt an Kindern ein Ende setzen kann, erfahrt ihr auf www.generationFIVE.org.

All die Erfahrungsebenen, um die es hier geht, gibt es in jeder großen Gesellschaft. Sie können aber sehr verschieden aufgebaut und ausgeprägt sein. Familienstrukturen können sich stark unterscheiden. Ebenso gibt es verschiedene Varianten, wie Demokratie praktiziert wird oder wie auf gesellschaftlicher Ebene Entscheidungen getroffen werden. Wichtig ist, dass diese Ebenen *nicht* auf Machtüber oder Ausbeutung ausgelegt sein müssen. Jede Ebene kann so organisiert sein, dass sie kooperatives Handeln, die Verwobenheit von allem sowie einen tiefen Respekt für die Erde beinhaltet und uns darin übt. Diese Ebenen können durchaus auf Gerechtigkeit und Nachhaltigkeit ausgelegt sein. Was dort praktiziert wird, die Ideen, die dort kursieren, ihre Institutionen und ihre Wirtschaftssysteme können also auf »Macht-mit« bauen und nicht auf Macht-über. Eine Macht-mit-Struktur würde auch zufolge haben, dass es zu weniger individuellem und kollektivem Trauma kommt. In diesem Kapitel geht es also darum, wie wir von jeder dieser Erfahrungsebenen geprägt sind und wie wir sie verkörpern. Später im Buch werden wir erkunden, wie wir auf diesen Ebenen Wandel schaffen können. Wenn wir besser verstehen, wie uns eine Vielzahl von Ebenen beeinflusst und prägt, können wir auch besser verstehen, wie Trauma funktioniert, was heilsam ist und wie wir verkörpert transformieren können.

Prägende Ebenen, Ebenen des Wandels

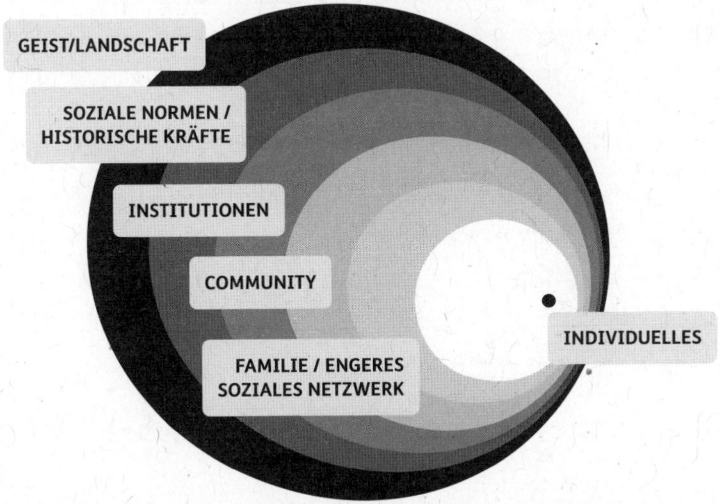

Damit setzen wir uns mal genauer auseinander.

Individuelles: Hierunter verstehen wir unsere angeborenen Eigenschaften, unser naturgegebenes Wesen. Wir wissen ja, dass Kinder schon ganz am Anfang ihres Lebens verschieden sind und unterschiedliche Charakterzüge haben. Verschiedene Kulturen und Menschen deuten das unterschiedlich – manche meinen, das liege an den Genen oder daran, wie die Mutter sich ernährt und wie gut sie in Form ist. Andere meinen, dass es eher damit zu tun hat, ob die Mutter und das Kind in Sicherheit leben. Und wieder andere meinen, entscheidend sei der Einfluss früherer Leben und der Wiedergeburt. Ich glaube nicht, dass es eine eindeutige Antwort für das Warum gibt.

*Fragen: Was sind deiner Auffassung nach deine angeborenen Wesenszüge? Was wurde dir von Anfang an »mitgegeben«? Und deine Familie und Freun*dinnen – was meinst du, wie sie diese Fragen für sich selbst beantworten würden?*

Familie und das engere soziale Netzwerk: Damit meinen wir die Menschen, die uns nahe sind und mit denen wir verbunden sind, oder es versuchen zu sein, sowohl in jüngeren Jahren als auch im Erwachsenenalter. Das sind die Menschen, von denen wir ein Teil sind, denen wir »zugehörig« sind, sei es biologisch, durch die Umstände oder weil wir es so möchten. Viele Formen therapeutischer Arbeit konzentrieren sich auf diese Erfahrungsebene.

Fragen: Wie hat die Art und Weise, wie du Familie erlebst, dich geprägt? In deiner frühen Entwicklung? Wie tut sie es heute? Was hast du über Sicherheit, Zugehörigkeit und Würde gelernt? Welche Ressourcen, aus denen du schöpfen kannst, wurden dir gezeigt? Was wurde dir über Ge-

rechtigkeit beigebracht? Wie haben dir deine Familie und dein engeres Netzwerk soziale Normen nahegebracht?

Community: Hierbei kann es sich um vieles handeln, die Region oder die Stadt, in der du aufgewachsen bist oder in der du lebst (z. B. im Süden, im Westen, im Südwesten, in New York, in ländlichen Gegenden, in urbanen Gegenden). Community kann auch die rassifizierte oder kulturelle Identität sein (Schwarz, Latinx, arabisch, jüdisch) oder sich um Gender oder sexuelle Orientierung organisieren (queer, trans*, LGBTQIA*). Community kann auch in geteilten Praktiken begründet sein (Kampfkunst, Sport, Meditation und so weiter). Oftmals ist die Community mit Institutionen und regionalen oder kulturellen Normen verknüpft.

Die meisten von uns haben mehrere Communitys, die uns geprägt haben und mit denen wir uns identifizieren. Ich selbst identifiziere mich mit der ländlichen Community in den Bergen, wo ich aufgewachsen bin. Diese Community versteht sich als herzlich und robust, und glaubt daran, dass die Natur »das letzte Wort hat«. Die Berge, Flüsse, Kiefern und der Nachthimmel der Berge leben tief in mir. Ich identifiziere mich außerdem mit der queeren Community, insbesondere mit ihren progressiven, linken Teilen, und ebenso mit linksradikalen feministischen und rassismuskritischen Communitys, die für den sozialen Wandel aktiv sind. Ich bin *weiß*, meine Vor*fahrinnen stammen mehrheitlich aus Skandinavien und Irland. Ich wurde also auch von Vorstellungen *weißer* Vorherrschaft und Überlegenheit sowie von *weißen* Privilegien geprägt. Und ich stamme aus der Arbeit*erinnenklasse, gehöre nun zur Mittelschicht und mir geht es finanziell besser als den meisten anderen Menschen in meiner Familie – von deinen einige an der Armutsgrenze leben. Mein Erleben von sozialer Schicht hat mir eine Mentalität des Teilens und der harten Arbeit mitgegeben. Ich habe meine soziale Schicht auch so erlebt, dass sie starke Bezüge zu männlicher Dominanz und Gewalt hat.

Fragen: Welche Communitys sind deine Communitys? Wie haben sie dich geprägt? Wie wurden andere Menschen, die du kennst, von denselben Communitys geprägt? Wie positioniert sich deine Community gegenüber Communitys, die sie als anders in Hinblick auf Kultur, Rassifizierung oder sozialer Schicht wahrnimmt?

Institutionen: Das sind die umfassenderen Systeme, die sich auf viele Menschen und Communitys auswirken. Dazu gehören private und öffentliche Bildung, Banken und andere Finanzinstitute, das Gesundheitssystem, das Militär und paramilitärische Gruppen, religiöse Institutionen, die Medien, Unternehmen, die Landwirtschaft und die industrielle Landwirtschaft, Kriminalität/Strafrecht und Gefängnisse, Kommunikationsmittel und -wege, Technologie, Energie und Infrastruktur, die Regierung, das Sozialsystem – und zwar regional, national und international.
Unsere Institutionen und Systeme basieren derzeit auf einem Macht-über-Paradigma. Der weltweite Kapitalismus befördert riesige nationale und internationale Institutionen und soziale Narrative, die das Ziel haben, den ganzen Wohlstand in die Taschen einiger Weniger fließen zu lassen. Dazu nutzen sie Arbeitskraft der Menschen, beuten sie und die Erde aus.

Fragen: Denk an zwei Institutionen, die dich und andere Menschen, die dir wichtig sind, geprägt haben. Wie wurde geprägt, was dir wichtig ist, wie du handelst, wie du in Beziehung gehst? Was hast du durch diese Institutionen dazugewonnen? Wie haben diese Institutionen dir, denen, die dir wichtig sind, und anderen geschadet? Wie verhalten sich diese Institutionen zur Natur und zu Nachhaltigkeit?

Soziale Normen und historische Kräfte: Soziale Normen regeln und definieren, die »Realität«, in der wir schwimmen. Welche Menschen, welche Dinge gelten als die Norm, als normal oder bedeutend? Was sind die kollektiven Geschichten, die die Bahnen unseres Lebens bilden? Wie werden diese Geschichten gewichtet, sodass manchen mehr zusteht als anderen? Soziale Normen und Institutionen stärken sich gegenseitig.

Historische Kräfte sind die langfristigen geschichtlichen Ströme, die uns auch dann prägen, wenn sie doch scheinbar der Vergangenheit angehören. Beispiele dafür sind die Versklavung in den USA und die rassistischen Jim-Crow-Gesetze; »Roe v. Wade«, das inzwischen kassierte Urteil des obersten Gerichtshofes der USA für ein grundlegendes Recht auf Abtreibung; das Reservatssystem für Indigene Menschen in den USA; die milliardenschweren Finanzhilfen für Geldinstitute in den 1980ern und in 2008; der Zweite Weltkrieg; und die Internierungslager für japanischstämmige US-Amerika*nerinnen.

Fragen: Was wurde dir als normal und als nicht normal vermittelt? Worauf beruhen diese Ansichten? Und was hast du gelernt, welche Menschen »natürlicherweise« mehr Sicherheit, Zugehörigkeit, Würde und Ressourcen verdienen? Welche Menschen sind aus sich selbst heraus mehr wert? Welche können ersetzt werden? Was wird dir oder irgendeiner »Gruppe« von Menschen unterstellt? Welche Beziehung zur Erde und zur Natur wurde dir beigebracht? Und welche zu Geld und zur Wirtschaft?

Geist und Landschaft: Der größte Kreis in der Grafik und die letzte Ebene ist die Landschaft und der Geist. Diese Kräfte liegen außerhalb des Menschlichen. In Kapitel 1 hatten wir uns damit auseinandergesetzt.

Menschen können Landschaft und Geist beeinflussen. Wir können nach Rohstoffen graben, die Ozeane erwärmen und Satelliten in den Weltraum schießen. Und doch: Die Landschaft und das sich stetig ausdehne Universum entziehen sich unserem vollen Verständnis und unserer Kontrolle – obwohl sie uns zutiefst prägen. Landschaft und Geist werden noch lange nach uns da sein, das zeigen uns die letzten 4,5 Milliarden Jahre der Geschichte ganz eindeutig.

Die Landschaften (die Wildnis und die Stadt), in denen wir aufwachsen und leben, reichen in uns hinein bis in unsere Sehnen. Dieses innerliche Empfinden reicht oft über mehrere Generationen. So erleben wir uns vielleicht ganz besonders im Einklang mit dem Land, aus dem unsere Familie mal immigriert ist. Die Landschaft formt unser Denken und unsere Grenzen, ob wir unsere nähere Umgebung wahrnehmen (zum Beispiel Wälder und Städte), Weites und weit Entferntes (zum Beispiel Ebenen) oder das, was über uns ist (zum Beispiel Berge). Die Wildnis, auch Stadtparks, und eine Beziehung zu einem größeren Unbekannten – diese beiden Dinge gehören zu den wichtigsten menschlichen Resilienzfaktoren. Sie lassen uns Zusammenhänge empfinden, mehr Ruhe, Hoffnung und Verbundenheit. Studien zeigen, dass es auch andere zentrale Faktoren für die Resilienz gibt: positive Verbindungen zu einer anderen Person und anderen Menschen, Kunst und Kreativität, und anderen helfen zu können.

Fragen: Wie wirst du von der Landschaft geprägt? Wie lebt sie in dir? Wie prägt sie deine Community? Wie prägt es dich, Verbundenheit mit unermesslicher Weite und dem Unbekannten zu spüren? Wenn du einmal versuchst, soziale Normen außen vor zu lassen, wie erlebst du das Unbekannte? Finden du und deine Community Resilienz in Landschaft und Geist?

Meist erleben wir es so, dass alle diese Ebenen gleichzeitig in unserem Leben wirken. Je größer der Kreis, der in der Grafik die Ebene darstellt, desto schwieriger kann es werden, ohne Übung wahrzunehmen und zu verstehen, wie komplex diese Ebene eigentlich ist. Das gilt besonders für die sozialen Normen und historischen Kräfte, aber eigentlich gilt es für jede Ebene.

Je größer in diesem Modell der Kreis ist, desto mehr Menschen beeinflusst er. Und je größer der Kreis, desto mehr Menschen braucht es auch, die Systeme und Normen der Ebene zu verändern. Jede Ebene verlangt nach einer anderen Methode, um sie zu beeinflussen. Zum Beispiel können wir uns der Familie und dem engeren Netzwerk nähern, indem wir systemische (Familien-)Therapie oder aber Zeremonien nutzen. Es wären dann 5 bis 25 Menschen beteiligt – je nachdem wie groß die Familie oder das engere Netzwerk ist – und ein bis fünf erfahrene Anleit*erinnen. Effektiv und über gewisse Zeit angewendet, kann das einen riesigen Einfluss auf das Familiensystem sowie die Kultur und Praktiken der Familie haben. Um etwas wie die Wirtschaft zu verändern, oder die exzessive Nutzung fossiler Brennstoffe, oder massenhafte Inhaftierungen ... dazu braucht es soziale Bewegungen, neue politische Grundsätze, andere Finanzinstitute und Unternehmen, radikalen Wandel in den dominanten gesellschaftlichen Narrativen und Hunderttausende Menschen, die in verschiedenen Rollen mitanpacken. Wir müssen uns organisieren, Kampagnen starten, anpassbare Alternativen schaffen und Bewegungen aufbauen, um das System umfassend zu verändern. Damit beschäftigen wir uns tiefergehend im abschließenden Kapitel 13.

Ich habe therapeutisch arbeitende Menschen davon reden hören, dass die Welt eine andere wäre, wenn die Menschen nur ihre heilsame Arbeit täten, um ihre Wunden nicht an ihre Kinder und an andere Menschen weiterzugeben. Ich habe Meditationslehr*erinnen sagen hören, dass wir Frieden schaffen könnten, wenn wir nur alle meditieren würden. Und ich habe leitende Personen in Gruppen für den sozialen Wandel sagen hören, dass wir bloß die wirtschaftlichen Bedingungen verändern müssen, der Rest käme dann von selbst. Meiner Meinung nach enthält jede dieser Aussagen ein wenig Wahrheit, ist aber für sich allein genommen unvollständig.

Wenn wir uns persönlich transformieren, dann ist es unabdingbar, dass unser Leben, unser Handeln und unsere Beziehungen liebender, absichtsvoller und gewandter werden. Doch daraus allein entsteht keine soziale Gerechtigkeit. Tatsächlich erlebe ich viele reiche und privilegierte Menschen, die sich mit ihrer persönlichen Transformation oder mit der Transformation ihrer leitenden Rolle befassen, denen es aber *nicht* darum geht,

Institutionen und soziale Normen zu verändern, die anderen und dem Planeten schaden – obwohl das ja angeblich ihren Werten entspricht. Nur selten erlebe ich, dass Lehr*erinnen und andere Menschen, die mit persönlicher Transformation, Meditation, Therapie oder Neurowissenschaft arbeiten, ihre Organisationen und Schül*erinnen dazu aufrufen, sich in sozialen Bewegungen zu engagieren oder auch eine sozialkritische Perspektive einzunehmen. Im Gegenteil, die sozialen Normen und Systeme des Individualismus, des Kapitalismus, der *weißen* Vorherrschaft und Überlegenheitsvorstellungen und so weiter beschränken und vereinnahmen die Transformation. Eben diese Normen und Institutionen sind verantwortlich dafür, dass die Konsumgesellschaft weiter dominiert. Sie sind verantwortlich, dass der Wohlstand in den Taschen einiger Weniger bleibt. Sie erlauben es, dass Praktiken wie Achtsamkeit und Yoga ihrer Geschichte und ihres ursprünglichen Zweckes beraubt und zu Produkten des Kapitalismus werden.

Für den sozialen Wandel zu arbeiten, erfordert auch, dass wir tiefgreifende innere Arbeit leisten. Wir müssen uns an die Wurzeln trauen und erkennen, wie unser gesellschaftliches Umfeld uns durch Privilegien und Diskriminierung geformt hat. Die meisten Menschen wollen sich nicht rassistisch, sexistisch oder trans*feindlich verhalten, tun es aber dennoch. Viele von uns haben in ihrem Leben schon sehr unterschiedliche Erfahrungen gemacht (und sind dabei resilienter geworden oder wurden traumatisiert). Jeder Mensch bewohnt verschiedene soziale Umfelder – in manchen sind wir privilegierter, in anderen nicht so sehr. Das bedeutet nicht, dass all diese Umfelder letztlich gleich wären. Wir müssen erkennen, auf welch komplexe Weise wir an den sozialen Systemen partizipieren, anstatt die Erfahrungen anderer kleinzureden, indem wir sagen, wir hätten es doch alle schon schwer gehabt.

Die Art und Weise, wie wir transformative Arbeit nutzen und zu welchem Zweck, wird auch vom sozialen Kontext und der Wirtschaft geprägt. Wir müssen uns selbst fragen, was wir damit erreichen wollen, wenn wir uns zu transformativen Prozessen und Praktiken entschließen. Welchen Menschen soll diese heilsame Transformation nützen?

Ich habe über ein Jahrzehnt mit *generationFIVE* gearbeitet, mit vielen Menschen, die als Kind sexualisierte Gewalt erlebt haben, aus einer Vielzahl von Communitys und sozialen Schichten. Als Kind sexualisierte Gewalt zu erfahren ist hochgradig traumatisierend und sowohl ein psychologisches als auch ein gesellschaftliches Thema. Viele der *w*eißen cis Frauen mit entsprechenden persönlichen Erfahrungen fanden es schwer, Vorstellungen *w*eißer Vorherrschaft und Überlegenheit oder ihre *w*eißen Privilegien als etwas zu begreifen, mit dem sie sich auseinandersetzen mussten. Vor allem, weil sie so sehr in eine Opferrolle gedrängt wurden, fiel es ihnen schwer, die strukturelle Macht zu erkennen, die sie hatten, weil sie *w*eiß waren. Damit sie das schafften, brauchte es sowohl Bildung als auch Gespräche. Sie mussten in ihrer Traumaarbeit so weit vorankommen, dass sie diese Komplexität emotional tragen konnten, um dann davon ausgehend zu handeln. Das muss geschehen, denn wenn es nicht geschieht, besteht die Gefahr, dass ein Mensch eine tiefgreifende persönliche Transformation erlebt, aber sich dennoch diskriminierend verhält und zum Leidwesen anderer schädliche Systeme aufrechterhält. Und das ist dann keine sehr heilsame Transformation.

Die Politik zu verändern, erfolgreiche Kampagnen zu starten, sich zu organisieren – all das leistet einen wichtigen Beitrag dazu, den Menschen zu helfen, ihre materiellen Umstände zu verändern und mehr Sicherheit, Ressourcen und Möglichkeiten zu erlangen. Gleichzeitig heilt es nicht die Wunden des Traumas und der Diskriminierung. Und es verändert nicht notwendigerweise die zwischenmenschlichen Dynamiken, die innerhalb unserer Gruppen und Communitys schädlich sein können. Macht-über hat uns alle geprägt. Daher habe ich erleben müssen, wie zwischenmenschlicher Schmerz in progressiven Organisationen unter den Teppich gekehrt und nie wieder angesprochen wird, oder wie er dann ausbricht und die Gruppe spaltet, weil es an der Fähigkeit mangelte, auf heilsame Weise zu vermitteln und zueinanderzufinden.

Die hier beschriebenen Ebenen sind in ihrem Wirken miteinander verwoben. Um uns und die Welt zu verändern, müssen wir also auch miteinander verwobene Methoden nutzen.

Noch einmal: Nur weil das jetzt meist so ist, heißt das nicht, dass diese Ebenen auf Macht-über-Systemen, auf Dominanz oder auf Ausbeutung aufbauen müssen. Sie können auf kooperativen sozialen Normen, Wirtschaftssystemen und Praktiken und auf sozialer Gerechtigkeit aufbauen. Auf die eine oder andere Weise werden wir auf lange Sicht kollektiv entscheiden, wie wir handeln: Leben wir Macht-über oder Macht-mit? Leben wir getrennt voneinander, dominieren wir einander? Oder leben wir gemeinsam und miteinander verwoben? Wir Menschen haben in der Vergangenheit und in verschiedenen Kulturen gezeigt, dass wir zu beidem fähig sind. Und: Die Natur hat das letzte Wort.

MACHT-ÜBER: SCHÄDLICHE SYSTEME

Wie wir nun wissen, sind wir durch Macht-über geprägt und verkörpern sie sowohl unbewusst (meistens) als auch bewusst (manchmal). Wirtschaftliche, politische und soziale Macht-über-Systeme bündeln Sicherheit, Zugehörigkeit, Würde, das Entscheiden und die Ressourcen in einigen wenigen ganz bestimmten Nationalstaaten. Das geschieht, indem von anderen Staaten und der Natur gestohlen wird, indem sie ausgebeutet werden. Denjenigen, die darunter leiden und die in die Armut getrieben werden, wird dann über gesellschaftliche Narrative auch noch die Schuld dafür gegeben. Es ist völlig klar, dass Macht-über-Systeme schädlich sind und Traumata auslösen.

Macht-über-Systeme legen fest, dass manche Menschen, Nationen, Ethnizitäten, Gender und Leben es mehr als andere verdient haben, sicher, zugehörig, würdevoll und mit Ressourcen versorgt zu leben. Macht-über sagt, dass es okay ist, die meisten Menschen auszubeuten, in Armut und Schmerz zurückzulassen. Geld, Energie, Macht und das Entscheiden über andere und über Gemeingüter bleibt dabei nur sehr wenigen Menschen überlassen. Wie Würde, Sicherheit und Zugehörigkeit gesellschaftlich und wirtschaftlich verteilt sind, zeigt, welche Menschen wir als lebenswert konstruieren, und welche entbehrlich sind.

Macht-über muss Gewalt anwenden, mit Gewalt drohen, nötigen und unablässig Falschinformationen verbreiten, damit sie funktioniert. Es liegt nicht in der Natur des Menschen, auf Würde, Selbstbestimmung, Sicherheit und die Ressourcen, die wir zum Überleben brauchen, zu verzichten. All das muss uns weggenommen werden, mit verschiedenen gewaltvollen und erniedrigenden Mitteln. Macht-über wird von riesigen kulturellen Narrativen getragen, den Medien, religiösen Überzeugungen, Regierungspropaganda (z. B. dem USA PATRIOT Act, der als Reaktion auf die Terroranschläge vom 11. September 2001 die Bürg*erinnenrechte in den USA umfassend einschränkte). Diese bestätigen und befeuern Ungerechtigkeit, Krieg, Nationalismus, Patriotismus und den Wert der einigen wenigen, während sie Informationen unterdrücken und zurückhalten, die uns eine andere Welt zeigen können.

Macht-über umfasst auch ein bestimmtes Bild unseres Planeten Erde und seiner vielen Milliarden Lebensformen. Sie schafft ein Weltbild, das Pflanzen, Tiere, Wasser, Luft, Samen, Mikroben und so weiter vor allem als etwas versteht, das von Menschen genutzt werden soll. Sie legt nahe, dass Menschen natürlicherweise mehr wert sind als anderes Leben. Macht-über geht davon aus, dass natürliche Ökosysteme beeinflusst, zerstört oder nachgebaut werden können, um der sich stetig ausbreitenden Menschheit gerecht zu werden. Teile des Ökosystems des Planeten werden zu »Eigentum«, sie werden profitabel. Der Rest wird zerstört und die Erde wird meist sich selbst überlassen. Sie muss sich von all der Verheerung erholen, ebenso wie arme Communitys und Länder nun mit der Zerstörung klarkommen müssen,

mit den Trümmern ihrer Leben. Und all das, damit reiche Individuen und Familien von den Rohstoffen profitieren können.
Das ist die Situation, in der wir uns nun befinden. Damit müssen wir fertigwerden. Um gekonnt zu leben, uns zu transformieren und im Einklang mit unseren Werten zu handeln, müssen wir uns dieser Bedingungen bewusstwerden. Um all das Leiden und das Trauma zu verringern, müssen wir uns organisieren oder bei Gruppen miteinsteigen, die daran arbeiten, die sozialen und wirtschaftlichen Systeme zu verändern.

Zwar gibt es in allen Gesellschaften soziale Normen und Systeme. Doch nicht alle Gesellschaften haben derart umfassend auf Macht-über gesetzt. Historische Gegebenheiten und archäologische Funde bieten uns viele Beispiele für Gesellschaften, deren Dynamiken auf Macht-mit bauten. Die sozialen Strukturen, die so entstanden, hatten sehr kleine Wohlstandslücken, Gendergleichheit und flexible Rollen, wenige Kriegswaffen und sie verstanden Natur und Menschen als miteinander verwoben.

MACHT-ÜBER UND TRAUMAARBEIT

For the master's tools will never dismantle the master's house. They may allow us to temporarily beat him at his own game, but they will never enable us to bring about genuine change.
AUDRE LORDE,
»The Master's Tools Will Never Dismantle the Master's House«

Wir begreifen vieles zunächst als individuelles Trauma: Gewalt in intimen Beziehungen, Gewalt an Kindern, schädlicher Gebrauch von Alkohol und anderen Drogen, und so weiter. Doch wenn wir in Betracht ziehen, wie häufig so etwas geschieht und unter welchen sozialen Bedingungen, dann erscheint all das gleich viel weniger individuell. Auch generationsübergreifende Traumata können wir besser verstehen, wenn wir sie aus dieser breiteren Perspektive betrachten.

Wir können uns folgende Fragen stellen:

- ★ Wie soll eine Frau die Wunden heilen, die ihr als Kind durch sexualisierte Gewalt zugefügt wurden, ohne sich mit Sexismus auseinanderzusetzen, damit, dass andere es wegen ihres Genders auf sie abgesehen haben, ohne sich mit Sexualisierung und mit der Gewalt gegen Menschen, die als Mädchen, Frauen und trans* Menschen gelten, auseinanderzusetzen.
- ★ Wie soll ein junger Schwarzer Mann dafür kämpfen, dass seinen Leuten soziale Gerechtigkeit widerfährt, ohne sich auch mit dem generationenübergreifenden Trauma der Versklavung und des Rassismus in den USA auseinanderzusetzen? Wo ist der Raum, den er für Heilung braucht?
- ★ Wie sollen Menschen sich mit Praktiken für spirituelles Erwachen, mit Yoga, Achtsamkeit oder Meditation beschäftigen, ohne auch für soziale Gerechtigkeit einzustehen, ohne auch für die Würde und das Wohl allen Lebens aktiv zu werden? Wieso wird sich fast nie damit auseinandergesetzt, dass viele dieser Praktiken mit kultureller Aneignung, Vorstellungen *weißer* Vorherrschaft und Überlegenheit sowie Klassismus einhergehen?
- ★ Wie soll eine Person, die in einem anderen Land als Haushaltshilfe arbeitet, für faire Löhne kämpfen, ohne einen Ort zu haben, an dem sie die schmerzhaften Wunden heilen kann, die entstanden sind, als sie ihre Familie verlassen musste, um für sie zu sorgen?

Wenn es darum geht, etwas so Intimes wie familiäre Gewalt oder sexualisierte Gewalt an Kindern zu transformieren, merken wir bald, dass soziale Bedingungen und Normen eine wichtige Rolle spielen. Dabei gibt es einige Dinge, die wir berücksichtigen sollten:

Wie entstehen Tät*erinnen oder Menschen, die Kindern sexualisierte Gewalt antun? Ja, wir können sie diagnostizieren, sie erbärmlich finden und mit Bürg*erinnenwehren reagieren oder leugnen, was geschieht. Wenn Menschen aber nicht als Tät*erinnen geboren werden, wie entwickeln sie sich dazu? Warum sind 96 Prozent von ihnen Männer? Das sind komplexe Fragen, die komplexe Antworten haben. Statistiken zeigen uns, dass die Mehrheit der Menschen, die sexualisierte Gewalt an Kindern verüben, selbst als Kind vernachlässigt oder misshandelt wurden. Diejenigen, die sich dann in Behandlung begeben, berichten übereinstimmend, dass sie sich als Erwachsene hilflos fühlen, aber es ihnen leichtfällt, Kontrolle über Kinder auszuüben. Üblicherweise dauert es etwa ein Jahr bis Menschen in Behandlung weit genug aufgetaut sind, um mit denen, denen sie Schmerz zugefügt haben, mitfühlen zu können. Wenn wir männliche Sozialisierung näher betrachten, zeigt sich, dass hier viele Macht-über Glaubenssätze und Verhaltensweisen vermittelt werden. Nicht oder sehr selten ist es hingegen erlaubt, sich zu fürchten oder sich verletzlich zu fühlen, etwas nicht zu wissen, etwas nicht kontrollieren zu können, sich nach Verbundenheit zu sehnen. Männlich sozialisierte Menschen werden ermutigt, zu kontrollieren, zu gewinnen, zu kämpfen und über alles Bescheid zu wissen, sich den eigenen Wert und die eigene Identität zu verdienen. Auch die als wohlwollend markierten Varianten dieser patriarchalen Botschaft beziehen sich auf Macht-über: beschützen, retten, wissen, versichern. Die Sozialisation ist durchdrungen von einem Verständnis von Sex als Macht und Sex als Gewalt. Sexuelle Empathie und beiderseitiges Einverständnis sind in unserem heutigen sozialen Umfeld viel weniger präsent.

Warum merken so viele Menschen nichts davon, wenn es in ihrem Umfeld zu sexualisierter Gewalt an Kindern kommt? Und wenn sie es doch bemerken, warum leugnen sie die Misshandlungen oder tun nichts? Auch hier ist die Antwort komplex. Wir haben Reflexe, die das Überleben sichern sollen, wenn wir Dinge erleben, die uns Angst machen und die uns traumatisieren. Zu diesen Reflexen gehört, dass wir leugnen, was geschieht, oder dagegen abzustumpfen. Manchmal laufen wir auch davon oder verstecken uns. Die weitaus meisten Kinder, denen sexualisierte Gewalt angetan wird, erleben sie durch Menschen aus dem Familienumfeld oder durch andere Menschen, die sie kennen. Es gibt ein starkes soziales Stigma, das es schwierig macht, einzugreifen, wenn es um die Familie geht. Es gehört sich nicht, sich in die Kindererziehung einzumischen. Und es gibt viele Floskeln, die es uns leicht machen, zu leugnen: »Die Kinder können sich sowieso nicht daran erinnern«, »Kinder können so viel ab«, »Ich würde doch wissen, wenn da so etwas passieren würde«, »Ich kenne ihn doch, der würde so etwas nicht tun«, und so weiter.

Wenn du mit einem Mitglied einer Familie oder einer Community darüber sprichst, dass du dir Sorgen machst, es könne in der Familie zu Misshandlungen kommen, dann kann das riesige soziale Folgen haben. Die meisten von uns können sich nicht einmal vorstellen, dieses Gespräch zu führen. Wenn wir sexualisierte Gewalt an die Öffentlichkeit bringen, können die Konsequenzen dramatisch sein, sowohl gesellschaftlich als auch strafrechtlich. Das gilt umso mehr, wenn es um Menschen geht, die von Armut betroffen sind, um Menschen aus der Arbeit*erinnenschicht, um PoC-Communitys oder um Menschen ohne Aufenthaltstitel. Je besser eine Person sozial gestellt ist, desto leichter kann es für sie sein, dem Jugendamt etwas vorzugaukeln, zum Beispiel indem sie verspricht, sich einen Therapieplatz zu suchen. Die meisten Menschen wollen keine strafrechtlichen Vorgänge in ihrer eigenen Familie provozieren. Diese sind nicht darauf ausgelegt, heilsam zu sein, oder darauf, dass Menschen Verantwortung übernehmen oder Beziehungen repariert werden. Die auf Beweise ausgelegten Strafgesetze haben wenig mit den Tatsachen und Dynamiken von sexualisierter Gewalt an Kindern zu tun (z. B. Beweisstücke, Zeug*innen, Kindesentwicklung, gesellschaftliches Leugnen, posttraumatische Amnesie). Und im us-amerikanischen Gefängnissystem besteht fast nie die Möglichkeit, dass Sexualstraftät*erinnen sich behandeln lassen. Puh.

Wenn wir die Situation ganzheitlich betrachten, ist klar, warum weiterhin sexualisierte Gewalt an Kindern ausgeübt wird. Doch wie heilen wir dann die Wunden, die durch Missbrauch und Trauma entstehen? Wie sorgen wir dafür, dass es nicht wieder passiert? Es ist deutlich, dass es eine Transformation im Persönlichen, im Familiären und in der Community bedarf, und zwar zusammen mit umfassenderen aktivistischen Bemühungen für soziale und ökologische Gerechtigkeit. Im Falle von sexualisierter Gewalt an Kindern ist es zentral, dass wir uns für Transformative Justice einsetzen.

Weil die meisten Grundursachen für Traumata von sozialen Bedingungen der Macht-über herrühren, müssen wir sowohl uns persönlich transformieren als auch aktiv werden für soziale Gerechtigkeit. Wir müssen uns auf heilsame Weise mit unserem tiefen Schmerz und den Übergriffen befassen *und* wir müssen die sozialen und wirtschaftlichen Umstände verändern, die sonst das Trauma der nächsten Generation auslösen.

Ich arbeite seit 25 Jahren für soziale Gerechtigkeit und in der Somatik. Heute glaube ich fest daran, dass wir unsere eigenen Wunden und die anderer Menschen nicht heilen können, wenn wir nicht auch eine sozialkritische Haltung einnehmen, wenn wir nicht verstehen, wie unser soziales Umfeld uns prägt. Theorien und Praktiken der Traumaarbeit dürfen nicht Halt machen, wenn es um den Einfluss der Familie oder der Community geht. Traumaarbeit darf sich nicht lediglich auf Krieg oder Naturkatastrophen beziehen. Menschen, die therapeutisch arbeiten, müssen eine robuste sozial- und wirtschaftskritische Perspektive einnehmen. So können sie verstehen, was eine heilsame Transformation ausmacht, und sie umsetzen, um neues Trauma zu vermeiden.

Ich glaube außerdem daran, dass es unseren Bemühungen, umfassenden sozialen und wirtschaftlichen Wandel herbeizuführen, zugutekommt, wenn wir uns mit Traumaarbeit befassen. Diejenigen, mit denen wir zusammenarbeiten, und auch wir selbst wurden von unseren sozialen Umständen geprägt und oft auch traumatisiert. Diese Umstände erfordern eine heilsame Transformation. Es kann gut sein, dass die Art und Weise, wie wir miteinander in Beziehung sind, nicht zu dem passt, woran wir glauben. Wir müssen weiter versuchen, diese Widersprüche aufzulösen. Wie sich intimes oder soziales Trauma auswirkt, wie heilsame Prozesse ablaufen und wie Resilienz geschaffen wird – das zu verstehen ist ein wichtiger Aspekt in unserer Arbeit für den sozialen Wandel.

BESSER VERSTEHEN

Es gibt viele verschiedene Möglichkeiten, mehr über unsere Erfahrungsebenen zu lernen und darüber, welche Zwecke sie erfüllen sollen. Hier sind einige Fragen, die wir stellen können, damit wir die sozialen und wirtschaftlichen Macht-über-Bedingungen, von denen wir kollektiv geprägt sind, besser erkennen können.

- ★ Welchen Menschen werden (systemisch) Sicherheit, Zugehörigkeit, Würde und Ressourcen zugesprochen? Welchen Menschen wird zu diesem Zweck etwas weggenommen?
- ★ Welchen Menschen werden (systemisch) Sicherheit, Zugehörigkeit, Würde und Ressourcen vorenthalten (und dann auch noch die Schuld dafür gegeben)?
- ★ Welche Menschen, Communitys und Nationen profitieren von diesem System / dieser Politik / dieser Norm / diesem Krieg?
- ★ Welche Menschen leiden unter diesem System? Welche Menschen bezahlen dafür – mit ihrer Gesundheit, ihrer Arbeitskraft und ihrem Leben?
- ★ Welche Menschen entscheiden? Welche Menschen definieren die Wirklichkeit, das dominante Narrativ, die Geschichte, was möglich ist?
- ★ Welche Menschen und welche natürlichen Ressourcen werden ausgebeutet, um Wohlstand, Macht und Entscheidungen auf einige wenige Menschen zu konzentrieren?

- ★ Welche Menschen sind arm, welche sind reich? Welche Communitys, welche Länder? Wie wird der Status quo aufrechterhalten? Welche Menschen profitieren davon?
- ★ Wie werden arme, ausgebeutete, schikanierte Menschen vom dominanten Narrativ dargestellt oder beschuldigt?

Wenn du Traumaarbeit anbietest oder für den sozialen Wandel kämpfst, möchte ich dich ermutigen, dir auch folgende Fragen zu stellen:

- ★ Was braucht es, um zu verändern, wie soziale Macht-über-Bedingungen von uns verkörpert werden, auch wenn wir gar nicht an sie glauben?
- ★ Wenn sich verändert hat, wie wir denken – hat sich dann auch verändert, wie wir handeln? Hat sich verändert, wie wir leben, unsere Zeit verbringen, unsere Ressourcen nutzen? Tun wir all das nun im Einklang mit unseren Werten?
- ★ Was braucht es, damit wir kollektiv zusammenarbeiten, wenn wir und unsere Communitys doch so viel Schmerz erfahren haben? Wie können wir uns trotz der unterschiedlichen Privilegien und Diskriminierung zusammentun? Wie können wir solidarisch sein, wenn wir unter Druck immer noch dazu neigen, uns aufzuspalten und die anderen als die Schuldigen, als das Problem wahrzunehmen?
- ★ Wenn du therapeutisch arbeitest oder irgendwie sonst heilsame Arbeit machst: Machst du bei Organisationen für soziale Gerechtigkeit mit, bist du aktiv? Wenn nicht, warum nicht?
- ★ Wenn du für soziale Bewegungen arbeitest, tust du das mit einer Perspektive auf Traumaarbeit? Hast du dich schon mit heilsamer Transformation auseinandergesetzt, für dich selbst, aber auch für deine Organisation?

Nach dem letzten Kapitel dieses Buches folgt unter dem Titel »Macht-über: Eine intersektionale Analyse« noch die Einführung in das Themenfeld Macht und Machtsysteme. Dort finden sich Definitionen, Statistiken, Zitate und ein paar Geschichten, die helfen sich damit auseinanderzusetzen, wie strukturelle Unterdrückung und Diskriminierung funktionieren und wie die einzelnen Systeme, die sie verstetigen, ineinandergreifen. Wenn das für dich noch etwas Neues ist, dann lies bitte diesen Abschnitt.

Es gibt noch mehr Möglichkeiten, sich einer systemischen Perspektive zu nähern und sie sich anzueignen. Du kannst über sie lesen, über sie diskutieren, Filme über sie schauen und so dazulernen. Du kannst Angebote für politische Bildung wahrnehmen, wie die von *Catalyst*, dem *Center for Political Education*, der *School of Unity and Liberation* in den USA und vielen weiteren. Du kann Gruppen für soziale Gerechtigkeit beitreten und dort aktiv werden. Eine Liste von entsprechenden Gruppen und Ressourcen für die USA findest du auf meiner Webseite (www.stacihaines.com/get-involved).

Um Teil des Wandels zu sein, sei er persönlich oder gesellschaftlich, müssen wir uns darüber klar werden, wie wir schädliche soziale Bedingungen verkörpern und an ihnen partizipieren, bewusst oder unbewusst. Wir wurden und werden von sozialen und wirtschaftlichen Bedingungen geformt, die auf Macht-über bauen und nicht auf *Macht-mit* oder auf der Verwobenheit allen Lebens. Um heilsamer, gerechter und nachhaltiger auf unserem Planeten zu leben, müssen wir lebensbejahende soziale und wirtschaftliche Bedingungen schaffen, die mit eben diesen Prinzipien in Einklang sind.

Wir müssen uns selbst verändern, um die Gesellschaft zu verändern, und wir müssen die Gesellschaftsstrukturen verändern, um uns selbst entsprechend zu verändern.

Sumitra Rajkumar arbeitet seit langer Zeit in der politischen Bildung und baut Bewegungen auf. Sie ist somatische Therapeutin, Lehrerin bei *generative somatics* und Autorin.

Wenn ich gefragt werde, welchen Einfluss die sozialen Umstände auf meine Psyche, meinen Körper und meine Persönlichkeitsentwicklung hatten, dann erinnere ich mich sofort daran, wie vollkommen desorientiert ich mich in der Stadt fühlte, in der ich aufwuchs. Geschichten über Migration sind oft Geschichten, die von Trennung erzählen, von zu wenigen Anschlussmöglichkeiten, davon, zu verlieren, ausgegrenzt zu werden, sich als Außenseit*erin zu fühlen. Es sind oft Geschichten vom Exil und davon, den eigenen Weg nicht finden zu können wegen rassistischer und genderistischer Strukturen oder wegen der Vorteile und Einschränkungen, die mit der sozialen Schicht einhergehen. Nachdem ich das zweite Mal ausgewandert war, dieses Mal in die USA, hatte ich das Problem gleich doppelt. Aber ich glaube, dass die Umstände, unter denen ich in Dubai in den Vereinigten Arabischen Emiraten aufgewachsen bin, eine ganz eigene surreale Angelegenheit waren. Darauf möchte ich mich hier konzentrieren. Ich möchte eher von den gesellschaftlichen Dynamiken berichten als von den ganz persönlichen. Teilweise tue ich das, um die Privatsphäre meiner Familie zu schützen. Doch ich tue es auch, weil ich glaube, dass wir uns bei der Traumaarbeit oft auf den persönlichen Aspekt der Gewalt beschränken, ohne die umfassenderen gesellschaftlichen und politischen Kräfte und Strukturen zu bedenken, die unsere Körper ganz genauso prägen können.

Die Stadt Dubai schoss um mich herum mit einer Geschwindigkeit aus dem Sand empor, die die Welt so noch nicht gekannt hatte. Meine Eltern, mein Bruder und ich zogen im Jahr 1979 dorthin. Mein Vater war Wirtschaftsprüfer und überzeugt, dass dies der Ort war, an dem die Familie ihr Glück und Wohlstand finden würde. Damit es kein Missverständnis gibt: Diese Überzeugung entstand aus dem Ehrgeiz der Mittelschicht, und nicht aus einem verzweifelten Überlebenskampf. Dubai war das gelobte

Land: keine Steuern, Freihandel, und nur einen Steinwurf entfernt von der Familie in Indien, denn wir würden genug Geld haben, um immer mal wieder dorthin zu reisen. Unternehmen würde es dort sehr gut gehen und von dem Wohlstand wollte mein Vater etwas abhaben. So erlebte er das, dabei blieb er und es bestimmte, wie wir lebten. Er bestand unnachgiebig darauf, das Beste der Welt für uns zu wollen. Das war es, was ihm seinen Lebenssinn gab.

Dubai war ein großes Experiment, um Reichtum zu schaffen, durchgeführt von ehemals verfeindeten Anführern lokaler Gruppen, die nun zu neokolonialen Eliten geworden waren. Sie waren bereit für die Stabilität und die Willkür des modernen Kapitals. Also schufen sie es gemeinsam mit den Brit*innen. Diese, wiederum, waren bereit für neue Deals mit nichteuropäischen Anführ*erinnen, um in der sich so schnell verändernden Welt zumindest ein wenig Kontrolle über Geld und Macht zu behalten. Alle waren gewillt, den Kuchen, oder vielleicht eher die Baklava zu teilen. Die Stadt wurde zur Blaupause einer Weltstadt, die diese Männer mit Funkeln in den Augen entwarfen und die sich nahtlos einfügte in die Exzesse des späten Kapitalismus. Wir alle leben inmitten der Widersprüche unserer Gesellschaften. Doch was Dubai so verdammt besonders gemacht hat, war, dass die Stadt immer schneller wuchs in einer Zeit, in der eine solche kapitalistische Geschwindigkeit noch etwas Neues war. Mit ihren prächtigen Stränden und feinem Sand war sie zudem auch noch ein Tourismusziel. So wurde Dubai ein »liberales« Kronjuwel, durchtränkt vom Geld reicher Touris*tinnen und Geschäftsleute, die ihre Cocktails tranken und sich gegenseitig auf die Schulter klopften in den viele Bars, die in den Hotels erlaubt waren. Derweil wurde Dubai vollständig von migrantischen Arbeit*erinnen aller Schichten aufgebaut, von denen besonders viele aus südasiatischen Ländern stammten. Es gab gar nicht genügend Einheimische, um die Stadt zu bauen, insbesondere nicht, weil die Eliten nicht arbeiten wollten. Tatsache ist, dass es mehr von uns Südasia*tinnen gab als Bürg*erinnen der Emirate, Arab*erinnen aus den umliegenden Ländern und Iran*erinnen zusammen genommen. Wir waren Migra*ntinnen, – obwohl uns ein dauerhafter Aufenthaltsstatus verwehrt blieb, genau wie die Sicherheit, die damit einhergeht –, in der Skizze einer Stadt, die gerade noch zusammengestückelt wurde. Ich glaube, mir ist wichtig zu beschreiben, wie »besonders« das politische Umfeld dieser Stadt war. Dass ich selbst so übermäßig wachsam war und so extrem darauf bedacht, verstanden zu werden, und dass ich den Hang und die Fähigkeit entwickelte, zu verstehen, auf welch widersprüchliche Weise andere Menschen geprägt sein können – all das entwickelte sich aus dieser schwer zu übersetzenden »Besonderheit«.

Dubais Gesellschaft war und ist weiterhin äußerst hierarchisch und ungleich, und ich spürte den Einfluss all der ungleichen Beziehungen sehr deutlich. Das lag auch daran, dass ich aus Indien stammte, wo die Gesellschaft ja ebenso nach Schicht und Kaste organisiert ist. Ich erinnere mich daran, wie sensibel ich in Beziehungen mit Menschen war, die einen höheren sozialen Status hatten, und mit denen, die uns untergeordnet waren. Und ich wusste nie, was ich mit dieser Sensibilität anfangen sollte. Auf der Seite meiner Mutter gehörte unsere Familie in Indien zur oberen Mittelschicht, insofern waren wir immer abgesichert. Doch der Familienüberlieferung zufolge hatte mein Vater nicht besonders viel geerbt und wie so oft, wenn Menschen migrieren, wurden wir in Schicht und sozialem Status herabgestuft, als wir an den neuen Ufern landeten. Die Stadt war indes auf versteckte ausbeuterische Arbeit angewiesen, um sich selbst zu reproduzieren. Bis heute gibt es Bauarbeit*erinnen und Hausangestellte, denen die Pässe weggenommen werden, die ausgebeutet und misshandelt werden, denen der Lohn vorenthalten wird, und von denen viele zu Tode kommen beim Bau der erhabenen Wolkenkratzer Dubais. Und um das schreckliche Ganze noch schlimmer zu machen, wurden die Männer, die diese Stadt mit ihren bloßen Händen bauten, in Lagern weit draußen in der Wüste versteckt, damit sie nicht die touristischen Schauplätze verschandelten, die so wichtig für Dubais Status in der Weltwirtschaft als liberale Bastion des Nahen Ostens waren.

Schon zu Beginn hatte ich das beunruhigende Gefühl, nicht dazuzugehören, nicht zu wissen, wo ich denn hingehörte. Ich wurde ständig daran erinnert, dass dies nicht mein Land war. Wie übervorsichtige und regelkonforme Migra*ntinnen erinnerten meine Eltern uns unablässig daran, dass wir dankbar sein sollten, hier sein zu dürfen, um Geld zu verdienen. Den Anfang machten wir in einer alten indischen Enklave der Arbeit*erinnenschicht, Karama. Mit einer Reihe von Jobs kletterte mein Vater langsam die soziale Leiter hinauf. So lief das in den 1980ern in Dubai. Wir wohnten fast jedes Jahr in einer anderen Wohnung, jede in einer etwas anderen Gegend, in einer Zeit, in der die Gegenden überhaupt erst zu Gegenden wurden. Manche Straßen hatten Namen, manche nicht. Mein Vater arbeitete unglaublich schwer und viel. Aus Respekt vor den Mühen meines Vaters, an diesem Ort für seine Familie zu sorgen, drücke ich es vorsichtig aus: Wir spürten deutlich, wie heftig der Stress und die Herabwürdigungen, die er erlitt, sich auf ihn emotional auswirkten. Nicht nur so beeinflusste das Patriarchat, wie ich mich als junge Frau selbst in einer brutalen Stadt mit strenger Zweigenderung wahrnahm, die von reichen Männern geführt wurde.

Ich erinnere mich daran, wie reiche Männer aus den Emiraten zu jeder Zeit in teuren Sportwagen die Straßen entlangrasten, dann die kreischenden Bremsen eines Lamborghinis oder Porsches, um Frauen auf der Straße zu verhöhnen. Alle hatten Angst davor, mit diesen Autos in einen Unfall verwickelt zu werden, besonders wenn sie zur königlichen Familie gehörten, was die meisten taten. Schuld warst dann immer du. Ich durfte kaum allein rausgehen aus Furcht vor den reichen Männern und dem, was sie tun konnten. Die Autos fuhren langsamer, die Fenster öffneten sich, und Männer verspotteten mich, sagten, ich solle einsteigen. Zum Supermarkt zu gehen war eine Qual. Als Kind malte ich immerzu surreale Bilder von in Ketten gelegten Frauen, die von Dornen übersät waren, mit Männern ohne Gesicht. Ganz egal, ob die Angst begründet oder unbegründet war, sie war immer da, wurde von vielen geteilt, und hat meine Psyche geprägt.

Die Gesellschaft in Dubai erschien mir barock und fast schon überzeichnet mit all ihren Widersprüchen und Machtdynamiken. Dubai war eine von Monarchen geführte autoritäre, theokratische Gesellschaft, doch die Stadt war auch ein touristisches Reiseziel und ein steuerfreier Geschäftsknotenpunkt, der von kosmopolitischen Freihandelskapital*istinnen geführt wurde. Ich ging zu einer Medrese und später zu einer katholischen Schule. Meine Eltern waren Hindus, nicht religiös, und unsere Freun*dinnen stammten aus verschiedenen Religionen. Unsere Community war aber südasiatisch, vor allem nordindisch. So sprach ich, obwohl wir selbst aus dem Süden stammten, mehr Hindi und Urdu als meine eigene Sprache Tamil. Zu dieser Zeit wollten die Bri*tinnen, Europä*erinnen und Arab*erinnen aus der Elite nur selten mit Südasia*tinnen zu tun haben, ganz egal aus welcher Schicht sie stammten. In der Zeit, als sie noch auf dem Visum meines Vaters stand, verdiente meine Mutter als Lehrerin halb so viel wie weiße Lehr*erinnen – vor dem Staat hatte sie keine eigene Identität außer »Ehefrau«. Ich erinnere mich daran, dass meine Freun*dinnen und ich lautstark protestierten und uns auch auf Streit einließen, wenn uns der Zugang zu Räumen verwehrt wurde, die angeblich »nur für Mitglieder« waren. Es war aber völlig klar, dass die Grenze entlang von Rassifizierung gezogen wurde. Die 1990er-Jahre-Benetton-Werbung hatte es noch nicht bis Dubai geschafft, um einen seichten »Antirassismus« zu etablieren, der versucht aus Vielfalt Profit zu ziehen. Ich hatte dunkle Haut und das starke Gefühl, dass weiße Menschen und Menschen aus den Emiraten, aber auch hellhäutige Südasia*tinnen und Arab*erinnen mich geringschätzten. Doch ich hatte den Eindruck, als würde nur ich das so wahrnehmen – oder aber kein Mensch außer mir ließ es sich anmerken. Mir wurde immer gesagt, dass ich zu wütend sei oder dass ich übertrieb und dass es vielleicht am besten sei, wenn ich in die USA gehe, wo ich ja offenbar freier sagen konnte, was ich dachte. Ich erinnere mich, dass ich das als schmerzhaft empfand, und ich wurde abwechselnd laut und dann plötzlich wieder schüchtern. Mir kam es so vor, als hätten die anderen Angst und sagten mir deshalb immer wieder, ich solle ruhig und dankbar dafür sein, wie großzügig der Scheich doch sei. Mein Zorn wurde größer, auch dann noch, als es meiner Familie finanziell immer besser ging. Ich hatte den Eindruck, dass das hier doch eine Falle sein musste, ein Pakt mit dem Teufel.

Es gab viele Menschen, die stärker von den sozialen Umständen betroffen waren. Meine Familie war in vielerlei Hinsicht verhältnismäßig privilegiert. Die Hierarchien sozialer Klassen faszinierten und quälten mich, und mich verwirrte die sich stetig ändernde Rolle meiner Familie in diesen Hierarchien ebenso wie die Gewalt, die wir selbst erfahren oder miterlebt hatten. Die Unterschiede zwischen den Klassen fühlten sich starr an, zufällig und falsch, und ich fühlte mich hilflos, als hätte ich nichts dazu zu sagen, wie eine Gesellschaft gerecht strukturiert werden könnte. Und das war ja auch so: Ich hatte nichts dazu zu sagen, denn wir lebten in einer autoritären Gesellschaft, die Menschen einsperrte, wenn sie den Staat kritisierten. Mein gerechter Zorn war groß und in meinem Inneren war er sehr lebendig. Gleichzeitig wurde ich resilienter durch das herzliche Umfeld meiner Familie, in der zusammen gelacht und sich liebevoll getriezt wurde, in der es auch derbe und obszön zuging, und die gern gemeinsam gut aß. Und ich zog Resilienz aus meiner heimlichen Liebe zur Kunst, zur Literatur und zur Musik, die im Laufe meines Lebens nur noch größer wurde. Als ich als Studentin in die USA kam, dauerte es nicht lange, bis ich anfing mich für soziale Gerechtigkeit zu engagieren. Ich entwickelte ein besonderes Interesse an anarchistischen und kommunistischen antikolonialistischen Traditionen; kämpfte solidarisch gegen rassistische Polizeigewalt und Unrecht; wurde gemeinsam mit queeren und feministischen Künst*lerinnen und jungen Medienschaffenden kreativ. Doch während die us-amerikanische non-profit-basierte Linke wuchs, entwickelten sich auch hier Widersprüche. Ich hatte schon immer ein großes Maul und wollte das auch nutzen, aber ich war jung, unerfahren in der politischen Arbeit und ihren Kontexten, und ich war ungeschickt. Was ich gebraucht hätte, wäre liebevoll angeleitet zu werden. Doch stattdessen bekam ich es mit der Authentizitätspolizei zu tun, die sich in den us-amerikanischen sozialen Bewegungen der 1990er Jahre breitgemacht hatte. Die meisten Leute schienen Haltung zu performen, indem sie ganz besonders betonten, wann immer sie sich marginalisiert und diskriminiert fühlten, um so sicherzustellen, dass sie dazu gehörten. Ich machte keinen Hehl aus meinem Hedonismus (aus meiner Liebe zur Literatur, zur Kunst, zum Essen, zu derbem Humor). Ebenso wenig versteckte ich meine Privilegien, mit denen mich meine soziale Schicht ausgestattet hatte. Diese hatten es mir ja erlaubt, in die USA zu kommen. Doch manchmal schämte ich mich für die Privilegien und wurde defensiv, weil ich wusste, dass manche Leute mich argwöhnisch betrachteten. Am Ende reichte es, dass eine einzelne Frau in einer leitenden Rolle, die ich eigentlich zutiefst bewundert hatte, mich mit meinem schulbritischen Akzent öffentlich an den Pranger stellte und mir vorwarf, ich sei eine Außenseit*erin, ein Eindringling. In mir brach eine überwältigende Panik aus. All meine unverblümte Direktheit war dahin.

Ich begann allgemeine und politische Bildungsarbeit in großen Gruppen zu moderieren, mit bierernsten und wertungsfreudigen Aktiv*istinnen, die viel mehr in Kategorien dachten. Und ehrlich gesagt, dachten viele von ihnen auch weniger kreativ, dafür aber mit einem provinziell usamerikanischen Dünkel, wenn es darum ging, wie Menschen in ihrer Identität geprägt werden. Die Angst, vor Menschen zu sprechen, fraß mich in diesen Kontexten förmlich auf. Sie hielt mich davon ab, zu tun, was ich tun wollte. Was ich zu sagen hatte, war nicht weiter relevant, davon war ich überzeugt. Und ich konnte das nicht abstreifen. Das Gefühl setzte sich in meinem Körper fest, in meinen Knochen. Ich blieb bei der Sache, arbeitete weiter mit, denn ich empfand das als meine Pflicht und als meinen Daseinsgrund. So konzentrierte ich mich komplett darauf, zu versuchen die Strukturen der Welt zu verstehen und gleichzeitig aber all mein hässliches Nichtdazugehören zu verstecken. Was das alles noch schlimmer machte, war, dass ich den Ort, an dem ich aufwuchs, mit jedem Besuch bei meiner Familie weniger wiedererkannte. Nachdem ich das World Trade Center im September 2001 einstürzen sah, wurde mir fast sofort gesagt, ich solle bloß abhauen, zurück nach Hause gehen. Doch wohin sollte ich gehen? In meinen Erinnerungen fand ich nur eine Collage von Korridoren, die nicht zusammenpassten, und Straßen ohne Namen. Der weltweite Kapitalismus führt dazu, dass auf der ganzen Welt Städte vollkommen gentrifiziert werden. Doch Dubai hatte sich von einem Moment auf den anderen in eine desorientierende Science-Fiction-Landschaft verwandelt. Ich erkannte die Stadt nicht wieder. Ich erkannte nicht einmal meine Familie und das, was die Stadt aus ihnen gemacht hatte, wieder. Ich war entwurzelt. Ich wurde streitlustiger, wenn ich in meine Heimat zurückkehrte; ich verlor meine Freun*dinnen aus der Kindheit. Wir verloren jedes Verständnis dafür, was für Entscheidungen die jeweils andere Person im Leben getroffen hatte.

Die Auslöschung meiner Vergangenheit war so umfassend, dass ich mich völlig verloren fühlte und komplett in meiner intellektuellen und politischen Arbeit vergrub. Ich existierte nur noch in meinem Kopf und wurde dann panisch, wenn ich Emotionen in meinem Körper spürte, als wäre das falsch oder beschämend. Manchmal brach es in einer harten Wut aus mir heraus, die Beziehungen zerbrechen ließ und mich einsam machte. Ich mochte Menschen und fand leicht Freun*dinnen, egal wohin ich ging. Ich hatte eine gute Intuition und war empathisch mit vielen verschiedenen Erfahrungen. Ich war nie überrascht von den Geschichten, die mir erzählt wurden, nur neugierig. All das half mir später, gut im therapeutischen Arbeiten zu werden. Aber ich auch war auch übermäßig wachsam, ständig von Gefühlen überwältig, ohne es je zuzugeben, kontrollierte alles, was ich tat, kritisierte mich selbst aufs Boshafteste, war misstrauisch und argwöhnisch, war überzeugt, dass meine sogenannten Freun*dinnen mich heimlich für eine Betrügerin hielten, mich nicht verstanden, mir nicht vertrauten. So wurde ich einsam und manchmal misanthropisch. Ich war immer schon auf halbem Weg heraus aus jeder Beziehung, weg von dort, wo ich war. Wenn ich etwas sagen sollte, wurde mein Mund trocken, denn ich war mir sicher, dass die Leute nur darauf warteten, dass ich ihnen eine Angriffsfläche bot. Mein Kopf war bereit für die Schlacht, aber ich wollte auch aus einem anderen Ort heraus sprechen, aus dem Herzen, aus dem Bauch heraus. Ich wusste, dass ich etwas zu sagen hatte und dass ich dennoch nichts Besonderes war. Wie alle anderen auch, wollte ich mit allen meinen guten und allen meinen schlechten Seiten gekannt werden, ich wollte für meine Widersprüche und Mühen geliebt werden, und frei genug sein, die Liebe zu erwidern.

Als ich schließlich Somatik entdeckte, erkannte ich, dass die Arbeit in meinem Körper stattfinden musste. Wortwörtlich. Ich musste die Leere in meinem Gehirn und das, was ich in meinem Inneren empfand, ertragen und den Menschen ins Gesicht schauen, ohne vor ihnen Angst zu haben, bis mein Atem und meine Gedanken zu mir zurückkehrten. Ich musste mich dafür öffnen, dass es nicht notwendigerweise gefährlich war, Menschen zu vertrauen. Ich musste mich der Furcht und der Sehnsucht stellen, um vollständig wahrgenommen zu werden – um mich ganz zu zeigen, um verletzlicher zu sein. Also öffnete ich meinen Brustkorb, meditierte öfter, ließ meine viel zu wachsamen Augen ruhen und entspannte meine Kehle. Ich musste darüber sprechen, mich all der Angst und der Scham stellen, die ich damit verband, in Dubai aufgewachsen zu sein. Ich musste mich der Desorientierung stellen, der Unfähigkeit, die Zusammenhänge meines Lebens zu begreifen. Ich musste erkennen, dass ich, genau wie jeder andere Mensch, eine Geschichte hatte. Inmitten dieses Prozesses fand ich wieder zu meiner ursprünglichen Liebe zur Literatur und zu meiner Leidenschaft für das Schreiben. Doch ich hatte Angst, dass meine Stimme unbedeutend war: wieder der leere, trockene Verlust der Wörter. Ich musste meine Panzerung lockern, um durchlässiger zu werden, musste mir vertrauensvolle Beziehungen mit Geliebten, Freun*dinnen, Familie, Les*erinnen erlauben. Ich musste mich selbst überwinden. Als ich das tat, eröffneten sich mir die Möglichkeiten. Ich konnte mich entscheiden, weniger einsam zu sein, nicht den Schleudersitz auszulösen, keine Beweise mehr für Verlust und Schmerz zu sammeln, damit ich bloß ein stichhaltiges Argument gegen Beziehungen parat hatte – als wäre ich der einzige Mensch, der jemals Verlust erlebt hat. Ich konnte mich entscheiden, zu bleiben und Liebe und Gemeinschaft zu schaffen und sogar meine eigene Stimme in die Welt zu tragen. Auch jetzt habe ich noch Angst diese Worte zu schreiben, aber Schreiben fühlt sich so viel lebendiger an als zu schweigen. Dieses Bewusstsein vertieft meinen verkörperten Mut, mitzuwirken, wenn wir unseren kollektiven, radikalen Willen bilden, mit dem wir dann unser eigenes Leben und auch die Welt verändern.

TEIL 2

TRAUMA UND DISKRIMINIERUNG

3.

INDIVIDUELLES UND SYSTEMISCHES TRAUMA: EINE SOMATISCHE PERSPEKTIVE

> *History, despite its wrenching pain, cannot be unlived, but if faced with courage, need not be lived again.*
>
> *MAYA ANGELOU, »On the Pulse of Morning«*

Vertiefen wir unser Verständnis davon, was individuelles und systemisches Trauma genau sind.

Es gibt viele Erlebnisse, die sich auf Menschen traumatisch auswirken können. Da das Wort Trauma inzwischen sehr häufig verwendet wird, möchte ich direkt damit einsteigen, ein paar Unterschiede zu beleuchten.

Im alltäglichen Sprechen höre ich häufig, dass Menschen Dinge sagen wie »Das hat mich traumatisiert« oder »Das ist traumatisierend«. Damit meinen sie häufig, dass sie etwas als besonders unerwartet oder intensiv erlebt haben. Oder sie meinen, dass sie sich unwohl fühlen und nicht sicher sind, wie sie ihre Gefühle wie Traurigkeit, Angst, Wut oder eben Unsicherheit verarbeiten sollen. Es ist völlig normal, im Leben und zu unserer Welt Gefühle (Emotionen und Empfindungen) zu haben. Ebenso ist es eine gute Sache, wenn wir besser darin werden, emotional anwesend zu sein und gekonnt mit dem umzugehen, was wir fühlen.

Zu fühlen ist an sich zunächst nicht »traumatisierend« – auch wenn es um intensive Emotionen oder Empfindungen geht. Intensive Emotionen und Empfindungen können vielmehr sogar heilsam sein und eine realistische, menschliche Reaktion auf unsere Welt darstellen. Es ist gut, mit Gefühlen umgehen zu können und Entscheidungen im Leben, die uns und anderen guttun, im Einklang mit unserem Empfinden und unseren Emotionen zu treffen. Im Großen und Ganzen denke ich, dass all das zu jedem heilsamen Transformationsprozess gehört, und auch dazu, verantwortungsvolle Menschen und Vorbilder zu sein.

Was ist denn dann Trauma, was sind traumatische Erfahrungen? Warum sind sie so wirkmächtig? Ich denke, wir sollten Trauma aus einer ganzheitlichen Perspektive betrachten, also mit dem Verständnis, dass unsere Emotionen, unser Denken, unsere Physiologie, unser Handeln und unsere Beziehungen aus einem Guss sind, untrennbar voneinander. Wenn also das Soma betroffen ist, sind alle Aspekte des Selbst und alle seine Beziehungen betroffen.

Dies ist die somatische Definition von Trauma: Trauma ist eine Erfahrung oder eine Reihe von Erfahrungen und/oder von Effekten sozialer Bedingungen, die unser angeborenes Bedürfnis nach Sicherheit, Zugehörigkeit und Würde zerstören oder untergraben. Es handelt sich um Erfahrungen, die dazu führen, dass diese angeborenen Bedürfnisse miteinander in Konkurrenz geraten, sodass häufig eines auf Kosten eines anderen befriedigt wird. »Ich kann mich sicher fühlen, aber nicht verbunden (also isoliert)«, oder »Ich muss meine Würde aufgeben, um in Sicherheit und Verbundenheit zu leben« – solche Glaubenssätze können auf diese Weise entstehen. Doch haltbar sind sie nicht, denn alle diese Grundbedürfnisse machen uns gleichermaßen aus und sind ein Teil von uns.

Wir haben uns im Laufe der Evolution so entwickelt, dass wir auf psychobiologische (geistige und körperliche) Strategien zugreifen können, um uns selbst zu schützen, wenn unsere Sicherheit, Zugehörigkeit und/oder Würde bedroht ist. Diese Strategien werden automatisch in Gang gesetzt, wir müssen nicht einmal an sie denken. Es gibt die instinktiven Reflexe Kämpfen, Fliehen, Erstarren, Besänftigen und Dissoziieren. Im nächsten Kapitel werden wir uns tiefergehend mit ihnen auseinandersetzen.

Zwei grundlegende Dinge geschehen, wenn wir traumatisiert werden. Erstens: Wir haben einen angeborenen Instinkt, aktiv zu werden, um uns selbst und häufig auch andere zu beschützen. Dieser Instinkt ist ganzheitlich und somatisch; er betrifft uns in unserer Gesamtheit. Bei einem Erlebnis, das wir später als traumatisch bezeichnen, wird der Prozess des Schutzmechanismus gar nicht oder nicht ganz zu Ende gebracht. Dieses Aktivwerden und der Schmerz der Verletzung bleiben dann unvollständig im Soma hängen. Von dort verschwinden sie nicht – sie sind dort eingelagert, prägen unser Erleben und interpretieren die Welt für uns.

Und die zweite Sache: Nun ist also etwas Bedrohliches und Schmerzhaftes geschehen, wir sind aktiv geworden, um uns zu beschützen, und es bleibt etwas Unvollständiges zurück. Wie sich das Trauma und das Aktivwerden anfühlt, kann dann für uns einfach zu viel sein, und dann schalten wir diese Empfindungen ab. Was das Soma braucht, ist, dass wir den aufwühlenden Reiz vervollständigen und die Verletzung oder den Verrat verarbeiten und reparieren. Doch wir pferchen den Reiz ein oder bewegen uns weg vom Schmerz und von der Angst. Wir erleben die Empfindungen und Emotionen, die aufkommen, als völlig unerträglich. Darum unterdrücken wir sie stattdessen. Das prägt uns dann weiter, verhärtet und betäubt uns zusätzlich zur Verletzung und zu den Überlebensreflexen.

Zur heilsamen Transformation gehört es auch, das Spektrum der Empfindungen und Emotionen zu vergrößern, die wir fühlen können, mit denen wir anwesend sind, und denen wir erlauben, sich in uns zu bewegen. Unsere Reflexe helfen uns aber vor allem, nicht fühlen zu müssen, was wir nicht ertragen können. Das erkunden wir noch weiter in den folgenden Kapiteln.

> *I became what I am today at the age of twelve, on a frigid overcast day in the winter of 1975. I remember the precise moment, crouching behind a crumbling mud wall, peeking into the alley near the frozen creek. That was a long time ago, but it's wrong what they say about the past, I've learned, about how you can bury it. Because the past claws its way out. Looking back now, I realize I have been peeking into that deserted alley for the last twenty-six years.*
>
> *KHALED HOSSEINI, The Kite Runner*

Traumatische Erlebnisse schaffen also eine somatische Verhärtung und prägen uns so, dass wir auf das, was im Jetzt geschieht, nicht mehr eingehen können. Unsere natürlichen Überlebensreflexe wurden also zu dem Zeitpunkt, als sie notwendig waren, nicht abgeschlossen. Das Resultat ist, dass wir sie und wie sie uns geprägt haben generalisieren. Das heißt, dass wir sie immer weiter anwenden, auch dann, wenn die aktuellen Umstände sie überhaupt nicht erfordern. Das Soma organisiert sich um die Erlebnisse und die Überlebensreflexe, die sich verfangen haben – »Wenn das einmal passiert ist, kann es auch noch mal passieren!« Das Ziel lautet, sich selbst zu schützen und weiteren Schaden zu vermeiden. Doch das Ergebnis ist, dass wir viel zu oft auf unsere Überlebensstrategien zurückgreifen.

Das Problem ist also vor allem, dass wir so sehr durch einen Überlebensinstinkt geprägt sind, der uns schützen will, dass unser Soma keine neuen oder aktuellen Informationen aufnimmt. Stattdessen richten wir uns psychisch, körperlich und in unseren Beziehungen darauf aus, dass es nicht noch einmal zu einem solchen oder ähnlichen Schaden kommt. Wir stellen uns grundsätzlich auf Gefahr ein, darauf, dass wir verlassen werden oder erniedrigt werden könnten – und so bleibt uns die Möglichkeit verschlossen, Sicherheit, Zugehörigkeit und Würde auf ganzheitliche Weise wiederzuerlangen.

Dieses »beschützende Geprägtsein« beeinflusst unsere Identität, unser zwischenmenschliches Handeln, unsere Beziehungen, unseren Organismus, unsere Emotionen und wie wir uns verhalten, wie wir denken und wie wir die Dinge deuten. Das Geprägtsein bleibt, auch wenn es nicht mehr hilfreich ist oder sich nicht mehr auf den gegenwärtigen Kontext bezieht. Es ist auf das Schlimmste vorbereitet, kann aber Gefahr, Sicherheit, Verbundenheit, Würde und all ihre Nuancen nicht gut einschätzen.

Wie zeigt sich das in konkreten Beispielen?

- ★ Eine erfolgreiche Schwarze Frau aus den USA in einer leitenden Position hat bereits Bücher publiziert und wird von anderen als Mentorin geschätzt. Sie hat sich ihr Leben lang damit beschäftigt, wie Rassismus und Sexismus wirken und welche falschen Vorstellungen damit verknüpft sind. Sie nimmt sich selbst als zutiefst unwürdig wahr oder als müsse sie sich beweisen. Sie findet, dass sie nie ganz dazugehört, dass etwas mit ihr nicht stimmt – dass sie ihren Platz in der Welt »verdienen« muss.

★ Ein Mann, der als Kind sexualisiert misshandelt wurde, lebt als Erwachsener in einer lebendigen, kommunikativen Part*nerinnenschaft, die auf gegenseitigem Einvernehmen basiert. Innerlich bereitet er sich darauf vor, hintergangen und verlassen zu werden.
★ Eine genderqueere Person, die vergewaltigt wurde, lebt mit einer tiefgreifenden Scham. Ein Gefühl, dass etwas mit ihr nicht stimmt. Die Scham der Vergewaltigung ist verwoben mit der Scham, ihr Gender in einer Welt authentisch auszudrücken, die genderqueere Personen unwürdig behandelt. Etwas so Schmerzhaftes und Erniedrigendes wie sexualisierte Gewalt greift ineinander mit etwas so Lebensbejahendem und Kraftvollem, wie sich selbst zu entdecken und zu definieren.

Das schützende Geprägtsein kann uns so vertraut werden, dass wir anfangen zu glauben, »dass wir einfach so sind«. Wir agieren und reagieren aus diesem Geprägtsein heraus, auch dann, wenn es nicht dem nützt, was uns wichtig ist. Diese Überlebensstrategien sind tief in unserem Nervensystem und Organismus verankert. Wir verkörpern sie. Mit »verkörpern« meine ich, dass wir sie uns angewöhnt haben, nicht nur auf der Ebene unserer Nervenbahnen, sondern auch in unseren Muskeln und in unserem Gewebe. Wir können sie nicht *nicht* sein (bis wir sie transformieren).

Dieses beschützende Geprägtsein kann sich körperlich beispielsweise so zeigen:

★ Eine Person lässt andauernd den Kopf hängen oder schaut nach unten und nimmt keinen Raum ein. Vielleicht wirkt es, als entschuldige sie sich mit ihrem Körper. Die Person kann so geprägt sein, weil sie sich in der Vergangenheit unterwerfen musste, um zu überleben. Vielleicht ist dieses Geprägtsein auch aus einer tiefen Scham heraus entstanden.

- Die Augen einer Person sind fixiert oder weit geöffnet, als sei sie erschrocken oder hätte Angst. Sie weiß stets, wo sich die Ausgänge befinden und ist vielleicht »heute hier, morgen dort«. Die Person kann wegen eines unverarbeiteten Schockerlebnisses so geprägt sein, oder vielleicht musste sie immer bereit sein zu fliehen, davonzulaufen.
- Eine Person wird schnell wütend, defensiv oder kontrollierend. Vielleicht hat sie eine Schärfe oder Kälte in den Augen oder im Kiefer. Die Brust und der Kiefer stehen vor. Die Person kann so geprägt sein, weil sie kämpfen oder sich verteidigen musste, um zu überleben, auch wenn es gegenwärtig nicht mehr nötig ist, sich zu verteidigen.
- Einer Person fällt es schwer »hier« oder anwesend zu bleiben. Es wirkt vielleicht, als sei sie unaufmerksam, als wäre ihr alles egal, oder als würde sie oft »auschecken«. Das kann sich in den Augen zeigen oder darin, dass sie nicht mitbekommt, was passiert. Die Person wirkt somatisch womöglich ein wenig abgehoben, fast als würde sie schweben. Die Person ist vielleicht so geprägt, weil sie dissoziieren musste, um zu überleben, weil sie es sich abgewöhnen musste, das Leben zu fühlen, zu erleben.

Wir können jede der oben beschriebenen Personen zu diesem Geprägtsein befragen, und die meisten würden erwidern, dass sie nicht wissen, wovon wir sprechen. Wenn eine Überlebensstrategie erst einmal verkörpert ist, wird sie uns immer weniger bewusst. Sie wird zum Normalzustand, »so sind die Dinge nun mal«. Wenn es so weit gekommen ist, stehen dem Soma kaum andere Möglichkeiten als dieses Geprägtsein offen.

Aus evolutionärer Perspektive ergibt das alles Sinn. Menschen sind sehr anpassungsfähig. Unser Soma (Denken, Körper, Emotionen und wie wir in Beziehung gehen) richtet und sortiert sich auf Grundlage solch verheerender Erlebnisse. Wenn wir traumatisierende Situationen oder Bedingungen durchleben, passen wir uns an, um zu überleben, uns zu verbinden, uns würdig zu fühlen und bedeutsam zu sein. Die Überlebensstrategie, die sich im traumatisierenden Kontext als besonders wirksam erwiesen hat, wird von unserem Soma generalisiert und weiterhin angewendet. Natürlich ist das kein vollständig bewusster Prozess – meist suchen wir uns unsere Überlebensstrategien nicht aus. Vielmehr ist es so, dass die tiefliegenden und unbewussten Teile des Gehirns und des Nervensystems, unsere Muskeln, unser Hormonsystem, unser Sein (Selbstempfinden, Seele und Resilienz) und der Kontext, in dem wir uns befinden, Teil der »Entscheidung« werden. Tatsächlich kann es durchaus sein, dass unser Verstand die Konsequenzen der Überlebensreflexe als frustrierend wahrnimmt, aber nichts dagegen tun kann.

Überlebensstrategien kümmern sich um etwas, das sehr tief in uns liegt: unser Bedürfnis nach Sicherheit, Zugehörigkeit, Würde und Bedeutsamkeit. All das ist überlebenswichtig. Doch häufig machen unsere Strategien das Leben auch mühsam, wir brechen unter ihrer Last zusammen und sie schränken uns ein.

Vieles, was wir erleben, kann traumatisch sein. Dazu gehört Gewalt, die uns oder anderen angetan wird.

- Einige Beispiele für Gewalt durch Vertrauenspersonen: Kindesmisshandlung (körperlich, sexualisiert, emotional, oder durch Vernachlässigen); Gewalt in intimen Part*nerinnenschaften; von einem Menschen erzogen zu werden, der mit ernsten psychischen Gesundheitsproblemen lebt; plötzlicher Verlust oder Verlassenwerden; heftige oder andauernde Angriffe von Geschwistern oder sonstigen Familienmitgliedern und so weiter.
- Einige Beispiele für Gewalt in der Community: Mobbing; körperliche, sexualisierte oder emotionale Gewalt; finanzielle Gewalt; und viele Aspekte staatlicher oder institutioneller Gewalt, die auf der Ebene der Community ausgeübt werden.

- ★ Einige Beispiele für staatliche oder institutionelle Gewalt: Armut; Rassismus; Sexismus; Heterosexismus; Transfeindlichkeit; Ableismus; Krieg; politische Folter; Haft; Polizeigewalt; Überwachung; unnötige medizinische Maßnahmen wie Zwangssterilisationen; erzwungene Migration (durch wirtschaftliche Gewalt oder politische Unterdrückung); Fremdenfeindlichkeit und so weiter.
- ★ Wir können auch durch andere Erlebnisse traumatisiert werden, zum Beispiel durch Unfälle, Naturkatastrophen oder notwendige medizinischen Maßnahmen.

Die meisten traumatischen Erlebnisse werden durch Menschen oder durch menschengemachte kulturelle und institutionelle Systeme ausgelöst. Und weil wir soziale Tiere sind und eigentlich aufeinander angewiesen, wirken diese Erlebnisse sich besonders heftig auf uns aus.

Wir erleben Trauma individuell und sozial. Dieser Aspekt ist zentral, wenn wir Trauma wirklich begreifen wollen, aber auch um zu verstehen, wie wir seine Auswirkungen auf heilsame Weise transformieren können. Damit beschäftigen wir uns später noch.

Ich weiß, dass sich vieles hiervon sich wie eine ziemlich schlechte Botschaft liest. Aber halte durch. Wir müssen das Problem gut verstehen, um auch die Lösungen gut zu verstehen.

SYSTEMISCHES TRAUMA

Wir müssen also einerseits Trauma ganzheitlich verstehen. Doch andererseits ist es ebenso wichtig, dass wir den umfassenderen Kontext systemischen Traumas betrachten. Ich nutze den Begriff *systemisch*, weil viele Aspekte der Gesellschaft so zusammenwirken, dass sie unsere Traumata verstetigen. Zu diesen Aspekten gehören unser Wirtschaftssystem und die Annahme, dass es vor allem darum gehen muss, endloses Wachstum zu ermöglichen und Wohlstand anzuhäufen. Dazu gehören auch unsere Institutionen, die dafür sorgen, dass Ressourcen und Entscheidungsmacht immer stärker gebündelt werden (bei Unternehmen, Eigentüm*erinnen von Unternehmen, Finanzinstitutionen und Politik*erinnen). Und es gehören die sozialen Normen dazu, die uns kollektiv lehren, dass manche Menschen wertvoller und würdevoller sind als andere, mehr Sicherheit verdienen und das angeborene Recht haben, dazuzugehören (z. B. männliche, *weiße*, heterosexuelle und wohlhabende Menschen). Alle übrigen Menschen müssen ihren Wert, ihre Würde, ihre Zugehörigkeit beweisen, und versuchen innerhalb dieser ungerechten sozialen Normen und Umstände Sicherheit zu finden.

Mit diesen sozialen und wirtschaftlichen Bedingungen setzen wir uns im Abschnitt »Kritischer Kontext« am Ende des Buches tiefergehend auseinander.

WAS IST SYSTEMISCHES TRAUMA?

Systemisches Trauma bedeutet, dass bestimmte Gruppen von Menschen wiederholt und anhaltend verletzt, ausgebeutet, zurückgewiesen und/oder beraubt werden. Staatliche Institutionen, Wirtschaftssysteme und soziale Normen verweigern Menschen systematisch Zugang zu Sicherheit, Mobilität, Ressourcen, Lebensmitteln, Bildung, Würde, positiven Repräsentationen von sich selbst und Zugehörigkeit. Das hat einen traumatischen Einfluss auf Einzelne und auf Gruppen.

All die anhaltende Gewalt, die durch Kolonialismus, Versklavung, Imperialismus, Menschenhandel, Krieg und Genozid verübt wird, und die daraus entstehende Dynamik erzwungener Migration, Kriminalisierung und Vertreibung produzieren allesamt systemisches Trauma. Systemisches Trauma entsteht auch durch die weiterhin negative Darstellung von Schwarzen, muslimischen, arabischen, lateinamerikanischen und Indigenen Menschen, von Frauen, trans* und armen *weißen* Menschen, die von Regierungen und der Wirtschaft unterstützt wird. Beispielsweise werden retuschierte weibliche Körper genutzt, um uns alles Mögliche zu verkaufen, Shampoo und Autos, Waffen und Krieg, während die tatsächlichen Körper von Frauen ganz genau inspiziert, kritisiert, gesetzlich geregelt und gemaßregelt werden. Ein weiteres Beispiel ist, dass die meisten großen Weltreligionen queere Menschen verteufeln. Auf all diese Weisen entsteht ein Mangel an Sicherheit, Zugehörigkeit und Würde, der Einzelne und ganze Gruppen von Menschen traumatisiert.

Auch durch den Klimawandel hervorgerufene Katastrophen und Umweltzerstörung stellen systemisches Trauma dar. Steigende Meeresspiegel führen dazu, dass Süßwasserbestände versalzen, weswegen viele Insel-Bewohn*erinnen bis 2030 gezwungen sein können, ihr Zuhause zu verlassen. Kiribati, Tuvalu, Tokelau, die Malediven und die Marshall Inseln könnten allesamt betroffen sein. Der Dokumentarfilm *Anote's Ark*, der zum Programm des Sundance Filmfestivals 2018 gehörte, erzählt die Geschichte der Republik Kiribati. Für viele Communitys auf Inselstaaten sind das Land und die Umgebung kulturell immens wichtig und identitätsstiftend. Verdrängt zu werden, dieses Zuhause der Kultur und Identität verlassen zu müssen, ist kollektiv traumatisierend.

So wie individuelles Trauma erdrückt und zersetzt auch systemisches Trauma die Fähigkeit von Einzelnen und Communitys, sich mit Geist, Körper und Seele sicher, verbunden und würdevoll zu fühlen. Kollektive Überlebensstrategien können ganze Communitys über Generationen hinweg prägen. Manche Überlebensstrategien können sogar als kulturelle Praktiken verkörpert werden. Manche Kulturpraktiken wurzeln also in Trauma, nicht in Resilienz.

Wir leben innerhalb eines Wirtschaftssystems und sozialer Normen, die auf Macht-über bauen (also darauf, zu dominieren) statt auf Macht-mit (darauf, miteinander verwoben zu sein und zu kooperieren). Solange das so ist, wird das Trauma viele Menschen und Communitys begleiten.

Hier sind einige weitere Beispiele.

VERSKLAVUNG UND RASSISMUS GEGEN SCHWARZE MENSCHEN

Als Ergebnis 12-jähriger quantitativer und qualitativer Forschung hat Dr. Joy DeGruy ihre Theorie des posttraumatischen Versklavten-Syndroms entwickelt und im Buch *Post Traumatic Slave Syndrome: America's Legacy of Enduring Injury and Healing* veröffentlicht. In dem Buch geht es darum, wie die über Generationen fortdauernde Versklavung sich noch heute auswirkt. Es eröffnet die Diskussion über die Möglichkeiten der Schwarzen Community, die Stärken, die sie sich in der Vergangenheit angeeignet hat, zu nutzen, um eine heilsame Gegenwart zu erleben.

Die Theorie von DeGruy beschreibt die Ursachen vieler Verhaltensweisen, durch die sich afroamerikanische Communitys in den USA und in der Diaspora angepasst haben, um zu überleben. Das »Syndrom« entwickelte sich, weil Afrika*nerinnen und ihre Nachkommen über Generationen hinweg durch jahrhundertelange Versklavung unterdrückt wurden. Diese Versklavung baute auf der Überzeugung auf, dass Schwarze Menschen *W*eißen von Natur aus unterlegen waren. Darauf folgte institutionalisierter Rassismus, der diese Verletzungen fortführt. Daraus entsteht das, was DeGruy »M. A. P.« nennt:

- ★ M: multigenerationales (oder transgenerationales) Trauma zusammen damit, weiterhin unterdrückt zu werden
- ★ A: Abwesenheit von Möglichkeiten heilsamer Traumaarbeit, keine Möglichkeit, auf die Vorteile zuzugreifen, die in der Gesellschaft bereitstehen; und das führt zu
- ★ P: posttraumatischem Versklavten-Syndrom

So beschreibt es Dr. Joy DeGruy auf ihrer Webseite www.joydegruy.com.

DER TRANSGENERATIONALE EINFLUSS DES KOLONIALISMUS

Dr. Eduardo Duran, ein renommierter Psychologe mit Indigenen amerikanischen Wurzeln, befasst sich in seiner Arbeit damit, wie eine heilsame Transformation in postkolonialen Kontexten gestaltet sein kann. Der Dokumentarfilm *Hozhonahaslíí: Stories of Healing the Soul Wound* von Donna Schindler ist im Rahmen eines Transformationsprozesses auf dem Land der Diné (also der Navajo) und in vielen weiteren Teilen der Welt entstanden. In dieser Reihe von Videos erzählen und erinnern sich Menschen der Diné aus Nordarizona und Duran kommentiert. Doch was sie erzählen, gilt ebenso für viele andere kolonisierte Indigene Menschen. Der kollektive Transformationsprozess, um den es geht, konzentriert sich darauf, die Wunden zu heilen, die bei der »Kolonisierung der Indigenen Lebenswelt«, wie Duran es nennt, entstehen.

> *Meistens sagen die Menschen, dass der Alkohol das Problem ist, Marihuana ist das Problem, Suizide sind das Problem, und diese alten Menschen sagen: »Nein, das ist nicht das Problem […] Das Problem ist die Wunde der Seele.«*
>
> *[…]*
>
> *Wenn ein Mensch im Herzen, im Geist verletzt wird, und er sehr traurig wird, wenn er dann keine Möglichkeit hat, sich darum zu kümmern mit irgendeiner Form von Behandlung, irgendeiner Art Therapie, dann wird das an die Kinder, die Enkel*innen, die Urenkel*innen weitergegeben […] Fast jedes Mal, wenn ich Leuten davon erzähle, fühlen sie sich unendlich erleichtert, weil sie beginnen zu begreifen, dass sie keine kaputten I[ndigenen] sind, sie sind keine kaputten Menschen […] Kolonisierung […] wenn du kolonisiert wurdest, heißt das, dass dir deine Identität weggenommen wurde.*
>
> *DR. EDUARDO DURAN*

MUSLIMISCHE UND ARABISCHE MENSCHEN WERDEN ALS »TERROR*ISTINNEN« GEBRANDMARKT

In den USA gibt es seit langem Stereotype, denen zufolge arabische und muslimische Menschen Terror*istinnen seien. Diese Stereotype wurden politisch befeuert, um Kriege zu rechtfertigen, die vor allem den Zugang zu (Öl-)Ressourcen sichern und die USA im Nahen Osten positionieren sollten. In jüngster Zeit haben wir dann eine aggressive Einwanderungspolitik erlebt, die auf muslimische Menschen abzielte. Konkret geht es um das Dekret 13769 mit dem Titel »Protecting the Nation from Foreign Terrorist Entry into the United States«. Donald Trump unterzeichnete dieses oft *Muslim ban* oder *travel ban*, also *Mus*liminnenverbot* oder *Reiseverbot* genannte Dekret im Januar 2017. Es verbot für die Dauer von 90 Tagen Staatsbürg*erinnen von sieben mehrheitlich muslimischen Ländern in die USA einzureisen, untersagte für unbegrenzte Zeit die Einreise von geflüchteten Syr*erinnen und verbot es 120 Tage lang allen anderen Geflüchteten in die USA zu kommen.

> *Eine neue Analyse des Cato Institutes – aufbauend auf Daten des us-amerikanischen Außenministeriums – klärt die Sachlage. In der Geflüchtetenpolitik – dem Bereich, in dem der Präsident das meiste Ermessen hat, seine Vision umzusetzen – wurden in seiner Amtsperiode muslimische Menschen fast vollständig ausgegrenzt. Von 2016 bis 2018 hat die Regierung den Zulauf von muslimischen Geflüchteten – die Trump als »Trojanisches Pferd« bezeichnet hat, das die USA zerstören soll – um 91 % reduziert. Im Jahr 2016 nahm die Regierung fast 40 000 muslimischen Geflüchtete aus der ganzen Welt auf. 2018 waren es nur 3000. Und obwohl die Aufnahme von Geflüchteten im Allgemeinen zurückgegangen ist,*

ist der Anteil von muslimischen Menschen von 45 % auf 15 % gefallen, also noch deutlich schneller als der Durchschnitt.
DAVID BIER, Analyst für Immigrationspolitik am Cato Institute, »Trump Might Not Have Gotten His ›Muslim Ban,‹ But He Sure Got His ›Extreme Vetting‹«

SYSTEMISCHES LEUGNEN UND REPARATIONEN

Dies sind Beispiele für soziale und wirtschaftliche Gewalt, die in der Vergangenheit und heute noch ausgeübt wird. Der gesellschaftliche Mainstream in den USA ist immer noch darauf ausgelegt, die gewaltvolle Geschichte des Landes zu leugnen oder kleinzureden und Schwarze und Indigene Menschen, Arab*erinnen, muslimische Menschen und PoC zu erniedrigen und auszubeuten. Es wurde sich nie kollektiv entschuldigt, es wurde nichts wiedergutgemacht. Die Gesellschaft wurde nicht radikal umstrukturiert, um all diesen Menschen Sicherheit, Zugehörigkeit und Würde zu geben. Es ist genau wie bei Gewalt durch Vertrauenspersonen oder bei sexualisierten Misshandlungen: Der Übergriff wird geleugnet und abgetan; die Person, die den Schaden zugefügt hat, behält ihre Macht-über; kein Mensch übernimmt Verantwortung, entschuldigt sich aufrichtig oder versucht das Geschehene wiedergutzumachen. Unter diesen Umständen ist es unmöglich, die Beziehung oder die schädliche Machtdynamik zu transformieren.

Diejenigen, denen Schmerz zugefügt wurde, brauchen heilsame Transformation, Selbstwirksamkeit und strukturelle Macht. Und diejenigen, die Schaden zugefügt haben, brauchen persönliche Transformation, um Macht-über in Macht-mit zu verwandeln, um das zerbrochene Vertrauen dauerhaft wiederherzustellen, um zu zeigen, dass sie vertrauenswürdig sind. Auf der Ebene des systemischen Traumas, mit dem die meisten persönlichen Traumata ja verwoben sind, bedarf es dann sowohl individueller kollektiver Transformation als auch strukturellem sozialen und wirtschaftlichen Wandel. All das ist untrennbar, wenn es darum geht, Trauma wirklich zu transformieren und die Gefahr zukünftiger Traumata zu verringern.

> *Werden Reparationen uns nicht trennen? Nicht mehr, als wir ohnehin schon getrennt sind. Die Vermögensschere beziffert nur etwas, was wir fühlen, aber nicht benennen können – dass der us-merikanische Wohlstand unrechtmäßig erworben und selektiv verteilt wurde. Was wir brauchen, ist das Lüften von Familiengeheimnissen, die Einigung mit alten Geistern. Was wir brauchen, ist die Heilung der us-amerikanischen Psyche und die Vertreibung weißer Schuld.*
>
> *TA-NEHISI COATES, »Plädoyer für Reparationen«, in: Zwischen mir und der Welt*

INDIVIDUELLES MIT SYSTEMISCHEM TRAUMA VERBINDEN

Wir mögen sehr persönliche traumatische Erlebnisse haben, mit denen wir jahrelang allein gelebt haben. Doch Traumata wie sexualisierte Gewalt an Kindern, Gewalt in der Part*nerinnenschaft, Belästigungen und Polizeigewalt sind dennoch offenkundig systemisch, weil sie so unglaublich häufig und weitverbreitet sind. Wenn eine Art von Verletzung oft und in vielen Communitys auftritt, dann wissen wir, dass es gesellschaftliche und wirtschaftliche Dynamiken gibt, die sie provozieren oder zumindest ermöglichen.

Wir müssen also auch persönliches Trauma als etwas Komplexeres verstehen. In ihm wirken die unmittelbare Verletzung und die Beziehung mit der Person, die uns verletzt hat. Ebenso wirkt in ihm, dass die Tat gesellschaftlich geleugnet wird, dass so oft der Person die Schuld zugeschoben wird, der die Gewalt widerfahren ist, und dass es im Allgemeinen so selten effektive kollektive Reaktionen auf Trauma gibt. Im persönlichen Trauma wirken soziale Normen, die Narrative befeuern, welche Person schuldig ist und welche weiterhin keine Verantwortung übernehmen muss. All das ist miteinander verbunden.

Betrachten wir zwei Beispiele genauer, und zwar aus der Perspektive der Verwobenheit von individuellem und systemischem Trauma.

Zuerst kehren wir zu sexualisierter Gewalt an Kindern zurück. Eines von vier Mädchen und einer von sechs Jungen wird vor dem 18. Geburtstag sexualisiert misshandelt, und 34 Prozent der Menschen, die einem Kind sexualisierte Gewalt antun, sind Familienmitglieder (National Sexual Violence Resource Center 2015). Das sind große und schmerzhafte Zahlen. Wir wissen genau, welche Menschen sich in der Umgebung jedes Kindes, das sexualisiert misshandelt wurde, aufhalten: die Person, die es verletzt hat; die anderen Erwachsenen, die vielleicht interveniert haben, aber vielleicht auch nicht; und dann die anderen Kinder, Lehr*erinnen und Menschen in ihrem Leben. Ich finde Gewalt gegen Kinder, sei sie sexualisiert oder nicht, und Vernachlässigung so verblüffend, weil sie so allgegenwärtig sind, und doch von so viel Schweigen umgeben. Es wird so viel versteckt. Wie schaffen wir das? Welche sozialen Normen und Praktiken ermöglichen, dass ein Kind erst misshandelt und dann darüber geschwiegen wird? Die Statistiken über sexualisierte Gewalt an Kindern und der Umstand, dass Kindesmisshandlungen meist im unmittelbaren sozialen Umfeld stattfinden, bedeuten, dass die meisten von uns einen Menschen kennen, der einem Kind sexualisierte Gewalt angetan hat.

> *Um sich der Verantwortung für seine Verbrechen zu entziehen, fördert der Täter auf jede ihm mögliche Weise das Vergessen. […] Wenn Geheimhaltung nicht mehr möglich ist, greift der Täter die Glaubwürdigkeit des Opfers an. Wenn er das Opfer nicht ganz*

und gar zum Schweigen bringen kann, sorgt er soweit wie möglich dafür, daß dem Opfer niemand zuhört.

JUDITH HERMAN, Die Narben der Gewalt: Traumatische Erfahrungen verstehen und überwinden

In den letzten Jahren haben wir immer wieder Polizeigewalt gegen Schwarze Communitys in den USA erlebt. Das ist zwar leider nichts Neues für Schwarze Communitys, doch wurden solche Ereignisse nun häufiger gefilmt – und dann öffentlich gemacht. Das hat dabei geholfen, eine neue Welle von Widerstandsbewegungen auszulösen, so wie *Black Lives Matter*. Diese unmittelbare und systemische Gewalt kann bis zur Zeit der Versklavung zurückverfolgt werden, dazu wie die Communitys versklavter Menschen und derer, die entkommen wollten, überwacht und kontrolliert wurden. Schwarze Familien und Communitys haben sehr viele Wunden, denn die Menschen, die ihnen nahestehen, werden getötet, und es wird fast nie Verantwortung übernommen oder sich entschuldigt. Diese Wunden müssen verheilen können. Wie kann das in Familien und Communitys geschehen?

Wir nehmen heilsame Gerechtigkeit als Notwendigkeit wahr in einer Gesellschaft, die Schwarzsein kriminalisiert und strukturell sicherstellt, dass Schwarze Menschen traumatisiert werden.

BLACK LIVES MATTER

Wenn du die beschriebenen Szenarien nicht aus deiner Community kennst: Lass uns empathisch sein und versuchen, sie uns vorzustellen. Stellen wir uns vor, es sei unsere Familie, unsere erweiterte Familie, unsere Community, die von einem System, das so viel größer ist als wir selbst, als nicht wichtig genug bewertet wurde, um Zugang zu sauberem Wasser zu haben (wie in Flint, Michigan). Stellen wir uns vor, es wurden tausende Verträge von der Regierung des Landes gebrochen, das sich selbst das freieste Land der Welt nennt (wie bei den Indigenen Menschen Nordamerikas). Stellen wir uns vor, dass die meisten Menschen unserer Community ermordet wurden und dass unsere Mitmenschen aus Profitgier versklavt wurden (Genozide und Versklavung). Stellen wir uns vor, dass wir Terror*istinnen genannt werden, und dass die, die uns so nennen, nicht einmal den Unterschied zwischen Sikhs, muslimischen Menschen, Arab*erinnen, Pakistanis und anderen kennen. Stellen wir uns vor, dass dieses Narrativ genutzt wird, um Kriege anzufeuern, die Profite für die Reichen zu steigern und Imperialismus voranzutreiben – und doch wird dir die Schuld gegeben. Was bedeutet in solchen Kontexten heilsame Traumaarbeit?

Macht-über-Bedingungen prägen und beeinflussen uns alle, aber nicht auf dieselbe Weise. Menschen und Communitys, die sich in systemisch privilegierten Positionen befinden, werden auch von systemischem Trauma geprägt. Hier wirkt es sich häufig so aus, dass diese Menschen auf Distanz bleiben, losgelöst, dass sie sich als »etwas Besseres« fühlen. Das geschieht dann zum Leidwesen ihres Sicherheitsgefühls und ihrer Verbundenheit. Sie suchen oft nach echter und emotionaler Kraft oder versuchen vermeintliche Sicherheit zu empfinden, indem sie ihr Privileg aufrechterhalten. Negative Stereotype und diskriminierende Strukturen führen dazu, dass sie die Quelle ihrer Angst und ihrer traumatischen Erlebnisse falsch verorten, dass sie die Schuld bei den völligen falschen Menschen suchen. Eine vermeintliche Sicherheit wird erlangt, indem Macht über andere ausgeübt wird, indem andere erniedrigt werden. Das mag vielleicht den eigenen Zugang zu Ressourcen schützen – was wohl auch eine Art von Sicherheit bedeutet – und die eigene Identität. Doch solche Sicherheit gibt uns nicht viel. Sie schränkt uns ein und setzt unserer Verbundenheit und Zugehörigkeit Grenzen, anstatt sie zu erweitern.

In ihrem Buch *The Physiology of Sexist and Racist Oppression* (2015) berichtet Shannon Sullivan von einem Seminar, das sie als Einführung in feministische Philosophie unterrichtete. Als es um Rassismus ging, sagte eine junge *weiße* Frau: »Aber ich habe nun mal Angst vor Schwarzen Männern! … Ich kann einfach nicht anders: Ich werde ganz angespannt und mein Bauch verkrampft sich.« Das ist ihre Erfahrung, und sie fühlt sich für sie zutiefst authentisch an. Doch sie ist geprägt von diskriminierenden sozialen Bedingungen, nicht von der Wahrheit. Sie zeigt eindeutig und sehr schmerzhaft, wie wir soziale Bedingungen verkörpern und wie Menschen durch Privilegien geprägt sein können.

Die meisten Menschen leben in mehreren sozialen Kontexten, die darüber entscheiden, wie diskriminiert oder privilegiert sie sind. Wir sind trans*, stammen aus der Arbeit*erinnenschicht und sind *weiß*; oder wir sind Schwarz und gehören zur oberen Mittelschicht; oder wir sind immigriert und haben eine Aufenthaltserlaubnis; und so weiter. Wir alle haben die sozialen Bedingungen, in die wir hineingeboren wurden, geerbt, wir verkörpern sie und wir sind von ihnen geprägt. Doch wir haben auch die Möglichkeit – und die Verantwortung – zu entscheiden, was wir mit diesem Erbe tun, wenn wir als Erwachsene freier handeln und wirken können.

Wie die Beispiele in diesem Abschnitt gezeigt haben, ist Trauma sowohl individuell als auch sozial. Eine heilsame Traumaarbeit muss also sowohl individuell als auch sozial ausgestaltet sein. Diese Verwobenheit mitzudenken ist unerlässlich dafür, Trauma wirklich zu verstehen und seine Auswirkungen auf heilsame Weise zu transformieren.

WAS BEDEUTET DAS FÜR SOZIALE UND ÖKOLOGISCHE BEWEGUNGEN?

Wir müssen die somatische Definition von Trauma verstehen ebenso wie Möglichkeiten für einen heilsamen Umgang damit. Nur dann können Bewegungen für soziale und ökologische Gerechtigkeit erfolgreich sein. Als Aktiv*istinnen, als Orga*nisatorinnen, als politisierte therapeutisch Praktizierende betrifft uns individuelles und systemisches Trauma. Wir neigen dazu, reflexhaft auf unsere Überlebensstrategien zurückzugreifen. Das gilt auch für die Communitys, die anderen Menschen und die Organisationen, mit denen wir zusammenarbeiten.

Wie wir mit Trauma umgehen, prägt die Kultur, die Strategien und die Visionen unserer Bewegungen. Unsere traumatischen Erlebnisse können dabei eine Quelle des Mitgefühls und der Weisheit sein, und sie können uns ebenso verleiten, argwöhnisch, reflexhaft und ohne Vertrauen zu handeln. Wenn wir uns um unsere eigene tiefe Transformation kümmern, kann uns das in unserer Wegbereit*erinnenrolle und in unserer Effektivität immens stärken. Zu transformieren kann unsere Beziehungen deutlich verbessern. Es kann uns helfen, unser Handeln und unsere Fähigkeiten mit dem in Einklang zu bringen, was wir uns für die Zukunft wünschen. Wenn wir Trauma begreifen und verstehen, wie wir mit ihm arbeiten können, und wenn wir dieses Wissen dann in unsere Bewegungen einfließen lassen, wird das immer den Menschen helfen, für die unser Aktivismus gedacht ist. Dieses Wissen hilft uns aber ebenso dabei, uns zu koordinieren und miteinander verbunden zu sein. Und es kann dazu beitragen, dass unsere Strategien für den Wandel wirkungsvoller werden.

Wir haben uns mit unseren Bewegungen zum Ziel gesetzt, diskriminierende Bedingungen, die unseren Communitys und unserem Planeten schaden, zu transformieren. So wollen wir auf eine gerechtere und lebensbejahende Zukunft zusteuern. Aus einer somatischen Perspektive mit Trauma zu arbeiten, erlaubt es uns besser zu begreifen, *wie* wir Wandel schaffen können, *wie* wir auch kollektiv selbstwirksam handeln können, und *wie* wir all das langfristig durchhalten können. Wir wissen, wie Traumata somatisch wirken, und wir wissen auch, wie transformative Traumaarbeit gelingen kann. Wir können diese Erkenntnisse, Prinzipien und Praktiken in unseren Aktivismus einfließen lassen.

WAS BEDEUTET DAS FÜR MEDIZINISCH UND THERAPEUTISCH TÄTIGE MENSCHEN?

Trauma somatisch zu begreifen und die sozialen Bedingungen, unter denen wir leben, anzuerkennen, kann sich zunächst anfühlen wie eine riesige Ladung schlechter Nachrichten in einem Rutsch. Doch wenn wir als therapeutisch Tätige erfolgreich sein wollen, ist es unerlässlich. Mit einem solchen Verständnis können wir unseren Kli*entinnen sowohl auf der Ebene ihrer individuellen Erfahrungen begegnen als auch auf der Ebene der sozialen Bedingungen, die sie geprägt haben und weiterhin prägen. So können wir ihren Transformationsprozess besser unterstützen, miterleben, was sie erlebt haben, und effektive Methoden wählen, die wirklich zu ihnen passen.

Die meisten therapeutischen Fachleute sind vor allem in der westlichen individualistischen Perspektive auf Trauma und/oder Familiensysteme geschult. Dieser Aspekt ist sehr wichtig, doch er ist auch begrenzt. Sie sind oft nicht darin geübt, historische oder gegenwärtige soziale Umstände wahrzunehmen, die mit dem Trauma verbunden sind oder es sogar auslösen. Innerhalb dieser Umstände spielt sich einerseits das Leben ab, das Heilsame und das Schmerzhafte. Andererseits bilden diese Umstände den Raum, in dem sich Kli*entinnen während der Transformation bewegen und bewegen werden. Die Community, soziale Institutionen und gesellschaftliche Normen haben einen starken Einfluss auf Trauma, Resilienz und den Transformationsprozess, und auch darauf, wie Kli*entinnen sich im Leben zurechtfinden.

ZUM ABSCHLUSS

Wenn wir Trauma im Kontext unserer sozialen Bedingungen somatisch definieren, kann sich das wie ein ganz schöner Brocken anfühlen. Aber es ist, wie es ist. Traumatische Erlebnisse und die sozialen Umstände, in denen wir leben, wirken auf uns alle, körperlich, psychisch und in unseren Beziehungen. Wir alle sind von ihnen geprägt. Ich bin überzeugt, dass wir wirklich verstehen und immer wieder neugierig sein müssen, wie Transformation tatsächlich funktionieren kann. So können wir alle besser leben und uns effektiver für den persönlichen und den sozialen Wandel einsetzen.

ELIZABETH ROSS ist Künstlerin und somatische Therapeutin. Sie arbeitet seit vielen Jahren als Aktivistin für Schadensminimierung (im Umgang mit Drogen und in sexuellen Kontexten) und als Lehrerin bei *generative somatics.*

Ich bin in den 1950er Jahren groß geworden, während der McCarthy-Jahre, als FBI-Direktor J. Edgar Hoover entschlossen daran arbeitete, die Stimmen der Gewerkschaften und aller fortschrittlich denkenden Menschen auszumerzen. Meine Eltern gerieten ins Fadenkreuz, weil sie Mitglieder der *Communist Party USA* waren, und weil mein Vater bei *International Typographical Union* aktiv war, die ehemalige Gewerkschaft des Druckgewerbes. Im Jahr 1940 wurde der sogenannte Smith Act verabschiedet, der das Engagement für den Marxismus effektiv gleichsetzte mit dem Engagement dafür, die Regierung der USA zu stürzen. Aktiv*istinnen – und Menschen, die in diesem allgemeinen Klima des Misstrauens als verdächtig galten – wurden vor das HCUA berufen, das Komitee für unamerikanische Umtriebe. 1953, ein Jahr nach meiner Geburt, wurden Julius und Ethel Rosenberg hingerichtet, weil ihnen vorgeworfen wurde, für die Sowjetunion spioniert zu haben. Der McCarran Act von 1950, mit dem sogenannte »subversive Aktivitäten« bekämpft werden sollten, erlaubte es, dass verdächtigten eingewanderten Menschen ihre Staatsbürgerschaft wieder entzogen und dass sie ausgewiesen wurden. In dieser Welle der Angst tauchten meine Cou*sinen ab. Dies war das Umfeld, in dem ich in meinen jungen Jahren lebte. Sicherheit erfuhr ich nur begrenzt: Das Leben innerhalb der Familie war sicher; das Leben draußen war unsicher. Die Welt war voller Gefahren. Und ich konnte es einfach nicht mit der Realität vereinbaren, dass meine Community und insbesondere meine liebevollen, wunderbaren Eltern – die sich ganz und gar einer Welt voller Frieden und Gerechtigkeit verschrieben hatten – als bedrohlich wahrgenommen wurden.

In den ersten acht Jahren meines Lebens, während der mein Vater wegen verschiedener Anklagepunkte immer wieder mit dem Rechtssystem zu tun hatte, war meine Familie zutiefst isoliert. Die Verfolgung fand auf verschiedenen Ebenen statt: Es gab Einzelne, die meinen Vater bei der Arbeit bedrohten (»Zwei Rosenbergs brutzeln schon auf dem Grill, einer fehlt noch«), und es gab systemische öffentliche Angriffe durch Zeitungsartikel. Aktiv*istinnen hatten Angst vor Kontakt mit uns, denn Verdächtigungen und Isolation waren eine wichtige Strategie der Regierung. Meine Schwester und ich wurden in der Schule ausgegrenzt. Obwohl ich sehr jung war, hatte ich als Kind sehr wenige Freun*dinnen. Ich erinnere mich daran, wie sich mein Vater mit anderen Eltern traf, und leider wurden Grenzen gezogen, welche Kinder mit welchen verkehren durften.

Sicherheit war damit verknüpft, zu schweigen, um andere Menschen zu schützen. Deswegen entwickelte ich schon früh ein ausgeprägtes Gefühl für Eigenständigkeit. Als Heranwachsende hatte ich wenig Erfahrung damit, mich auf andere Menschen als auf meine Eltern zu verlassen oder andere Menschen um Hilfe zu bitten. Das blieb auch lange nach ihrem Tod so. Ich hatte in meiner Kindheit einen sehr begrenzten Begriff von Sicherheit: Ich war sicher mit meinen Eltern, vertraute ihnen, und war auch verpflichtet, sie und andere zu schützen. Meine Eltern versteckten Menschen, die abgetaucht waren. Das FBI stand regelmäßig vor unserer Tür, unsere Adresse wurde in den Medien verbreitet. Das vorherrschende Gefühl bei uns zu Hause war die Angst davor, was passieren könnte. Das Unbekannte war angsteinflößend, unvereinbar mit der positiven Ideologie meiner Eltern und ihrer Haltung zu sozialem Wandel. Bei einer Verurteilung wären wir wohl deportiert worden. Doch so schnell wie der Hass überall im Land zunahm, war klar, dass auch das Undenkbare möglich war. Ich war zunehmend auf der Hut vor dieser allgegenwärtigen Gefahr, körperlich wie psychisch.

Meine Eltern waren jüdisch und aus Quebec. Während ihrer Kindheit und Jugend überstanden sie Armut, Hunger, Diskriminierung und Genozid. Das waren die sozialen Umstände ihrer Familien und Communitys. Gewalt gehörte zum Leben meiner Eltern dazu, und bestätigte sie in ihrer Haltung, dass Diskriminierung ein zentraler Bestandteil struktureller Macht war. Ich wuchs in der Arbeit*erinnenschicht auf. Zusammen mit der schwierigen Migrationsgeschichte und dem politischen Leben meiner Eltern führte das dazu, dass ich glaubte, Trauma gehöre nun mal einfach dazu: Gegen dich wird gekämpft, doch du hältst durch, bleibst standfest. Ich erlebte Trauma als etwas, das uns eben widerfuhr. Ich normalisierte all die Gewalt. Das wurde für mich zu einer sehr wichtigen, aber auch sehr problematischen Überlebensstrategie.

Das Jahrzehnt der McCarthy-Ära zerriss meine Familie. Die Anschuldigungen, dass mein Vater Komplotte gegen den Staat schmiedete, wurden fallengelassen, doch er verlor seinen Job als erster jüdischer Schriftsetzer beim Long Island Star Journal. Die ohnehin brüchige Gesundheit meiner Mutter hatte Schaden genommen. Der Aktivismus kam an sein Ende; Beziehungen zu anderen Aktiv*istinnen wurden zerstört.

Noch lange in meine Jugend hinein wurde mir gesagt, ich wirke viel zu »ernsthaft«, immer irgendwie »angestrengt«. Ich schämte mich nicht dafür, was mir da zugeschrieben wurde; ich fühlte mich anders, als hätte ich keinen Bezug zu anderen Menschen in meinem Alter. Das Ausmaß meines Traumas, die Angst, meine Eltern zu verlieren, meine Community und alles, was ich kannte, zusammen damit, dass meine Eltern als Staatsfein*dinnen wahrgenommen wurden – all das führte dazu, dass ich ein lebhaftes, starkes und kreatives Inneres entwickelte. Ich schaffte mir eine alternative Welt: ein Refugium der Kunst und der Natur, das schon vermuten ließ, dass ich später als Grafikerin und Malerin arbeiten und auf dem Land leben würde. Ich war ein absolutes Wunschkind und meine Eltern haben mich aus tiefstem Herzen geliebt. Bis heute hilft mir das mehr als alles andere dabei, mit dem Trauma zu leben. Doch es würden noch viele Jahre vergehen, bis ich mich trauen würde, mich einem Menschen außerhalb meiner Familie emotional zu öffnen. Dass ich mich freiwillig auf eine Person verlassen würde, meine Geschichte erzählen würde, lag noch Jahre in der Zukunft.

Nach den 1950er Jahren und einem Umzug nach Kalifornien, war das Familienleben bestimmt davon, dass wir uns sehr intensiv mit Politik befassten und die Liebe zur Kunst auslebten. Dass wir so aufblühten, war etwas völlig Neues für uns, denn echte Freude war im Schatten der McCarthy-Ära und in den Trümmern unserer politischen Community völlig untergegangen. Ich ging zur Uni und erweiterte meinen Freun*dinnenkreis, doch es wurde deutlich, dass ich nie so recht gelernt hatte, mich auf andere zu verlassen oder mit Grenzen umzugehen. Für mich war weiterhin das Wichtigste, diejenigen zu schützen, die mir am nächsten standen. Doch mit dieser Schutzhaltung wurde ich mir meines Körpers nicht bewusst und blieb emotional auf Distanz – Gefühle waren mir geradezu rätselhaft –, obwohl ich mich so sehr nach Verbundenheit sehnte. Ich war sehr geübt darin, mich mit Geg*nerinnen zu streiten, aber völlige Anfängerin, wenn es um konstruktive Konflikte mit Menschen ging, die mir nahestanden. Ich kopierte das strenge Verhalten meines Vaters. Die wertungsfreien und sensiblen Seiten meiner Mutter blieben denen vorbehalten, die ich schon kannte. Ich ertrug nicht einmal die kleinste Meinungsverschiedenheit in der Familie oder unter meinen engen Freun*dinnen. Als Teenagerin wurde mir gesagt, ich solle sehr behutsam mit meiner Mutter umgehen, weil sie emotional so zerbrechlich geworden war. Damit wurde das Tabu, zu Hause Probleme zu haben, noch einmal unterstrichen. Ich wusste, wie ich mit der Welt da draußen kämpfen konnte. Ich hatte gut entwickelte Fähigkeiten als Aktivistin. Doch in meinem unmittelbaren persönlichen Leben war ich unfähig, mich zu bewegen. Schwierige Emotionen versuchte ich zu bewältigen, indem ich andere Menschen bewältigte. Ich war gut mit Gefahr vertraut, was mich aber schlechte Entscheidungen treffen ließ, wenn es um Part*nerinnen ging.

Nur selten fühlte ich eine Emotion, ohne sofort nach ihr zu handeln. Einen Großteil meines Lebens war ich damit beschäftigt, Probleme zu lösen. Mit angespanntem Kiefer saß ich bei der Arbeit auf der Stuhlkante, bereit sofort aktiv zu werden. Ich arbeitete während der entsetzlichen frühen Jahre der AIDS-Epidemie in der Schadensminimierung. Zu Kämpfen, für Menschen einzustehen – das war mein Modus Operandi. Ich hatte eine hohe Toleranz für Katastrophen. Ich war gut darin. Das wurde besonders deutlich im Jahr 1986, als meine Mutter von einem Mann aus der Gegend, in der sie wohnte, vergewaltigt und brutal ermordet wurde.

Der junge Mann, der sie vergewaltigt und ermordet hatte, stimmte in der Verhandlung zu, sich des Totschlages schuldig zu bekennen, wenn er für die Vergewaltigung nicht angeklagt werden würde. Wegen eines Fehlers der Ermitt*lerinnen wurde diese Vereinbarung getroffen, ohne dass ich ihr zustimmte. Kein Mensch hat sich je verantwortlich für diesen schweren Fehler gezeigt. Bei den frühen Bewährungsanhörungen blieb ich unbeugsam, denn ich kannte mich gut im Bereich sexualisierte Gewalt und Mord aus. Während dieser Jahre fühlte ich mich allein, obwohl meine Freun*dinnen mich unterstützen. Das Strafrechtssystem machte das, was ich erlebte, nur noch schlimmer. Ich wusste, dass das System nie heilsam für mich sein würde, mir nie helfen würde mit dem Gewirr aus Gewalt und Trauer zu leben. Doch ich war völlig unvorbereitet für den ständigen Schmerz, mit dem ich bei Bewährungsanhörungen konfrontiert war. Mich mit dem Strafrechtssystem auseinanderzusetzen, war für mich ein zusätzliches Trauma, mit dem ich fertigwerden musste. Alle drei bis fünf Jahre rüstete ich mich für den herannahenden Tag der Anhörung. Während der stundenlangen Begutachtung war ich kaum fähig zu verbergen, wie sehr mich das alles quälte. Danach brauchte ich immer ein Jahr, manchmal zwei, um den Boden wiederzufinden, den ich bei jeder Anhörung verlor. Der emotionale Preis war beträchtlich: Ich träumte oft davon, dass ich getötet werde; Verlust bereitete mir unglaubliche Schwierigkeiten; ich hatte schwer damit zu kämpfen, im Angesicht eines starren, unmenschlichen Strafrechtssystems nicht zu verbittern.

Ich wuchs mit der Überzeugung auf, dass du diejenigen, die du liebst, beschützt. Nun war ich einerseits nicht in der Lage gewesen, meine Mutter zu beschützen, was mich sehr verstörte und beunruhigte. Und obwohl ich sehr viel Schmerz von anderen miterlebte, musste ich andererseits mich selbst erst als einen Menschen begreifen, der Schutz brauchte. Ich fing an zu überlegen – wann kommt der Punkt, an dem ich mich um mein eigenes Wohlbefinden sorgen muss? In den ersten 25 Jahren, nachdem meine Mutter getötet wurde, kam es mir gar nicht in den Sinn, nicht zu kämpfen, oder dass es eine andere Art zu kämpfen geben könnte. Noch viel weniger dachte ich daran, was für ein Mensch ich wohl wäre, wenn ich aufhören würde zu kämpfen. Die jahrelange Opferrolle und das übermäßige Normalisieren des Traumas hatten ihren Tribut gefordert. Mein künstlerisches Leben auf einem ländlichen Hof hielt mich über Wasser. Doch erst als ich begann, mich damit auseinanderzusetzen, wie das Trauma auf mich wirkte, konnte ich mich meiner eigenen Geschichte und Entwicklung zuwenden.

Es ist kaum überraschend, dass ich Somatik überhaupt erst wegen der Bedürfnisse anderer Menschen kennenlernte. Ich erinnere mich ganz genau an einen Workshop, in dem Trauma und Somatik in einem Kontext der Schadensminimierung diskutiert wurden. Mir war bewusst, dass Kli*entinnen aber auch Mitarbeit*erinnen solch ein heilsames Bewusstsein brauchten. Und zum ersten Mal dachte ich dabei auch meine eigenen Bedürfnisse mit. Endlich war ich bereit mein Leben neu zu erkunden und Hoffnung zu schöpfen.

Heute bin ich seit 15 Jahren als politisierte somatische Therapeutin tätig. Mit Kursen und Arbeit in diesem Bereich habe ich mein Wissen über Traumata vertieft, meine Perspektive auf die mutige Geschichte meiner Familie erweitert, mein Leben als Künstlerin wieder aufgebaut und eine neue Lebendigkeit in meinen Körper fließen lassen. Die versteckten Winkel meines Lebens wurden in Tageslicht getaucht. Wenn ich mich vom inneren Leben in die Welt da draußen bewege, tue ich das nun mit Ruhe und Zuversicht. Es ist keine Kleinigkeit, dass ich mir durch Somatik die Fähigkeit angeeignet habe, mich mit anderen zu verbinden, mich zu zeigen und zu wissen, wann und wie ich kämpfen sollte, und das Wunder des Lebens zu genießen.

4. DER EINFLUSS VON TRAUMA UND DISKRIMINIERUNG

It is easier to build strong children than
to repair broken men.

FREDERICK DOUGLASS

Wenn wir Traumatisches erleben, wenn wir unter gewaltsamen sozialen Bedingungen leben, reagieren wir darauf ganz automatisch mit einer Reihe ganzheitlicher und unglaublich kreativer Mechanismen. Diese Mechanismen ermöglichen es uns, den Schmerz, die zerbrochene Verbundenheit mit anderen und den Verrat zunächst zu überleben, und uns dann daran anzupassen. Wir sind auf Sicherheit, Zugehörigkeit und Würde ausgelegt. Wir sind darauf ausgelegt, mit anderen verbunden zu sein, auf sie zu achten und für sie einzustehen, und bedeutsame Leben zu leben. Wenn diese Kernbedürfnisse durch Traumata gestört werden, versuchen wir reflexhaft uns zu schützen. Wir passen uns instinktiv an. Oberflächlich wirkt es vielleicht gar nicht so, als hätten wir uns an irgendetwas angepasst, doch genau das tun wir. Meist begreifen wir individuelle und soziale traumatische Erlebnisse als jeweils eigenständige Phänomene. Im Kern sind sie aber nicht voneinander zu trennen. Trauma entsteht immer in einem sozialen Kontext und ist immer von sozialen Bedingungen geprägt. Und fast immer verstetigen traumatische Erlebnisse die Spielregeln, die unsere sozialen Umstände vorschreiben.

KLUGE SCHUTZMECHANISMEN: WIE WIR UNS REFLEXHAFT AN TRAUMA ANPASSEN

Von Geburt an wohnen uns Schutzmechanismen als Reaktion auf traumatische Erlebnisse und gewaltvolle soziale Bedingungen inne. Wir müssen sie nicht erlernen. Sie sind immer schon in uns und funktionieren auf kluge und anpassungsfähige Weise. Diese Schutzreaktionen liegen weit außerhalb dessen, was wir bewusst kontrollieren können. Sie wurden uns auf dem Weg der Evolution und durch die spezifischen biologischen Voraussetzungen der Menschen vererbt, die uns gezeugt und geboren haben. Und sie wirken zusammen mit dem zwischenmenschlichen, kulturellen und sozialen Kontext, in dem wir leben. Viele Menschen entwickeln Hauptstrategien, um zu überleben sowie sicher, zugehörig und würdevoll zu leben. Zwar sind diese Reaktionen automatisch und tief im Körper hinterlegt, doch sie passen sich auch unserem Umfeld an. Sie sind also geprägt von Kultur, Gender, sozialer Schicht und so weiter. Diese Überlebensreaktionen und -anpassungen sind sehr weise, intelligent und essenziell für unser Dasein.

Kämpfen, Fliehen, Erstarren, Unterwerfen und Dissoziieren – all das sind Reaktionen, die wir uns aneignen und die zum Menschsein dazugehören. Sie sind nicht perfekt. Wenn uns Schmerz zugefügt wurde oder wir in Gefahr geraten sind, dann neigen wir dazu, den Schutzmechanismus zu generalisieren. Unser Soma geht davon aus, dass die Gefahr wieder auftreten wird. Wenn das geschieht, können wir unseren Schutzschild nicht mehr niederlegen. Dann erkennen wir vertrauenswürdige und gute Menschen und Situationen nicht mehr als solche. Dann fühlt es sich an, als warteten wir bloß darauf, dass die nächste schlechte Sache passiert. Wenn unsere Schutzmechanismen generalisiert werden, dann verkörpern wir sie in all unserem Handeln. Die Überlebensreaktionen können dann dazu führen, dass wir leiden, zusammenbrechen, argwöhnisch sind und uns nicht mehr verbunden fühlen. Wir schätzen dann oft völlig falsch ein, ob wir gerade sicher und geliebt sind, wie es um unsere Würde bestellt ist und wie andere Menschen um uns herum handeln.

Wenn wir aber darüber nachdenken, warum diese Schutzmechanismen eigentlich generalisiert werden, erscheint das auch durchaus sinnvoll. Wenn wir darauf vorbereitet sind, was uns umgibt und als Stressfaktor wirken kann, dann sind wir auch überlebensfähiger. Wir sind einfach angepasst. Und das geschieht zu einem Preis: Generalisierte Überlebensmechanismen sind in stressigen Zeiten körperlich belastend. Sie belasten unsere Beziehungen, weil wir dazu neigen, argwöhnischer und misstrauischer zu werden. Sie belasten unsere Familien und Communitys, wenn es an Empathie, Grenzen und Verantwortlichkeit fehlt. Und sie belasten auch unsere Organisationen und sozialen Bewegungen, wenn wir uns hilflos fühlen, wenn wir destruktive Kritik üben, wenn mangelndes Vertrauen und allgemeines Misstrauen gegenüber Macht aufkommen. All sowas eben.

Matt Ridley, der Autor von *Genome: The Autobiography of a Species in 23 Chapters*, schreibt über Stress und was er für Trauma bedeutet, wie wir von Trauma geprägt sind und wie wir heilsam mit Trauma umgehen können.

> *Auf Chromosom 10 befindet sich ein Gen, das ein Enzym produziert, das Cortisol aus Cholesterin herstellt. Cortisol ist das Stresshormon des Körpers. Ein starkes Stressgefühl entsteht durch das Cortisol in unserem Blut. Es schaltet Gene ein und aus und das verändert, wie wir uns verhalten und wie wir empfinden. Das bedeutet, dass äußerliche Ereignisse im Leben, die unser Stresslevel verändern, tatsächlich auch unsere Gene verändern können. Stress schaltet manche Gene an und andere aus. Unsere Gene sind also unserem Verhalten ausgeliefert, eben so, wie unser Verhalten unseren Genen ausgeliefert ist.*
>
> *MATT RIDLEY, Beitrag in DNA Learning Center des Cold Spring Harbor Laboratory*

In seinem Kapitel über Stress erläutert Ridley, dass ein Baby mit »eingeschaltetem« Stress-Gen geboren wird, wenn das Gen auch beim schwangeren Elternteil »eingeschaltet« war. Mich hat das völlig umgehauen, vor allem wenn ich an transgenerationales Trauma denke. Das Gute ist aber, dass wir dieses Stress-Gen mit unserem Verhalten und heilsamen Praktiken »ausschalten« können.

Wenn wir unsere automatischen Schutzmechanismen verstehen und würdigen, dann tun wir das, um sie als das zu begreifen, was sie sind. Unser Ziel ist, wertzuschätzen, wie sie uns geschützt haben, und mithilfe von somatischen Prozessen die Verhärtung und zurückgehaltene Energie zu lösen, sodass diese Überlebensreaktionen nicht zu häufig eingesetzt werden. Sie sollen nicht bestimmen, was für Menschen wir sind. Sie sollen vielmehr da sein, wenn wir in Gefahr sind und sich entspannen und loslassen, wenn die Gefahrensituation vorüber ist.

Unser Ziel ist es, uns ausgehend vom Jetzt und von den aktuellen Gegebenheiten zu entscheiden und zu verhalten. Wir haben seit unserem traumatischen Erlebnis dazu gelernt, sind stärker geworden, kompetenter. Das müssen wir nutzen. Wir müssen in unseren Werten ruhend handeln und in Beziehung gehen, aus dem heraus, was uns wichtig ist, das Steuer nicht den Reflexen überlassen, die durch unsere vergangenen Traumata entstanden sind. So können wir lebensbejahend und selbstwirksam leben und in der Welt sein. Das ist ein zentrales Ziel der heilsamen verkörperten Transformation.

Viele Menschen und Communitys leben unter sozialen und wirtschaftlichen Bedingungen, die kaum Sicherheit, Zugehörigkeit, Würde und Zugang zu Ressourcen bieten. Können wir auch unter solchen Umständen mehr Resilienz schaffen, transformieren und selbstwirksam sein? Ja.

Betrachten wir einmal jede der angeborenen Überlebensmechanismen etwas genauer. Welche erkennst du in dir selbst und in den Menschen, die dir wichtig sind?

KÄMPFEN, FLIEHEN, ERSTARREN, BESÄNFTIGEN UND DISSOZIIEREN

FLIEHEN

Auch wenn die Reaktionen meistens (und ja auch von mir) in anderer Reihenfolge aufgezählt werden, fange ich hier mit Fliehen an, einfach weil Fliehen sich leichter erklären lässt. Der menschliche Reflex zu kämpfen ist kompliziert, weil wir aus vielen Gründen kämpfen, sowohl um uns zu schützen als auch um anzugreifen. Als Erstes also: *Fliehen.*

Fliehen: sich eilig entfernen, um sich vor einer Gefahr in Sicherheit zu bringen; (vor etwas, einer Person) davonlaufen (vgl. Duden).

Wenn wir fliehen oder flüchten, folgen wir dem Impuls, einer bedrohlichen Person, Erfahrung oder Situation zu entkommen. Hierbei handelt es sich um einen ganzheitlichen Impuls, der unsere Muskulatur, unsere Körperchemie, unser Gehirn, unseren emotionalen Zustand, unsere Beziehungen und unsere Energie beansprucht. Das kann ganz unterschwellig geschehen (wir werden aufmerksamer, drehen uns etwas weg) oder sich sehr deutlich zeigen (wenn wir wortwörtlich fliehen, uns wegbewegen, einen Menschen oder eine Situation verlassen).

Manchmal ist es einfacher, eindeutige Beispiele für den Fluchtreflex in der Tierwelt zu finden. Bei welchen Tieren ist es der primäre Schutzmechanismus zu fliehen? Coolerweise tun *alle* Tiere das: Insekten und Spinnen, Fische und Amphibien, vierbeinige Tiere und wir Menschen. Es ist einfach eine kluge Taktik.

Säugetiere, bei denen der Fluchtreflex bei Gefahr dominiert, haben meist Hufe und keine Krallen oder Reißzähne: Rehe, Kühe, Pferde, Antilopen und so weiter. Diese Tiere können zwar kämpfen (mit den Hufen treten, mit den Hörnern stoßen), doch als Schutzmechanismus liegt es ihnen vor allem, davonzulaufen, um sich in Sicherheit zu bringen. Denken wir an ein Reh. Wenn irgendetwas seine Aufmerksamkeit erregt, dann schätzt es die Situation zuerst ein (es stellt die Ohren auf, dreht den Kopf, ist ganz ruhig und lauscht), um dann, falls es Gefahr wittert, in großen Sprüngen davonzulaufen. Es läuft dann so lange, bis es meint, in Sicherheit zu sein. Das Reh handelt völlig instinktiv und ganzheitlich, ohne viel nachzudenken.

Doch auch Tiere mit Krallen fliehen meist, ehe sie kämpfen. Denken wir an Hauskatzen, die machen das auch so – kurz einschätzen, dann wegrennen. Mäuse, Hasen und Vögel tun es auch. Etwas erregt die Aufmerksamkeit, es folgt eine kurze Einschätzung, dann rennen, schwimmen oder fliegen sie davon. Die Reaktion kann individuell sein oder kollektiv wie bei Vogel- oder Fischschwärmen, bei Herdentieren, oder eben bei uns.

Denn wir sind so wie Rehe. Auch wir Menschen fliehen oder bereiten uns innerlich darauf vor. Wenn die bedrohlichen Umstände es zulassen, ist zu Fliehen einer unserer wichtigsten Schutzmechanismen. Wir rennen davon. Wir hauen ab. Wir sind auf und davon.

Fliehen: In der siebten Klasse durften ich und das Mädchen, das bei mir übernachtete, noch abends allein zum Supermarkt gehen. Wir mussten zwar etwas Überzeugungsarbeit bei meiner Mutter leisten, aber schließlich erlaubte sie es uns und wir freuten uns auf den Ausflug. Ich lebte in einer kleinen, ländlichen Stadt in den Bergen. Wir folgten einer Schotterstraße zur Hauptstraße. Im Ort gab es keine Straßenlaternen; das einzige Licht kam von den Scheinwerfern der Autos und aus den Schaufenstern der Läden. Es war ein etwa 10-minütiger Fußweg. Wir gingen zum Supermarkt und kauften uns, da bin ich ziemlich sicher, Schokoladenbonbons und Weingummistangen.

Auf dem Rückweg hupte uns ein Auto an, und drehte hinter uns um, als würde es uns folgen. Unser Weg führte auch durch eine etwas dünner besiedelte Gegend. Als wir dorthin abbogen, bog auch das Auto ab, um uns weiter zu folgen. Wir sahen das und

fingen an zu rennen. Wir rannten so schnell wir konnten. Wir rannten in den Wald, um vom Schotterweg herunterzukommen, damit uns das Auto nicht folgen konnte. Es drehte noch ein paar Kreise und fuhr dann davon.
Wir standen im Wald, keuchten und lachten, weil wir so aufgeregt, erleichtert und voller Energie waren. Und weil wir in Sicherheit waren. Es ging uns gut. Wir machten uns wieder auf den Weg, blieben aber ganz aufmerksam und auch ein bisschen kribbelig. Das war das Abenteuer für die Nacht. Natürlich erzählte ich meiner Mutter nichts davon. Schließlich wollte ich ja, dass sie uns am besten noch vor meinem 18. Geburtstag wieder zum Supermarkt gehen lassen würde. Der Schutzmechanismus Fliehen hatte das Steuer übernommen, uns durchlaufen, und wurde erfolgreich abgeschlossen. Und während wir über das Erlebte sprachen, war von Trauma keine Spur.
Als Erwachsene denke ich an diese Situation zurück und stelle mir schreckliche Dinge vor. Wie verletzlich wir als junge Mädchen waren (und traurigerweise lebten wir beide schon in einem gewaltvollen Zuhause). In dem Auto, das uns an diesem Abend verfolgt hatte, saßen vielleicht Highschool-Schül*erinnen, die unsere älteren Geschwister kannten, und uns nur einen Schrecken einjagen wollten. Aber ich werde das nie so genau wissen.

Die Fluchtreaktion kann auch langfristiger durchgehalten werden. Und sie kann immer wieder im Soma ausgelöst worden sein, ohne dass es je die Gelegenheit gab, sie auszudrücken oder sie vollständig zu durchleben. In einem solchen Fall verkörperst du vielleicht eine Fluchtreaktion, die dein

Soma prägt. Sie kann sich dann auf verschiedene Weisen in deinem Soma und Leben zeigen:

- ★ Du bist Kontakten und Verbundenheit somatisch abgeneigt. Dich rückwärts zu bewegen, auszuweichen, fühlt sich für dich »normal« an.
- ★ Wegbewegen, ein Gespräch oder eine Beziehung beenden, nicht dabeibleiben – das fühlt sich erleichternd an. Vielleicht fühlt es sich »sicherer« an, obwohl es dich nicht in dem unterstützt, was dir eigentlich wichtig ist.
- ★ Du führst ein dauerhaftes inneres Gespräch, das vom Verlassen, vom Entkommen handelt, davon, wie und wann du Situationen verlassen kannst, die zwar unangenehm, aber nicht bedrohlich sind.
- ★ Deine Identität ist um all das herum konstruiert. »Ich bin nun mal kein Mensch, der dabeibleibt«, »Ich bleibe nicht gern bis zum Ende«, »Allein bin ich besser dran« und so weiter.

Wenn ein Schutzmechanismus zur generalisierten verkörperten Tendenz wird, kann es so aussehen, als wäre es ein ums andere Mal die beste Lösung, zu fliehen, die Situation und die Menschen zu verlassen. Doch wenn die Standardreaktion ist, vor allem zu fliehen, was unangenehm ist, werden deine Möglichkeiten zu handeln immer eingeschränkter.

Es gibt auch Szenarien, in denen wir vielleicht den Impuls haben, zu fliehen, um uns in Sicherheit zu bringen, die Umstände es aber nicht erlauben. Ein Kind, das auf seine Eltern angewiesen ist; ein Mensch, der in der Beziehung finanziell auf sein*en Part*nerin angewiesen ist; eine Person im Gefängnis; eine gewaltvolle Situation, aus der du nicht entkommen kannst. Du kannst zwar nicht fliehen, doch die Hormone wurden ausgeschüttet, die körperlichen Abläufe in Gang gebracht und der Impuls zu fliehen ist dennoch entstanden. Und dann verfängt er sich, bleibt im Soma unausgedrückt und wird dort abgelagert, obwohl er eigentlich noch verarbeitet werden müsste. Der Überlebensreflex steckt in deinem Gewebe und prägt dich somatisch.

Die Fluchtreaktion kann auch in Situationen ausgelöst werden, die sie nicht wirklich rechtfertigen. Dann reißt der Reflex das Steuer an sich, sobald wir unter Druck geraten, auch wenn wir eigentlich die Möglichkeiten und die Stärke hätten, anders zu handeln. Er zeigt sich dann darin, wie wir automatisch und unbewusst handeln oder nicht handeln, wie wir sind und wie wir in Beziehung gehen. Und das geschieht, wie gesagt, nicht bewusst. Vielmehr geschieht es automatisch, so wie es unser Nervensystem über lange Zeit eingeübt hat.

Welche Überlebensmechanismen eine Person nutzt, wird oft durch ihre sozialen und kulturellen Umstände bestimmt und befördert. Diese Mechanismen gelten dann kulturell als akzeptabel für bestimmte Menschen, Gender und Gruppen, nicht aber für andere. So werden manche Menschen darin bekräftigt, zu fliehen, und andere nicht. Denken wir nur daran, wie Gender in vielen westlichen Kontexten beeinflusst, was uns über das Fliehen beigebracht wird: »Männer kämpfen, Männer laufen nicht weg«, »Steh' deinen Mann.« Und wenn sie doch fliehen, dann werden Männer verbal beschimpft (z. B. mit den Wörtern »Pussy« oder »Schwuchtel«). Diese soziale Prägung reicht bis tief in unsere biologischen Impulse hinein, befördert die einen und unterdrückt die anderen.

Wir interagieren auf körperlicher und psychischer Ebene immer mit unseren Beziehungen und mit unseren kulturellen und sozialen Umständen. Wir suchen nach Sicherheit, Zugehörigkeit und Würde, und stellen komplexe unbewusste Abwägungen dazu an, welcher Weg wohl am zielführendsten ist. Wie wir uns entscheiden, ist dabei nicht zufällig. Vielmehr entscheiden wir uns auf Grundlage dessen, wie wir die Welt wahrnehmen und empfinden, wie wir andere Menschen und unsere Umgebung einordnen und so weiter. Wenn wir nicht fliehen können oder Flucht sozial und kulturell »unangemessen« erscheint, dann erstarren wir stattdessen vielleicht oder wir kämpfen. Eine Vielzahl von körperlichen, sozialen, kulturellen und psychischen Faktoren wirken zusammen, und prägen uns und unsere Überlebensstrategien.

Dr. Andrew Huberman, ein Neurowissenschaftler an der Universität Stanford, erklärt, dass unsere Fähigkeiten wahrzunehmen, uns mit unserem Umfeld zu arrangieren und uns anzupassen unglaublich ausgeklügelt sind. Wir nutzen dafür unser gesamtes Nervensystem, unsere Organe (von denen die Haut das größte ist), unsere Muskeln und unsere Fähigkeit, die Umwelt wahrzunehmen und zu deuten. Wenn wir unser Wahrnehmen auf externe Geräte verlagern, fügt Huberman hinzu, treten wir diese tiefgreifenden Fähigkeiten an Gegenstände ab, die viel schlechter wahrnehmen können als wir.

ERSTARREN

Erstarren: »plötzlich eine starre, unbewegte Haltung annehmen und darin verharren« (Duden).

Wenn wir erstarren, schützen wir uns, indem wir ganz still sind, uns nicht bewegen und warten, bis die Gefahr vorüber ist. Auch das ist ein ganzheitlicher Impuls, der unsere Muskeln, unsere Körperchemie, unser Gehirn, unseren emotionalen Zustand, unsere Beziehungen und unsere Energie beansprucht. Das kann ganz unterschwellig geschehen (wir halten den Atem etwas an, wir sind regungslos) oder sich sehr deutlich zeigen (wenn wir tatsächlich nicht sprechen oder handeln können, wenn wir häufig während des Erstarrens noch dissoziieren).

Betrachten wir die Tierwelt. Bei welchen Tieren ist es der primäre Schutzmechanismus zu erstarren? Mein absoluter Liebling ist das Opossum. Opossums zählen zu den Tieren, die sich »totstellen« können, »Ich bin tot, ich bin tot, ich bin tot, friss mich besser nicht!« Wenn sie bedroht werden, verfallen Opossums in den Zustand der Schreckstarre oder Thanatose. Ihr Körper wird schlaff, ihnen läuft Speichel aus dem Maul, sie sind vorübergehend gelähmt und reagieren nicht auf Reize. Es ist fast wie ein vorübergehendes Koma. Der Zustand kann vierzig Minuten bis zu 4 Stunden anhalten. Opossums stoßen dabei auch noch einen Gestank aus, der an Verwesung erinnert. Ein Raubtier findet also ein schlaffes, müffelndes Opossum vor, das nicht reagiert, und holt sich sein Mittagessen lieber woanders. Einen verrottenden Kadaver zu fressen ist für die meisten Tiere ungesund. Zu erstarren ist also ein großartiger Schutzmechanismus.

Auch wir Menschen erleben Schreckstarre. Wir erstarren, wenn wir bedroht werden.

Wenn ich daran denke, wie Menschen vor Schreck erstarren, lande ich oft bei einem dieser schlechten B-Horrorfilme. Meist steht eine weiblich gelesene Person in einer Ecke, ganz klein und ohne sich zu bewegen, während di*er Angreif*erin sich nähert. Ich erinnere mich daran, dass ich als Kind den Fernseher anschrie: »Renn weg, renn weg, renn weg!« Genau solche Szenen stellen sehr gut dar, was es heißt zu erstarren.

Viele Menschen, ganz besonders Kinder, neigen dazu zu erstarren. Oft sind sie nicht groß genug, um sich zu wehren, oder sie können nirgendwohin flüchten. Vor allem, wenn es im eigenen Zuhause oder mit einer Person, die ihnen nahesteht, zu Gewalt kommt – wo sollen sie dann hin? Menschen erstarren oft auch dann, wenn sie sexualisierte Übergriffe erleben oder vergewaltigt werden. Das wird in der Gesellschaft häufig missverstanden, als würde die Person passiv einwilligen (und sexistische Strukturen begünstigen dieses Missverständnis auch noch). Wenn wir erstarren, ist das aber keine Form von passiver Einwilligung. Es ist Ausdruck davon, dass ein Mensch sich äußerst bedroht und gefährdet fühlt.

Viele Menschen sind im Nachhinein frustriert mit sich selbst und fragen sich: »Warum habe ich nicht geschrien, warum habe ich mich nicht gewehrt, warum bin ich nicht weggelaufen?« Sogar Freun*dinnen oder Thera*peutinnen, die nur unterstützen wollen, stellen manchmal solche Fragen. Sie sind allerdings nicht angebracht. Es ist wichtig zu verstehen, dass wir, wenn wir erst erstarrt sind, all diese Dinge nicht mehr tun können. Damit du bloß überlebst, bist du für den Moment unfähig zu handeln – kannst nicht sprechen, kannst dich nicht bewegen. Unser evolutionär geschulter Überlebenswille schätzt die Situation ein und »wählt« einen Schutzmechanismus. Entscheidend ist, was unserer Sicherheit, Zugehörigkeit und Würde, unserem Überleben, am besten hilft, auch wenn du irgendwie findest, dass eine andere Option besser gewesen wäre.

Erstarren ist einzigartig. Wenn wir kämpfen und wenn wir fliehen, dann erleben wir den Impuls zu handeln. Wenn wir erstarren, erleben wir aber den Impuls, *nicht* zu handeln.

Der Mechanismus zu erstarren kann auch dauerhaft wirken oder immer wieder im Körper angestoßen werden. In einem solchen Fall kann dein Soma vom Erstarren geprägt sein. Wie jede Überlebensreaktion erlernen wir das Erstarren häufig schon in jungen Jahren. Dann generalisieren wir es, sodass es schließlich auch im Erwachsenenalter auftritt. Wenn es uns somatisch prägt, kann sich Erstarren zum Beispiel so zeigen:

- ★ Du bist irgendwie betäubt, du fühlst nichts, oder dein Körper und deine Emotionen sind ganz reglos. Empfindungen und Emotionen fühlen sich erdrückend an, Betäubtsein aber »normal«.
- ★ Konfliktträchtige Gespräche, zu viele Möglichkeiten oder sogar schöne Momente führen dazu, dass du ein »Blackout« hast, ausdruckslos wirst, wenn du nicht weißt, was du sagen oder tun sollst.
- ★ Es fühlt sich vielleicht »sicherer« an, von Reizen fernzubleiben, auch wenn sie positiv sind, obwohl dir das in deinem Leben und in dem, was dir wichtig ist, nicht hilft.
- ★ Du führst ein stetiges inneres Gespräch, das davon handelt, betäubt zu sein, nicht zu fühlen, sich zu schämen, nichts getan zu haben.
- ★ Deine Identität ist um Gedanken konstruiert wie »Ich bin eigenständig«, »Ich brauche gar nicht viel«, »Ich bin völlig losgelöst«, oder »Ich kann nicht handeln.«
- ★ Du lässt somatisch wenig Stimulation oder Lebendigkeit zu (auch keine Freude), obwohl das weder dir noch deinem Leben guttut. Das kann als mangelnde Authentizität verstanden werden, weil du nicht aus dir herauskommen kannst, um Kontakt und Verbundenheit zu erlauben.

Es gibt noch weitere Situationen, in denen wir erstarren, obwohl das unter den gegebenen Umständen keine passende Reaktion ist. Bei Menschen, denen als Kind Schmerzen zugefügt wurden – durch Gewalt im persönlichen Umfeld oder durch Gewalt aus der Community oder vom Staat – ist der Impuls zu Erstarren manchmal besonders eingeschliffen. Wenn solch ein Mensch sich bedroht fühlt, kann es passieren, dass er zum Schutz erstarrt, obwohl er nun eigentlich viel mehr Möglichkeiten und Kraft hätte als in der Kindheit. Die Reaktion zeigt sich dann darin, wie wir automatisch und unbewusst handeln oder nicht handeln, in unseren Überzeugungen, darin, wie wir sind und wie wir in Beziehung gehen. Auch für das Erstarren entscheiden wir uns nicht bewusst. Vielmehr geschieht es automatisch, so wie es unser Nervensystem über lange Zeit eingeübt hat.

Welche Überlebensmechanismen eine Person nutzt, wird oft durch ihre sozialen und kulturellen Umstände bestimmt und befördert. Diese Mechanismen gelten dann kulturell als akzeptabel für bestimmte Menschen, Gender und Gruppen, nicht aber für andere. Manche Menschen sind kulturell darin geübt, leise und korrekt zu sein; sich nicht zu Wort zu melden; gesehen zu werden, aber nichts zu sagen. Wenn wir darüber nachdenken, welche Menschen das meist sind, zeigt sich, dass Erstarren sowohl gegendert als auch kulturell vorgegeben sein kann.

Erstarren: Vor etwa 10 Jahren arbeitete ich in Ramallah in Palästina beim *Palestinian Counseling Center*. Wir befanden uns auf einer einmonatigen Bildungsreise zur systematischen Kolonisierung von Palästina durch die israelische Regierung – eine Reise, die von der us-amerikanischen und der britischen Regierung finanziell und politisch stark unterstützt wurde. Insgesamt war die Reise einfach erschütternd. Sie zeigte uns, was tatsächlich geschah, und nicht, was wir sonst in den Nachrichten in den USA hörten. Wir kamen mit unserem

somatischen Ansatz für Traumaarbeit im Gepäck und lernten viel von den Thera*peutinnen und Psycho*loginnen vor Ort. Die Arbeit wurde simultan ins Arabische gedolmetscht und viel medizinisches Personal sprach auch Englisch.
Diese Thera*peutinnen arbeiten unter sehr intensiven und schwierigen Bedingungen. Wir trafen uns häufig mit Kli*entinnen und Familien, bei denen es zu häuslicher Gewalt kam oder bei denen Kinder misshandelt wurden. Die Familien wurden aus ihrer Stadt oder ihrer Community vertrieben, viele Familienmitglieder wurden vom israelischen Militär getötet, und in ihrer Stadt galt eine Ausgangssperre. Wie befördern und unterstützen wir unter solchen Umständen heilsame Traumaarbeit?
Kurz bevor wir ankamen, galt in Ramallah noch eine Ausgangssperre. Konkret bedeutete das, dass die Menschen nur zwei bis vier Stunden pro Tag ihre Wohnung verlassen durften, um sich zu versorgen, Wasser zu holen oder einander zu treffen. Die Kinder gingen nicht in die Schule, Geschäfte blieben geschlossen und damit brachen Existenzgrundlagen weg. Eine militärisch durchgesetzte Ausgangssperre bedeutet, dass scharfe Munition genutzt wird, wenn du außerhalb der erlaubten Zeit auf der Straße erwischt wirst. Schon der Versuch, unter solchen Umständen zu leben, ist traumatisierend.
Wir sprachen über die verschiedenen Schutzmechanismen – kämpfen, fliehen, erstarren, sich unterwerfen und dissoziieren – und wie sie sich psychisch, körperlich und gesellschaftlich zeigen. Einer der jungen Therapeuten wurde ganz lebhaft, als wir vom Erstarren sprachen. Er sagte: »Oh wow, das ist unglaublich, weil ich und meine Freun*dinnen …« Dann folgte seine Geschichte. Als er 19 Jahre alt war (bei diesem Treffen war er in seinen 30ern), gab es in Ramallah auch eine Ausgangssperre. Er und zwei Freun*dinnen fanden sich plötzlich in der

Situation wieder, dass sie während der Sperrstunde noch unterwegs waren. Sie hatten Wasser ausgeliefert und es nicht rechtzeitig nach Hause geschafft. Auf dem Heimweg sahen sie das israelische Militär und versteckten sich. Sie warteten bis die Sol*datinnen weitergezogen waren und schmiedeten einen Plan: Sie würden gemeinsam von Versteck zu Versteck rennen, bis sie zu Hause ankamen, damit nicht auf sie geschossen würde. Als Erstes rannten sie zu einem Graben, in den sie hineinkrochen. Die Sol*datinnen zogen wieder vorüber. Das nächste Versteck war hinter einem Gebäude. Als sie dachten, dass die Luft rein sei, zählten sie bis drei und rannten los. Nur rannte dieses Mal einer der jungen Männer nicht mit. Er lag völlig still im Graben und bewegte sich nicht. Der Therapeut erzählte, wie aufgewühlt sie waren: »Oh nein, warum ist er nicht mitgekommen? Was macht er da?« Sie hielten wieder nach Patrouillen Ausschau und rannten zurück, um ihn zu holen und zum nächsten Versteck zu bringen.
Dieser junge Mann war zu seinem Schutz erstarrt. Er konnte im wahrsten Sinne des Wortes nicht rennen. Es war nicht so, dass er nicht bei seinen Freun*dinnen bleiben wollte oder dass er nicht davonlaufen wollte – nein, der Überlebensmechanismus hatte das Steuer an sich gerissen und der Körper, das Selbst, war unfähig sich zu bewegen.
Der Therapeut war ganz außer sich, weil er aus eigener Erfahrung wusste, was es bedeutet zu erstarren, und er nun viel besser verstand, was damals mit seinem Freund geschehen war. Dann sagte er: »Mein Freund hatte sich so geschämt, weil er als Mann erstarrt war und wir kommen mussten, um ihm zu helfen.«
An dieser Stelle kollidieren unsere evolutionäre Weisheit, unsere körperliche Fähigkeit zu überleben und unser gesellschaftliches

Glaubenssystem. Die soziale Norm eines patriarchalen Systems lehrt uns, »ein Mann handelt«, »ein Mann hat keine Angst«, »Männer brauchen keine Hilfe.« Dieser junge Mann hat also intelligent auf Gefahr reagiert, sich entsprechend verhalten, und sich anschließend dafür geschämt. Er hatte also nicht nur mit einem traumatischen Erlebnis zu tun, sondern auch damit, zu denken, dass er falsch gehandelt hat und dass ihm das vor seinen Freun*dinnen peinlich war. Durch solche Umstände kommt es zu posttraumatischen Belastungsstörungen und wir fangen an unsere Identität aus dem traumatischen Erlebnis heraus zu entwickeln.
Auch wie die Geschichte erzählt wurde, hat mich aufgewühlt. Der Therapeut war so lebhaft und aufgeregt, weil er die Reaktion Erstarren verstand. Er hatte ein Leben inmitten von Ausgangssperren, scharfer Munition und militärischer Besatzung gelebt. Er hatte Überlebensstrategien entwickelt, um mit diesen Umständen klarzukommen – ich hatte das allerdings nicht. Was ich für heftige Dinge über Kolonisierung lernte, wie Erwachsene und Kinder leben müssen, wie der Staat Gewalt rechtfertigt, indem er andere massenhaft entmenschlicht – das verstörte mich zutiefst. Und all das gilt für jedes imperialistische Land, auch für die USA.

Manche Communitys in den USA sind leider viel gewöhnter an Polizeigewalt und den »Polizeistaat«. Ich bin *weiß* und in einer ländlichen Stadt in den Bergen aufgewachsen. Zwar gab es dort viel Gewalt in Part*nerinnenschaften, im familiären Umfeld und auch in der Community. Doch es gab keine Besatzung und die Polizei schoss nicht auf die jungen Männer meiner Community. In vielen Schwarzen, armen, Indigenen und migrantischen Communitys in den USA ist das aber eine viel alltäglichere Erfahrung.

SICH UNTERWERFEN

Sich unterwerfen: sich dem Willen, Anordnungen o. Ä. einer Person unterordnen; sich fügen; Vorstellungen o. Ä. einer Person akzeptieren, hinnehmen und sich entsprechend gefügig verhalten (vgl. Duden).

Wenn wir uns unterwerfen, schützen wir uns, indem wir kleiner werden, weniger bedrohlich, um eine Gefahr abzuwehren oder sie aufzulösen. Das ist ein ganzheitlicher Impuls, der uns vollständig beansprucht, den Körper, die Identität, unsere Beziehungen und unser Denken. Das kann ganz unterschwellig geschehen (wir machen uns kleiner, nicken zustimmend, lächeln) oder sich sehr deutlich zeigen (wir handeln auf eine Weise, die aggressives Verhalten beschwichtigt, die aber uns und anderen nicht guttut oder die nicht mit unseren Werten in Einklang steht).

Betrachten wir noch einmal die Tierwelt. Was tun zum Beispiel Hunde, um sich zu unterwerfen? Sie ducken sich (werden kleiner), rollen sich auf den Rücken, um den Bauch und die Kehle zu zeigen, und schauen weg. Im Grunde sagen sie: »Ich werde dir nicht wehtun, tu mir auch nicht weh.« Und das ist der Kerngedanke des Unterwerfens – »Von mir geht keine Gefahr aus, tu mir nicht weh.« Wenn Hunde ihren Bauch zeigen, zeigen sie ihre lebenswichtigen Organe. Das ist also eine sehr verletzliche Haltung. In den Bauch oder in die Kehle gebissen zu werden, wäre tödlich. In der Welt der Hunde ist das Ergebnis dieser Botschaft meist, dass der andere Hund seine Dominanz etabliert hat, und dann laufen alle wieder herum und schnüffeln an allen möglichen Dingen.

Auch wir Menschen unterwerfen uns. Dabei verhalten wir uns ganz ähnlich wie Hunde. Wir Menschen unterwerfen uns, indem wir uns kleiner und schmaler machen, uns ducken, wegschauen, lächeln, zustimmen, mit den Schultern zucken, uns viel entschuldigen und so weiter. So wie Hunde ihren Bauch zeigen, unterwerfen wir Menschen uns, indem wir den Kopf zur Seite legen. Damit zeigen wir unsere Halsschlagader, also eine sehr verletzliche Körperstelle. So sagen Menschen: »Ich bin nicht bedrohlich. Ich werde dir nicht wehtun, bitte tu mir nicht weh«, oder »Lass mich dazugehören zu deiner Herde / deinem Rudel / deiner Familie / deiner Community.«

Lernen müssen wir dieses Verhalten nicht, denn die Evolution hat uns damit ausgestattet. Sich zu unterwerfen ist ein großartiger Schutzmechanismus.

Wenn wir uns ständig unterwerfen, weil wir dieses Verhalten generalisiert haben, kann das gleichzeitig sehr nützlich sein und einen hohen Preis haben. Es kann uns Sicherheit geben, Gewalt eindämmen und uns verbundener sein lassen. Doch wenn wir uns ständig unterwerfen, führt das auch dazu, dass wir nicht für uns selbst und für andere einstehen, dass wir keine Grenzen haben und dass wir anderen kein Feedback über ihr Handeln und ihr Verhalten geben. Es kann auch dazu führen, dass wir verletzt werden.

Viele Menschen erleben es als frustrierend, wenn es für sie zum Automatismus geworden ist, sich zu unterwerfen. »Warum habe ich Ja gesagt, wenn ich doch eigentlich gar nicht will?«, »Warum bin ich nicht für mich / für die anderen eingestanden?«, »Ich erzähle hier nicht die Wahrheit.« Und andere sagen vielleicht: »Warum lässt du diese Person so mit dir umgehen?«, »Warum wehrst du dich nicht?« Auf diese Fragen gibt es viele Antworten. Eine davon ist, dass die Person vielleicht eine verkörperte Unterwerfungsreaktion erlebt, die ihr ursprünglich einmal das Leben gerettet hat. Wenn diese Reaktion erst generalisiert ist, wird es schwierig zu erkennen, dass es andere Möglichkeiten zu handeln gibt.

Dann prägt die Unterwerfung das Soma. Wie bei den anderen Überlebensmechanismen, kann es auch beim Unterwerfen passieren, dass du die Reaktion schon in jungen Jahren nutzen musstest und sie generalisiert hast, sodass du immer wieder im Leben auf sie zugreifst. Ein von ständigem Unterwerfen geprägtes Soma kann sich zum Beispiel so zeigen:

- ★ Du verkörperst ein stetiges Entschuldigen – deine Schultern sind rund nach vorn gebeugt, du nickst, stimmst unwillkürlich zu, überlässt anderen allen Raum. Du bittest häufig um Verzeihung.
- ★ Du machst dich oft klein, nimmst wenig Raum ein, körperlich, in Beziehungen, mit deiner Stimme und Anwesenheit. Das fühlt sich für dich vielleicht »normal« an.
- ★ Du hast keine klaren Grenzen in Bezug auf deine eigenen Bedürfnisse und Sorgen. Du verbiegst dich, um die Bedürfnisse und Wünsche anderer zu erfüllen, und lässt deine eigenen dabei häufig zurück.
- ★ Du fühlst dein Selbst, deinen Körper nicht wirklich, hast keinen Zugang. Vielleicht ist für dich »normal«, Druck oder Enge in der Brust, im Magen, im Gewebe zu spüren.
- ★ Du meidest konfliktträchtige Gespräche und Situationen. Du vermeidest es, gemeinsam mit anderen schwierige Entscheidungen zu treffen. Immer wieder versuchst du, ein »harmonisches Miteinander« aufrechtzuerhalten.
- ★ Sich zu unterwerfen, sich zu entschuldigen, anderen den Vortritt lassen, fühlt sich »sicherer« an, obwohl das weder deinem Leben noch deinen Wünschen guttut.

Es gibt Situationen, in denen der Schutzmechanismus, sich zu unterwerfen, anspringt, ohne dass das in der Situation hilfreich wäre. Der Mechanismus kann »das Steuer an sich reißen«, wenn es bedrohlich wird, obwohl wir nun auch andere Möglichkeiten hätten und die Kraft, sie auch umzusetzen. Auch wenn wir uns unterwerfen, ist das keine bewusste Entscheidung. Vielmehr geschieht es automatisch, so wie es das Soma eingeübt hat. Die Unterwerfung ist verkörpert. Durch heilsame Transformationsarbeit können wir diesen Reflex, uns zu unterwerfen, in Bewegung bringen, um andere Reaktionen zu verkörpern.

Und auch hier gilt, dass es sozial und kulturell bedingt ist, in welchen Überlebensmechanismen wir geübter sind und welche wir verkörpern.

Manche Menschen werden eher darin bekräftigt, sich zu unterwerfen als andere.

Sich unterwerfen: *generative somatics* hat viele Jahre lang mit der *National Domestic Workers Alliance* (NDWA) zusammengearbeitet. Diese großartige und innovative Organisation setzt sich, wie im Vorwort erwähnt, für die Rechte von Hausangestellten – wie angestellte Erzieh*erinnen, Haushält*erinnen und häusliche Pflegekräfte – und für gute Arbeitsbedingungen in der Pflege ein. Wir haben uns mit der NDWA zusammengetan, um einen Kurs zu schaffen, der Menschen helfen soll, ihre leitende Rolle zu verkörpern (SOL – Strategy, Organizing and Leadership). Zum Kurs gehören politische Bildung, somatische Traumaarbeit, Verkörperung von leitenden Rollen und auch ein wenig Aktivismustraining.

Während wir mit leitenden Personen aus der Bewegung für Hausangestellte zusammenarbeiteten, nahmen wir etwas wahr, das völlig verständlich und komplett widersprüchlich war. Viele leitende Personen neigten unter Druck dazu, sich zu unterwerfen, während sie gleichzeitig überall in den USA aktiv waren, um Mindestlohn zu fordern, bezahlten Urlaub, Krankheitstage und ein würdevolles und sicheres Arbeiten. Ihr Aktivismus beinhaltete auch, Politik*erinnen unter Druck zu setzen, mit Inhab*erinnen öffentlicher Ämter zu diskutieren und, immer wieder, direkte Aktionen zu starten. Sich zu unterwerfen war also keine hilfreiche Strategie, um für das eigene Wohl und die eigenen Rechte einzustehen.

Doch der Reflex, sich zu unterwerfen, hatte sich in anderen sozialen und lebensweltlichen Kontexten als sehr effektiv erwiesen. Deswegen hatten diese Menschen ihn sich angeeignet. Die Gruppe besteht fast ausschließlich aus Frauen. Viele sind immigriert, weil es in ihrem Heimatland zu wenig Perspektiven gab. Viele hatten vorher in großer Armut gelebt. Viele habe ihre eigenen Kinder seit Jahren nicht gesehen – und das, während sie sich um die Kinder anderer Menschen kümmern. Weil sie so wenig gesellschaftliche Macht haben, ist verkörperte Unterwerfung für Hausangestellte sehr hilfreich und wird oft sogar von ihnen erwartet. Die us-amerikanische Geschichte der Hausangestellten reicht zurück bis zur Versklavung und zur Indentur und geht einher mit tief verankerten kulturellen Erwartungen. Menschenhandel ist die heutige Form der Indentur, und Hausangestellte sind ihm häufig schutzlos ausgeliefert. Außerdem bleibt zu erwähnen, dass viele Führungspersonen, mit denen wir zusammengearbeitet haben, häusliche und/oder sexualisierte Gewalt an ihren Arbeitsplätzen, in der Community oder durch ihre Arbeitgeb*erinnen erlebt haben. Die Frauen haben unglaublich viel Kraft. Sich zu unterwerfen war nützlich, um zu überleben, um sich in der Unterdrückung zurechtzufinden. Doch als automatisierte Reaktionen stand es nun ihrer Selbstwirksamkeit im Wege. Wir arbeiteten gemeinsam daran, das zu verändern und mehr Möglichkeiten zu erschließen.

Sexismus, Feindseligkeit gegenüber eingewanderten Menschen, Rassismus, Gewalt im persönlichen Umfeld und staatliche Gewalt – all das wirkt also zusammen, um den Unterwerfungsreflex zu begünstigen. Ich bin vor allem davon beeindruckt, wie engagiert, resilient und kraftvoll diese leitenden Personen sind. Es zeigt sich ganz klar, dass sich zu unterwerfen nicht nur eine gute individuelle somatische Überlebensstrategie ist, sondern dass die sozialen Umstände es oft schlichtweg einfordern, sich zu unterwerfen. Was hätte eine starke, herausfordernde Haltung all diesen Menschen gebracht? Als frauisierte Menschen, als eingewanderte Menschen, als arme Menschen, als Schwarze, Latinas und Filipinas, was wäre ihnen widerfahren, wenn sie auf ihrer Würde bestanden hätten? Wahrscheinlich hätte es nur noch mehr Gewalt gegeben. Die sozialen Umstände fordern es ein, dass sie sich unterwerfen.

Doch wir können uns glücklich schätzen, dass wir durch Aktivismus, durch politische Bildung und durch somatische Transformation etwas verändern können: Wir können wieder würdevoll werden, Heilsames finden, wir können kollektive Aktionen starten, Empowerment schaffen und all das zur Grundlage unseres Handelns machen. Diese Frauen gehören zu den stärksten und liebevollsten Menschen, die ich kenne. Ich bin stolz darauf, mit ihnen arbeiten zu können.

KÄMPFEN

Kämpfen: sich handgreiflich mit einer Person auseinandersetzen; tätlich gegen einen gegnerische Person vorgehen, um sie zu bezwingen, sich (mit den verschiedensten Mitteln) heftig mit einer gegnerischen Person auseinandersetzen, streiten (vgl. Duden).

Flüchten, erstarren, sich unterwerfen. Jetzt können wir uns mit der Reaktion Kämpfen auseinandersetzen. Sehr interessant ist zunächst, dass außer dem Menschen nur sehr wenige andere Tiere proaktiv kämpfen. Tiere jagen ihre Nahrung, sie kämpfen, um ihr Territorium zu verteidigen, und manchmal, um sich paaren zu können oder um eine dominante Rolle im sozialen Geflecht einzunehmen. Fast immer geht es also darum, sich zu verteidigen oder sehr kurzfristige Ziele zu erreichen.

Wilde wie domestizierte Tiere wissen, dass es ein Risiko ist zu kämpfen, auch wenn sie gewinnen. Sie können sich offene Wunden zuziehen, die vielleicht nie wieder verheilen, auch wenn sie den Kampf gewonnen haben. Wenn wir darüber nachdenken, wie sinnvoll es fürs Überleben ist, wie

intelligent es aus evolutionärer und biologischer Perspektive ist, scheint es nicht die beste Strategie zu sein, zu kämpfen.
Doch Menschen kämpfen und töten proaktiv, foltern und verstümmeln. Was soll das? Manchmal tun wir das aus denselben Gründen wie andere Säugetiere: um dominant zu sein, um Sicherheit zu schaffen, um Zugang zu einer Ressource oder einer Person zu bekommen. Häufig geht es dabei aber nicht ums Überleben. Dieses Verhalten wird stattdessen von sozialen, wirtschaftlichen, politischen und kulturellen Macht-über-Systemen kultiviert und antrainiert, die darauf abzielen, Menschen und die Natur auszubeuten. Diese Art von organisiertem Kampf dient dazu, Reichtum und Macht bei einigen wenigen Menschen zu konzentrieren. Und dazu braucht es gewaltvolles und manipulatives Handeln. Menschen wollen nicht ausgebeutet, erniedrigt und herabgewürdigt werden. Menschen wollen nicht hungern oder dass ihre Kinder hungern. Diese Gewalt, dieses systemische Trauma wird strategisch eingesetzt. Es wird durch Gewaltvolles den Menschen antrainiert – durch Kriege, durch Gefängnisse, durch Überwachung und Kontrolle, durch Vergewaltigungen, durch Gewalt im engen persönlichen Umfeld, indem Menschen gefoltert werden, indem sie ausgebeutet werden. So passiert es häufig, dass Menschen, die miteinander solidarisch sein könnten, einander stattdessen Leid zufügen, während es die Elite gut hat. Sowohl die Opfer als auch diejenigen, die Gewalt ausüben, werden traumatisiert, jedoch auf sehr unterschiedliche Weisen.

Davon abgesehen gilt: Wenn wir als Überlebensmechanismus kämpfen, handeln wir nach der Maxime, dass Angriff die beste Verteidigung ist. Wenn ich dich bedrohe, wirst du mir vielleicht nicht wehtun. Oder: Weil du mir wehtust, bekämpfe ich dich.

Wenn wir kämpfen, schützen wir uns, indem wir drohen, uns größer machen, uns in Verteidigungshaltung bringen, und einschüchtern, um eine Bedrohung abzuwehren oder aufzulösen. Auch dies ist ein ganzheitlicher Impuls, der unsere Muskeln, unser Nervensystem, unsere Körperchemie, unser Gehirn, unseren emotionalen Zustand, unsere Beziehungen und unsere Energie beansprucht. Der Impuls kann sich ganz unterschwellig zeigen (wir strecken die Brust heraus, schieben den Unterkiefer vor, machen uns größer) oder sehr deutlich (wir handeln aggressiv und bedrohlich, nutzen Gewalt, fügen Schaden zu, ob als Selbstverteidigung oder proaktiv, auf eine Weise, die uns oder anderen nicht guttut oder die nicht mit unseren Werten im Einklang ist).

Betrachten wir noch einmal die Tierwelt. Was tun zum Beispiel Grizzlybären, wenn sie sich bedroht fühlen und sich bereitmachen, um gegebenenfalls zu kämpfen? Falls du noch keine Doku von National Geographic über Grizzlybären gesehen hast, sie sind sehr sehenswert. Der Bär macht sich größer, indem er sich seitwärts stellt und seine Größe präsentiert, das Fell stellt sich auf … na ja, du kannst dir das vorstellen. Ich habe jetzt schon Angst und würde am liebsten weglaufen.

Wir Menschen machen ähnliche Dinge, wenn wir kämpfen. Die menschliche Kampfreaktion umfasst, dass wir uns größer machen, uns aufblasen, einen Menschen »niederstarren«, den Kiefer vorschieben, die Zähne zeigen, bedrohliche Geräusche machen und so weiter. Wie bei Grizzlys ist das die menschliche Art und Weise zu sagen: »Ich bin gefährlich. Ich werde dir wehtun, lass mich in Ruhe. Bleib weg.«

Und auch diese Reaktion müssen wir nicht erlernen. Sie wurde uns von der Evolution mitgegeben. Zu kämpfen (und sich zu verteidigen) ist ein großartiger Schutzmechanismus.

Wenn wir den Kampfreflex generalisiert haben und ständig auf ihn zurückgreifen, kann das sehr nützlich sein, uns aber auch viel kosten. Kämpfen kann uns zu Sicherheit verhelfen. Es kann Gewalt sogar verringern, weil unsere Kampfbereitschaft abschreckend wirkt. Es kann uns helfen zu kontrollieren und zu verteidigen, was uns wichtig ist. Ein generalisierter Kampfreflex kann uns aber auch Verbundenheit kosten, dazu führen, dass andere uns nicht mehr trauen; er kann Menschen Schmerz zufügen, denen wir nicht wehtun wollten; und zu noch mehr Gewalt führen.

Es kann für Menschen sehr frustrierend sein, wenn ihre Standardreaktion ist, zu kämpfen. »Warum habe ich es schon wieder auf Streit angelegt?«, »Warum habe ich einem Menschen wehgetan, den ich liebe?«, »Warum kann ich nicht flexibler sein, weniger defensiv?« Andere Menschen sagen vielleicht: »Es ist schwierig, mit dieser Person Zeit zu verbringen. Ich arbeite nicht gern mit ihr zusammen«, »Die Person wirkt immer so defensiv/aggressiv. Immer will sie recht behalten.«

Der Reflex zu kämpfen ist sehr viel nachvollziehbarer, wenn wir bedenken, dass es vielleicht in der Vergangenheit einmal nötig war zu kämpfen, um zu überleben. Doch wenn dieser Reflex erst generalisiert und verkörpert ist, fällt es uns immer schwerer zu erkennen, dass es andere Möglichkeiten gäbe zu handeln.

Vielleicht merkst du, dass der Kampfreflex dein Soma formt. Wie bei den anderen Überlebensmechanismen kann es auch beim Kämpfen passieren, dass du die Reaktion schon in jungen Jahren nutzen musstest und sie dann generalisiert hast, sodass du immer wieder im Leben auf sie zugreifst. Ist das Soma durch diesen Überlebensmechanismus geprägt, kann sich das zum Beispiel so zeigen:

★ Du nimmst eine Verteidigungshaltung ein, verkörperst Unverrückbarkeit – Kiefer und/oder Brust ragen etwas nach vorn, du machst dich größer, deine Hände sind zu Fäusten geballt.
★ Dein Körper ist versteift, angespannt – darauf vorbereitet, nichts an sich heranzulassen.
★ Du machst dich größer und lauter. Du nimmst viel Raum ein, bist sehr präsent, körperlich, in deinen Beziehungen, mit deiner Stimme. Für dich fühlt sich das vielleicht »normal« an.
★ Ein automatisches Nein. Du vermeidest reflexhaft, setzt reflexhaft Grenzen, die weder dir noch denen, die dir wichtig sind, etwas bringen.
★ Du fühlst dein Selbst, deinen Körper nicht wirklich, hast keinen Zugang. Vielleicht ist es für dich »normal«, dich angespannt zu fühlen, unter

Druck, immer vorwärts zu müssen – ein innerer Druck im Außen zu handeln.

- ★ Du suchst Gespräche oder Situationen, die konfliktträchtig oder schwierig sein könnten. Für dich fühlt sich das vielleicht an, wie die »sicherere« Weise, in Beziehung zu gehen, obwohl damit weder dir noch dem, was dir wichtig ist, geholfen ist.
- ★ Du wirst misstrauisch, wenn Menschen »miteinander klarkommen« oder sich einig sind. Du vertraust nur Menschen, die sich mit dir streiten können.
- ★ Du grenzt dich ab, kritisiert, versteifst. Das sind deine automatischen Seinsweisen. Zu kritisieren und sich abzugrenzen fühlt sich »sicherer« an, als sich zu verbinden und weich zu sein.

Es gibt Situationen, in denen der Kampfreflex ausgelöst wird, ohne dass er unter den gegebenen Umständen angemessen wäre. Er kann das Steuer übernehmen, obwohl dir eigentlich andere Möglichkeiten offenständen, wenn du die Kraft hättest, anders zu handeln. Ein Beispiel hierfür wäre ein Mensch, der in neun von zehn Fällen Zwietracht, Argwohn oder Schwierigkeiten in ein Gespräch einbringt, und es entweder misstrauisch abbricht oder sich nur beruhigt, wenn alle sich auf den Konflikt einlassen. Solch eine Dynamik kann einer Beziehung oder einer Gruppe einen hohen Preis abverlangen. Wenn wir zutiefst von einem verallgemeinerten Kampfreflex geprägt sind, beeinflusst das natürlich auch, wie wir Menschen und Situationen wahrnehmen und erleben, es beeinflusst unsere Stimmung und unsere Emotionen und unseren allgemeinen körperlichen Zustand.

Es gibt außerdem Situationen, in denen der Kampfreflex ausgelöst wurde, aber die Person nicht entsprechend handeln konnte. Das passiert häufig, wenn Kinder oder Erwachsene körperlich überwältig werden. Du konntest zwar nicht kämpfen, aber die entsprechende Körperchemie, der Impuls war dennoch da, du warst darauf eingestellt, zu kämpfen. Der Impuls verfängt sich dann, bleibt unausgedrückt und lagert sich im Soma ab. Dort bleibt er dann und will verarbeitet werden. Es ist so, als würde das Soma ewig darin verharren, gleich »zurückzuschlagen«, die andere Person von dir herunterstoßen zu wollen, es aber einfach nicht kann.

Und auch hier gilt, dass manche Menschen, Gender und Gruppen durch soziale und kulturelle Umstände zu bestimmten Schutzmechanismen ermutigt werden. Manche Menschen werden eher darin bekräftigt zu kämpfen, andere werden eher davon abgeschreckt. Das ist häufig verbunden mit rassistischen und gegenderten sozialen Normen, die auf eben diese Menschen abzielen, um ihnen Schaden zuzufügen.

Kämpfen: Ich hatte die Gelegenheit, mit einem Schwarzen Mann zusammenzuarbeiten, der aus einer armen Gegend in den USA kam, in der fast alle, die als »junge Männer« kategorisiert werden, schon von der Polizei schikaniert wurden und die meisten schon im Gefängnis waren. Er selbst landete mit 17 Jahren im Gefängnis und blieb 12 Jahre lang eingesperrt. Doch es ist nicht so, dass die meisten dieser Menschen »Kriminelle« sind. Vielmehr treiben die sozialen Umstände, unter denen die Community leidet, diese Menschen in Richtung Gefängnis und Armut.

Über Jahrzehnte gesammelte Daten zeigt, dass die Reise zur rassifizierten Ungleichheit schon beginnt, wenn Schwarze Männer noch Jungen sind. Schwarze Jungen werden überwacht und kontrolliert wie keine andere demografische Gruppe. Es geschieht auf der Straße, im Einkaufszentrum, in der Schule, zu Hause und in den Sozialen Medien. Die Polizei kontrolliert Schwarze Jungen wegen der unkonkretesten Beschreibungen – »Schwarze Jungen, die rennen«, »Zwei Schwarze Männer in Jeans, einer mit einem grauen Hoodie«, »Schwarzer Mann in Sportkleidung.« Junge Schwarze Männer werden behandelt, als seien sie immer »fehl am Platz«. Und das passiert nicht nur dann, wenn sie sich in weißen Mittelschichtsgegenden bewegen, sondern auch, wenn sie sich an öffentlichen Orten befinden oder auf ihrer eigenen Veranda sitzen.

ANGELA DAVIS und KRISTIN HENNING,
in: NPR, Code Switch, »How Policing Black Boys Leads to the Conditioning of Black Men«

Um zu überleben, sowohl in seiner Community als auch im Gefängnis, war es wichtig, dass der Mann sich abhärtete, lernte zu kämpfen und sich nicht verletzlich zeigte. Somatisch zeigte sich das dadurch, dass seine Brust und sein Rücken ganz steif waren, dass sein Gesicht regungslos war und sein Gesichtsausdruck oder seine Augen kaum etwas preisgaben. Er erzählte, dass er es schwierig fand, sich selbst zu spüren, auch wenn er wusste, dass die Menschen in seinem Leben ihm sehr wichtig waren. Wie er geprägt war, stand nun der Verbundenheit im Weg, nach der er sich sehnte. Doch seine Brust und seinen Rücken weich werden zu lassen, fühlte sich für ihn wie eine echte Gefahr für seine Sicherheit und sein Leben an.

DISSOZIIEREN

Dissoziieren: »trennen, auflösen«, »sich trennen, sich auflösen«, »Trennung von Wahrnehmungs- und Gedächtnisleistungen, die normalerweise zusammengehören« (Duden).

Wenn wir dissoziieren, schützen wir uns, indem wir fliehen, ohne einen Ort körperlich zu verlassen, indem wir unser Bewusstsein und Fühlen betäuben, indem wir mental abtreten, um nicht zu erleben, was gerade passiert. Dissoziation beansprucht uns ganzheitlich, wie wir denken, wie wir uns selbst und unseren Körper wahrnehmen und wie wir in Beziehung gehen und handeln.

Wir können sehr unterschwellig dissoziieren. Vielleicht wird unser Blick leer, wir treiben geistig kurz davon, schrumpfen innerlich zusammen, denken an einen anderen Ort, wenn mit uns gesprochen wird, oder können uns gar nicht an die Interaktion erinnern. Oder es zeigt sich ganz deutlich, dass wir dissoziieren. Wir verlassen unseren Körper oder die Gegenwart und »kehren später zurück«. Wir betäuben uns, indem wir einen wichtigen Teil unseres Bewusstseins abschalten, damit wir ein Ereignis nicht erleben müssen. Wir verschwinden außerhalb oder innerhalb von uns selbst, wo uns kein Mensch kriegen kann. Dissoziation geht häufig einher mit einem benebelten Gefühl, damit, dass der Kopf nicht klar ist, damit, dass wir uns an kürzere oder längere Zeitabschnitte nicht erinnern können.

Manchmal hören wir so umfassend auf zu fühlen, dass wir entweder anfangen zu leugnen, dass Gefühle überhaupt existieren, oder Gefühle bei anderen Menschen leugnen oder kleinreden. Manchmal können wir die Emotionen anderer sehr gut fühlen, aber nicht uns selbst. Im Transformationsprozess ist es für viele Menschen wichtig, Fühlen und Empfinden neu zu lernen, körperlich wie emotional. Wir brauchen das, um uns mit uns selbst und mit anderen zu verbinden. Wir brauchen es, um uns mit dem Leben zu verbinden.

Dissoziation ist wörtlich zu verstehen, nicht metaphorisch. Ich finde es nach wie vor unglaublich, dass die meisten Menschen, die misshandelt und verletzt wurden, davon berichten können, wie sie ihren Körper (oder die Gegenwart) verlassen haben, und wohin sie sich bewegt haben. Das ist ein sehr somatisches Erlebnis. Viele Menschen erzählen, dass sie sich aufwärts und hinter ihrer linken Schulter aus ihrem Körper heraus und dann wegbewegen. Manche Menschen verlassen ihren Körper und betrachten das Ereignis von oben, als schwebten sie dort, während andere ganz woanders hin verschwinden, weg von der Verletzung. Manche Menschen berichten, dass sie dissoziieren, indem sie tief in ihren Kopf abtauchen, sich vom Rest des Körpers lösen. Und wieder andere erzählen, dass sie sich tief in sich selbst hineinverkriechen (in die Organe, in die Gedärme), wo kein Mensch hingelangen kann, und sich in Höhlen und dunklen Falten verstecken. Wirklich unglaublich. Und sehr praktisch. Wenn wir dissoziieren, fliehen wir, ohne den Raum zu verlassen.

Somatik fragt danach, *wie* du dissoziierst, nicht so sehr warum. Trauma und Gefahr – das ist das Warum. Doch *wie ein Mensch verschwindet*, verrät auch, *wie er zurückkehren kann.*

Wir müssen all das nicht lernen. Genau wie die anderen Schutzmechanismen ist auch Dissoziation evolutionär in uns angelegt. Es ist ein großartiger Mechanismus. Häufig tritt er zusammen mit anderen Mechanismen auf. Vielleicht kämpfen und dissoziieren wir. Wir flüchten und treten mental ab. Wir erstarren und werden betäubt.

Wenn du über lange Zeit immer wieder dissoziierst, prägt das dein Soma. Wie bei den anderen Überlebensmechanismen kann es auch beim Dissoziieren geschehen, dass du die Reaktion schon in jungen Jahren nutzen musst und sie generalisiert hast, sodass du immer wieder im Leben darauf zugreifst. Wenn das Soma durch Dissoziation geprägt ist, kann sich das zum Beispiel so zeigen:

- ★ Du treibst somatisch umher, als wärst du aus einer anderen Welt, nicht ganz da. Verstreute Energie fließt aufwärts (zum Kopf) und hinaus.
- ★ Du bist kaum anwesend in deinen Augen und Berührungen, dein Blick entgleitet und deine Haut ist ohne Gefühl.
- ★ Du bist sehr sensibel für die Stimmungen und Emotionen anderer, dafür wenn sich Energien verändern und die Menschen in Bewegung kommen – doch für dich selbst gilt das nicht. Oder du fühlst dich selbst und andere nur ganz oberflächlich.

- ★ Du bist körperlich, emotional und/oder in deinen Beziehungen abwesend oder betäubt, das fühlt sich für dich »normal« an.
- ★ Du bist somatisch darauf eingestellt, dich tief in deinen Bauch oder deinen Körper zu verkriechen – wo kein Mensch dich erreichen oder finden kann.
- ★ Du vermeidest emotional intensive Gespräche und Situationen – Konflikte, schwierige Entscheidungen mit anderen, Liebe – oder kannst dich nicht an sie erinnern.

Es gibt Situationen, in denen der Schutzmechanismus Dissoziieren ausgelöst wird, ohne dass er unter den gegebenen Umständen angemessen wäre. Er kann das Steuer übernehmen, obwohl dir eigentlich andere Möglichkeiten offenständen, wenn du die Kraft hättest, anders zu handeln. Vielleicht sind wir geistig abwesend, wenn wir eigentlich anwesend sein wollen, aber können nichts dagegen tun. Welchen Preis bezahlen wir dafür, uns über lange Zeit so aufzuspalten? Was gibt es uns, wenn wir wieder ganz werden?

Auch hier gilt, dass manche Menschen, Gender und Gruppen durch soziale und kulturelle Umstände zu bestimmten Schutzmechanismen ermutigt werden. Kinder und Erwachsene, die »nie aufpassen« werden beobachtet oder bestraft. Es gibt viele verschiedene Gründe, warum ein Mensch nicht ständig geistig anwesend ist oder sein kann. Dass er dissoziiert, ist einer dieser Gründe.

Und zuletzt geht es beim Dissoziieren darum, darüber nachzudenken, welcher Mensch verschwindet und welche Menschen zurückbleiben, wenn wir dissoziieren. Darauf gibt es unterschiedliche Antworten und oft hängen sie mit den Umständen zusammen, die es notwendig gemacht haben, zu dissoziieren. Viele Menschen berichten, dass ein Teil von ihnen, ihr Geist oder ihr Kern, die Gewalt hinter sich gelassen hat, um ganz zu bleiben, um nicht zu zerbrechen. Dieses Verlassen kann etwas Spirituelles haben – als bewegten wir uns an einen weiseren, freundlicheren Ort. Es kann sich aber auch anfühlen, als würden wir uns auflösen oder verdampfen.

Wenn wir dissoziieren, trennen wir uns von uns selbst ab. Was bleibt dann zurück? All die anderen Teile des Selbst: der Körper, das Nervensystem, Gewebe – unsere Körperlichkeit. Diese Teile von uns bekommen mit, was da geschieht. Sie erleben, was geschieht – passen sich daran an, stellen sich darauf ein und überleben. Wenn der Teil von uns, der all das hinter sich gelassen hatte, zurückkehrt, kehren auch wir zu diesen Erlebnissen zurück.

Dissoziieren: Eine andere Klientin, mit der ich eine Zeit lang arbeiten durfte, ist queer und Latina. Dissoziation war ihr zentraler und prägender Schutzmechanismus. Wie wir alle hatte sie sich diese Strategie aus sehr nachvollziehbaren Gründen angeeignet, denn sie hatte Vergewaltigung, Rassismus und Sexismus erlebt. Sie praktizierte Spiritualität, das war ein sehr wichtiger Teil ihres Lebens und gab ihr sehr viel. Ihre Art zu dissoziieren war unter anderem deswegen so komplex, weil sie mit ihrer Spiritualität verschmolz. Stress, Konflikte und sogar Nähe konnten dazu führen, dass sie dissoziierte. Den Vorgang begriff sie als etwas Spirituelles, und so überspielte es die schwierigere Emotion oder Situation. Wenn sie dissoziierte, fühlte sie sich selbst zuerst schrumpfen und rückwärts bewegen. Dann verließ sie ihren Körper und löste sich auf. So konnte sie dem entkommen, was sie nicht ertragen konnte. Wenn sie sich auflöste, fühlte sie sich mit einem ruhigen, spirituelleren Ort verbunden.

Einen spirituellen Ort als Ressource oder Perspektive zu haben, kann tiefgreifende Resilienz schaffen. Wenn sich die Spiritualität aber mit Dissoziation verbindet, wird es ziemlich schwierig. Während ihres Heilprozesses musste sie eine größere Toleranz aufbauen, um anwesend zu bleiben, in sich und bei ihrem

Fühlen, wenn es stressig wurde, wenn sie Nähe oder Intimität erlebte, wenn sie in Konflikte geriet. Ihr automatischer Impuls zu dissoziieren war sehr ausgeprägt. Es war sehr wichtig, dass sie lernte, mit einer größeren Bandbreite ihrer Empfindungen und Emotionen zu sein. Sie musste außerdem erlernen, Emotionen wie Angst, Schuld und Wut zu erkennen, und mit ihnen und weiteren Gefühlen umgehen zu können. Wie bei jedem Transformationsprozess, musste sie auch die zentralen Wunden, wegen derer sie so gut dissoziieren konnte, berühren und sich mit ihnen befassen. Der Impuls, eine Situation zu verlassen, indem wir dissoziieren, ist grundsätzlich weise. Er wird ausgelöst, wenn wir Schmerz erleben. Diese müssen berührt werden, wir müssen sie fühlen und uns tiefgreifend um sie kümmern.

DISSOZIATIVE AMNESIE

Dissoziative Amnesie kann als besonders ausgeprägte Variante des Dissoziierens verstanden werden, als völliges Ablehnen dessen, was wir als unerträglich empfinden. Auch hier geht es darum, uns davor zu retten, was wir sonst nicht überleben könnten. Dissoziative Amnesie heißt, dass wir uns nicht daran erinnern können, was passiert ist, bis es irgendwann in der Zukunft wieder sicher genug ist, sich doch daran zu erinnern. Das Erinnern geschieht dann oft durch visuelle und physische Flashbacks. Häufig ergeben diese Flashbacks für die traumatisierte Person überhaupt keinen Sinn. Schließlich hat sie ja eine Selbstwahrnehmung geschaffen, die das Erlebte nicht beinhaltet. Aufzutauen und sich zu erinnern kann sehr erschütternd wirken, sowohl auf unser Selbstbild als auch auf das Konstrukt unserer vermeintlichen Unverwundbarkeit. Eine dissoziative Amnesie weist darauf

hin, dass etwas so Traumatisches geschehen ist, dass unser Selbst und unser Überleben stark bedroht wurden.
Was weiß die Neurowissenschaft bisher über dissoziative Amnesie zu berichten? Bisher ist nicht sehr viel darüber bekannt, wie wir uns erinnern. Doch wir wissen, dass Erinnerungen und Emotionen verknüpft sind. Wir erinnern uns besser an langfristige, emotional bedeutsame Erlebnisse als an nicht-emotionale Erlebnisse. Welchen Menschen hast du geliebt? Von welchen Menschen hast du gelernt? Welche belebenden, herausfordernden Erfahrungen haben dich zu der Person gemacht, die du bist? Das sind bedeutsame Erlebnisse, an die wir uns meist erinnern.

Außer natürlich, sie sind so überwältigend, bedrohlich oder entkräftend, dass wir in eine Art Überlebensmodus geraten. Manchmal erinnern wir uns einfach nicht daran, wie sich ein Erlebnis angefühlt hat: »Ich wurde vergewaltigt, war gar nicht so schlimm. Ich hab's überwunden.« Oder wir verarbeiten das Erlebte nicht so, wie wir eine reguläre Erinnerung verarbeiten würden. Wir erinnern uns zum Beispiel nicht mental an das Erlebte, lassen es nicht in unser Selbstverständnis einfließen. In unserem Gewebe, unseren Emotionen und in unseren Überlebensmechanismen erinnern wir uns aber sehr wohl daran. Menschen mit posttraumatischer Amnesie sind oft völlig perplex darüber, wie sie auf Bedrohliches oder auf Angst reagieren. Vielleicht über- oder unter-reagieren sie auf eine herausfordernde Situation und sie können ihr eigenes Verhalten gar nicht nachvollziehen. Vielleicht schämen sie sich, wenn sie vor etwas Angst haben oder über etwas traurig oder wütend sind, und diese Gefühle nicht mit ihrem Selbstverständnis vereinbar sind. Solch eine empfundene Diskrepanz kann ein Hinweis darauf sein, dass traumatische Erlebnisse abgespalten und im Soma verstaut wurden.

Beim somatischen Öffnen zeigen sich diese Erlebnisse dann häufig, damit sie aufgelöst und transformiert werden können. Das erkunden wir noch genauer in Kapitel 10.

DISSOZIATIVE AMNESIE UND DER SOZIALE KONTEXT

In den 1990er Jahren wurde endlich wahrgenommen, was für Ausmaße sexualisierte Gewalt an Kindern angenommen hatte. *The Courage to Heal* (1988), ein Selbsthilfebuch für Frauen, die sexualisiert Gewalt erlebt haben, wurde zum Bestseller (die deutsche Ausgabe *Trotz allem* erschien 2001) und immer mehr Geschichten über sexualisierte Gewalt an Kindern wurden öffentlich diskutiert. Eine ehemalige Miss America, Marilyn Van Derbur, erzählte davon, wie sie als Kind in ihrer elitären, *w*eißen Familie sexualisiert misshandelt wurde. Ein echter Durchbruch für die vielen Bemühungen, dem kulturellen Schweigen ein Ende zu setzen. Es war nicht der erste Durchbruch, und es sollte nicht der letzte bleiben, wie die #MeToo-Bewegung in jüngerer Vergangenheit zeigte.

Während der 1990er Jahre arbeiteten viele Gruppen daran, sozialen Wandel in Hinblick auf sexualisierte Gewalt an Kindern zu schaffen. Manche konzentrierten sich darauf, die Gesetze dahingehend zu ändern, dass sie bei sexualisierter Gewalt an Kindern und Vergewaltigungen auch dissoziative Amnesie berücksichtigen. Konkret ging es um sogenannte »delayed discovery rules«, also Regelungen zum verzögerten Bekanntwerden einer Tat. Diese Regelungen setzen die Verjährungsfrist aus. Das ermöglicht es Menschen, die sexualisierte Gewalt erlebt haben, rechtliche Konsequenzen einzufordern, sobald ihnen der Übergriff bekannt oder bewusst wird. Menschen, die also erst nach einer Zeit der dissoziativen Amnesie anfingen, sich zu erinnern, zu fühlen, das Erlebte zu verarbeiten, hatten nun Möglichkeiten zu handeln. Die tatsächliche Bedeutung von traumatischen Erlebnissen, von Dissoziation und von Traumaarbeit wurde nun endlich kulturell und rechtlich anerkannt.

Dagegen, dass die öffentliche Meinung sich nun zugunsten der Menschen verschob, denen Gewalt angetan wurde, dagegen, dass ihnen nun mehr Macht zugesprochen wurde, gab es aber auch Widerstand. Dieser wurde vor allem durch die Organisation mit dem Namen *False Memory Syndrome Foundation* (FMSF) ausgeübt. Die FMSF vertrat die Annahme, das Thera*peutinnen falsche Erinnerungen in die Köpfe von verletzlichen, vor allem weiblichen Kli*entinnen setzten und so Familien zerstörten. Obwohl nie belegt wurde, dass dies ein reales Phänomen ist, verbreitete sich die Idee falscher Erinnerungen wie ein Lauffeuer. Sie verhalf dem kulturellen Leugnen zu einem Comeback: Es habe nie eine kollektive Verantwortung gegeben, etwas gegen sexualisierte Gewalt an Kindern zu tun und den Millionen von Kindern zu helfen, die sie erlebt hatten oder noch immer erlebten. Wir mussten uns nicht kollektiv damit auseinandersetzen, was wir tun könnten und wie wir uns verändern müssten, um Misshandlungen zu vermeiden. Die Idee der falschen Erinnerungen setzte sich zunehmend durch, die Medien berichteten darüber und die neuen Verjährungsregeln wurden zurückgenommen. So wurde die Welle kollektiver Aufmerksamkeit gebrochen.

Ein wenig Hintergrundwissen: Die Gründ*erinnen der FMSF sind Eltern, die von ihrer Tochter privat damit konfrontiert wurden, dass der Vater sie sexualisiert misshandelt habe. Peter Freyd, der Vater, leugnet die Anschuldigungen, während Mitglieder von Jennifer Freyds erweiterten Familie ihr glauben und sicher sind, dass sie misshandelt wurde. Ein Mitglied des wissenschaftlichen Beirats der FMSF trat zurück, nachdem bekannt wurde, dass er einen Artikel in *Paidika: The Journal of Paedophilia* veröffentlich hatte. In diesem Artikel äußerte er sich in einer Weise, die Pädophilie zu befürworten schien. Dennoch wird die Idee der falschen Erinnerungen bis heute propagiert – insbesondere in Kontexten, in denen sie genutzt wird, um sexualisierte Gewalt an Kindern zu bezweifeln. Und während die FMSF Menschen bei Gerichtsverfahren unterstützte, Kurse für Thera*peutinnen anbot und für Gesetzesänderungen kämpfte, arbeitete sie gleichzeitig daran, ihr unpolitisches, rein wissenschaftliches Image aufrechtzuerhalten.

Besonders bemerkenswert finde ich, dass die Eltern nicht reagierten, indem sie ihrer Tochter auf jede erdenkliche Weise halfen. Und es sagt viel über die Gesellschaft aus, dass die öffentliche Reaktion sich darauf konzentrierte, zu bezweifeln, zu leugnen und zu beschuldigen, nicht aber den Menschen, die misshandelt wurden, zu glauben und zu helfen.

> *Ob es zu sexualisierter Gewalt an Kindern kommt und wie häufig, sind Fragen, die seit Jahrhunderten diskutiert werden. Die Öffentlichkeit hat sich immer wieder mehr und dann wieder weniger um das Thema gekümmert und interveniert. Zunehmendes Interesse entstand manchmal aus dem feministischen Aktivismus und manchmal aus anderen medizinischen oder politischen Kontexten. Die bisher bedeutendste Bemühung, die Kinderschutz-Bewegung der 1880er Jahre, wurde von Feminis*tinnen vorangetrieben [...] Doch diese früheren Bemühungen waren schon in Vergessenheit geraten, als Feminis*tinnen sich fast 100 Jahre später wieder dem Thema annahmen.*
>
> *NANCY WHITTIER, The Politics of Child Sexual Abuse: Emotion, Social Movements, and the State*

ÜBERLEBENSSTRATEGIEN KOMBINIEREN

Die Schutzmechanismen, bei Gefahr und gegen Gewalt zu kämpfen, zu fliehen, zu erstarren, uns zu unterwerfen oder zu dissoziieren, sind uns allen angeboren. Wir sind sehr anpassungsfähig und kreativ, wenn es darum geht, wie wir sie anwenden. Die meisten von uns nutzen eine Kombination verschiedener Mechanismen als primäre Überlebensstrategien. Die primäre Strategie kann auch je nach Kontext eine andere sein. In eher privaten Situationen kämpfst du vielleicht und fliehst dann, aber du unterwirfst dich in öffentlicheren Kontexten. An dieser Stelle ist zunächst das Wichtigste, herauszufinden, wie die Mechanismen in dir arbeiten, wie sie dich prägen und wie du sie verkörperst.

Du kannst die Schutzmechanismen auf verschiedene Weise erkunden:

- ★ Denke an jeden Einzelnen: kämpfen, fliehen, erstarren, sich unterwerfen und dissoziieren. Welche kommen dir bekannt vor? Welche sind dir nicht bekannt? Welche erlebst du in eher öffentlichen Situationen oder in Gruppensettings, was geht dann vor sich? Und wie ist es in eher intimen Settings? Was würden deine Freun*dinnen wohl dazu sagen, was du tust und wie du bist?

Nur um dich zwischendurch daran zu erinnern: Versuche dir selbst und deinen Strategien mitfühlend zu begegnen. Wir haben uns dieses verkörperte Verhalten schließlich angeeignet, um zu überleben und um uns so anzupassen, dass uns Sicherheit, Zugehörigkeit und Würde zuteilwird.

- ★ *Wie* laufen die Mechanismen in dir ab? Denke nicht abstrakt, sondern frage ganz konkret: Wie hältst du deinen Atem an, was verhärtet sich in dir, was bewegt sich weg und so weiter? Wenn du dazu neigst, dich zu unterwerfen, frage dich, wie du das somatisch umsetzt. Wo fühlst du den Impuls, dich zu verteidigen oder zu kämpfen?
- ★ Lerne, die Mechanismen in anderen Menschen zu bemerken und zu erkennen. Zu welcher Strategie neigen sie, wie haben sie sich angepasst? Wahrzunehmen, wie andere geprägt sind, bereitet den Boden dafür, mitfühlend und verantwortungsvoll miteinander umzugehen. Wir können diese Reflexe verstehen und einander auch bitten, sich transformativ mit ihnen zu beschäftigen, damit sich nicht alles nur um sie dreht.
- ★ Wenn wir klarer wahrnehmen und besser verstehen, wie wir geprägt sind, dann können wir das auch in unsere Arbeit einfließen lassen. Ob du therapeutisch arbeitest oder eine leitende Rolle in einer sozialen Bewegung hast, es ist sehr wichtig zu begreifen, nach welchen Mustern Trauma und Diskriminierung wirken. Welche verkörperten Überlebensstrategien nimmst du in deinen Kli*entinnen wahr, wenn du an ihre Traumata denkst? Welche erkennst du in Bezug auf Trauma, Diskrimi-

nierung und/oder Privilegien in den Communitys oder in dem Bereich, wo du aktiv bist? Wir können dieses Wissen nutzen, um effektivere Ansätze, Aktionen und Interventionen zu entwickeln.

Wenn wir lernen zu fühlen und wahrzunehmen, wie wir durch Schutzmechanismen geprägt sind, können wir auch deutlicher erkennen, womit wir es zu tun haben. Wenn uns etwas prägt, dann verkörpern wir es. Darum wissen wir schon, dass es nicht reichen wird, es einfach zu »reparieren«, es einem Menschen auszureden oder es zu überspielen. Was wir brauchen, muss tiefer gehen und transformativer sein.

Eine Bemerkung zur Neurobiologie des Überlebens: Ich werde mich hier nicht mit aktuellen Artikeln und der neuesten Forschung zum Thema Trauma und Neurowissenschaft beschäftigen. Es gibt viele Menschen, die das tun und hervorragende Arbeit leisten. Wenn du mehr darüber lesen möchtest, was im Gehirn und in den anderen Organen während oder nach traumatischen Ereignissen passiert, dann empfehle ich dir die folgenden Bücher: Bessel van der Kolk, *Verkörperter Schrecken: Traumaspuren in Gehirn, Geist und Körper und wie man sie heilen kann* (2015); Pat Ogden u. a., *Trauma und Körper: Ein sensumotorisch orientierter psychotherapeutischer Ansatz* (2009); und die vielen Bücher von Dan Siegel. Nur zur Info: All diese Forsch*erinnen und therapeutisch tätigen Personen schreiben nicht aus einer besonders sozialkritischen Perspektive oder berücksichtigen die Resilienz sozialer Bewegungen und wie Traumata sich darauf auswirken können.

WAS PASSIERT, WENN UNSERE ÜBERLEBENSMECHANISMEN TUN KÖNNEN, WOZU SIE DA SIND?

Etwas wirklich Großartiges geschieht, wenn unsere Überlebensmechanismen die Gelegenheit haben, erfolgreich abzulaufen und sich auszudrücken.

Stell dir einmal eine potenzielle Bedrohung vor. Wir bewerten sie und kommen zu dem Schluss, dass sie tatsächlich eine Gefahr darstellt. Der Impuls ist, zu fliehen. Die Umstände erlauben es auch, das zu tun. Also hauen wir ab und kommen heil davon. Wir fliehen in eine Umgebung, in der wir uns sicher fühlen, zugehörig, würdevoll, und sind dort willkommen. Unser Fluchtimpuls hat sich völlig verausgabt (Muskeln, Atem, Adrenalin, Chemie des Gehirns und so weiter). Unser Atem und der Körper entspannen sich und wir sind lebendig und verbunden.

Wir haben keine posttraumatische Belastungsstörung, keine anhaltende somatische Verhärtung, es hat sich keine Energie aus unserer Flucht festgesetzt.

Ein zentraler Aspekt eines verkörperten Transformationsprozesses ist, dass wir auf diese eingelagerten Überlebensmechanismen zugreifen und somatischen Raum schaffen, damit sie bearbeitet und zu Ende gebracht werden können. Es genügt nicht, die generalisierten Überlebensreaktionen einfach anders zu deuten oder durch neue Praktiken zu überdecken. Unter Druck – egal ob er durch Liebe entsteht, durch Konflikte, durch Erfolge oder Scheitern – wird sich unsere Vergangenheit einen Weg bahnen und wieder das Steuer übernehmen. Wir werden auf unsere Reflexe zurückfallen, anstatt im Einklang mit dem, was uns wichtig ist, und gemäß unserer Werte zu handeln.

DIE KRAFT DER HARMONIE UND DER TRANSFORMATION

Was mich bei all dem total begeistert, ist, dass die meisten von uns sich immer noch so sehr nach einer heilsamen Transformation sehnen, danach, ganzer und lebendiger zu sein. Und wir wollen das auch für andere. Das kommt zum Teil daher, dass wir uns wünschen, dass es weniger oder gar keinen Schmerz und kein Leid gibt. Doch zum Großteil, glaube ich, liegt der Grund woanders. Was reizt uns so sehr an der Möglichkeit einer Transformation, sogar wenn wir wissen, dass der Weg dorthin steinig wird? Warum sehnen wir uns so sehr nach Liebe und Gerechtigkeit für uns und andere, wenn es doch viel einfacher zu sein scheint, darüber gar nicht nachzudenken? Ich glaube, dass es eine positive, lebensbejahende Kraft gibt, die uns anzieht. Ich erlebe diese Kraft als etwas, das innerhalb und außerhalb von mir wirkt. Sie treibt mich an, und führt mich zu mehr Harmonie, mehr zwischenmenschlicher Verbundenheit. Sie schafft in mir den Wunsch, mehr zu lieben und mehr lieben zu können. Damit meine ich aktive Liebe. Es scheint, als wolle das Leben einfach leben.

In 25 Jahren Somatik, Traumaarbeit und Aktivismus für soziale Gerechtigkeit habe ich immer wieder erlebt, dass tief im Soma eine Kraft wirkt, die uns zum Leben zieht. Wenn wir weniger betäubt werden, wenn wir uns mehr Lebendigkeit erlauben, wieder lernen uns und andere zu fühlen, wird diese Zugkraft stärker. Wenn wir verkörperter werden, zieht sie uns zu mehr Leben, auch wenn der Weg dorthin schwierig ist und Mut erfordert.

Ich erlebe so häufig tiefgreifende und kraftvolle Impulse in uns, hin zu Transformation und Harmonie. Wir können diese Impulse ganz bewusst beherzigen, uns trauen, ihnen zu folgen. Wir können sie hegen, indem wir ihnen Aufmerksamkeit schenken (individuell und kollektiv), durch unsere Praktiken und durch unsere Dankbarkeit.

> *Not everything that is faced can be changed, but nothing can be changed until it is faced. Love takes off masks that we fear we cannot live without and know we cannot live within. People are trapped in history and history is trapped in them.*
>
> *JAMES BALDWIN, im Gespräch mit Nikki Giovanni*

CHRIS LYMBERTOS ist Aktivistin beim Arab Resource and Organizing Center und leitende Lehrerin bei *generative somatics*, wo sie auch als Programmdirektorin arbeitet.

Ist es möglich, dass Trauma so tief in unseren Körpern wohnt, dass es in unsere DNA einfließt? Und was würde das dafür bedeuten, was in mir lebt: der Genozid an den Armeni*erinnen, das verwüstete Aleppo und seine vertriebenen Einwohn*erinnen, das Exil nichtmuslimischer Iran*erinnen nach der Revolution im Jahr 1979? Und was ist mit den versklavten Schwarzen Menschen, dem Genozid und der Kolonisierung Indigener Amerika*nerinnen, dem Siedlungskolonialismus und der Nakba der Palästin*enserinnen, den gegenwärtigen Angriffen auf Migra*ntinnen an den Grenzen der USA, der Shoah an jüdischen Menschen?
Können unsere Wunden verheilen? Und wie würde das ablaufen? Vor allem aber, wie würde es ablaufen, wenn manche dieser traumatisierenden Ereignisse weiterhin geschehen? Einige Beispiele sind Rassismus gegen Schwarze; die Marginalisierung Indigener Menschen in Nordamerika und der ökologische Rassismus, der mit Ölpipelines und uranverseuchtem Wasser einhergeht; dass palästinensische Freiheitskämpfe (z. B. für Meinungsfreiheit) illegal gemacht werden mithilfe von »Anti-Terror«-Gesetzen und Anti-BDS-Gesetzen, die den umfassenden Boykott von Israel verbieten.
Ich soll eigentlich nicht erzählen, was ich dir jetzt erzähle. In einer Familie aufzuwachsen, die ständig vertrieben wird, bedeutet, dein Leben in Koffer zu packen, die klein genug sind, um sie mit dir herumzutragen, und den Rest einfach liegen zu lassen. So war das Leben einfacher. Behalte dich selbst für dich, und die Familiengeheimnisse erst recht. Wir sprachen nie darüber, was völlig eindeutig schieflief, und schon gar nicht über echtes Trauma.
Wenn ich mir alte Fotos von meinen Eltern anschaue, sieht es aus, als hätten sie mehr Spaß als ich jemals gehabt hatte – sie sehen verbunden aus, haben ein Lachen im Gesicht, wirken zuversichtlich. Aber ich weiß, dass dieses Glück nicht lange anhielt. Die Lebendigkeit, die sie in diesen Fotos zu zeigen versuchten, konnte mit den Umständen, unter denen sie lebten,

nicht mithalten (Armut, Rassismus, Krieg und so weiter). Sobald das Leben gut wurde, verloren sie alles, oder aber sie verschwanden selbst, bevor ihnen wieder alles genommen wurde. Diese Erwartung begleitete sie immer – nichts Gutes kann von Dauer sein.

Meine Eltern verkörperten die Risse ihrer Heimatländer und die dazugehörenden Risse ihrer Identitäten. Beide wurden gewaltvoll aus ihrem Zuhause gerissen, durch Rassismus und Klassismus. Mein Vater verließ Aleppo in Syrien, meine Mutter verließ Baku in Aserbaidschan. Beide flohen vor wirtschaftlichen und politischen Umständen, die es unmöglich machten, zu leben. Als sie als sehr junge Geflüchtete im Iran ankamen, richteten sie sich in einem neuen Leben und in einem neuen und unbekannten Land ein. Beide verkörperten einen großen Einfallsreichtum und konnten so ein Leben aus dem Nichts aufbauen. Sie wussten, wie sie starke Beziehungen mit anderen schaffen konnten, die auch zu kämpfen hatten; sie waren abenteuerlustig und furchtlos. Es gab keine Herausforderung, der sie nicht gewachsen waren. Das habe ich von ihnen geerbt.

Sie verkörperten auch die tiefe Spaltung ihrer Heimat, die Gewalt und die Armut, und die Erwartung, dass das Leben vor allem daraus bestand, zu zerreißen und zu verlieren. Als ich geboren wurde, hatten sie schon Verlust nach Verlust nach Verlust erlebt. Obwohl sie ein besseres Leben für mich und meine Schwester wollten, brachten sie uns bei, nicht zu viel vom Leben zu erwarten. Mit dem, was sie sagten, woran sie glaubten, wie sie handelten, zeigten sie uns, dass es im Leben um Gewalt, um Elend ging. Sie zeigten uns, dass wir nicht wertgeschätzt werden würden, weil wir die Menschen waren, die wir waren. Es war das Gegenteil von dem, was sie sich wünschten, doch sie wussten nicht anders zu sein.

Dass meine Mutter darauf bestand, dass wir nicht über unser Leben reden, hatte nichts damit zu tun, dass sie uns bestrafen oder sich selbst schützen wollte. Es ging um ihr bloßes Überleben und ihren Wunsch, uns zu beschützen. Sicherheit ist kein besonders charakteristisches Lebensgefühl einer queeren Person mit syrischen und armenischen Eltern, die als Ausländerin im Iran aufwuchs. Und das wurde alles noch schlimmer, als ich kurz vor der Geiselnahme von Teheran 1979 in die USA auswanderte – damals nahm eine Gruppe iranischer Stud*entinnen US-Amerika*nerinnen in der Botschaft der USA als Geiseln. All die Lektionen meiner Mutter hatten mich auf diesen Moment vorbereitet. Pass dich an, behalte unsere Geheimnisse für dich, das hatte sie mir beigebracht.

Also tat ich genau das. Gut 50 Jahre lang folgte ich den Anweisungen meiner Eltern und ignorierte den Schmerz. Sie hatten mir gesagt, ich solle diesen Emotionen keine Macht zugestehen, einfach weitermachen, und ein Leben aufbauen, das so weit wie möglich von diesen Gefühlen entfernt ist. Es habe ja keinen Zweck, sich mit etwas auseinanderzusetzen, dass so tief in uns drin lebt. Ich glaube, dass sie diesen Ratschlag wirklich für Balsam auf unseren Wunden hielt. In jedem Fall ahnte ich überhaupt nicht, dass das, was ich erlebte, Trauma war. Ich hatte von Krieg über Rassismus bis zu sexualisierter Gewalt alles Mögliche durchlebt, ich hatte sogar aktivistisch mit diesen Themen gearbeitet. Und doch nahm ich mich selbst nicht als traumatisierten Menschen wahr. Und hätte ich es doch getan, hätte ich nicht darüber gesprochen. Schließlich war das etwas, dem ich hätte ein Ende setzen müssen, nicht etwas, das ich fühlen sollte.

Und dann zerfiel mein Leben.

In diesem Moment, zerbrochen und allein, hatte ich zwei Möglichkeiten: weiter abrutschen oder einen heilsamen Weg finden und ihn einschlagen. Mit einer Reise nach Palästina entschied ich mich für das Zweite. Als ich dort mit Kindern zusammen war, die als Geflüchtete im eigenen Land lebten, begann ich mich mit meiner eigenen Transformation auseinanderzusetzen. Außerdem fing ich an, über Trauma zu lernen, wie es uns beeinflusst, wie wir uns darum kümmern können. Ich begriff sofort, dass nicht nur ich eine heilsame Transformation brauchte. Innerhalb weniger Stunden, nachdem ich mich meiner eigenen Transformation gestellt hatte, versprach ich mir, dass ich für meine Leute, also für alle Arab*erinnen, lernen würde, wie eine heilsame Transformation funktionieren kann. Mein Ziel war es nicht nur, dass die Menschen ihr eigenes Leben verändern. Es ging mir auch darum, zu verändern, wie wir uns koordinieren, wie wir miteinander im Kampf sein können, und wie wir erreichen, wonach wir uns sehnen.

Als ich die Tür zu meiner heilsamen Transformation aufgestoßen hatte, verband ich mich mit all den heilsamen Praktiken unserer Vor*fahrinnen. Frühere Generationen unserer Vor*fahrinnen hatten vielleicht keinen Zugang dazu, was wir »Transformationen« nennen. Doch sie wussten, was ihnen Resilienz gab und wie sie überleben würden. Ich begann zu erkennen, dass ihre und meine Überlebensmechanismen echte Geschenke waren. Sie rüsteten uns für den traumatischen Einfluss der Gewalt und für das, was wir noch erleben würden.

Warum also die Wunden heilen? Warum das Pflaster abziehen, das uns schützt, um an das zu gelangen, was darunter liegt?

Tief in uns steckt unsere Verbundenheit zu den Dingen, die uns am wichtigsten sind. Unsere politischen Träume, unsere Verbundenheit mit unserem Erbe, unsere Familien, Beziehungen, nach denen wir uns sehnen, oder die Art und Weise, wie wir leben wollen. Trauma kann uns so unendlich weit von all dem entfernen. Tief in mir steckten mein Selbstwert und meine Würde. Darauf konnte ich nicht mehr zugreifen. Ich tat, was ich konnte, um sie zu schützen, ohne dass ich so ganz wusste, was ich überhaupt zu schützen versuchte. Irgendwo in mir drin glaubte ich nicht daran, dass mein Leben es wert war, gelebt zu werden, ohne zu leiden. Ich fühlte mich, als sei mir ein Leben voller Elend nun mal vorherbestimmt, als ginge es im Leben *nur* darum, zu leiden. Ich ahnte nicht, dass es auch darum gehen konnte, glücklich zu sein, verbunden, positiv, dass es um langfristige Beziehungen gehen konnte, sie sich auch um mich drehten und um das, was ich mir wünschte. All das, so dachte ich, sei anderen Leuten vorbehalten.

Tief in mir steckten meine Worte. Worte, die verbinden konnten, anstatt zu kämpfen. Worte, mit denen ich für mich selbst einstehen konnte. Worte, die ausdrücken, was ich in dieser Welt liebe und wonach ich mich sehne. Worte, die mich im großen Ganzen miteinschließen, voller tiefgreifender Erlebnisse und Geschichten, Worte, die die Vergangenheit kennen, die präzise analysieren, die meine Leute so sehr lieben, dass ich für sie sterben würde. Alle diese Worte hatte ich voll und ganz verschluckt, sodass kein Mensch wissen konnte, was mir wichtig ist, welcher Mensch ich bin, oder warum ich existiere. So war es sicherer. Einsam, aber sicher und ehrfürchtig vor meinen Eltern.

Und ich warf Menschen weg – Menschen, die mir ein schlechtes Gefühl zu mir selbst gaben oder die etwas in mir herausforderten, dem ich mich nicht zu stellen wusste. Diese Art von Schmerz wollte ich nicht fühlen, also entfernte ich mich aus Beziehungen und Verbundenheit. Ich kündigte Jobs, kappte Verbindungen; das fühlte sich sicherer an, als dabei zu bleiben. So ganz ohne Anker zu leben, ging zwar nicht. Doch es fühlte sich besser an, als sich all den möglichen Verlusten zu stellen – dem Gefühl hintergangen worden zu sein, wenn ich mich wirklich nach etwas sehnte und es doch verlor. Verluste, Verluste, Verluste. Das kannten meine Eltern ja nur zu gut. Und ich würde das um jeden Preis vermeiden.

Was ich bei all diesem Vermeiden aber tatsächlich verlor, war der Sinn für mein eigenes Menschsein. Ich konnte wahrnehmen, was ich für andere wollte, doch für mich selbst konnte ich das nicht.

Als dann mein Leben zerfiel, wurde das zu einem Widerspruch, den ich nicht weiter so leben konnte. Ich spürte, dass ich bestimmt war, für unsere kollektive Freiheit zu arbeiten, aber ich dachte mich selbst dabei nicht mit. Ich konnte mich ja auch nicht mitdenken, denn ich wusste gar nicht, woran ich da denken sollte. Ich hatte weiterhin keinen Zugriff auf meine eigenen Sehnsüchte. Ich glaube, das gilt für alle unter uns, die wortwörtlich für die Freiheit ihrer Leute kämpfen: Wir sind sehr eingeschränkt, wenn wir nicht wissen, wie sich Freiheit in uns selbst anfühlt. Wenn wir nicht wissen, wie wir als Individuen frei sein können, in unseren Familien, unseren Communitys, wie sollen wir dann den größeren, schwierigeren, mutigeren Kampf für unsere Leute durchhalten? Heute weiß ich, wie sich Freiheit anfühlt. Ich habe sie gespürt, habe einen Vorgeschmack. Und ich weiß, wie wichtig es ist, dass ich sie selbst verkörpere, damit ich für die Freiheit meiner Leute kämpfen kann.

Manchmal erleben wir das auch in anderen. Diese Kämpfe, die einen Aspekt der Freiheit verkörpern, die uns für die Zukunft hoffen lassen. Sie ziehen uns an. Wir wollen von ihnen lernen. Ich glaube, dass wir solch einen Raum in all unseren Bewegungen schaffen müssen – auf authentische Weise, nicht als Schlagworte oder als vorübergehende Slogans. Wir brauchen ein glaubwürdiges und überzeugend verkörpertes Gefühl des Hoffens, der Resilienz, der Verbundenheit, ein Gefühl, dass es möglich ist, frei zu sein. Um uns dem Schmerz zu stellen, um uns auf das Heilsame einzulassen, müssen wir mutig sein und geduldig, müssen wir uns selbst und andere wertschätzen. Wir müssen also sein, wonach wir uns schon sehnen. Das sind die Bewegungen, die wir brauchen. Und ich weiß, dass diese Bewegungen möglich sind.

Durch meine Transformation erkannte ich, dass ich wertvoll bin. Mein Menschsein ist aus sich selbst heraus wertvoll. Ich bringe etwas Echtes mit, habe etwas beizutragen. Ich habe gelernt, dass ich geliebt werden kann, dass meine Liebe für andere bedeutsam ist. Dass ich verlässlich bin und mich auf andere verlassen kann. Dass ich nicht wertvoll bin, weil ich mich für eine andere Person schinde, sondern dass ich wertvoll bin, weil ich existiere. Mein Sicherheitsgefühl wird nicht mehr durch Konflikte und Kämpfe gefährdet. Ich kann uneins mit Menschen sein und weiterhin meinen eigenen Wert spüren, und ihren. Ich lasse weder sie noch mich links liegen.

Für unsere Freiheitskämpfe ist das unabdingbar. Die Systeme, die versuchen uns klein zu halten, nutzen diese Risse. Sie müssen unsere Verbundenheit schwächen, uns unserer Menschlichkeit entledigen, uns gegeneinander ausspielen. Warum sollten wir ihnen noch mehr Macht geben, als sie ohnehin schon haben? Heilsame Transformation bedeutet für mich, in Beziehung zu bleiben, auch während wir kämpfen. Das Widerständigste, was wir tun können, ist für unser Menschsein zu kämpfen, dafür, dass wir mit den Dingen und den Menschen, die uns am Herzen liegen, verbunden sind. Vielleicht können wir in nur einem Menschenleben nicht mehr erwarten, aber wir müssen einfach nur loslegen.

Obwohl Transformationsarbeit so schwer ist, weiß ich heute, dass das Leben vorher schwerer war. Ich bin entspannter mit mir selbst, in meinen Beziehungen, in meinem Leben. Wenn wir uns transformieren, spüren wir unseren Schmerz, all die Verwüstung, die Angst, den Verlust. Doch auf der anderen Seite steht ein viel einfacheres Leben. Das wünsche ich mir für alle Menschen, ganz besonders für diejenigen, die mir persönlich und in meinem politisch aktiven Leben wichtig sind. Ich wünsche mir das für alle Menschen, die unterdrückt werden, für alle, die im Kapitalismus und Imperialismus unter die Räder geraten sind, für alle, die nicht ganz sein dürfen. Mit dieser Transformationsarbeit schaffen wir schlussendlich auch Systeme, die uns und unserem Leben würdig sind.

Wenn wir all das kollektiv betrachten, dann zeigt sich, dass der Einfluss von Trauma und Diskriminierung ganzen Communitys die Fähigkeit rauben kann, effektiv auf Gewalt und Schmerz zu reagieren, egal ob sie von innen oder von außen kommen. Das ist eine unmittelbare Folge ungerechter Systeme, die ihre Macht missbrauchen, und Communitys ganz bewusst immer wieder die Ressourcen und Unterstützung verweigern, die sie am dringendsten brauchen.

Das Widerständigste, was wir tun können, ist heilsame Traumaarbeit.

5.
SICHERHEIT, ZUGEHÖRIGKEIT UND WÜRDE

The only dream worth having is to dream that you will live while you are alive, and die only when you are dead. To love, to be loved. To never forget your own insignificance. To never get used to the unspeakable violence and vulgar disparity of the life around you. To seek joy in the saddest places. To pursue beauty to its lair. To never simplify what is complicated or complicate what is simple. To respect strength, never power. Above all to watch. To try and understand. To never look away. And never, never to forget.

ARUNDHATI ROY, The Cost of Living

Sicherheit, Zugehörigkeit und Würde. Bedürfnisse, die uns Menschen angeboren sind. Wir suchen nach Sicherheit, passen uns an, um dazuzugehören, und arbeiten darauf hin, Würde zu finden. Uns geht es am besten, wenn wir alle drei haben und geben können. Wir müssen diese drei Bedürfnisse besser verstehen, um zu begreifen, wie Trauma und gewaltsame soziale Umstände wirken. Wir müssen sie auch verstehen, um zu begreifen, wie wir transformieren können und gerechten sozialen Wandel schaffen können.

Diese Bedürfnisse gehören einfach zur Komplexität unseres Körpers und unserer Psyche, und sie werden stark von unseren sozialen Umständen beeinflusst. Wir erlernen sie nicht und sie sind nicht verhandelbar. Vielmehr ist es ein wesentlicher Aspekt unserer biologischen Beschaffenheit, unserer Identität und unserer Communitys, dass diese Bedürfnisse erfüllt werden.

Und Menschen passen sich auf vielfältige Weise an, um in den verschiedenen Kontexten ihres Lebens – in der Familie oder in der Community, in der Kultur, der Landschaft und den sozialen Bedingungen, die sie umgeben – Sicherheit, Zugehörigkeit und Würde zu erfahren.

Trauma und Diskriminierung stellen eine Gefahr für jedes dieser drei Bedürfnisse dar. Wir werden körperlich oder sexuell verletzt; wir geraten ins Fadenkreuz rassistischer oder klassistischer Vorstellungen, Handlungen und Politik; uns wird erzählt, wir seien wertlos und würden nicht dazugehören; und/oder wir werden durch soziale Normen oder durch Praktiken der Familie objektifiziert. Wenn wir so etwas oder ähnliches erleben, kann es sein, dass unsere Überlebensmechanismen Verbundenheit höher priorisieren als dauerhafte Sicherheit, oder Würde über Verbundenheit stellen. Dann müssen wir versuchen, uns im Leben zurechtzufinden und mit dem Erlebten klarzukommen, während unsere nicht verhandelbaren Bedürfnisse in Schieflage sind. Merkmale des Traumas beginnen sich zu zeigen: Wir werden depressiv, entwickeln Angstgefühle, vertrauen uns selbst zu wenig, misstrauen anderen, wir schämen uns, betäuben uns und so weiter.

Trauma und Diskriminierung beschädigen unsere Sicherheit, Zugehörigkeit und Würde oder lassen sie zumindest zu kurz kommen. Trauma und Diskriminierung treiben Keile zwischen diese einzelnen Grundbedürfnisse, sodass sie einander nicht mehr unterstützen können. Wir befinden uns dann in einem innerlichen Kampf, den wir nicht gewinnen können. Wir kämpfen gegen uns selbst, weil uns alle diese Bedürfnisse angeboren sind. Keines kann sich gegen die anderen durchsetzen.

Wenn wir eine heilsame Transformation anstreben, dann streben wir, einfach formuliert, danach, unsere Sicherheit, Zugehörigkeit und Würde wieder zu verbinden und es zu schaffen, dass die Bedürfnisse sich nicht mehr widersprechen, sondern dass sie einander unterstützen. Transformation bedeutet, unser Selbst (den Körper, wie wir handeln, unsere Emotionen, wie wir in Beziehung gehen) in die Gegenwart zu holen … und zwar nicht nur als abstrakte Idee, sondern als konkrete gefühlte Realität. Die Überlebensstrategien, die durch das Trauma entstanden sind, bleiben bestehen und erneuern sich, bis einerseits die zutiefst bedrohlichen Erlebnisse zu Ende verarbeitet sind, und andererseits neue Fähigkeiten erlernt wurden, die diese alten Überlebensreflexe ersetzen können.

Doch was genau meinen wir mit Sicherheit, Zugehörigkeit und Würde? Warum ist es für die Traumaarbeit so unabdingbar, diese Bedürfnisse zu verstehen? Warum ist es so wichtig, diese Kernbedürfnisse wahrzunehmen, wenn wir für soziale und ökologische Gerechtigkeit arbeiten? Tauchen wir tiefer in das Thema ein und setzen uns damit auseinander, was wir mit Sicherheit, Zugehörigkeit und Würde meinen.

SICHERHEIT

Fangen wir mit Sicherheit an, denn Sicherheit ist sehr komplex. Wie können wir Sicherheit gleichzeitig in Bezug auf materielle Bedürfnisse verstehen (ein Zuhause, sauberes Wasser, Ressourcen, Bildung und so weiter); als Gefühl, das sich manchmal einstellt; und als ein Bedürfnis, das körperlich, emotional, spirituell und in unseren Beziehungen wichtig ist?

Ganz grundlegend bedeutet Sicherheit zunächst körperliche und materielle Sicherheit. Wir sind sicher, wenn wir nahrhaftes Essen haben, eine Unterkunft, Gesundheitsversorgung, wenn wir uns bilden können, wenn wir lernen können, wenn wir sauberes Wasser und saubere Luft haben, wenn wir keine körperliche und keine sexualisierte Gewalt erleben und nicht vernachlässigt werden. Und das bezieht sich nicht nur auf uns selbst, sondern auch auf die Menschen um uns herum.

Wenn wir Sicherheit nur materiell begreifen, dann wird schnell deutlich, dass wir in Schwierigkeiten stecken. Wir brauchen ja nur den Zustand unserer Welt zu betrachten und all die Gewalt, der so viele Menschen ausgesetzt sind. Der weitaus größte Teil der Menschen auf der Erde erlebt Krieg, Kolonisierung, Umweltzerstörung und -gifte und Gewalt in Familie und Community. Die Perspektive der materiellen Sicherheit zeigt uns also auch, wie traumatisierend Armut sein kann.

Wenn Menschen Gewalt erleben oder traumatisiert sind, sinkt die Schwelle dafür, was sie als sicher empfinden, oft stark ab. Vielleicht sagen sie, dass sie sicher sind, weil sie heute nicht geschlagen werden. Oder sie sagen, dass die sexualisierte Gewalt ja in der Vergangenheit liegt und sie heute also nicht mehr relevant sei. Sie sagen solche und andere Dinge, obwohl sie so sehr unter ihrem Schamgefühl oder ihrem niedrigen Selbstwertgefühl leiden; obwohl sie sich Part*nerinnen aussuchen, die sich respektlos verhalten; oder obwohl sie auf eine andere Weise mit den Folgen ihres Traumas zu kämpfen haben. Wir müssen Sicherheit aber als etwas Dauerhaftes begreifen – wir müssen die Vergangenheit, die Gegenwart und die Zukunft miteinbeziehen –, um herauszufinden, womit wir uns auseinandersetzen müssen, um Sicherheit zu finden oder wiederzufinden.

Mit Sicherheit meinen wir aber auch, sich emotional, spirituell und in Beziehungen sicher zu fühlen. Das bedeutet, verbunden zu sein mit den Menschen, mit der Umwelt, mit deinen Vorstellungen vom Göttlichen, dem so sehr daran gelegen ist, dass es dir und dem Leben als Ganzes gut geht. Sicherheit entsteht, wenn deine Selbstwirksamkeit, deine Verwobenheit mit der Welt und anderen Menschen und deine Eigenständigkeit wahrgenommen werden. Wir fühlen uns emotional und in Beziehungen sicher, wenn andere Menschen dein Gefühlsleben und deine Fähigkeit, für dich und für andere zu handeln, wahrnehmen und unterstützen.

Als ich ein Kind war, lebten bei uns Katzen, Hunde, ein herumstreunender Waschbär und andere Tiere. Unsere Tiere lebten vor allem draußen und kamen nur ins Haus, um uns zu besuchen, und manchmal für die Nacht. Einmal passierte unserem Kater Tigger im Haus ein »Unfall« und mein Vater warf ihn wütend aus der Hintertür über das Geländer der Veranda.

Ich spürte die Zwietracht zwischen den beiden, und wusste, dass mein Vater so gehandelt hatte, um Tigger zu bestrafen. Ich fing an zu weinen und wollte mich auf den Weg machen, um den Kater zu suchen. Mein Vater regte sich darüber auf, dass ich aufgewühlt war, und sagte so etwas wie: »Die haben doch keine Gefühle!« Ich wusste, dass das nicht stimmte. Ich konnte die ganze Angelegenheit spüren, alles, was dazugehörte. Ich wusste auch, dass ich meinem Vater keine Widerworte geben sollte. Also stimmte ich zu, wartete bis er wegging, und suchte dann Tigger, um ihn zu trösten.

Das war für mich zwar kein traumatisierendes Erlebnis, doch es blieb bei mir. Es war einer der ersten Momente, an die ich mich erinnere, an denen meine Sensibilität – dass ich die Gefühle anderer fühlen konnte – nicht ernstgenommen wurde, dass ich um sie beschnitten wurde. Meine emotionale Entwicklung und wie ich mich auf das Leben um mich bezog, wurde in eine Richtung gezwängt, die mir die Fähigkeiten nehmen sollte, zu fühlen und empathisch zu sein. Doch wir können empathisch sein, wir sind empathisch. Wir können uns selbst und andere auf emotionaler Ebene spüren. Problematisch wird es dann, wenn wir versuchen, uns davon abzuhalten, mit anderen zu fühlen und uns emotional mit ihnen zu verbinden.

Sicherheit ist auch ein Gefühl und ein Zustand. Wir können Sicherheit beispielsweise als Zustand begreifen, in dem ein Mensch gleichzeitig geborgen und verletzlich ist, authentisch und ohne Angst, dass die Verletzlichkeit gegen ihn gerichtet werden könnte. Wir können Sicherheit auch als die Fähigkeit begreifen, auf entspannte und offene Weise unser Umfeld, andere Menschen und gemeinsame Probleme einzuschätzen. Damit bedeutet Sicherheit auch, dementsprechend zu handeln.

Es wird schwieriger, ein »Sicherheitsgefühl« zu beschreiben, wenn wir Trauma und Diskriminierung erlebt haben. In einem solchen Fall kann sich unser »Gefühl für Sicherheit« mit den traumatischen Erlebnissen vermischen und von ihnen gefärbt sein. Manche Menschen, die Traumatisches erlebt haben, fühlen sich nie sicher, auch wenn ihr Umfeld und ihre Beziehungen eigentlich sicher wären.

Wir können an einem sicheren Ort mit einer sicheren Person sein und uns dennoch »*unsicher fühlen*«, insofern als wir den Ort oder die Person, wie sie handelt, was sie möchte, als gefährlich einschätzen, obwohl dazu kaum oder kein Anlass besteht. Oder aber wir können uns an einem unsicheren Ort befinden oder mit einer Person zusammen sein, die uns schadet, und uns »*sicher fühlen*«. Anders ausgedrückt: Unser Sicherheitsgefühl kann gestört sein, weil wir mit gewaltvollen Umfeldern vertraut sind und Trauma und Diskriminierung unser Soma prägen. Wirklich schwierig.

Es gibt eine bedeutende Studie, bei der Vetera*ninnen des Vietnamkrieges Kampfaufnahmen aus eben diesem Krieg gezeigt wurden. Dabei wurden ihre Körperfunktionen überwacht – Herzfrequenz, Körpertemperatur, Atem, Blutdruck und so weiter. Die Wissenschaft*lerinnen erwarteten eine erhöhte Stressreaktion beim Betrachten der Kampfaufnahmen. Doch stattdessen beobachteten sie, dass das Nervensystem der Vetera*ninnen sich beruhigte, entspannte und Werte zeigte, die darauf hindeuteten, dass sie sich im Angesicht der Kampfaufnahmen »sicherer« fühlten. Dieses komplexe Ergebnis zeigt, wie gut wir uns an Trauma anpassen können und wie es auf uns wirkt.

Häufig versuchen Menschen in bester Absicht in progressiven politischen und auch in therapeutischen und heilsamen Kontexten, »Safe Spaces« zu schaffen. Sie verkünden: »Das hier ist ein Safe Space«, oder: »Ihr seid sicher.«

Ich habe nie so ganz verstanden, was sie damit meinen. Das ist ein nahezu unerfüllbarer Anspruch, wenn damit gemeint sein soll, dass sich alle Teilnehm*erinnen sicher fühlen. Er ist auch kaum zu erfüllen, wenn der »Safe Space« einfach in einer Community oder in sozialen Kontexten ausgerufen wird, die den meisten Menschen keine Sicherheit in Bezug auf Materielles, ihren Körper und ihre Beziehungen gibt.

Ich erinnere mich an einen Satz, den eine Therapeutin zu mir sagte, als die Wunden der sexualisierten Gewalt, die ich als Kind erlebt hatte, und des Sexismus gerade anfingen zu verheilen. Sie sagte: »Jetzt sind Sie in Sicherheit.« Ich antwortete: »Das stimmt nicht. Jeden Tag werden Menschen vergewaltigt. Sie können mir nicht erzählen, dass ich jetzt in Sicherheit wäre.« Das empfinde ich immer noch genau so. Zum Glück konnte die Therapeutin das so akzeptieren, damit umgehen, wie die sozialen Umstände nun mal waren, und weiterhin meinen Transformationsprozess unterstützen.

Ich finde absichtsvoll geschaffene Räume sehr wichtig und ich finde es sehr unterstützenswert, wenn Gruppen, die mit einem bestimmten Ziel zusammenkommen, konstruktive Vereinbarungen treffen. Um unsere Absichten und Vereinbarungen wirklich umzusetzen, müssen wir Praktiken leben, die mit ihnen und mit dem, was die Gruppe erreichen möchte, im Einklang ist. Wir alle bringen sehr komplexe Erfahrungen mit. Wir müssen absichtsvolle Vereinbarungen treffen, müssen uns eine kollektive Praxis aneignen, müssen uns darauf einlassen, uns selbst zu reflektieren, zu transformieren und verantwortungsvoll zu handeln. So können wir den Boden bereiten, auf dem ein Gefühl der Sicherheit gedeiht, mit dem auch so Schwieriges wie Trauma und gewaltvolle Erlebnisse anwesend sein können.

Das kann uns den Raum geben, in dem wir lernen, den Raum für Traumaarbeit, den Raum, uns in den fortwährend gewaltvollen Umständen zurechtzufinden, um uns auf ein gerechteres und befreiteres Leben hin zu bewegen.

Ich ermutige alle therapeutisch Tätigen und alle Aktiv*istinnen sehr genau zu sein, wenn sie von Sicherheit sprechen. Ich ermutige uns alle, unseren Sicherheitsbegriff auszuweiten, sodass er mehr umfasst als nur den materiellen Aspekt oder das »Gefühl« der Sicherheit. Ein weiter gefasster Sicherheitsbegriff beinhaltet, dass wir verstehen, wie unsere sozialen und wirtschaftlichen Umstände wirken. Er fasst unter Sicherheit auch das Bedürfnis nach heilsamer Transformation. Zu einem weiter gefassten Sicherheitsbegriff zählt auch, dass wir lernen, Sicherheit wiederzufinden, wo sie verloren gegangen ist, uns die Fähigkeiten anzueignen, Sicherheit für uns selbst und andere zu schaffen. Solch ein Verständnis von Sicherheit führt uns auf ganz natürlichem Wege dazu, uns für bessere soziale Umstände einzusetzen und für Systeme, die allen Menschen Sicherheit geben.

Was ich sagen möchte, lässt sich so zusammenfassen:

- ★ Alle Menschen, und auch andere Wesen, verdienen es, sicher zu sein – materiell, emotional, spirituell, in ihren Beziehungen und ihrem sozialen Umfeld.
- ★ Dem weitaus größten Teil aller Menschen wird wegen der aktuellen sozialen Gegebenheiten und wegen des Wirtschaftssystems keine Sicherheit zuteil.
- ★ Wegen traumatischer Erlebnisse müssen die meisten Menschen Sicherheit neu erlernen und ihr verletztes Sicherheitsgefühl verheilen lassen. Wir müssen lernen, aus der Gegenwart heraus einzuschätzen, ob etwas sicher ist. Wir müssen lernen, Sicherheit von innen nach außen zu schaffen. Wir müssen lernen, uns auf vielfältige Weise darum zu kümmern, dass wir selbst und andere sicher sind und dass es uns gut geht.
- ★ »Sich sicher zu fühlen« – das ist eine komplexe Sache. Wir müssen es schaffen, auf respektvolle Weise für uns selbst und mit anderen einzu-

schätzen, warum wir uns unsicher oder sicher fühlen. Entsteht das Gefühl aus dem heraus, was gerade geschieht? Oder entsteht es, weil wir Wunden und Schmerzen haben, die uns dazu veranlassen, ängstlich und misstrauisch zu sein, obwohl wir vielleicht mehr Möglichkeiten, Verbündete und Kraft haben, als wir denken?

Und zuletzt sind unsere Zustände und Emotionen veränderlich und vielfältig. Vielleicht sind wir in einer sicheren Part*nerinnenschaft (nach all den obengenannten Definitionen) und uns wühlt dennoch etwas auf oder irgendetwas triggert uns und wir fühlen uns unsicher. Und dann, nach einem Gespräch oder wenn sich alles aufgelöst hat, fühlen wir uns unter genau den gleichen Umständen eine Stunde später wieder sicher. Oder wir sind Teil einer Gruppe (zum Beispiel einer Gruppe, die gemeinsam Traumaarbeit macht), einer Organisation oder eines Bündnisses für soziale Gerechtigkeit, in der es zu einer dynamischen Unstimmigkeit kommt. Diese Gruppe kann sich der Unstimmigkeit dann mit tiefgreifenden, bedeutsamen Fragen nähern, deren Antwort wir nicht kennen – manchmal fühlt sich das belebend an, manchmal aber beunruhigend und sogar unsicher.

Wegen unserer traumatischen Erlebnisse und Umstände müssen viele von uns neu erlernen, zwischen innerer, zwischenmenschlicher und äußerer Sicherheit zu unterscheiden. Häufig müssen wir neu erlernen, wie wir Sicherheit aus dem Inneren heraus schaffen können, anstatt darauf zu warten, dass andere so sind und sich so verhalten, dass wir uns sicher fühlen. Häufig müssen wir uns in sehr dynamischen und komplexen Umgebungen zurechtfinden, um zu wissen, wie wir auf eine Weise handeln und sein können, die uns Sicherheit gibt.

Somatik hilft uns zu verstehen, wie und warum es zu diesem Durcheinander kommt, und wie wir mit diesem angeborenen Bedürfnis nach Sicherheit heilsam umgehen können. Durch Traumaarbeit können wir Sicherheit schaffen und Möglichkeiten, für uns selbst und andere zu handeln … auch wenn die sozialen Umstände dem im Wege zu stehen scheinen.

In den Kapiteln dieses Buches, in denen es darum geht, Sicherheit und Resilienz zu schaffen, setzen wir uns damit noch vertieft auseinander.

ZUGEHÖRIGKEIT

The moment we choose to love we begin to move against domination, against oppression. The moment we choose to love we begin to move towards freedom, to act in ways that liberate ourselves and others.

bell hooks, Outlaw Culture

Zugehörigkeit. Wir sind soziale Lebewesen. Es ist für uns wichtig, dass wir Teil der Herde oder des Rudels sind. Dieses Bedürfnis steckt tief in unserer Art zu wissen, unserem Wünschen, es ist in unserem Körper angelegt. Und wir wollen und brauchen aber auch ein »Ich«. Wir müssen auf authentische Weise ein Selbst erleben, das würdevoll ist, das wir mit der Zeit entdecken, das andere kennen und das zum »Wir« gehört.

Wir kommen in Gemeinschaften, in Dörfern und in Städten zusammen und finden uns gemeinsam im Leben zurecht. Ob das auch gut funktioniert, hängt von vielen Faktoren ab, und tatsächlich fühlen sich viele Menschen allein und isoliert, auch in Gesellschaft von anderen. Und dennoch: Einander nah zu sein, Teil der Gruppe zu sein gehört einfach zu unserem Wesen dazu. Wir blühen auf, wenn wir von anderen unterstützt und mit anderen verbunden sind, wenn wir Teil von etwas sind, wenn wir zusammenarbeiten, wenn wir lieben und geliebt werden. Tief in uns wohnt die naturgegebene Erwartung, dass wir dazugehören, und damit auch die Erwartung, von der Gruppe beschützt zu werden.

Sogar Menschen, die sich entschieden haben, für lange Zeit allein zu leben (Monate, Jahre), folgen oft einer spirituellen Praxis, in der es darum geht, sich mit etwas viel Größerem zu verbinden – mit dem Göttlichen, der

Natur, dem Unbekannten. Über Kulturen und spirituelle Traditionen hinweg erleben Menschen, wie alles verwoben und eins ist. Solche Erlebnisse gehören zu den tiefgreifendsten Erfahrungen damit, was Wahrheit ist.

Zugehörigkeit ist sehr persönlich, aber auch sozial. Es ist unabdingbar, dass wir sie mit denen spüren, die uns am nächsten stehen, und mit unserer Familie. Sie reicht aber auch in unsere Communitys, unsere Wohngegenden, unsere Schulen und Arbeitsplätze hinein. Unsere Zugehörigkeit sollte sich auch als ein erwünschter und bedeutsamer Aspekt der Gesellschaft zeigen. Zugehörigkeit umfasst den Ort, an dem wir leben, unsere Kultur und die Landschaft, die uns umgibt. Wo gehören wir dazu? Wozu möchten wir gehören? Wir haben das Bedürfnis, Teil des Rudels zu sein. Was passiert mit unserem Zugehörigkeitsgefühl, wenn das Rudel uns verletzt? Oder wenn ein Rudel immer wieder ein anderes angreift?

Wenn wir Traumatisches erleben und systemisch unterdrückt werden, dann verletzt das unsere Zugehörigkeit. Das heißt, dass unser Gefühl des Verbundenseins zutiefst erschüttert wird, dass wir zwischenmenschliche Bezüge verlieren, dass wir uns fühlen, als würden wir nicht bedeutsam sein. Meist sind es andere Menschen, die uns traumatisieren oder uns Schmerz zufügen: ein Elternteil, ein Familienmitglied, unsere Lehr*erinnen, Train*erinnen, leitende Menschen aus unserer Glaubensgemeinschaft, Sol*datinnen oder Politik*erinnen. Traumata können auch von Systemen ausgelöst werden, die von Menschen geschaffen und betrieben werden: Gefängnisse, die Polizei, das Militär, Einwanderungspolitik und Grenzkontrollen, Unternehmen, Finanzinstitute, medial vermittelte Botschaften und Bilder, Regierungen.

Wie sich Trauma und Diskriminierung auf unsere Zugehörigkeit auswirken, ist für viele Menschen sehr schwer zu ertragen. Manche fühlen sich zutiefst isoliert, unverstanden oder sogar unverständlich. Andere fühlen sich zurück- oder alleingelassen, als hätten ihre Mitmenschen sich gegen sie entschieden. Und wieder andere fühlen sich ausgegrenzt, nicht wahrgenommen oder anerkannt, als würden sie nicht geliebt und als könnten sie gar nicht geliebt werden. Weil Zugehörigkeit – Liebe zu verdienen, sie zu geben und erhalten zu können – ein angeborenes Bedürfnis ist, erschweren es solche Gefühle häufig ungemein, sich im Trauma und in diskriminierenden Kontexten zurechtzufinden.

Wir sollten uns folgende Fragen stellen, um zu reflektieren, was es bedeutet, sich zugehörig zu fühlen:

- ★ Welche Menschen in deiner engeren und erweiterten Familie gelten als zugehörig, als bedeutsam und als geliebt? Auf welche Menschen trifft das nicht zu?
- ★ Welche Menschen werden in den Medien als zugehörig, bedeutsam und geliebt dargestellt? Welche Menschen werden außen vor gelassen?
- ★ Repräsentieren die Mainstreammedien Menschen wie dich als zugehörig, bedeutsam und geliebt?
- ★ Welche Menschen werden von unseren sozialen und wirtschaftlichen Systemen als würdig verstanden, einbezogen zu werden, welche werden als entbehrlich verstanden, als nicht zugehörig?

Menschen und Systeme, die Menschen schaden oder sie kontrollieren wollen, tun das oft, indem sie sie isolieren. Anders ausgedrückt: Sie reißen Menschen aus der Zugehörigkeit und dem Kontakt mit anderen heraus. In Gefängnissen, im Krieg und beim Foltern gehört es zum Standardrepertoire, Menschen zu isolieren und sie in Einzelhaft zu stecken. Ein ähnliches Vorgehen finden wir auch in Situationen von persönlicher oder häuslicher Gewalt – eine Person wird von ihrem sozialen Netz und von ihrer Familie isoliert, um sie zu brechen, ihr Schmerz zuzufügen und sie zu kontrollieren. Im Grunde wird die Person mit eben der Person eingesperrt, die ihr wehtut. Auch beim Menschenhandel, egal ob es um Arbeit oder um Sex geht, wird Kontrolle vor allem ausgeübt, indem Menschen isoliert und ihre sozialen Verbindungen getrennt werden. Isoliert zu werden ist traumatisch.

Ich möchte auch davon erzählen, was Land und Zugehörigkeit miteinander zu tun haben. Mit »Land« meine ich nicht Landbesitz oder in einem bestimmten Nationalstaat zu leben. Was ich meine, ist, verbunden zu sein mit dem Ort, der Natur als Teil unserer Identität und unserer Community, als Teil dessen, wozu wir gehören. In der Menschheitsgeschichte hatten wir meist eine tiefe Verbindung zum Land und zum Boden, waren Teil von ihm. Ich glaube, dass das noch tief in den Erinnerungen unserer Zellen lebt.

Auch in unseren post-industriellen Hightech-Gesellschaften berichten viele Menschen von der Sehnsucht nach ihrem Platz auf der Welt, danach mit Natur verbunden zu sein, zu wissen, welche Rolle sie in ihr spielen. Viele Menschen sprechen von einem Gefühl des Wiederklangs und des Heimkehrens der Wildnis, oder vom Gefühl, zu einem Ort zurückzukehren, mit dem sie sich tief verbunden fühlen – auch wenn dieser Ort städtisch geprägt ist. Die Resilienzforschung zeigt immer wieder, dass das Land und die Natur heilsam für uns sind und uns Kraft geben … sofern sich die Umgebung auch sicher und kulturell relevant anfühlt. Vielleicht stellen das Land und die Natur die ursprünglichste Form des Dazugehörens dar. Kulturelle Praktiken, Heilpraktiken, Sprache und Identität sind häufig tief verbunden mit dem Land.

Soziale und wirtschaftliche Macht-über-Systeme kolonisieren und vertreiben Menschen häufig, und zerstören die Verbundenheit von Communitys zu ihrem Land und ihrem Boden. Die Folgen des globalen Kapitalismus sind häufig eine Wirtschaftsflucht, die weg von dem Ort führt, mit dem Menschen seit Generationen verbunden waren. In einem solchen System werden Land und Natur zu bloßen Ressourcen, die wir besitzen können. So wird unsere Zugehörigkeit zu ihnen getrennt.

BINDUNGSTHEORIE

Zuletzt möchte ich noch ein paar Gedanken zur Bindungstheorie teilen. Sicher gebunden zu sein beschreibt das verkörperte Gefühl, dazuzugehören und sicher zu sein, die Fähigkeit, sich selbst zu regulieren und enge persönliche Verbindungen eingehen zu können, uns aber auch trennen zu können von den Menschen, mit denen wir so verbunden sind. Traumata haben einen schädlichen Einfluss auf unsere sichere Bindung oder stehen ihr im Wege. Eine Sache, die ich an der Bindungstheorie so schätze, ist, dass sie anerkennt, dass Menschen aufeinander angewiesen sind und einander brauchen, um sich zu entfalten. Bindungstheorie unterstreicht, dass unsere Bindungen zueinander und Beziehungen miteinander zentral dafür sind, wie wir uns in vielen Lebensphasen entwickeln. Wenn unsere Bindungen gestört werden, gibt es heilsame Ansätze, die uns helfen können, dass wir wieder sicher gebunden sind.

Ich möchte die Theorie aber auch ein wenig herausfordern und ihre Perspektive ausweiten. Mir geht es hier darum, auch zu berücksichtigen, wie bestimmte soziale Normen dazu führen, dass in vielen Communitys nicht genügend würdevolle Beziehungen und Bindungen möglich sind. Bindung hat nicht nur etwas mit den Menschen zu tun, die sich um uns kümmern. Sie hat nicht nur mit unserer Familie und unseren Kindern zu tun, wobei sie in diesem Kontext natürlich zentral ist. Wir müssen auch innerhalb unserer Community sicher gebunden sein. Und unsere Communitys müssen im weiteren sozialen Kontext sicher gebunden sein. Es gibt also um das Familiäre noch größere Kreise der Zugehörigkeit, die auch beeinflussen, wie wir uns binden, wie sicher wir uns fühlen und welche Möglichkeiten wir haben, in Beziehung zu gehen.

Denken wir doch einmal hierüber nach: Was geschieht mit einer Community, auf die die Polizei es ständig abgesehen hat; eine Community, deren Kinder meist schon vor ihrem zwölften Geburtstag zum ersten Mal in Gewahrsam genommen werden? Was passiert mit den Bindungen und der Zugehörigkeit dieser Community? Solche Dinge geschehen regelmäßig in us-amerikanischen BIPoC-Communitys. Wie soll ein Kind in einem solchen Umfeld sicher gebunden sein, auch wenn es ihm zu Hause gut geht?

*Ich stehe hinter einem Tor und schaue zu, wie die Polizei auf meine Brüder und ihre Freun*dinnen zufährt, die allesamt nicht älter als 14 sind, und die sich alle einfach nur unterhalten. Die Poliz*istinnen stoßen sie gegen die Wand. Sie zwingen sie, ihre T-Shirts hochzuziehen. Sie zwingen sie, ihre Hosentaschen auszuleeren. Sie berühren ruppig die Körper meiner Brüder, auch ihren Schritt, während ich erstarrt hinter dem Tor stehe und zuschaue. Ich kann weder weinen noch schreien. Ich kann nicht atmen und nichts hören – nicht die Sirenen, die zu den herumwirbelnden roten Lichtern gehören, und auch nicht, wie meine Brüder angeschrien werden: An die Scheißwand mit euch!*

PATRISSE KAHN-CULLORS,
When They Call You a Terrorist: A Black Lives Matter Memoir

Was geschieht mit Bindung und Zugehörigkeit, wenn eine von drei Frauen und einer von sechs Männern in ihrem Leben in irgendeiner Form sexualisierte Gewalt erleben (National Sexual Violence Resource Center 2015)? Was passiert, wenn diese Erlebnisse vom Präsidenten der USA, vom Kongress, von vielen politischen Meinungsmach*erinnen und von den neuesten Richt*erinnen am Obersten Gericht geleugnet und abgetan werden? Unsere Zugehörigkeit leidet zutiefst, wenn das, was wir leben und erleben immer wieder geleugnet und ignoriert wird von denen, die an der Macht sind.

Wie kannst du sicher gebunden sein, wenn deine Leute kolonisiert wurden und in der Geschichte verschwinden, die ihre Unterdrück*erinnen erzählen? Wie sollen wir Traumaarbeit für Indigene Menschen oder Menschen aus Palästina, für Menschen aus Afrika und für jüdische Menschen verstehen und unterstützen, ohne die größeren sozialen und politischen Kontexte mitzudenken, die all das Trauma entstehen lassen? Ich glaube ja, dass das nicht möglich ist.

In sozialen Normen und Narrativen tauchen die Communitys vieler Menschen nicht ausreichend oder nicht auf positive Weise auf. Manchmal tauchen sie gar nicht auf. Dass unser Menschsein und unsere Communitys positiv repräsentiert werden, dass sie als bedeutsamer Teil größerer sozialer Kontexte gefasst werden, ist essenziell dafür, dass wir uns der Gesellschaft zugehörig und mit dem Leben auf diesem Planeten verwoben fühlen. Ich behaupte, dass eine solche positive Repräsentation auch essenziell dafür ist, dass wir sicher und positiv gebunden sind.

WÜRDE

Würde ist der Wert, der uns als Menschen angeboren ist. Würde ist das Gefühl, wertvoll zu sein. Wir entfalten uns voll, wenn wir gewürdigt werden und wenn wir wissen, wie wir andere würdigen können. Wir alle sind mit Würde geboren. Wir alle brauchen sie.

Im Gegensatz dazu können wir uns Respekt als etwas vorstellen, das wir dadurch verdienen, wie wir handeln.

Manche Menschen wissen um ihre eigene Würde. Andere wissen, wie sie andere würdigen können. Doch leider haben viele von uns keine zutiefst verkörperten Erfahrungen mit unserer eigenen angeborenen Würde oder der anderer Menschen. Trauma und Diskriminierung beeinflussen das Selbstwertgefühl eines Menschen oder einer Community sehr deutlich. Häufig erlebe ich, dass es sehr heilsam für die Würde von Menschen ist, wenn eine Organisation für soziale Gerechtigkeit alle ihre Mitglieder darin unterstützt, leitende Rollen einzunehmen. Es tut den Menschen in ihrem Würdegefühl gut, wenn ihre Organisation eine sozialkritische Perspektive einnimmt und ein Verständnis für vergangene Ereignisse schafft. Die Menschen erkennen dann, was die sozialen und wirtschaftlichen Macht-über-Systeme verdecken, und bemerken, dass vieles gar nicht persönlich gemeint ist. Du und deine Community sind nicht schlecht oder falsch. Nein, du und deine Community, ihr seid aus euch selbst heraus wertvoll. Wir fangen an zu bemerken, dass Macht-über-Systeme darauf ausgelegt sind, uns ein Gefühl der Wertlosigkeit zu vermitteln, statt uns zu empowern und uns würdevoll zu behandeln.

Würde ist etwas ganz anderes als Privilegien und Anspruchshaltungen. Privilegien können wir uns als etwas vorstellen, das durch soziale und wirtschaftliche Systeme verliehen wird. Menschen mit Privilegien stehen mehr Möglichkeiten offen und ihnen wird stärker das Gefühl vermittelt, etwas wert zu sein. Die Würde dieser Menschen ist nicht strukturell gefährdet oder Ziel von Angriffen. Und doch würde ich hier nicht von einem verkörperten Würdegefühl sprechen, denn es steht auf sehr wackeligen Beinen. Privilegien sind auf Unterdrückung und Macht-über angewiesen. Insofern ist die Würde, die aus Privilegien entsteht, immer sehr begrenzt.

Menschen, die eine Anspruchshaltung haben, gehen davon aus, dass sie besonders wertvoll sind oder etwas Besseres. Zwar können politisches Handeln, politische Entscheidungen und auch wohltätige Arbeit durchaus durch eine Anspruchshaltung motiviert sein. Doch im Kern hat sie dennoch wenig mit Würde zu tun. Menschen entwickeln eine Anspruchshaltung, weil sie glauben, ihnen würde wegen ihres gesellschaftlichen Status oder ihres Privilegs irgendetwas zustehen. Sie wird oft durch soziale Normen gefördert. Eine Anspruchshaltung geht ganz grundlegend auf Kosten anderer und ist darauf angewiesen, nur einen kleinen Teil des Ganzen wahrzunehmen.

So wie Sicherheit und Zugehörigkeit ist auch unser Bedürfnis, würdevoll zu leben, Teil unseres somatischen und menschlichen Erbes. Wir wollen aus uns selbst heraus wertvoll sein und nicht hinterfragen, ob wir überhaupt das Recht haben zu existieren. Wir wollen wertgeschätzt werden. Wir wollen, dass andere wissen, dass wir etwas auf dem Kasten haben, dass unsere Anwesenheit wertvoll für andere ist.

Die traumatische Wirkung, die es auf unsere Würde hat, wenn wir diskriminiert werden, ist leicht zu erkennen. Wenn Bilder in den Medien, gesellschaftliche Narrative und Institutionen von der Schule bis zur Einwanderungsbehörde dir erzählen, dass du und deine Community wertlos sind, nicht wichtig, oder unbedeutend – dann ist das natürlich traumatisch. Einem Menschen die Würde abzusprechen oder sie einzuschränken ist verheerend. Es ist, als würde dir das Recht genommen, zu existieren, das Recht zu sein und Raum einzunehmen. Wenn Menschen unsichtbar gemacht, erniedrigt und herabgewürdigt werden, wirkt das negativ darauf, welche Möglichkeiten sie im Leben zu haben glauben. Es bereitet den Boden dafür, dass sie es sehr schwer haben werden. Diejenigen, denen in einer Gesellschaft strukturell Würde zuteilwird, werden es niemals so schwer haben.

Menschen und Regierungen ziehen oft in den Krieg oder kolonisieren, um Ressourcen, Wohlstand und die Macht an sich zu reißen, um darüber zu entscheiden, was ist, und die Wirklichkeit zu deuten. Eine Strategie, um dieses Ziel zu erreichen, hinterfragt die Menschen in ihrer angeborenen Würde und diskreditiert sie. Diese Menschen werden als weniger wertvoll oder als bösartig wahrgenommen und zur* Fein*din erklärt. Sind sie in der öffentlichen Wahrnehmung erst derart abgewertet, ist es ein Leichtes, das Leid zu rechtfertigen, das ihnen angetan wird. Sie werden verletzt oder sogar getötet, ihr Land und ihre Ressourcen werden gestohlen, ihre Kultur wird sich angeeignet und als Ware verschachert, und sie verlieren jedes Recht, über ihre Ressourcen und sich selbst zu bestimmen.

Ein würdeloses Leben kann uns ein Schamgefühl vermitteln, als sei mit uns und mit den Leuten, die sind wie wir, irgendetwas ganz Grundlegendes nicht richtig. Das Seltsame an Scham ist ja, dass die Person, der Leid zugefügt wird, auch diejenige ist, die sich am Ende schämt, nicht die Person, die gewaltvoll gehandelt hat.

Bei einer heilsamen Transformation geht es also neben unserer Sicherheit und Zugehörigkeit auch um unser Würdegefühl. Es geht darum, ein tiefes Gefühl des Selbstwerts herzustellen und das Gefühl, dass deine Existenz bedeutend ist. Eine der kraftvollsten Deklarationen, die ich bisher gehört habe, kam von Lisa Thomas-Adeyemo. Lisa arbeitet mit Somatik und ist Lehrerin bei *generative somatics* und bei *Black Organizing for Leader-*

ship and Dignity. Sie ist eine queere Schwarze Frau. In ihrer Deklaration steht Würde im Mittelpunkt: »Ich bin ein Versprechen, in meiner Haut zu sein, ohne mich zu entschuldigen.«

Diese Deklaration, dieses Ziel für ihre Transformation, stellt sich dem traumatischen Einfluss *weiß*er Vorherrschaft und Überlegenheitsvorstellungen auf heilsame Weise entgegen. Die Deklaration will eine verkörperte Würde wiederherstellen.

SICHERHEIT, ZUGEHÖRIGKEIT UND WÜRDE WIEDER VERBINDEN

Wir alle passen uns an, um sicher, zugehörig und würdevoll zu leben. Wir haben immer wieder versucht, diese Bedürfnisse in Beziehungen zu erfüllen, die dafür nicht geeignet waren. Wir haben versucht, unsere Sehnsucht danach, dass sie erfüllt werden, zu betäuben. Und alles, was dazwischen liegt, haben wir auch versucht. Es kann erleichternd sein, zu wissen, dass uns die Bedürfnisse nach Sicherheit, Zugehörigkeit und Würde angeboren sind. Wir können erkunden, wie wir uns angepasst haben. Wenn wir erkennen, was unsere Überlebensstrategien sind, kann uns das schon einige neue Möglichkeiten eröffnen. Mein Verhalten sagt nichts darüber aus, »was für ein Mensch ich bin«, sondern darüber, wie ich mich an die Umstände angepasst habe, um in Sicherheit, Zugehörigkeit und Würde zu leben.

Im Transformationsprozess geht es darum, diesen Bedürfnissen somatisch auf heilsame Weise zu begegnen – jedes verbunden mit jedem anderen zu erfüllen. Wir bewegen uns weg von den Grenzen, die uns immerzu reflexartig auf Grundlage von alten Überlebensstrategien handeln lassen. Wir streben eine stimmigere Verkörperung an, die auf alle Ressourcen zugreift, die wir im Jetzt haben. Damit stehen uns mehr Möglichkeiten offen, wir sind lebendiger und fähiger auf eine Weise zu handeln, die mit dem im Einklang ist, was uns wichtig ist. Wenn wir diese angeborenen Bedürfnisse wieder miteinander verbinden, lösen wir die unerträgliche Spannung, die entsteht, wenn sie miteinander konkurrieren. Wir fühlen uns sicherer und damit verbundener, verbundener und damit würdevoller, würdevoller und damit zugehöriger und sicherer.

SPENTA KANDAWALLA ist Akupunkteurin, Mitglied beim *Arab Resource and Organizing Center* und arbeitet als leitende Lehrerin bei *generative somatics*, das sie auch mitgegründet hat.

Vielleicht lässt sich Assimilation als der Preis der Würde definieren, den ein Mensch für seine Sicherheit und Zugehörigkeit bezahlt. Zumindest gilt das für meine Geschichte.

Ich bin in einer Vorstadt von Columbus, Ohio aufgewachsen. Der Ort war sehr *weiß* und geprägt von der Mittel- und Oberschicht. Er spiegelte die ernste und aufrichtige, aber konservative Haltung des restlichen Staates wider. Meine Familie fiel hier auf und viele empfanden es als unangenehm, dass wir da waren. Als ich fünf war, ließ meine Mutter sich scheiden und fing an zu arbeiten und zur Abendschule zu gehen, während sie mich und meine Brüder aufzog. Vom einen auf den anderen Tag, gab es bei uns kein Dhansak mehr zu essen, sondern Chicken Nuggets. Wir gehörten dem Zoroastrismus an, einer uralten persischen Religion. Meine Eltern wurden in Pakistan geboren und wuchsen dort auf, doch darüber wurde bei uns zu Hause nur ganz leise gesprochen. Pakistani zu sein, das war irgendwie dreckig, gruselig, fremd. Das Ziel lautete, US-Amerika*nerinnen zu werden, *weiß* zu werden.

Einer der ersten Risse zwischen meiner Sicherheit, meiner Zugehörigkeit und meiner Würde, an den ich mich erinnern kann, tat sich in der ersten Klasse auf. Wir Kinder standen in einer Reihe an der Tür und warteten darauf, für die Pause nach draußen zu dürfen. Ich war brav. Immer brav. Für meine Lehr*erinnen, meine Mom, meine Freun*dinnen. Mit sieben hatte ich schon gelernt, nicht für Ärger zu sorgen, nicht zu stören oder auf irgendeine Weise das Weltbild eines anderen Menschen durcheinanderzubringen. Als also dieser Junge anfing, mir Beleidigungen über meine Körperbehaarung ins Ohr zu flüstern, genauer, über meinen Bart, der schon auf meiner Oberlippe zu sprießen begann, erstarrte ich. Ich wurde still.

Mein Atem stockte, blieb hinter meinem Brustbein stecken, mein Brustkorb fiel in sich zusammen, meine Schultern krümmten sich um mein Herz, meine Ohren lauschten darauf, ob noch ein Kind hören konnte, war er sagte. Der ganze Rest meines Selbst wurde in meinen Solarplexus hineingezogen (die Stelle gleich unter dem Brustkorb, dort wo das Zwerchfell sitzt), wie in ein schwarzes Loch. Ganz plötzlich hatte meine Würde Schaden genommen. Dieses Zugeständnis an meine Sicherheit und Zugehörigkeit würde ich über zwanzig Jahre aufrechterhalten.

Aber ich hatte es geschafft. Ich war an Ort und Stelle einfach so verschwunden. Mit der Zeit lernte ich, den Jungen schon auf Entfernung zu erkennen und unsichtbar zu werden, noch bevor er wieder loslegte. Verkriech dich in dir selbst, zurück, weg. Stell zügig fest, wie viele andere Leute noch dabei sind, und finde so schnell wie möglich einen Ausweg. Dann warte und halte aus. Es geht vorbei, und das Ziel ist, dass so wenig Menschen wie möglich etwas mitbekommen. Je weniger Menschen etwas mitbekommen, desto weniger Menschen bemerken, dass du nicht wirklich *weiß* bist. Auf diese Weise behielt ich meine Freun*dinnen, passte dazu, gehörte dazu. Obwohl diese Angriffe anhielten und in der Highschool noch schlimmer wurden, und obwohl mein Peiniger andere rekrutierte, sich ihm anzuschließen, fühlte ich mich bei vielen meiner Gleichaltrigen ausreichend zugehörig.

Ich wurde gemocht. Zumindest als platonische Freundin. Er trug Sorge dafür, dass ich zu unbegehrenswert für alles Weitere war. Doch ich schaffte es, dass ich als Freundin gemocht wurde, als Mensch, dem andere etwas anvertrauen konnten. Ich brachte meinem Körper bei, sich wie eine kleinere Version von mir selbst zu verhalten. Eine sehr besänftigende Version von mir selbst, die wusste, wann sie lachen musste, wie sie sprechen musste, um zu klingen, als käme sie aus Ohio, die nie ein Wort über ihre braune Haut verlor und wo sie herkam. Ich hatte echte, tiefgehende, aufrichtige Beziehungen mit meinen Freun*dinnen, die aber immer auch ganz klare Grenzen hatten. Meine Freun*dinnen mochten mich, aber sie verteidigten mich nie und beschützen mich nicht vor denen, die mich mobbten. Wahrscheinlich wussten sie gar nicht, dass ich verteidigt werden musste. Sie wussten viel von mir und sie wussten nichts von mir. Das stellte ich sicher. Und je länger ich meine Rolle spielte, desto weiter entfernte ich mich von mir selbst, von meinen Leuten, von meiner Herkunft, von der Schönheit und Sehnsucht, die mir angeboren war.

Ich bin natürlich nicht der einzige Mensch, der so etwas erlebt hat. Diese Geschichten sind steinalt. Menschen ihrer Würde zu berauben ist ein Werkzeug von Menschen, die kolonisieren, versklaven und besetzen. Wir verinnerlichen und reproduzieren repressive Umstände dadurch, wie wir uns verhalten und wie wir in der Welt sind. Zu versuchen, die Würde einer ganzen Gruppe von Menschen zu zerstören, während ihr verweigert wird, ihre materiellen Bedürfnisse zu befriedigen (Essen, Unterkunft, Bildung, Arbeit) – das gehört zu einer durchkalkulierten Strategie, bei der es darum geht, Land zu stehlen, Arbeitskraft auszubeuten und Kulturen und Traditionen zu schänden. Das alles steckt in meiner diasporischen Abstammungslinie, genau wie in den Abstammungslinien der meisten PoC und auch im Land der Menschen, das wir hier in ganz Amerika immer noch besetzt halten. Viele unserer Leute sind davon geprägt, dass sie genötigt wurden, mitzumachen, zu kapitulieren, ihre Würde aufzugeben, um zu überleben. Doch diese Geschichte handelt nicht nur davon, wie Sicherheit, Zugehörigkeit und Würde zerstört werden. Die Geschichte handelt auch davon, wie die Wunden verheilen können. Davon, wie wichtig es ist, diese drei Komponenten zusammenzufügen, um uns selbst wiederzufinden. Zumindest für mich war das der Weg, das Selbst wiederzufinden, das ich damals in der Grundschule versteckt hatte.

Noch bevor ich Somatik und persönliche Transformationsarbeit entdeckte, begann ich meine Würde im Aktivismus zu finden. Ich arbeitete mit einer

Gruppe zusammen, die meinen Wunsch nach Freiheit teilte. Sie half mir zu lernen und besser zu verstehen, wie der Staat mich und mein Leben konstruiert hatte – sowohl die Privilegien, die er mir wegen meiner sozialen Schicht und meiner Bildung zuspricht, als auch die Diskriminierung, die ich wegen meiner Rassifizierung und wegen meines Genders erlebe. Hier begriff ich, dass eine viel größere Kraft, schon bevor ich geboren wurde, dabei war, meine Würde abzutragen. In diesen kollektiven Körpern lernte ich, mich dem staatlich sanktionierten Kleinmachen von meiner und unserer Würde zu widersetzen. Für mich ist Würde genau dasselbe wie unser Wert. Und Unterdrückung versucht, uns wertlos zu machen. Wenn wir wertlos sind, kannst du mit uns machen, was du willst. Bei Aktionen auf der Straße und bei der politischen Arbeit, lernte ich ein Gefühl kennen: »Wir sind wertvoll. Wir sind viel wert.«

Aktivismus ist heilsam und für mich war das der erste Schritt, auch meine eigenen Wunden zu heilen.

Plötzlich war es möglich, dass ich braune Haut hatte *und* dazugehörte. Das war eine Offenbarung und erweckte ein Leben in mir, das lange geruht hatte, das schal war, verdeckt und vergraben. Zum ersten Mal zeigte ich, was ich vor Jahren so gekonnt versteckt hatte. In meinem heutigen Aktivismus kämpfe ich für ein befreites Palästina und für eine befreite arabische Welt. Ich darf erleben, wie einfallsreich die unterdrückten Menschen in der Welt sind. Ich bin Teil der Bewegungen, die Sicherheit schaffen, Würde verkörpern und Verbundenheit aufrechterhalten wollen inmitten all dessen, das versucht, uns das zu nehmen. Es ist einfach wunderbar.

Und dann die Transformation: Die Arbeit, die darauf abzielt, die traumatische Vergangenheit zu lösen und zu entwurzeln, um Platz zu schaffen für neue Wirklichkeiten, die besser zu uns passen und im Einklang mit dem sind, was uns wichtig ist. Unterschiedliche Erlebnisse führen zu unterschiedlichen Rissen in unserer Sicherheit, Zugehörigkeit und Würde. Wenn unser Sicherheitsgefühl gebrochen wurde, wenn unsere Grenzen so sehr verletzt wurden, wie meine oder wie deine, dann glaube ich, dass wir manchmal gar nicht wissen, wie sehr wir uns selbst misstrauen. Wir fangen an zu glauben, dass wir irgendetwas falsch gemacht haben, weil diese Grenze, mit der wir uns ja geschützt hatten, verletzt oder durchbrochen wurde und wir nichts dagegen getan haben. Dass wir gar nichts dagegen tun konnten, das scheint dann unwichtig zu sein. Wir denken, wir hätten uns selbst hintergangen und beginnen uns zu fragen: »Okay, ich habe mich also schon selbst hintergangen. Woher soll ich wissen, ob ich überhaupt jemals vertrauenswürdig bin?«

Vieles, das ich erlebt habe, auch Gewalt und Schmerz, haben meinen Körper gebogen, fast wie den Buchstaben C. Ich war um mich selbst gekrümmt, zusammengeschrumpft, hatte die Augen nach unten gerichtet, meine wirklichen Wünsche tief in mir versteckt, und hinterfragte permanent mich selbst und was ich tat. So hatten das Trauma und die Diskriminierung mich geprägt. Durch somatische Arbeit habe ich mir versprechen können, mich wieder mit meinen Sehnsüchten zu verbinden, um mir selbst wieder zu vertrauen und um eine kraftvolle Frau of Color in meiner aktivistischen und heilsamen Arbeit zu werden. Ich habe mich getraut, Menschen, die mir wichtig sind, mehr von mir selbst zu zeigen. Ich habe durch andere Frauen of Color gelernt, meine Würde zu verkörpern, entweder weil mir ihre Würde ein Vorbild war, oder weil sie meinem Beispiel für einen neuen Weg nach vorn folgten. Wir sind doch solche wunderbaren Geschenke füreinander. Wir wissen gar nicht, wie gut wir einander tun, wenn wir aus unserer Freiheit, unserer Lebendigkeit, unserem Glauben und unserem Wissen heraus leben. Wir sind immer noch da. Das will etwas heißen. Sie wollen nicht, dass uns das klar wird, aber wir sind immer noch da.

Ich habe mir tägliche Praktiken angeeignet. Ich habe damit gearbeitet, mich zu schämen, depressiv zu sein und verzweifelt. Ich habe meinen Körper für Gefühle geöffnet, die ich nie fühlen wollte, wie Angst, Wut und Sehnsucht (das war das Schlimmste … aber irgendwann nicht mehr). Ich spreche nun darüber, Zoroastrierin zu sein. Ich bringe meiner Nichte bei, was Zoroastrismus ist. Ich lasse zu, dass ich mich so groß fühle, wie meine Nummer Eins Freddie Mercury – so voller Leben, so authentisch, so widersprüchlich, so mutig, so lebendig. Ich vertraue mir selbst als

Akupunkteurin, als Gefährtin, als Verbündete. Ich habe zugelassen mich zu verlieben und verliebt zu bleiben. Nichts davon war leicht, aber alles davon war es wert.

Die Schnittstelle zwischen heilsamer Transformation und Aktivismus war für mich der einzige Weg nach vorn, um die Risse zwischen Sicherheit, Zugehörigkeit und Würde zu heilen, individuell wie kollektiv. Dazu brauchte es individuelle und kollektive Arbeit. Ich glaube nicht, dass das eine ohne das andere geht. Um frei zu werden, müssen wir besser verstehen, was das bedeutet. Gleichzeitig genügt es nicht, bloß uns selbst zu befreien, wenn so viel auf dem Spiel steht. Auf manche Weise, glaube ich, kämpfen wir eigentlich immer für Sicherheit, Zugehörigkeit und Würde in unserem eigenen Leben und in unserem Aktivismus. Unser Sinn für Sicherheit, Zugehörigkeit und Würde verheilt dann, wenn wir erkennen, dass wir selbst diese Dinge schaffen können und nicht nur ihr Spielball sind.

Wir können unseren Sinn für Sicherheit selbst schaffen. Wir können unseren Sinn für Zugehörigkeit selbst schaffen. Wir können unseren Sinn für Würde selbst schaffen. Ich sitze nicht im Plenum und warte darauf, dass alle sich genau richtig ausdrücken, damit ich mich sicher genug fühle, um zu sprechen. Ich bringe den Menschen, mit denen ich arbeite, Vertrauen entgegen, indem ich meine Gedanken teile, und ich setze mich mit Unstimmigkeiten oder Konflikten dann auseinander, wenn sie auftreten. Ich schrumpfe nicht automatisch, bloß um verbunden zu sein oder gemocht zu werden. Ich tauche in die wichtige Arbeit ein, die wir alle zusammen machen, und erinnere mich daran, dass auch ich mich ihr verschrieben habe.

Zu irgendeinem Zeitpunkt in meiner Geschichte wurde jedes meiner Grundbedürfnisse auf die eine oder andere Weise bedroht. Auch heute werden sie das – durch Diskriminierung und politische Repressalien. Doch im Großen und Ganzen fühle ich mich vollständiger. Ich habe Wege entdeckt, das eine Bedürfnis nicht für die anderen opfern zu müssen. Ich lebe relativ sicher und würdevoll in Verbundenheit. Ich bin oft glücklich mit meinen Leuten, geliebt und absichtsvoll. Ich lerne und wachse weiter, entfalte und öffne mich immer noch, aber ich kann ehrlich behaupten, dass ich ein Leben lebe, dass sich viel besser anfühlt, als ich je für möglich gehalten hätte.

TEIL 3

TRANSFORMIEREN: ICH, DU UND WIR

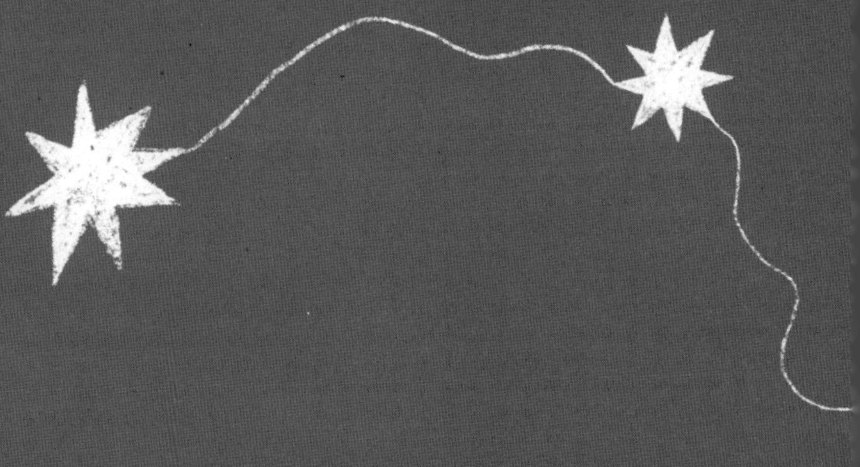

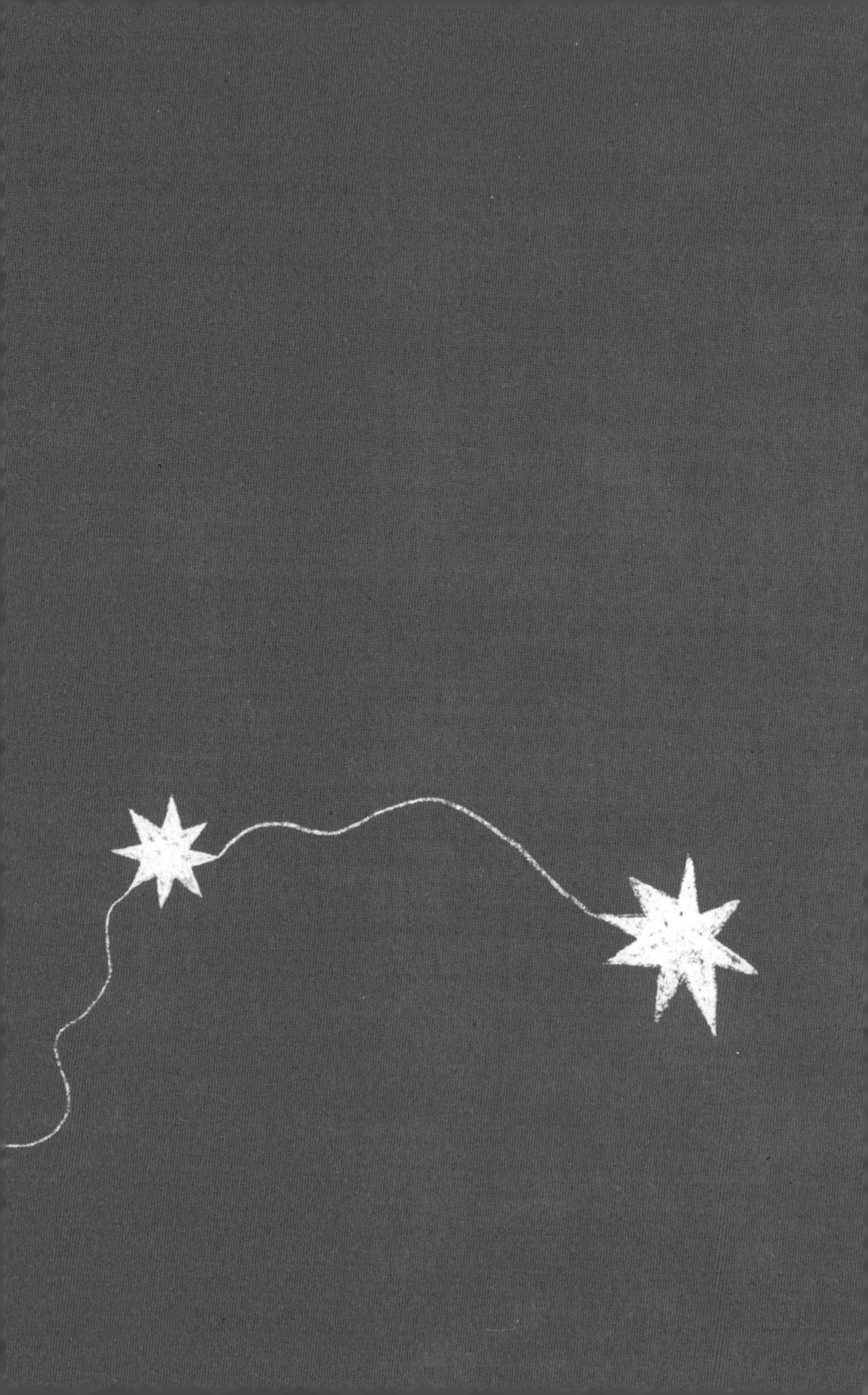

6.
DER KREIS DER TRANSFORMATION – EIN ÜBERBLICK

Teil 3 handelt vom Wie der verkörperten Transformation. Dieser Abschnitt taucht in die verschiedenen Aspekte eines Modells des Wandels ein, das wir den Kreis der Transformation nennen. Wie jede verkörperte Fähigkeit – egal ob es um primär heilsame oder primär aktivistische Kontexte geht, egal ob es ums Leiten oder ums Moderieren geht – erlernen wir dieses Modell am besten, indem wir es einüben und umsetzen und indem wir von denen angeleitet werden, die diese Arbeit bereits verkörpern.

Wir nutzen den somatischen Kreis der Transformation bei *generative somatics* schon seit vielen Jahren. Er entstand aus der somatischen Arbeit von Richard Strozzi-Heckler und dem »Somatik und Trauma«-Kurs, den ich 2000 begonnen hatte. Er wurde bereits für individuelle Transformations- und Traumaarbeit genutzt und im Rahmen von *generative somatics* seit 2009 auch in Gruppen, Organisationen und Bündnissen.

Der Kreis der Transformation ist eine zweidimensionale Landkarte, die sich wohl besser als bewegliches Hologramm darstellen ließe. Er ist dynamisch und seine Komponenten hängen voneinander ab. Hier setzen wir uns auf lineare Weise damit auseinander, aber das soll nicht bedeuten, dass er immer so linear funktioniert. Alle seine Komponenten sind wichtig, doch alle Menschen sind unterschiedlich. Wie wir verkörpert sind, welche Schutzmechanismen wir nutzen, wie resilient wir sind, wovon wir geprägt sind – all das ist einzigartig und dynamisch, und lässt sich nur unzureichend in geraden Linien und steifen Rahmen darstellen.

Eine Verkörperung kann sich aber transformieren. Viele Aspekte einer Transformation sind sehr individuell für eine Person oder eine Gruppe, doch gleichzeitig ist vieles voraussagbar und planbar. Das Soma arbeitet nach seinen eigenen Regeln. Wenn wir diese erlernen, sie wahrnehmen und ihre Prozesse begreifen, sind wir bereit für unsere heilsame verkörperte Transformation.

Der Kreis der Transformation läuft immer im Kontext sozialer Umstände und Systeme ab. Er erkennt an, dass es eine Vielzahl von Gründen für Traumata gibt, die individuell oder systemisch sein können.

Somatischer Kreis der Transformation

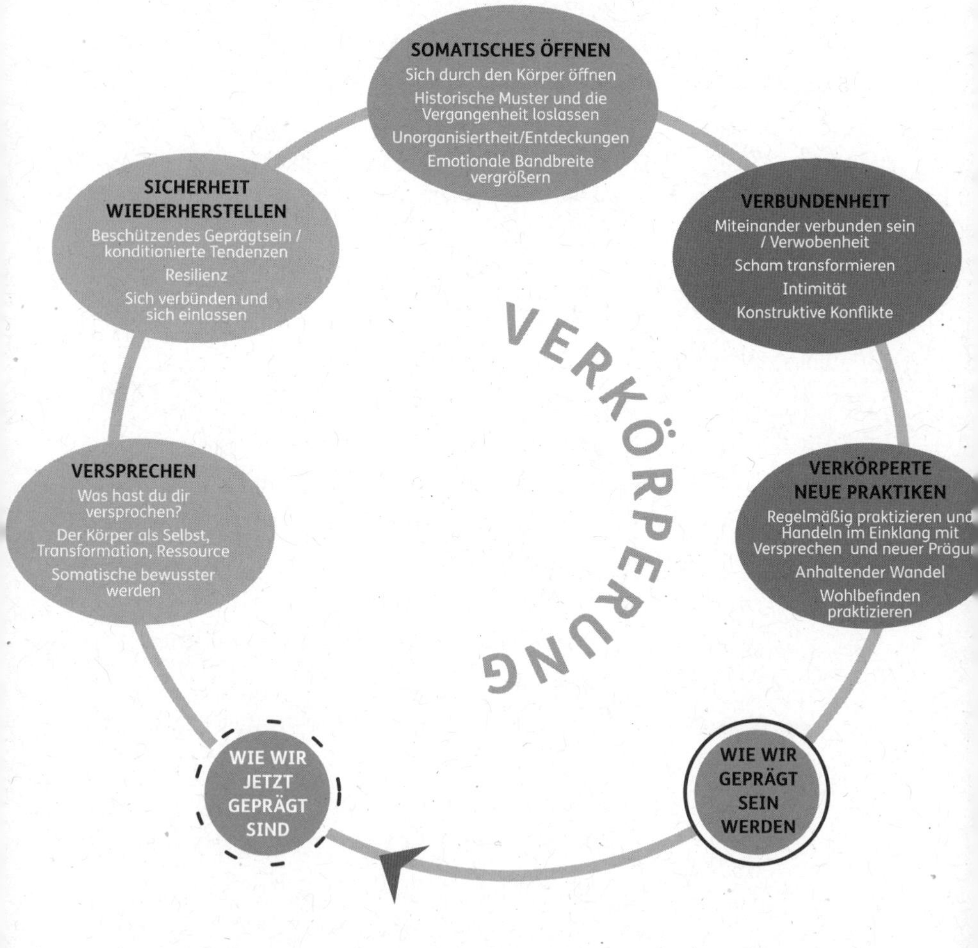
SOMATISCHES ÖFFNEN
Sich durch den Körper öffnen
Historische Muster und die Vergangenheit loslassen
Unorganisiertheit/Entdeckungen
Emotionale Bandbreite vergrößern
VERBUNDENHEIT
Miteinander verbunden sein / Verwobenheit
Scham transformieren
Intimität
Konstruktive Konflikte
VERKÖRPERTE NEUE PRAKTIKEN
Anhaltender Wandel
Wohlbefinden praktizieren
WIE WIR GEPRÄGT SEIN WERDEN
WIE WIR JETZT GEPRÄGT SIND
VERSPRECHEN
Was hast du dir versprochen?
Der Körper als Selbst, Transformation, Ressource
Somatische bewusster werden
SICHERHEIT WIEDERHERSTELLEN
Beschützendes Geprägtsein / konditionierte Tendenzen
Resilienz
Sich verbünden und sich einlassen
VERKÖRPERUNG

Dieses Modell unterstützt uns dabei, uns verkörpert zu transformieren und die Wunden von Trauma und Diskriminierung verheilen zu lassen. Wir begreifen Transformation so: Du bist oder wir sind transformiert, wenn unser Handeln mit unseren Werten und Zukunftswünschen im Einklang ist, und zwar auch dann, wenn wir denselben Druck erleben wie früher. Der Druck entsteht durch soziale Bedingungen und Systeme, durch schwierige Dynamiken zwischen uns und den Menschen, mit denen wir arbeiten, in unseren Organisationen oder Beziehungen, und dadurch, dass sich das Leben stetig verändert.

Dinge anders wahrzunehmen und zu verstehen ist wichtig, doch Transformation geht darüber hinaus. Transformation bedeutet, dass uns neue Möglichkeiten offenstehen. Wenn wir uns transformiert haben, können wir anders handeln und andere Gespräche führen, und zwar so, dass unser Handeln und Sprechen im Einklang mit unseren Werten und Zukunftswünschen ist und mit dem, was wir uns versprochen haben. Wir sind verbunden mit dem, was uns wichtig ist, und können auf Grundlage dessen denken, in Beziehung gehen und handeln. Transformation eröffnet uns Möglichkeiten und erlaubt uns, selbstwirksam zu leben. Sie hilft uns, gleichzeitig die tiefschürfenden Fragen danach zu stellen, wie Bedeutung geschaffen wird und wie wir uns im Leben zurechtfinden können. Sie hilft uns auch, diese Fragen zu beantworten. Wenn wir uns transformieren, können wir mehr vertrauen, uns besser miteinander koordinieren und mehr lieben. Wir können anwesender und aufmerksamer mit uns selbst und mit anderen sein. Wenn wir uns transformieren, lernen wir Dinge, die uns Trauma und Diskriminierung nie beigebracht haben. Es sind Dinge, die uns in unserer Arbeit für eine gerechtere Welt helfen; Dinge, die uns ein Leben verwoben mit der Welt und allem anderen Leben ermöglichen. Wir lernen eine radikal andere Beziehung zum Planeten zu entwickeln. Eine heilsame somatische Transformation ist ein dauerhafter Wandel. Das ist es, was wir wollen.

Es bleibt noch zu sagen, dass die sozialen Umstände, in denen wir leben und in denen unsere Wunden verheilen, sich nur langsam verändern. Für die meisten von uns ist die Transformation, die wir anstreben – ökologische Gerechtigkeit, Gerechtigkeit für unterschiedlich rassifizierte und verschieden gegenderte Menschen, wirtschaftliche Gerechtigkeit –, etwas, dem wir uns ein Leben lang widmen müssen. Viele Umstände werden sich wahrscheinlich nicht mehr zu unseren Lebzeiten radikal verändern. Als therapeutisch tätige Menschen, als Menschen mit Verantwortung in Gruppen, als Aktiv*istinnen, als Menschen, die Bewegungen aufbauen, müssen wir fähig sein, innerhalb der Umstände und trotz des Drucks, der durch sie entsteht, transformativ zu handeln und transformative Beziehungen zu schaffen.

WIE WIR JETZT GEPRÄGT SIND UND WIE WIR GEPRÄGT SEIN WERDEN

Kehren wir noch einmal dazu zurück, was wir eigentlich meinen, wenn wir davon sprechen, geprägt zu sein. Unser Geprägtsein ist mehr als die äußerliche »Körpersprache«, wobei das auch dazu gehört. Unser Geprägtsein ist unser verkörpertes Denken und unsere verkörperten Überzeugungen, wie wir uns verbinden und in Beziehung gehen, das Handeln und Nichthandeln, das uns offensteht und das wir gewöhnt sind. Wie wir geprägt sind, umfasst auch unsere Emotionen und emotionales Spektrum, zusammen mit unserer physischen Verfasstheit. Es ist das verkörperte Selbst innerhalb unserer sozialen Umstände. Und es kann um individuelles wie kollektives Geprägtsein gehen, also auch um Familien, Communitys, Gruppen und Organisationen.

Wie wir jetzt geprägt sind, zeigt sich in dem, was wir jetzt verkörpern. Hier geht es um unsere Reaktionen und Reflexe, unsere verkörperten Überzeugungen und Denkweisen, unser emotionales Spektrum, Arten und Weisen zu handeln, und die Arten und Weisen, wie wir noch nicht handeln können. Hier fangen wir an.

Wie wir geprägt sein werden, zeigt sich in dem, was wir verkörpern, nachdem wir die Transformation entlang des Kreises durchlebt haben. Nun verkörpern wir das, was wir uns versprochen haben und was uns wichtig ist – und auch wenn wir unter Druck stehen, denken, handeln und fühlen wir entsprechend, mit uns selbst und mit anderen.

DIE ERSTE PHASE – VERSPRECHEN, WAS IST DIR WICHTIG UND WARUM DER KÖRPER?

Wir fragen zuerst: »Was ist dir wichtig? Welche Wunden willst du heilen, was willst du transformieren? Was willst du in der Welt erleben? Wonach sehnst du dich?« Der Körper/das Soma ist der Boden, auf dem jede Transformation stattfindet. Wir verändern uns durch den Körper – und der Körper wird uns im Prozess des Transformierens mehr abverlangen als der Verstand. Somatisches Gewahrsein, somatisches Öffnen und somatische Praktiken schaffen anhaltenden Wandel.

DIE ZWEITE PHASE – SICHERHEIT REGENERIEREN UND RESILIENZ VERKÖRPERN

In dieser Phase erkunden wir unsere angeborene Resilienz, die für unsere Transformation, unsere Beziehungen und unser kollektives Handeln so heilsam ist. Und wir lernen auch, diese Resilienz zu kultivieren. Wir entdecken und arbeiten mit konditionierten Tendenzen und Überlebensmechanismen, die nicht mehr ihren Zweck erfüllen. Wir schaffen Sicherheit und Grenzen von innen nach außen, während wir uns gleichzeitig damit auseinandersetzen, wie materielle Sicherheit und soziale Unterdrückung wirken. Auf diese Weise entstehen mehr Möglichkeiten, sich sicher zu fühlen, dazuzugehören und würdevoll zu leben.

DIE DRITTE PHASE – SOMATISCHES ÖFFNEN

Häufig müssen wir Dinge dekonstruieren, um Neues zu schaffen. Das gilt auch für unser Soma. Was wir uns angewöhnt haben und welche Überlebensstrategien wir nutzen, lebt tief in unserem Gewebe. Unsere Reflexe, wie wir in Beziehung gehen, wie wir denken – all das entsteht viel tiefer in uns als unsere bewussten Gedanken darüber. Als verkörperte Strategien haben sie häufig eine Schutzfunktion, die dadurch nötig wurde, weil wir in der Vergangenheit verletzt wurden. Wenn wir uns somatisch öffnen, kann das, was sich im Körper abgelagert hat, hervortreten und wir können es fühlen. So können wir das Unvollständige ganzheitlich vervollständigen. Dieser Aspekt des Transformierens kann sich chaotisch und beunruhigend anfühlen. Häufig geht er damit einher, dass wir unseren Schmerz berühren. Wenn wir das aber nicht tun, dann stülpen wir einfach nur neue Praktiken über alten Praktiken. Wenn der Druck groß genug wird, treten diese dann aber wieder hervor. Darum müssen wir zulassen, dass die Wurzeln dieser alten Praktiken sich zeigen, und wir müssen sie würdigen. Das Gute daran ist, dass sich das anfühlen kann, also würdest du eine Last ablegen, die du seit Jahren mit dir herumträgst.

DIE VIERTE PHASE – SCHAM TRANSFORMIEREN, GEMEINSAME VERBUNDENHEIT, KONSTRUKTIVE KONFLIKTE

Nach dem somatischen Öffnen sind wir bereit, uns einer weiteren wichtigen Aufgabe anzunehmen: Wir lernen in unseren persönlichen Beziehungen und in den Beziehungen, die wir in unserer Arbeit für Gerechtigkeit haben, zu lieben und geliebt zu werden, zu würdigen und würdevoll zu sein. Wenn wir unsere Scham transformieren, müssen wir somatisch (nicht nur im Kopf) unterscheiden können, was unsere Schuld ist und was nicht. Wir müssen erkennen, wo und wann wir zu viel Verantwortung übernehmen oder zu wenig. Und wir müssen lernen zu verzeihen – insbesondere uns selbst. Das schafft Raum, um Konflikte konstruktiv zu begreifen. Sie erlauben uns, einander mehr zu vertrauen und dazuzulernen, anstatt dass sich unsere Wege wegen Streitigkeiten trennen, dass wir uns unterwerfen, oder dass wir ständig recht behalten wollen.

DIE FÜNFTE PHASE – NEUE PRAKTIKEN VERKÖRPERN, DAUERHAFTER WANDEL, WOHLBEFINDEN

Während des Transformationsprozesses eignen wir uns neue somatische Praktiken an, die jede Phase unterstützen. Nun sind unsere verkörperten Praktiken im Einklang mit dem, was wir uns für die Zukunft versprochen haben und vorstellen. Verkörperte Transformation und neue Praktiken bedeuten, dass unser Wandel dauerhaft ist. Wohlbefinden, Glück, geerdetes Vertrauen und mutiges Handeln werden uns vertrauter – auch unter den gegebenen sozialen Umständen und während wir mit anderen für den sozialen Wandel und für persönliche Transformation arbeiten.

Wir verändern uns weiterhin. Der Pfeil zeigt von unserem neuen Geprägtsein wieder auf das jetzige Geprägtsein.

Wenn wir den Kreis durchlaufen haben und neue Seinsweisen verkörpern, dann haben wir die Möglichkeit weiter zu wachsen. Vielleicht gibt es eine kurze oder eine längere Phase, in der wir all das Neue vergegenwärtigen: dass wir auf heilsame Weise transformiert sind, dass wir anders leben und in Beziehung gehen. Dann können wir uns weiter verändern.

Und zuletzt: Was bedeutet das Wort *Verkörperung* in der Mitte des Kreises? Es bezieht sich auf drei Dinge.

Erstens: Indem wir uns absichtsvoll mit verkörpertem Wandel und mit heilsamen Prozessen auseinandersetzen, werden wir verkörperter. Das bedeutet, dass wir fähiger werden, uns selbst zu fühlen, was wir empfinden, unsere Lebendigkeit, wonach wir uns sehnen und was wir uns versprochen haben. Und wir fangen an, unser Leben und unsere Beziehungen um all das herum zu organisieren. Wir können nun ein größeres Spektrum an Empfindungen und Emotionen fühlen und ertragen, sodass wir mit Bedacht reagieren und nicht so reflexhaft. Wir entscheiden uns bewusst zu handeln, folgen nicht mehr inneren und äußeren Impulsen. Wir können auch andere Menschen auf anwesendere und geerdetere Weise fühlen. Egal ob wir vorher betäubt waren oder sehr sensibel für sie waren – jetzt können wir fühlen und unterscheiden, anstatt von dem überwältigt zu werden, was wir fühlen.

Zweitens: Verkörperung bedeutet auch, dass wir uns zunehmend mit einer uns angeborenen Kraft verbinden, die unsere Wunden heilt, die uns hilft, uns selbst zu verwirklichen, die uns animiert, zu lernen und uns zu verändern. Verkörperung ermutigt uns dazu, weiterzuwachsen, mehr Lebendigkeit und Möglichkeiten anzustreben, sowohl weicher als auch lebhafter zu werden. Ich stelle mir diese Kraft oft als spirituelles Immunsystem vor. Sie will, dass unsere Wunden immer wieder verheilen, dass wir uns verändern und harmonischer werden. Auf diese Weise hilft sie uns, lebendiger zu sein.

Und drittens: Verkörperung verbindet uns mit der langen Geschichte des Lebens und drei Milliarden Jahren evolutionärer Weisheit. Wenn wir verkörpert sind, erkennen wir, dass wir mit dem Leben und der Welt verwoben sind, auch wenn unsere sozialen Umstände uns Individualismus lehren, zu »verAndern« (also Menschen zu »Anderen« zu machen) und Feindlichkeit zu schaffen. Wenn wir verkörpert sind, verbinden wir uns wieder damit, dass auch wir zum Leben auf dem Planeten gehören. Wir verbinden uns mit der tiefen Resonanz, die entsteht, wenn wir in Beziehung miteinander leben und nicht in Hierarchien. Dem Fühlen, dem Spüren wohnt Intelligenz inne. Und es wohnt Intelligenz in der Lebendigkeit, die sich in und durch uns bewegt. Verkörperung eröffnet uns diese Intelligenz und erinnert uns an sie.

In den folgenden Kapiteln betrachten wir jede Phase des Kreises noch genauer. Viel Spaß damit.

7.
DIE ERSTE PHASE DES KREISES - ZUKUNFTSWÜNSCHE UND SEHNSÜCHTE

MISSING THE BOAT
It is not so much that the boat passed
and you failed to notice it.
It is more like the boat stopping
directly outside of your bedroom window,
the captain blowing the signal-horn,
band playing a rousing march.
The boat shouted, waving bright flags,
its silver hull blinding in the sunlight.
But you had this idea
you were going by train.
You kept checking the time-table,
digging for tracks.
And the boat got tired of you,
so tired it pulled up its anchor
and raised the ramp.
The boat bobbed into the distance,
shrinking like a toy—
at which point you probably realized
you had always loved the sea.

NAOMI SHIHAB NYE

Was willst du? Was ist dir wichtig? Wonach sehnst du dich? Welche Wunden sollen endlich verheilen? Was soll für deine Community oder in der

Welt möglich sein? Das sind die Fragen, mit denen wir einsteigen, wenn wir mit Trauma arbeiten oder uns mit persönlicher oder kollektiver Transformation beschäftigen.

Unter anderem fesselt mich an Somatik so sehr, dass wir mit Fragen nach verschiedenen Möglichkeiten beginnen. Der Körper lernt, wenn wir Ja sagen, wenn wir positiv formulieren. Das heißt, dass wir uns, unser Soma *auf etwas hin* orientieren. Wir denken, handeln, praktizieren auf eine Möglichkeit zu. Es ist viel schwieriger, mit etwas aufzuhören, wenn wir uns nicht auch darum kümmern, was wir stattdessen tun wollen. Es ist deutlich einfacher, uns ganz einem heilsamen Prozess oder dem Wandel zu widmen, besonders in schwierigen Zeiten, wenn wir eine Zukunftsvision haben, die uns vorwärtstreibt.

Während wir uns transformieren, erkunden und verstehen wir unseren Schmerz und wie er uns beeinflusst. Wir finden auch heraus, ob wir noch auf andere Weise unterstützt werden müssen. Aber wir fangen nicht damit an, zu fragen, was nicht stimmt. Wir versuchen nicht, das Problem zu diagnostizieren, um einen Anfangspunkt zu finden. Stattdessen beginnen wir damit, den Muskel unserer Vorstellungskraft zu trainieren mit Perspektive auf das, was wir wollen. Wir beginnen mit der Zukunft, die wir uns wünschen, mit dem, was uns anzieht.

Wenn wir etwas wollen und uns nach etwas sehnen, dann ist das ein somatisches Erlebnis. Wir finden unsere Wünsche in dem, was wir empfinden, im Körper, im gefühlten Wissen. »Was willst du?« Das ist keine rhetorische Frage, keine Frage, die nur analysieren will. Es ist vielmehr eine Frage, die durch ein gefühltes, resonantes Erlebnis beantwortet wird. Wir werden Strategien durchdenken und schaffen, mit denen wir dorthin gelangen, prüfen, woher diese Wünsche kommen und so weiter. Und wir müssen Raum dafür lassen, um die Fragen danach, was uns wichtig ist und wozu wir uns berufen fühlen, von einem Ort aus zu spüren und zu beantworten, der tiefer liegt als nur unser Verstand.

Unser Leben besteht aus verschiedenen Teilen, und wir haben verschiedene Wünsche und Versprechen – für uns selbst, für unsere nahen Beziehungen und Familien, für unser Arbeitsleben, für das, was wir zu erreichen beabsichtigen, wozu wir uns berufen fühlen, für unsere Communitys und unsere sozialen und wirtschaftlichen Umstände und für die Natur. Wir müssen nicht den einen Bereich einem anderen opfern. Wir können vielmehr besser darin werden, verschiedene dynamische Wünsche und Versprechen in uns zu vereinen.

In der politisierten Somatik vertreten wir die Auffassung, dass wir durch heilsame transformative Prozesse die Kreise dessen, was uns wichtig ist und worum wir uns kümmern, immer größer werden lassen. Diese Kreise umfassen dann uns selbst, andere und die Zukunft. Das nennen wir Ich, Du und Wir. Damit ist gemeint, dass wir für uns handeln und Sorge tragen, für andere Individuen, und für andere Communitys und die Umwelt. Wir lernen, mit immer mehr Komplexität umzugehen, ohne uns selbst zu verlieren. Wir lernen, damit umzugehen, was anderen wichtig ist, worum sie sich sorgen, auch wenn wir mit diesen Erfahrungen nicht vertraut sind oder keinen Bezug zu ihnen haben.

DEKLARATIONEN UND VERSPRECHEN

Wir fangen damit an, nach Möglichkeiten und Sehnsüchten zu fragen, um besser zu verstehen, auf welche Zukunft hin wir uns verändern wollen. Es ist nicht immer leicht, auf diese Fragen zu antworten. Sie werden oft zum ersten Schritt des Veränderungsprozesses. Mehr dazu gleich.

Zuerst möchte ich definieren, was ich mit Deklarationen und Versprechen meine. Eine Deklaration ist ein Sprechakt, der in sich schon ein Handeln und ein Koordinieren mit anderen enthält. So beschreibt es zum Beispiel Dr. Fernando Flores, Linguist, Philosoph, chilenischer Finanzminister unter Allende und dann politischer Gefangener im Pinochet-Regime. Wenn wir etwas deklarieren, dann beabsichtigen wir damit auch eine bestimmte Zukunft zu erschaffen. Mit einer Deklaration mobilisieren wir uns selbst und oft auch andere für eben diese Zukunft.

In der Somatik verstehen wir Deklarationen als verkörperte Kompetenzen. Wir lernen zu deklarieren. Das tun wir, um uns vorstellen zu können, was für eine Zukunft möglich wäre, um sie anderen mitzuteilen und um uns selbst und andere für sie zu mobilisieren. Für eine heilsame Transformation, für leitende Positionen und Vorbildrollen und für den sozialen Wandel ist das eine sehr wertvolle Fähigkeit.

Unsere Vorstellungskraft und Sehnsucht sind somatische Erfahrungen, die wir üben müssen. Sie sind sozusagen Muskeln, die wir erst trainieren müssen, wenn wir sie bisher vernachlässigt haben. Es kann sein, dass wir entmutigt wurden, unsere Vorstellungskraft zu nutzen, dass unsere Sehnsüchte ignoriert und abgetan wurden. Die ungerechten sozialen Umstände, unter denen wir leben, ermutigen bestimmte Menschen, sich Dinge auszumalen, zu wollen, Deklarationen über die Zukunft zu formulieren. Andere Menschen wurden aber systematisch davon abgebracht. Die Menschen, denen wegen ihrer sozialen Schicht, ihrer Rassifizierung, ihres Genders und ihrer Nationalität die meisten sozialen Privilegien zuteilwerden, sind häufig diejenigen, die am besten deklarieren können. Und sie tun das häufig für sich selbst und andere, ohne zu berücksichtigen, was andere erleben oder sich wünschen. Diejenigen, die am wenigsten privilegiert sind, müssen oft durch Transformation und politische Bildung daran erinnert, dazu ermutigt und empowert werden, zu deklarieren, laut und deutlich.

Wir fangen damit an zu erkunden, was dir wichtig ist, welche Menschen, was du willst und wonach du dich sehnst. Und dann basteln wir daraus eine Deklaration – eine Zukunft, so wie du sie dir vorstellst und wie sie dir gefallen würde. Die Deklaration wird dein inneres Steuer und dein Kompass. Sie wird ein Versprechen. Unsere Deklarationen leiten unsere Transformation, unsere Gespräche, unser Handeln in Richtung dessen, was uns wichtig ist.

Hier sind ein paar Beispiele für Deklarationen von Menschen, deren Geschichten du in diesem Buch lesen kannst:

> Ich bin ein Versprechen, kraftvoll zu leiten und vorneweg zu gehen, auch wenn es Leute gibt, die das nicht anerkennen. (Spenta Kandawalla)
>
> Ich bin ein Versprechen, mein Leben in die jetzige Zeit hinein verheilen zu lassen. (Nathan Shara)
>
> Ich bin ein Versprechen, in meiner Haut zu sein, ohne mich zu entschuldigen. (Lisa Thomas-Adeyemo)
>
> Ich bin ein Versprechen an die transformative Kraft der Somatik, die der sozialen und ökologischen Gerechtigkeit und der kollektiven Befreiung dient. (Ich)
>
> Ich bin ein Versprechen an die Ernte und das Festmahl. (Alta Starr)

Ich hatte die Gelegenheit, mich mit all diesen Leuten gemeinsam zu transformieren und in diese Deklarationen hineinzuleben, und sie mit mir. Das bewegt und inspiriert mich.

Die meisten unserer Deklarationen fordern uns auf, uns zu verwandeln und unsere Wunden zu heilen. Wir sehnen uns nach etwas, das wir nicht bereits haben oder verkörpern, und unsere Deklarationen fordern uns auf, zu wachsen und ein Mensch zu werden, der diese Sehnsucht verkörpern kann und es auch tut. Ich stelle mir das manchmal als spirituellen Trick vor, aber ich meine das völlig positiv: Wir sehnen uns nach etwas, das wir noch nicht erreichen können, sodass wir weiterwachsen und uns verändern. Sodass wir werden.

Deklarationen sind dynamisch und lebendig. Beispielsweise legen wir jetzt eine bestimmte Deklaration fest und arbeiten über die nächsten Jahre daran, sie zu verkörpern, uns mit ihr als Kompass zu transformieren, sie herbeizuführen. Sobald wir in sie hineingewachsen sind, zeigen sich vielleicht die nächsten Deklarationen, der nächste Horizont. Ich empfinde das als etwas Gutes. Lernen, wachsen, mehr bewirken, mehr sein, als wir für möglich gehalten hätten, lernen zufrieden und wertschätzend zu sein, ohne unsere Werte aufzugeben, und vieles mehr. Wir schaffen unser ganzes Leben lang neue Deklarationen.

Und schließlich gibt es auch Deklarationen, die sich über unsere Lebzeiten hinaus erstrecken. Uns können Dinge wichtig sein, die wir während unseres Lebens nicht erreichen werden. Das gilt für viele der Dinge, nach denen wir uns in Bewegungen für soziale Gerechtigkeit sehnen: Armut zu beenden, eine gerechte und ökologisch nachhaltige Wirtschaft, Transformative Justice statt Gefängnisse und so weiter. Solche sehr langfristigen Deklarationen können nichtsdestotrotz als Kompass dienen und uns daran erinnern, wie wir leben und handeln wollen. Sie können neben den Deklarationen existieren, die eher unmittelbar auf unser Leben fokussiert sind.

ENTDECKEN, WAS DIR WICHTIG IST: VERSCHIEDENE ARTEN VON DEKLARATIONEN

GEERBTE DEKLARATIONEN

Wir leben in Familien, Communitys und sozialen Kontexten, die uns ständig sagen, was wir wollen oder wollen sollten und was uns wichtig ist oder was uns wichtig sein sollte. Wir erben Deklarationen. Sie werden immer und immer wieder an uns weitergegeben, als seien sie das Einzige, was uns wichtig sein sollte. Sie können Geld, Autos, Schuhe, Reichtum und mehr solches Zeug priorisieren. Oder sie konzentrieren sich auf das individualisierte »Bis an ihr Lebensende« einer monogamen, heterosexuellen Ehe, darauf, Kinder zu kriegen oder ein*en Seelenverwandt*en zu finden. Religiöser Glaube und religiöse Normen sagen uns ebenso, wonach wir uns sehnen sollen und wonach nicht, welche Menschen rechtschaffen sind und welche voller Sünde. Kultur im Allgemeinen ist aufgeladen mit Werten, schreibt Bedeutungen zu und setzt Prioritäten. Manche der Deklarationen, die wir erben, sind stärkend, bedeutsam und passen zu dem, was wir uns wünschen. Andere tun das nicht.

Zunächst müssen wir herausfinden, was wir geerbt haben. Welche Deklarationen wurden an uns weitergegeben? Um deine geerbten Deklarationen zu entdecken, kannst du die folgenden Dinge tun:

★ Betrachte die Werbung, die Bilder, die Definitionen von Erfolg, Sicherheit, Attraktivität und Macht, die uns umgeben. Was nimmst du wahr? Was sollst du wollen, was soll dir wichtig sein? Welcher Mensch sollst du sein? Auch wenn wir uns dagegen sträuben – »So werde ich nicht sein!« –, heißt das nicht, dass wir schon selbst definieren, was uns wichtig ist und wonach wir uns sehnen.

★ Wenn deine Familie oder deine Community sich hätten aussuchen können, welcher Mensch du geworden wärst; wenn du genau so leben würdest, wie sie es sich vorstellen – welcher Menschen wärst du dann? Was würdest du tun? Was wäre dir wichtig? Welche Rolle würdest du spielen?

★ Wenn die Gesellschaft sich hätte aussuchen können, welcher Mensch du geworden wärst; wenn du genau so leben würdest, wie die Gesellschaft es sich vorstellt – welcher Menschen wärst du dann? Was würdest du tun? Was wäre dir wichtig? Wofür würdest du kämpfen? Gegen welche Menschen würdest du dich stellen?

★ Was ist dir deswegen wichtig, weil die Dynamik in deiner Familie oder der Menschen, die dich aufgezogen haben, es dir so vermittelt hat? Was ist dir wegen der Lebensumstände deiner Familie wichtig? Gab es Raum, um dich selbst zu finden, auch wenn dir anderes wichtig war, du dir anderes gewünscht hast und dich um andere gesorgt hast als die Menschen, die dich aufgezogen haben?

Es ist hilfreich, die geerbten Deklarationen, und wie sie in uns wirken, kennenzulernen. Das kann uns darin unterstützen zu erkennen, welche wir beibehalten wollen und welche für das, was uns wichtig ist, nicht relevant sind. Manche dieser geerbten Deklarationen können dem, was uns wichtig ist, sogar im Wege stehen.

Wie wir unsere Möglichkeiten wahrnehmen und was unsere tatsächlichen Möglichkeiten sind, wird von den sozialen und wirtschaftlichen Umständen und unserem Platz darin beeinflusst. Diejenigen, die unterdrückter sind, verinnerlichen es womöglich, dass sie unterdrückt werden. Ihnen fällt es dann vielleicht schwerer, sich eine Zukunft auszumalen, eine viel bessere Zukunft. Diejenigen Menschen hingegen, die sozial privilegierter sind, folgen eher der sozialen Norm von »Erfolg«. Sie tun das nicht, weil sie sich innerlich danach sehnen, sondern wegen der finanziellen Vorteile und der sozialen Privilegien, die das mit sich bringt. Unsere gelebten materiellen Bedingungen (Job, Einkommen, Gesundheitsversorgung, Bildung) beeinflussen, was wir uns vorstellen können und wie wir unsere Deklarationen umsetzen können. Manche Leute haben leichter Zugriff auf Möglichkeiten, zu lernen und sich zu bilden oder alternative und innovative heilsame Wege einzuschlagen. Manche Räume sind bewusst so gestaltet, dass sie finanziell für Menschen, die in Armut leben, für Menschen aus der Arbeit*erinnenschicht, für BIPoC zugänglich sind. Doch viele Workshops, therapeutisch arbeitende Personen und so weiter schaffen keine Umgebungen, die sich auf das einlassen, was diskriminierte Menschen erleben und brauchen.

Sich von vererbten Deklarationen zu entfernen kann angsteinflößend sein. Vielleicht bedroht es einen Teil deiner Sicherheit, deiner Zugehörigkeit oder deiner Würde. Vielleicht bedroht es deinen Platz in der Familie oder in der Community. Sehr viele queere und trans* Menschen haben sich dieser Angst in ihrer Familie und in ihren engsten Beziehungen stellen müssen, um sie selbst sein zu können. Wenn die sozialen Normen dem, wonach du dich sehnst, wenig Raum gewähren, kann das auch gefährlich sein. Während wir lernen, wonach wir uns sehnen, was uns wichtig ist, müssen wir auch lernen, abzuschätzen, wieweit wir unterstützt werden müssen und wie wir für unsere Sicherheit Sorge tragen können.

Noch mal: Wir leben immer innerhalb sozialer und wirtschaftlicher Umstände. Sie prägen, was wir für möglich halten, und beeinflussen, was wir uns vorstellen können und wie wir handeln können. Je stärker unsere sozialkritische Perspektive wird, desto eher können wir überwinden, was unserer Vorstellungskraft im Wege steht. Wir müssen uns immer in unseren sozialen Umständen zurechtfinden. Doch wir haben oft Möglichkeiten zu handeln, die weit über das hinausgehen, was uns erzählt und beigebracht wurde.

SELBST DEFINIERTE DEKLARATIONEN

Während wir zu erkunden beginnen, wonach wir uns sehnen, was wir wollen und wozu wir uns berufen fühlen, lernen wir, uns eine Welt vorzustellen, die außerhalb der Vorstellungen liegt, die wir geerbt haben. Wir merken, dass wir entdecken und wahrnehmen dürfen, um dann unseren selbst definierten Deklarationen zu folgen. Eine selbst definierte Deklaration ist eine, die wir entdecken, die wir aus dem ziehen, was wir erlebt haben. Vielleicht ist es auch eine, von der wir eigentlich schon immer wussten, aber von der wir uns aus irgendwelchen Gründen abgewendet hatten. Es ist eine Deklaration, die uns auffordert, mehr wir selbst zu werden, miteinzubringen, was wir zu bieten haben, zu riskieren, dass wir etwas verlieren und dass wir von außen definiert werden. Ich erlebe häufig, dass selbst definierte Deklarationen uns auffordern, aufs Spiel zu setzen, was wir für Menschen sein »sollen«, um mehr von uns selbst zu entdecken und für uns zu beanspruchen. Wenn wir das tun, neigen wir dazu, auch andere besser zu unterstützen, schaffen verbundenere und authentischere Beziehungen, handeln mutiger und gewagter, und werden kreativer. Selbst definierte Deklarationen fordern uns auf, ein Mensch zu werden, der über den Menschen hinausgeht, der wir jetzt sind.

> *That is how I learned that if I didn't define myself for myself, I would be crunched into other people's fantasies for me and eaten alive.*
>
> *AUDRE LORDE, »Learning from the 60s«*

Wir können damit anfangen, den »Muskel der Vorstellungskraft« zu trainieren, indem wir uns Fragen stellen, indem wir die Antworten erkunden, fühlen und sie befolgen. Du kannst dich beispielsweise Folgendes fragen:

- ★ Was willst du?
- ★ Wonach sehnst du dich?
- ★ Wenn es dir gestattet wäre oder wenn du ermutigt würdest, dich nach etwas zu sehnen, etwas zu wollen, dir etwas zu wünschen … was wäre das?
- ★ Stell dir vor, dein Leben wäre völlig im Einklang mit deinen Sehnsüchten. Wie wäre dieses Leben?
- ★ Was willst du für andere oder für die Umwelt bewirken?
- ★ Was fühlt sich für dich wie ein authentischer Ausdruck deines Selbst an?
- ★ Auf welche Menschen und auf welche Dinge und Umstände willst du wirken?
- ★ Wie willst du lieben und geliebt werden?
- ★ Was wusstest du schon immer über dich selbst?
- ★ Wofür bist du geschaffen?
- ★ Was ruft jetzt nach dir?

Bedenke, dass es viele verschiedene Lebensbereiche gibt. Du kannst dir diese Fragen im Kontext jedes einzelnen Bereichs stellen. Zu den Bereichen zählen deine Liebe und Intimität, deine Erziehung und wie du selbst erziehst, deine Community, deine Freun*dinnen und Familie, deine Arbeit, Ressourcen, leitenden Positionen und Vorbildfunktionen, deine aktivistische

Arbeit und dein Engagement für den sozialen Wandel, dein spiritueller Weg und so weiter.

Sei dir bewusst, dass du dich weiter verändern und entwickeln wirst. Deine Deklaration in zehn Jahren wird sich wahrscheinlich stark von der unterscheiden, die du heute formulierst (das gilt natürlich nicht für die Deklarationen, die sich über unsere Lebensdauer hinaus erstrecken – die bleiben häufig gleich).

HEILSAME DEKLARATIONEN

Manchmal ist es für unsere Transformation unabdingbar, dass wir heilsame Deklarationen formulieren. Manchmal müssen wir priorisieren, dass unsere Wunden verheilen, wir müssen den Mut fassen, uns dem zu stellen, was wehtut, und es verändern. Eine heilsame Deklaration befasst sich ganz spezifisch mit dem, was du verheilen lassen willst, und/oder mit dem Resultat oder der Vision dessen, was dann möglich wird.

Du kannst dir zum Beispiel folgende Fragen stellen:

- ★ Was will verheilen?
- ★ Was ist in meinem Leben (in Beziehungen, in meinem Engagement und so weiter) möglich, wenn ich heile?
- ★ Was will ganzer sein? Was würde das in mein Leben bringen?
- ★ Was wird möglich sein, wenn ich mich dem stelle, dem ich mich stellen muss, um zu transformieren?
- ★ Was will ich mit meinem Mut bewirken?
- ★ Was will ich erreichen, zu welchem Zweck ist meine Transformation nötig?
- ★ Womit habe ich immer wieder zu kämpfen, was sehnt sich nach Transformation?
- ★ Warum mich transformieren? Warum fühlen?

Häufig fühlen wir uns zu Heilsamem hingezogen, weil wir leiden. Der Schmerz ist zu groß geworden, unsere Zusammenbrüche im Leben sind unerträglich, zu schwierig. Vielleicht ermutigen uns Menschen in unserem Umfeld dazu, unsere Wunden zu heilen, einen Umgang zu finden. Eine heilsame Deklaration kann dir helfen zu definieren, wohin du dich bewegst und warum es wertvoll ist, dich zu transformieren und zu fühlen. Obwohl heilen uns hilft, uns vom Schmerz zu entfernen, ist das als Deklaration nicht ausreichend, um einen vollständigen Transformationsprozess zu durchlaufen. Denn nochmal: Der Körper lernt, wenn wir positiv formulieren. Die Frage ist also, was das Ziel deines Transformationsprozesses ist.

Heilsame Deklarationen können zum Beispiel diese sein:

Ich bin ein Versprechen, zu wissen, wie ich vertrauen kann und wie ich vertrauenswürdig sein kann.

Ich bin ein Versprechen an die Gemeinsamkeit – daran zu geben und zu bekommen, würdevoll und großzügig.

Ich bin ein Versprechen, meine leitende Rolle würdevoll und flexibel auszufüllen – indem ich mich der sexualisierten Gewalt, die ich erlebt habe, stelle und meine Wunden heile.

Ich bin ein Versprechen, meine Kreativität und Liebe in den Mittelpunkt meines Lebens zu stellen – und die Scham zu transformieren, die über mich bestimmt.

Ich bin ein Versprechen an zentrierte Verantwortung, gemeinsame Verbundenheit und Ruhe.

Ich bin ein Versprechen, zufrieden sein zu können.

Ich bin ein Versprechen, mich selbst zu zeigen und mitzuteilen, und ein Versprechen an authentische Beziehungen.

Die Art und Weise, wie Deklarationen formuliert sind, ist seltsam: »*Ich bin* ein Versprechen …«. Wir formulieren das so, damit wir uns mit den Deklarationen identifizieren, wenn wir sie aussprechen. Wir *werden* die Deklaration, wir verkörpern sie. Unsere Deklarationen, was wir uns versprechen – das sind die Menschen, die wir werden.

Eine Deklaration kann Verschiedenes von dir fordern: dass du eine bestimmte Beziehung veränderst, um authentischer zu werden; dass du deine Arbeit änderst oder wie du deine Zeit und Tage verbringst; oder sogar, dass du veränderst, wie du deine Kinder erziehst. Die Umbrüche, die dabei entstehen können, sind für dich oder die Menschen in deinem Leben womöglich nicht einfach. Darum ist es wichtig, dass wir sie so geschickt und behutsam wie möglich umsetzen. Und manchen Menschen ist es vielleicht wichtiger, dass du weiterhin die Rolle spielst, die sie gewohnt sind, als dass du deine Deklarationen erfüllen kannst. Wandel bedeutet Umbruch. Dieser Umbruch soll dazu führen, dass du dich sicherer fühlst, zugehöriger und würdevoller, dass du mehr beizutragen hast, absichtsvoller handelst, dass es gerechter zugeht. Doch Umbruch ist eben auch Umbruch. Die Homöostase verschiebt sich. Das ist nicht immer einfach und nicht alle werden das kurzfristig willkommen heißen. Während wir uns verändern, ist es wichtig, dass wir unsere Kinder und die anderen Menschen in unserem Leben respektieren und fürsorglich behandeln. Und gleichzeitig müssen wir den Wandel zulassen, den es braucht.

GEMEINSAM FORMULIERTE DEKLARATIONEN

Viele Deklarationen formulieren wir mit anderen. Das geschieht in unseren Freun*dinnenschaften, in unsere Part*nerinnenschaften, in unseren Familien und in unsere Communitys. Diejenigen unter uns, die für soziale Gerechtigkeit arbeiten, formulieren gemeinsame Deklarationen, indem sie Projekte, Visionen und Strategien kollektiv entwickeln und dafür aktiv sind.

Gemeinsam formulierte Deklarationen müssen häufig etwas länger und aufwändiger bearbeitet werden, bis sie umgesetzt sind. Es sind mehr Menschen beteiligt, die sich um größere Themen kümmern, sei es die Familie, die Organisationskultur, Praktiken der Community oder soziale und ökologische Gerechtigkeit. Genau wie unsere individuellen Deklarationen werden gemeinsame Deklaration zu unserem Leitbild, zum Nordstern der Gruppe. Wir können der Deklaration kollektiv treu bleiben: in den Beziehungen, die wir aufbauen, in unseren Praktiken und darin, wie wir handeln. Wir können einschätzen, was für Menschen wir kollektiv sein müssen, um unsere Deklaration zu verkörpern. Wenn es um eine Organisation geht, können wir einschätzen, ob unsere Organisationssysteme und Prozesse des Entscheidens unsere Deklaration mittragen. Gibt es vielleicht etwas, das ihr im Wege steht?

Gruppen können folgende Fragen gemeinsam reflektieren:

- ★ Was ist uns wichtig?
- ★ Was wollen wir gemeinsam erschaffen? Auf welche Weise(n) wollen wir das tun?
- ★ Was wollen wir in unserer Familie ändern oder entwickeln? Welche Eigenschaften wollen wir verkörpern? Braucht es dazu eine heilsame Transformation?
- ★ Was wollen wir in unserer Community und in unserer Region / unserem Land / in der Welt erleben?
- ★ Was wollen wir verändern und verbessern?
- ★ Was wollen wir verändern und beenden? Was wollen wir stattdessen?
- ★ Wenn wir erfolgreich sind, welche Möglichkeiten werden uns dann offenstehen? Was genau werden wir erreicht haben?
- ★ Wie wollen wir als Gruppe sein? Was müssen wir tun, um so zu werden?
- ★ Was für Menschen müssen wir sein und was müssen wir tun, um im Einklang mit unseren Werten und Visionen zu sein?
- ★ Wie wollen wir mit Konflikten und Differenzen umgehen?

Es ist häufig leichter festzustellen und zu benennen, was nicht stimmt, als sich vorzustellen, was wir wollen. Tatsächlich ist es wichtig, Situationen und Probleme zu analysieren. Es ist sogar essenziell, Dynamiken zu durchleuchten, Ursachen und Grundursachen für Probleme auf persönlicher, kollektiver und sozialer Ebene zu begreifen. Und es ist ebenso wichtig, eine Deklaration zu finden und festzulegen. Letzteres kann aus verschiedenen Gründen so viel schwieriger sein. Häufig sind wir weniger geübt darin, uns vorzustellen, was wir wollen, als darin, zu fühlen und damit zu tun zu haben, was nicht stimmt. Vielleicht befinden wir uns nicht in einer Situation, Familie oder Community, in der das, was wir wollen, überhaupt wahrnehmbar ist oder als reale Option gilt. Oder vielleicht ist das, was wir wollen, etwas, dass wir nie erlebt haben, weswegen es sehr schwierig ist, es sich auf geerdete Weise vorzustellen.

Dies sind einige Beispiele für gemeinsame und kollektive Deklarationen:
Wir sind ein Versprechen an ein tiefgreifendes Miteinander und daran, dass unsere Familie sich weiterentwickelt, mit Kindern und mit der Community.

Wir sind ein Versprechen daran, in unserer erweiterten Familie eine Transformation anzustreben, indem wir uns unserer Vergangenheit stellen und den Wahrheiten, die uns nicht erzählt wurden.

Wir sind ein Versprechen als *w*eiße Leute aktiv, reflektiert und verantwortlich dafür zu arbeiten, dass Menschen aller Rassifizierungen Gerechtigkeit zuteilwird.

Wir sind ein Versprechen, uns die nächste Manifestation einer starken, koordinierten Schwarzen Linken neu vorzustellen und sie aufzubauen; eine Schwarze Linke, die sich auf radikalen systemischen Wandel in den USA konzentriert – aber mit einer globalen Perspektive und in Beziehungen mit globalen und nationalen Bewegungen – und diesen Wandel vorantreibt. (Black Organizing for Leadership and Dignity)

People are aware that they cannot continue in the same old way but are immobilized because they cannot imagine an alternative. We need a vision that recognizes that we are at one of the great turning points in human history when the survival of our planet and the restoration of our humanity require a great sea change in our ecological, economic, political, and spiritual values.

GRACE LEE BOGGS

PROZESS-DEKLARATIONEN UND ERGEBNISBEZOGENE DEKLARATIONEN

Viele Menschen entwickeln zuerst Prozess-Deklarationen. Dabei handelt es sich um Deklarationen, die sich auf einen Prozess konzentrieren und nicht auf ein Ergebnis. Ein Beispiel ist dieses: »Ich bin ein Versprechen, meine Scham und verinnerlichte Unterdrückung zu transformieren.« Oder: »Ich bin ein Versprechen, anderen zu helfen ihre Scham und ihre verinnerlichte Unterdrückung zu transformieren.« Das sind kraftvolle Absichten, doch sie lassen offen, was das Ergebnis ist, auf das wir abzielen.

Bei einer Prozess-Deklaration müssen wir nachhaken: Wenn du damit Erfolg hast, was wäre dann möglich? Also nochmal dieses Beispiel: »Wenn du deine Scham und deine verinnerlichte Unterdrückung transformierst, was wäre dann möglich?« Wir beginnen dann damit, uns Ergebnisse vorzustellen, was für eine Zukunft dann möglich wäre. Eine ganze Reihe von Dingen könnte möglich werden – liebevolle und authentische Beziehungen, oder eine mutige und visionäre Vorbildrolle. Es könnte eine liebevolle und klare Erziehung möglich werden, oder dass du Raum in deinem Leben und in der Welt einnimmst. Verstehst du, was ich meine? Sich eine mögliche Zukunft vorstellen zu können ist essenziell, um Deklarationen zu formulieren und zu lernen, sie zu verkörpern.

Ein weiteres Beispiel für eine Prozess-Deklaration ist diese: »Ich bin ein Versprechen, friedlich zu sein.« Hier geht es um einen Seinszustand. Und du weißt ja selbst, Menschen haben viele verschiedene Seinszustände. Können wir mit dem Ziel praktizieren, häufiger friedlicher zu sein? Na klar. Doch mit einer Deklaration einen Seinszustand verstetigen zu wollen, wird vermutlich nicht funktionieren. Auch bei solch einer Deklaration können wir fragen: »Wenn du friedlich wärst, was würde dir das geben? Inwiefern wäre dein Leben anders, als es jetzt ist?« Du merkst, die Antworten auf diese Frage können sehr unterschiedlich ausfallen. Wir müssen uns die Zukunft, die wir uns wünschen, aber genau ausmalen, und davon ausgehend unsere Deklarationen formulieren.

Eine Prozess-Deklaration ist oft ein guter Instinkt. Sie kann aufzeigen, was wir wollen oder wie wir glauben, dorthin gelangen zu können. Doch manchmal ist der Prozess, den wir uns ausmalen, nur ein Teil dessen, was uns ans Ziel bringt. Manchmal fehlen ihm wichtige Aspekte des Wandels. Manchmal führen unsere Prozess-Deklarationen uns ganz und gar nicht an den Ort, an den wir wollen.

Hier sind ein paar Fragen, mit denen du deine Deklaration geerdeter und ergebnisbezogener gestalten kannst. So formulierst du mit ihr viel eher eine ersehnte Zukunft, auf die du dich transformativ hin entwickeln kannst.

★ Stell dir vor, du hättest schon, was du willst (deine Deklaration / deinen Wunsch). Inwiefern wäre dein Leben, deine Liebe, dein Engagement, deine Familie und so weiter anders als jetzt? Benenne die Unterschiede so genau du kannst.
★ Stell dir vor, du hättest schon, was du willst. Was würde es dir geben? Wie würde es dich verändern?
★ Stell dir vor, deine Prozess-Deklaration wäre erfolgreich. Was würde dir das ermöglichen?
★ Was hättest du, was du jetzt nicht hast?

Und dann müssen wir eine Deklaration formulieren, die sich an den Antworten auf diese Fragen orientiert, also an der ersehnten Zukunft, die sich durch diese Fragen gezeigt hat.

Wenn du eine Prozess-Deklaration hast, die sich für dich sehr motivierend anfühlt: gut, bleib dabei. Sei dir nur auch der Antworten auf die obigen Fragen bewusst. Das ist wichtig, damit du darauf achtest und einschätzen kannst, wie es läuft, wo deine Praktiken im Einklang sind und wo nicht, und wann du an deinem Ziel angekommen bist.

Die folgenden ergebnisbasierten Deklarationen sind echte Deklarationen, die von Menschen formuliert und über Monate und Jahre angewendet wurden.

Ich bin ein Versprechen bis zum Ende des Jahres zwei Kinder zu haben. (Das ist wahr geworden!)

Ich bin ein Versprechen, meine Gesundheit und mein Wohlbefinden für die nächsten zwölf Monate radikal zu priorisieren, um mich so um meine Vitalität und meine Absichten zu kümmern.

Ich bin ein Versprechen, doppelt so viel Freude und Kreativität in meinem Leben zu haben (indem ich meine Scham transformiere).

Ich bin ein Versprechen, sechs Texte zu veröffentlichen, um mehr Bewusstsein für ökologische Gerechtigkeit zu schaffen.

Ich bin ein Versprechen, sexualisierte Gewalt an Kindern innerhalb von fünf Generationen zu beenden (2000–2125).

Wie gesagt, unsere Deklarationen sind unser Kompass. Sie machen darauf aufmerksam, was uns wichtig ist und helfen uns, unsere Zeit, unsere Energie, unsere Gespräche und wie wir handeln neu auszurichten.

WAS, WENN ICH EINFACH NICHT WEISS, WAS ICH WILL?

Was, dann? Was, wenn schon die Frage danach, was uns wichtig ist, uns ein Gefühl von Angst und Unsicherheit gibt? Was, wenn die Antwort sich doch nur darum dreht, was für ein Mensch wir sein sollen und was mit uns nicht stimmt? Was, wenn uns nichts einfällt, wenn wir einfach keine Ahnung haben?

Wenn du Trauma oder Unterdrückung erlebt hast, kommt das leider häufig vor.

Leider trennen uns Trauma und Diskriminierung oft davon, wonach wir uns sehnen, was wir uns wünschen und was uns wichtig ist. Tatsächlich ist es so, dass traumatische Erlebnisse dem Soma vermitteln, dass das, was wir für uns wollen, bedeutungslos ist. Wenn wir verletzt werden oder vernachlässigt, wenn wir in der Community Gewalt erfahren, wenn wir diskriminiert werden, sagt uns das auf somatischer Ebene, dass unser Sein, unsere Ganzheit nicht wichtig ist oder nicht wichtig sein soll.

Um uns davor zu schützen, erneut Trauma und Diskriminierung zu erleben, neigen wir dazu, gut zu verstecken, was uns besonders wichtig ist. Unsere Sehnsüchte abzuschalten und uns von ihnen abzuwenden, kann ein wirksamer Selbstschutz sein. So können wir das, was uns am allermeisten bedeutet, davor beschützen, weiteren Schaden zu nehmen. Unsere Überlebensmechanismen vermitteln uns womöglich, dass alle Menschen gefährlich sind und es gegen uns verwenden werden, wenn wir zeigen, was uns am Herzen liegt. Es ist tragisch, dass genau das auch tatsächlich geschehen kann. Es passiert nicht mit allen Menschen, aber es passiert. Ich habe mit vielen Menschen zusammengearbeitet, die Folter oder Gewalt im engen persönlichen Umfeld erlebt haben, und die ganz klar meinten: »Unter gar keinen Umständen erzähle ich Menschen, was ich mir wünsche, denn sie werden das nur verwenden, um mir wehzutun.«

Wenn dir das bekannt vorkommt, dann braucht es heilsame Arbeit, um herauszufinden und offenzulegen, was dir wirklich wichtig ist. Das ist völlig okay – das kann ein Startpunkt sein wie jeder andere auch.

Viele von uns wurden nie gefragt: »Was willst du?«, »Was ist dir wichtig?«, »Wie wärst du, wenn du mehr wie du selbst wärst?«, »Was willst du bewirken?« Viele von uns haben nie vermittelt bekommen, was es heißt, etwas Bedeutsames zu wollen, danach zu streben und es zu erreichen. Viele kennen keine solchen Geschichten aus den Mainstream-Medien und den gesellschaftlichen Narrativen über die Menschen, die so sind wie sie, die dasselbe Gender haben oder aus derselben sozialen Schicht stammen. Vielen von uns wurde das Gegenteil gezeigt: dass wir oder Menschen wie wir nicht erreichen können, was wir wollen; dass wir uns gar nicht nach Liebe und Sicherheit sehnen; oder dass wir einfach machtlos sind.

All das steht uns im Wege, wenn wir uns daran machen, herauszufinden, was wir wollen, brauchen und uns wünschen. Um zu entdecken, was uns wichtig ist, was wir mit unserem Mut und mit unserer Liebe bewirken wollen, braucht es häufig einen ganz eigenen heilsamen Prozess des Wandels.

WOHER STAMMEN UNSERE SEHNSÜCHTE?

Das ist eine wichtige Frage. Viele Menschen beantworten sie ganz unterschiedlich. Sind unsere Sehnsüchte spirituell? Sind sie damit verbunden, wann, wo und wie wir leben? Sind sie transgenerational? Können sie von der Neurowissenschaft und der Physik erklärt werden? Auf all diese Fragen können wir durchaus mit Ja antworten. Durch die Somatik bin ich zu folgendem Schluss gekommen:

Wir finden unsere Sehnsüchte tief in unserem Soma. Ich könnte es auch so ausdrücken, dass sie durch unser Soma kommen. Wenn wir entdecken, was uns wirklich wichtig ist, entsteht eine Resonanz, eine Art Sog und meistens auch ein wenig Angst. Wonach wir uns sehnen und was uns wichtig ist, zieht uns an, zieht uns zu sich. Wir wissen vielleicht nicht, wie wir dorthin gelangen sollen, doch die Anziehungskraft ist da. Ich nehme die Angst wahr, die häufig an unsere Sehnsüchte geknüpft ist. Schließlich lassen sie uns auch erahnen, wie wir uns verändern müssen, wenn wir unsere Deklaration verwirklichen wollen.

Ich nehme auch wahr, dass es in unserem Soma immer schon einen Impuls gibt (eine Art spirituellen oder evolutionär bedingten Sog), harmonischer und weiser zu sein und sich weiterzuentwickeln. Mit Harmonie meine ich nicht, dass alles ruhig sein soll. Ich meine damit vielmehr eine dynamische, mit allem verwobene Harmonie, ich meine damit, dass alles wächst, wie die Natur – Wind, Wasser, Luft, Gräser, der Boden, in einem viel größeren dynamischen System. Dieser bereits existierende somatische Impuls fordert uns auf, zu wachsen, uns auszudehnen und uns auf mehr Komplexität und mehr Einfachheit hin zu entwickeln. Wir können ihn auch überspielen und ignorieren, doch das wird Konsequenzen haben. Ich habe

Tausende Menschen erlebt, die sich mit diesem angeborenen Drang zu wachsen verbunden haben, mit diesem Sog, während sie sich zunehmend über ihr Soma mit der Lebendigkeit in sich selbst verbinden. Es scheint, als würden unsere Sehnsüchte über unser gefühltes Wissen mit uns in Kontakt treten.

Es gibt außerdem einen angeborenen Puls in uns, der uns dazu antreibt, unsere Wunden zu heilen. Manchmal verstehe ich diesen Puls als spirituelles Immunsystem, das uns zu mehr Ganzheit anspornt. Oder ich begreife das Soma als Kanal oder Flussbett für viel größere Energien oder Lebendigkeit. Je mehr wir diese Kanäle transformieren, freiräumen und öffnen, desto besser können Wissen, Harmonie und Sehnsucht zu uns fließen. Solch eine verkörperte Transformation bringt Weisheit mit sich und einen Impuls zu mehr Lebendigkeit.

Ich erlebe immer wieder, dass wir uns dann transformiert haben, wenn wir uns trauen, unsere tiefsten Berufungen zu spüren und zu fühlen, und ihnen dann folgen. Wir werden freier. Transformation – und Traumaarbeit – ist schwierig und schmerzhaft. Sie ist auch befreiend. Sie hilft uns ganz zu werden, zu starken und kreativen Menschen, Familien- und Communitymitgliedern. Sie hilft uns, zu Menschen zu werden, die für den Wandel einstehen.

FÜHLEN UND KOMPLEXITÄT

Ich persönlich bin sehr spirituell, aber nicht sehr religiös oder monotheistisch. Meine Spiritualität ist verbunden mit der Natur und den Bergen der Gegend, in der ich aufgewachsen bin, mit dem süßen Wasser der Bäche, mit den Fichten und den Milliarden Sternen, unter denen ich gelegen habe. Das gehört zu mir. Doch ich empfinde es auch als sehr wichtig, meine eigenen spirituellen Interpretationen zu erden und zu hinterfragen. Bloß weil wir an etwas glauben, ist es nicht wahr und nützlich. Bloß weil wir etwas fühlen, ist es nicht gleich wahr. Und doch entsteht viel Wahrheit aus Gefühlen. Genau wie aus Gewohnheiten, Überlebensstrategien und Reflexen.

Es ist nicht einfach, über Gefühle zu sprechen. Unser westlicher sozialer Kontext wertet Gefühle ab, begreift sie als hysterisch, »weiblich« und irrational. Der Individualismus unserer Kultur vermittelt uns, dass Gefühle einer Person eigen sind, dass sie einzigartig sind. Der Kapitalismus manipuliert unsere Gefühle und unterbewussten Bedürfnisse häufig so, dass sie in Konsum münden.

Wir sind nicht sehr erfahren damit, wie viel wir durch Gefühle und Empfindungen erleben und wissen können. So wie ich es wahrnehme, kann eine somatische Transformation dazu beitragen, diese sehr notwendige menschliche Fähigkeit in uns zu kultivieren. Wir müssen zwischen den vielen verschiedenen gefühlten Erfahrungen (Gefühlen) unterscheiden können. Dazu gehören zum Beispiel diese:

- ★ Inspiration und angeleitet werden
- ★ Kreativität
- ★ Gewohnheit
- ★ Reflex
- ★ Überlebensstrategien
- ★ Wunden (emotionale, psychische, körperliche und spirituelle)
- ★ Resilienz
- ★ Spirituelles Vermeiden
- ★ Welche sind unsere eigenen Gefühle, welche sind die Gefühle anderer?

Manchmal treten mehrere hiervon gleichzeitig auf, und wir müssen sie voneinander unterscheiden können.

Unsere sozialen, kulturellen und wirtschaftlichen Umstände übermitteln uns Überzeugungen, die wir verkörpern. Wir sind davon geprägt, was wir erleben und wovon wir umgeben sind. Wir verkörpern die Umstände, die uns prägen – wie wir uns angepasst haben und wovon wir überzeugt sind –, und es kann gut sein, dass sich diese Umstände dann anfühlen, als seien sie die Wahrheit. Vielleicht gehen wir auch davon aus, dass spirituelle Erfahrungen jenseits der Welt und des denkenden Verstandes liegen. Das Spirituelle, das Göttliche, das Unbekannte wird aber auch durch soziale Normen und wirtschaftliche Umstände gedeutet. Das kann uns zu einem spirituellen Vermeiden verführen, das nicht hilfreich ist.

Was auch immer unsere Sehnsüchte sind, wir müssen sie also auch in einem breiteren Kontext begreifen und analysieren. Wir müssen sowohl lernen, uns selbst und unseren Sehnsüchten zu trauen, also auch uns bilden, damit wir erkennen können, inwiefern unsere Wünsche und Bedürfnisse vielleicht sozial konditioniert sind. Welchen Menschen und welchen Dingen und Umständen dienen unsere Sehnsüchte? Welchen Menschen schaden sie womöglich? Wir müssen das Wissen, das uns zur Verfügung steht, nutzen, um unsere Deklarationen zu entdecken und zu formulieren. Dazu ist es notwendig, dass wir uns innerlich mehr zugestehen und uns selbst vertrauen, und gleichzeitig unsere Sehnsüchte prüfen und erden.

SEHNSÜCHTE FINDEN, DEKLARATIONEN FORMULIEREN

Wir finden unsere Sehnsüchte vor allem, indem wir verkörperter in unserem Soma werden. Wenn du auf die Lebendigkeit in dir achtest, auf deine Impulse, darauf, was dich antreibt, und wenn du lernst, damit umzugehen – dann erfährst du schon eine ganze Menge darüber, was dir wichtig ist.

Deine Sehnsüchte zu finden und deine Deklarationen zu formulieren sind aktive Praktiken. Das geschieht nicht einfach so – nein, wir müssen uns dem wirklich widmen. Wir riskieren, erkunden, handeln und graben, um zu finden, was uns am wichtigsten ist, und um zu lernen, wie wir damit in Einklang kommen können. Auch Menschen, die heute ein Leben voller Bedeutsamkeit leben, haben immer wieder Tage der Unklarheit durchlebt, wussten immer mal wieder nicht wohin, bis sie ihren Weg gefunden hatten. Um zu entdecken, was uns wirklich wichtig ist, müssen wir aufmerksam sein und ganz genau wahrnehmen, bereit sein aufzunehmen, was sich zeigt, risikobereit sein.

Die folgenden Prozesse können uns helfen, unsere Sehnsüchte zu entdecken und zu vertiefen.

PRÜFEN UND WAHRNEHMEN, WAS DARUNTER LIEGT

- ★ Finde heraus, was du geerbt hast. Prüfe, welche Sehnsüchte du geerbt hast, und welche dir und deinem Leben heute noch dienen.
- ★ Prüfe, wie das, was dir wichtig ist und worum du dich sorgst, von den sozialen Umständen geprägt wurde. Willst du das wirklich? Oder folgst du hier vielmehr einem Verständnis von Sicherheit, Würde und Zugehörigkeit, das von der Gesellschaft für dich definiert wurde?
- ★ Welche der Werte, Seinsweisen und Perspektiven auf die Welt willst du von deiner Familie und deiner Community übernehmen? Welche willst du ändern?
- ★ Fühle mehr – mehr Empfindungen, mehr Emotionen. Lasse zu, dass mehr Lebendigkeit in dir ist und durch dich fließt. Achte auf das, was dich lebendiger macht. Achte auf das, wovon du dich abwendest oder was dir Angst macht, obwohl es nach dir ruft.
- ★ Um mehr von dir selbst zu fühlen, musst du oft einen absichtsvollen Weg der Transformation einschlagen, unterstützt werden und etwas tun, was in der Somatik *dearmoring* oder Entpanzerung genannt wird. Entpanzern, also eine Rüstung ablegen, ist ein Prozess des somatischen Öffnens, bei dem wir verkörperte Muster abstreifen, die uns betäuben oder beschützen. Mehr dazu folgt in Kapitel 10 über das somatische Öffnen.
- ★ Transformiere den Einfluss, den Trauma und verinnerlichte Unterdrückung auf dich haben. Beides begrenzt deine Vorstellungskraft, schränkt ein, wie gut du dich selbst spüren kannst, und beengt deinen inneren Sinn dafür, was dir zusteht und was möglich ist. Mehr dazu folgt in Kapitel 11 zur Transformation von Scham.

LERNEN UND BEGREIFEN

- Finde heraus, welche Menschen sonst noch getan haben, wozu du dich berufen fühlst. Welche Menschen haben denselben Weg hinter sich? Was findest du an ihnen anziehend? Was würdest du anders machen wollen als sie?
- Stärke deine sozialkritische Perspektive. Häufig ist es so, dass wir uns klarer darüber werden, was uns geprägt hat und was für ein Mensch wir sein wollen, wenn wir uns mehr mit der Geschichte, den sozialen Normen und unserer Umgebung auseinandersetzen.

ABSICHTSVOLLE PRAXIS

- Mache es zu einer absichtsvollen Praxis, deine Sehnsüchte zu finden und deine Deklarationen zu formulieren.
- Sei aufmerksam. Reflektiere. Tue beides auf aktive Weise.
- Mache es zu einer täglichen Praxis, dir die Fragen in diesem Kapitel zu stellen. Schreibe etwas dazu auf oder zeichne etwas. Tue das 30 Tage lang und finde heraus, was du entdeckst.
- Lerne dazu, informiere dich und erkunde, was dich anzieht.
- Sprich absichtsvoll mit anderen darüber, was du dich fragst und was dir wichtig ist.

UNTERSTÜTZUNG

- Finde mindestens zwei Menschen, die dich unterstützen und mit denen du regelmäßig sprechen kannst. Das sollten Menschen sein, denen etwas daran liegt, dass du herausfindest, was dir wichtig ist, und denen deine Transformation wichtig ist. Lasse sie wissen, was du für Fragen hast. Lasse sie wissen, wie du praktizierst.

Wenn wir unsere Deklarationen formulieren, ist es wichtig, dass wir unsere Vorstellungskraft so richtig fordern. Wir müssen unser Fühlen und Denken beanspruchen, denn wir wollen ja ganz genau wissen, welche Visionen und welche Zukunft nach uns rufen.

TRANSFORMATION PRAGMATISCH GESTALTEN

In der Somatik geht es um verkörperte Transformation. Wir sind transformiert, wenn sich der Wandel in unserem Leben, in unseren Beziehungen und in unserem Handeln zeigt. Wir versuchen also, unsere Deklarationen umsetzbar zu gestalten. Das schaffen wir nicht, indem wir tiefgreifende emotionale Prozesse ignorieren. Stattdessen müssen wir sie in unsere Deklaration einflechten. Wenn wir dann eine Deklaration vor uns haben, ist es wichtig, dass wir sie erden. Und das tun wir mit *Erfülltheitskriterien*, mit *Handlungen*, mit *somatischen Praktiken*, und mit *Part*nerinnen, die uns unterstützen und in die Verantwortung nehmen.*

ERFÜLLTHEITSKRITERIEN: WANN WEISST DU, DASS DU ANGEKOMMEN BIST?

Erfülltheitskriterien sind Erlebnisse und Maßstäbe, die uns wissen lassen, dass wir uns verändern. Sie lassen uns wissen, dass wir unsere Deklaration in die Tat umsetzen. Sie markieren außerdem den Weg, der dorthin führt, wo wir hin wollen. Das Bemerkenswerte an verkörperter Transformation ist, dass die Veränderungen das neue »normal« werden. Deswegen bemerken wir manchmal nicht, wie sehr wir uns verändert haben. Erfülltheitskriterien helfen uns auch dabei, zu erkennen, wie weit wir es schon geschafft haben.

Sie sind so spezifisch und messbar wie möglich und verlaufen entlang eines Zeitstrahls. Hier sind einige Fragen, die du dir stellen kannst, um deine Erfülltheitskriterien zu entwickeln.

Wenn du deine Deklaration verkörperst,

- ★ was wirst du dann regelmäßig tun können, was du jetzt nicht tust?
- ★ welche Gespräche wirst du führen können, die du jetzt nicht führst?
- ★ inwiefern wirst du dich selbst oder dein Leben anders empfinden, als du es jetzt tust?
- ★ was ist dann anders an dir?
- ★ was ist dann möglich, was es vorher nicht war?
- ★ was wirst du erreicht haben?
- ★ wie werden deine Beziehungen sein? Wie werden sie sich von denen unterscheiden, die du jetzt lebst?
- ★ wie werden andere Menschen dich dann einschätzen? Was sagen/denken sie jetzt?

Wenn wir diese Fragen beantworten, suchen wir nach konkreten Handlungen und Ergebnissen, Dinge, die wir wirklich bemerken, die wir berühren können, die wir wahrnehmen können. Vielleicht versuchen wir auch herauszufinden, wie sich die Dinge verändern, und das können wir mit Prozentzahlen oder mit Skalen messbar machen. Jedes Erfülltheitskriterium ist dabei an einen Zeitstrahl geknüpft. Wir fragen, *bis wann* wir etwas getan haben oder sind. So werden die Veränderungen im Handeln geerdet.

Kehren wir noch einmal zu den heilsamen Deklarationen zurück, um die es vor ein paar Seiten schon ging. Dieses Mal verorten wir sie zeitlich.

ICH BIN EIN VERSPRECHEN, ZUFRIEDEN SEIN ZU KÖNNEN.

ERFÜLLTHEITSKRITERIEN:

- ★ Ich werde in 60 Prozent der Fälle merken, was gut läuft, bevor ich bemerke, was schiefläuft. (innerhalb von sechs Monaten)

- ★ Ich werde bereit sein, andere anzuerkennen, wertzuschätzen, was sie zu bieten haben und geben, auch wenn sie, wie ich, komplizierte Menschen sind. (innerhalb eines Jahres)
- ★ Ich werde Empfindungen und Emotionen des Glücks, der Zufriedenheit, der Liebe und der Leichtigkeit bemerken und zulassen – ohne dabei aber zu leugnen, wie es wirklich um die Welt bestellt ist. Ich werde diese Fähigkeit um 50 Prozent steigern. (innerhalb von sechs Monaten)
- ★ Ich werde eine Quelle der Hoffnung und des Feedbacks für diejenigen werden, die mir wichtig sind. Diese Menschen werden mir berichten, dass das so ist. (innerhalb eines Jahres)

ICH BIN EIN VERSPRECHEN, ZU WISSEN, WIE ICH VERTRAUEN KANN UND WIE ICH VERTRAUENSWÜRDIG SEIN KANN.

ERFÜLLTHEITSKRITERIEN:

- ★ Ich werde besser darin, meine Intention, meine Verlässlichkeit und meine Kompetenz in Einklang zu bringen, um vertrauenswürdig zu sein. Ich werde diese Fähigkeiten um 50 Prozent steigern. (innerhalb von sechs Monaten)
- ★ Mindestens vier Menschen, die mir wichtig sind, werden mir sagen (ohne dass ich nachfrage), dass ich vertrauenswürdiger bin oder dass sie auf mich zählen können. (innerhalb von sechs Monaten)
- ★ Ich werde die Intention, Verlässlichkeit und Kompetenzen anderer betrachten, um festzustellen, ob sie vertrauenswürdig sind. Passen ihr Handeln, ihre Absichten und ihre Worte zueinander? Ich werde meine Fähigkeit, das zu tun, um 75 Prozent steigern. (innerhalb von neun Monaten)
- ★ Ich werde absichtsvoll den Menschen Vertrauen schenken, die die obigen Kriterien erfüllen. Ich werde meine Fähigkeit, das zu tun, um 75 Prozent steigern. (innerhalb eines Jahres)

- ★ Ich werde durch meinen Heilprozess mein reflexhaftes Misstrauen um 50 Prozent reduzieren. (innerhalb eines Jahres)

ICH BIN EIN VERSPRECHEN, MEINE LEITENDE ROLLE WÜRDEVOLL UND FLEXIBEL AUSZUFÜLLEN, INDEM ICH MICH DER SEXUALISIERTEN GEWALT, DIE ICH ERLEBT HABE, STELLE UND MEINE WUNDEN HEILE.

ERFÜLLTHEITSKRITERIEN:

- ★ Ich werde eine fähige, im Bereich der Somatik therapeutisch tätige Person aufsuchen, die sich mit der Arbeit an sexuellem Trauma auskennt, und mindestens drei Termine im Monat wahrnehmen. (innerhalb von zwei Monaten)
- ★ Ich werde meine Wut fühlen und verarbeiten, und ich werde lernen, sie zuzulassen und als Teil von mir zu begreifen. (innerhalb von 18 Monaten)
- ★ Ich werde neue Arten erlernen, Grenzen zu setzen und meine Würde zu schützen, und ich werde praktizieren – damit ich Grenzen habe und verbunden bleiben kann. (damit fange ich jetzt an, und bin innerhalb eines Jahres gut darin)
- ★ Ich werde mir erlauben, zu spüren und zu kommunizieren, welche verletzlicheren Emotionen und Empfindungen unter meiner Wut und Härte liegen. (innerhalb eines Jahres)
- ★ Andere spüren und bestätigen mir, dass ich meine leitende Rolle anders ausfülle. (innerhalb eines Jahres)

Wenn deine Deklaration auf sehr lange Sicht oder über deine Lebenszeit hinaus angelegt ist, dann nutze für deine Erfülltheitskriterien lieber Zeitabschnitte von ein bis zwei Jahren.

HANDLUNGEN

Erstelle einen Handlungsplan. Meist erfordern unsere Deklarationen, dass wir auf bestimmte Weise handeln. Dabei kann es um ein Gespräch gehen, dass du führen musst, um mit deiner Deklaration voranzukommen. Oder es geht darum, dich für einen Kurs, an einer Schule oder bei einer Community-Gruppe anzumelden. Oder es geht darum, einer Organisation für soziale Gerechtigkeit beizutreten. Oder es geht darum, dir ein unterstützendes Coaching, Ment*orinnenschaft oder einen Therapieplatz zu suchen. Handlungen sind die Dinge, die du tun musst, um deine Deklaration umzusetzen, die einen Anfangs- und Endpunkt haben oder die nur einmal getan werden müssen.

SOMATISCHE PRAKTIKEN

Somatische Praktiken sind tägliche und wöchentliche Praktiken, die dich bei dem verkörperten Wandel, an dem du arbeitest, unterstützen. Praktiken sind nur ein Aspekt verkörperter Transformation, doch sie sind ein sehr wichtiger Aspekt. Jede Praktik sollte eine klare Absicht verfolgen, verkörpert sein und täglich oder wöchentlich wiederholt werden. Denk daran, dass es bei somatischen Praktiken darum geht, uns selbst zu transformieren – nicht darum, uns selbst zu »managen« oder »richtig« auszusehen / zu handeln.

Tägliche Praktiken können zum Beispiel diese sein:

- ★ Sammle dich fünfmal pro Tag und sage dir deine Deklaration laut vor.
- ★ Eine Meditationsübung, die klar auf deine Deklaration ausgerichtet ist.
- ★ Gehe oder bewege dich täglich, fühle dich selbst und nutze das für deine Deklaration.

Wenn du in somatischen Praktiken geübt bist, stehen dir viele weitere zur Auswahl: zentrierte Wünsche, Anbieten und Nein sagen, Einwilligen, Ausweiten und so weiter. Auch wenn du Sport machst, tanzt, Musik hörst, Kampfkunst machst oder deine Wohnung putzt, kannst du das auf eine Weise tun, die dich in deiner Deklaration weiterbringt. Das Wichtige ist nur, dass somatische Praktiken eben genau auf deine Deklaration abzielen. Sie helfen dir, dich selbst zu fühlen und zu üben, verkörpert zu sein, immer wieder.

Neue Praktiken sind nicht aus sich selbst heraus angenehm, doch wenn du nicht dabeibleibst, werden sie nie angenehm werden. Lass zu, dass du das Unangenehme spürst, und praktiziere weiter – mit dem Ziel zu erreichen, was dir wichtig ist.

PART*NERINNEN, DIE DICH UNTERSTÜTZEN UND DICH IN DIE VERANTWORTUNG NEHMEN

Wir verändern uns in Gemeinschaft. Wir verändern uns, wenn wir von anderen unterstützt werden und in die Verantwortung genommen werden. Part*nerinnen, die uns unterstützen und uns in Verantwortung nehmen, sind Personen, die wir bitten, uns in unserem Transformationsprozess zu helfen und sich mit uns zu verbünden. Du sprichst also eine Person an, und sie begleitet dich in dieser Rolle beispielsweise für zwei Monate, sechs Monate oder ein Jahr. Sprecht in dieser Zeit regelmäßig miteinander (wöchentlich oder jede zweite Woche) und konzentriert euch dabei auf deine Deklaration, deine Erfülltheitskriterien und deine Praktiken. Dei*ne Part*nerin kann dich in deinem Wandel unterstützen und darin, wirklich bei deinen Deklarationen zu bleiben.

Du kannst auch weitere Menschen, die dich in deinen Deklarationen unterstützen, bitten, dir Feedback zu geben. Wie machst du dich? Welche Veränderungen nehmen sie wahr?

ZUM ABSCHLUSS

Fang damit an, was du dir wünschst. Auch wenn das ist, einfach nicht mehr so viel Schmerz zu spüren. Oder dich nicht so machtlos zu fühlen. Oder Verbundenheit zu finden, die sich echt anfühlt. Solche Erfahrungen lassen uns wissen, dass wir etwas anderes wollen. Sie können uns einen heilsamen Weg aufzeigen, dem wir folgen, um das zu erreichen, was wir wollen.

Einige von uns fangen vielleicht mit etwas sehr Persönlichem an, andere mit größeren Wünschen für unsere Communitys oder die Welt. Beides ist gut. Und wir wollen uns ja um beides kümmern. Manchmal ist es so, dass Menschen, die sich eher auf ihr Innenleben konzentrieren, auch dabei bleiben und sich nicht um ihr Leben in der Welt kümmern. Und diejenigen, denen soziale Gerechtigkeit oder ihre Arbeit dafür besonders wichtig ist, fokussieren dann nur darauf, beziehen sich aber selbst nicht ein und kümmern sich nicht um sich selbst. Wir können und müssen uns aber um alle diese Bereiche kümmern. Wir sind Individuen mit eigenen Wegen. Und wir sind Menschen in Familien und Communitys. Wir gehören zur sozialen und wirtschaftlichen Landschaft, die sich um uns erstreckt. Ein menschliches Leben beinhaltet all das. Und Traumaarbeit tut das auch.

PRENTIS HEMPHILL ist im Bereich Somatik therapeutisch tätig, lehrt bei *generative somatics* und *Black Organizing for Leadership and Dignity*, und schreibt.

Im ersten Jahr, in dem ich Somatik lernte, sträubte ich mich dagegen, eine Deklaration zu entwickeln. Ich hatte drei Zettel voller halbfertiger Sätze, nicht verarbeiteter Sehnsüchte und Fragen.

Eine Deklaration zu formulieren, ist keine Kleinigkeit. Für mich ist es die spirituelle Praktik, eine Sehnsucht in die Zukunft zu projizieren, bis jenseits der Grenzen meines Körpers. Es bedeutet auf etwas zu bestehen, was ich noch nie gesehen habe. Es bedeutet ganz grundsätzlich, sich der Arbeit und den Risiken zu verpflichten, die nötig sind, damit sich die ersehnte Zukunft manifestiert. Das kann wirklich gruselig sein.

Lange Zeit bezog ich mich auf meine Zukunft, auf *die Zukunft*, als einen Ort, an dem Dinge noch geschehen mussten, auf die ich dann entsprechend reagieren würde. Sie war kein Ort, an dem ich beeinflussen konnte, was mir und anderen widerfahren würde. Sie war definitiv kein Ort, der meine Verletzlichkeiten oder meine Sehnsüchte widerspiegelte. Mir war bewusst, dass andere Menschen sich Dinge versprechen konnten, dass sie Deklarationen äußern konnten. Und manchmal bezogen diese Deklarationen meinen Körper mit ein, definierten, welcher Mensch ich war oder sein sollte, und wie unsere Welt sein würde. In meiner Kindheit ging es den Menschen in meinem Umfeld darum, binäre Systeme und Dichotomien durchzusetzen. Das war ihr Versprechen. Es gab Versprechen, *w*eiße Vorherrschaft und Überlegenheitsvorstellungen oder andere vermeintlich angeborene Überlegenheiten aufrechtzuerhalten. Damit ich überleben und sein konnte, waren mein Körper und mein Selbst von Widerständigkeit geprägt, von einer übermäßigen Wachsamkeit. Ich war immer wachsam, um mich sicher zu fühlen, um mich vor spirituellen, emotionalen und körperlichen Angriffen zu schützen. Wenn es ums Überleben geht, dann halten wir das, was uns am wichtigsten ist, nah bei uns, tief in uns versteckt, wo es beschützt ist. In diesem Kontext wurde das, wonach ich mich sehnte, eine im besten Falle sehr private Angelegenheit. Dieser Zustand war schwer zu ertragen, bis meine eigenen Wünsche und Sehnsüchte, meine Vision für die Welt sogar für mich selbst nicht mehr zu finden waren.

Jahre später saß ich also in meinem ersten Somatik-Kurs und wurde damit konfrontiert, mir meine Sehnsüchte nicht nur eingestehen zu müssen. Ich musste aus ihnen auch noch ein klares Statement entwickeln, das mich anleiten würde, und ich musste an dieses Statement glauben, darauf bestehen, dass es wahr werden würde. Ich war völlig überfordert.

Das erste Versprechen, das ich mir gab, dem ich direkt ins Gesicht schaute, war: Ich bin ein Versprechen zu lieben und geliebt zu werden. Oberflächlich ganz simpel. Darunter lag meine Angst, abgewiesen zu werden, meine Angst vor Intimität, meine Schwierigkeiten damit, mich selbst zu akzeptieren, und die Probleme in meiner damaligen Beziehung. Diese Deklaration laut aufzusagen, bedeutete den Tumult all dieser Kämpfe zu spüren. Und schließlich bedeutete es auch, den Wunsch zu spüren, Liebe auf eine Weise kennenzulernen, die ich zwar empfinden, an die ich mich aber nicht erinnern konnte.

Schon dieses Versprechen hat mein Leben verändert. Auf meinem Weg, es zu verkörpern, brachte es mich dazu, meine Beziehung genauer zu betrachten und zu klären, was ich unter Liebe verstand – für mich selbst und für andere. Es forderte von mir ein, mich an den Orten meines Lebens zu zeigen, an denen es Liebe und Fürsorge wirklich gab. Ich gewöhnte mir langsam ab, mich zu verstecken, und legte meine Neigung ab, unzufrieden zu sein. Ich fand meinen Weg in ein erfülltes, angenehmes und verletzliches Leben. Ich fand Liebe, mit mir, und legte das Fundament für erfüllendere Beziehungen.

Ich musste ein Jahr lang an meinem Liebesversprechen arbeiten, bis sich eine Deklaration zu zeigen begann, die sich auf soziale Bewegungen bezog. Ich glaube, ich musste mich einfach zuerst selbst akzeptieren, Sicherheit in meinem Körper und mit anderen finden. Erst dann fühlte ich mich sicher genug, um eine Vision für die Welt da draußen zu formulieren. So entstand schließlich ein Versprechen, eine Schwarze Bewegung aufzubauen, für die

Traumaarbeit absolut zentral war. Zunächst hatte ich Angst, es auszusprechen; wieso sollte es mir zustehen, so etwas zu deklarieren. Es war ganz bestimmt nichts, was ich allein schaffen konnte, und ich war mir nicht sicher, ob ich qualifiziert genug war, hier voranzugehen. Aber ich war von diesem Versprechen überzeugt.

Das Ding mit Deklarationen ist ja, dass sich ein Weg zeigt, sobald du sie aussprichst. Die Deklaration fiel damit zusammen, dass ich wieder studierte, um Psychotherapeutens zu werden. Damals konnte ich noch nicht klar erkennen, wie genau ich meine politische und aktivistische Arbeit mit meinem therapeutischen Weg verbinden sollte. Ich hatte vor allem den Plan, eine private Praxis zu eröffnen. Dort sollten sich PoC, queere und trans* Kli*entinnen als vollständige Menschen fühlen können und nicht so, als wären sie aus sich selbst heraus defizitär. Meine Idee war, dass sie sich mit mir als Gegenüber vielleicht vorstellen könnten, dass es Menschen gibt, die sie verstehen, und einen Ort, an dem wir wirklich darüber sprechen können, wie gewaltvolle Systeme sich in unseren Psychen und Körpern verwurzeln. Ich glaube daran, dass es solche befreienden Orte für die individuelle Transformation geben muss. Doch die Deklaration, die ich formulierte, trieb mich an, eine größere und mutigere Zukunft für meine aktivistische und therapeutische Arbeit zu beanspruchen.

Das war im Jahr 2012. Und schon ein Jahr später war alles in Bewegung. Schwarzer Aktivismus nahm an Fahrt auf, ausgelöst durch Aufstände in den USA und überall auf der Welt. Es wurde wieder über heilsame Gerechtigkeit gesprochen, über resilienzbasierten und kulturellen Aktivismus. Diese Diskurse beeinflussten, wie Aktiv*istinnen ihre Befreiungsarbeit machten. Angeleitet durch meine Deklaration fand ich mich in der Mitte von all dem wieder. Ich probierte vieles aus und lernte viel darüber, welche Rolle eine traumabezogene Perspektive für Bewegungen spielen kann. Meine Deklaration führte mich zu *Black Organizing for Leadership and Dignity*, zum *National Queer and Trans Therapists of Color Network* und zu meiner Rolle als Leitung für heilsame Gerechtigkeit bei *Black Lives Matter*. Und immer wieder fand ich meine Leute, Menschen, die sich ganz ähnliche

Versprechen gegeben hatten, die gemeinsam lernen und praktizieren wollten. Mir wurde immer klarer, welche Rolle Trauma in unseren Beziehungen spielt, in unserem Aktivismus, und sogar dabei, welche Deklaration wir uns trauen auszusprechen.

Auf dem Weg dahin zu verkörpern, was ich mir versprochen hatte, begleitete mich auch Angst. Ich zweifelte immer wieder, war überfordert und erlebte Widerstand von außen. Die Landkarte, die ich mit meinem Versprechen an mich selbst gezeichnet hatte, half mir dabei, Beziehungen zu identifizieren, die ich als Men*torinnenschaften begriff, und besonders in sie zu investieren. Sie half mir, mich bewusst mit meinen Mitmenschen zu verbinden und mit ihnen zusammenzuarbeiten. Und sie unterstützte mich dabei, mein Herz und meine Wünsche in Gesprächen über Trauma und Schwarze Bewegungen zu zeigen. Erst als ich mich irgendwann in einem Meer aus Angst wiederfand, bemerkte ich, dass diese Entwicklungen kleinere, aber bedeutsame Risiken waren, dank derer ich mein Versprechen einhalten konnte. Meine Deklaration selbst war ein Leuchtturm an der Küste, der mir den Weg zum Handeln zeigte und mir half, mich in meinem Zweifeln zurechtzufinden.

Ich arbeite nun seit Jahren mit Deklarationen und frage mich immer noch manchmal, ob unsere Versprechen vielleicht nicht nur die Welt beschreiben, die wir uns wünschen, oder ob sie uns auch zeigen, was schon längst da ist, gleich unter der Oberfläche.

8.
DIE ZWEITE PHASE DES KREISES – TEIL 1: RESILIENZ VERKÖRPERN

Just like moons and like suns,
With the certainty of tides,
Just like hopes springing high,
Still I'll rise.

MAYA ANGELOU, aus: »Still I Rise«

Ich habe dieses Buch im Herzen der Rocky Mountains fertiggestellt, ein Ort, der mir sehr viel Resilienz gibt. Eigentlich war das nicht so geplant; ich hatte meine Deadline nicht geschafft. Doch was für ein Glück. So konnte ich an meinem Schreibtisch sitzen und hinaus auf den Bach schauen, den süßlich stechenden Duft der Fichten riechen und den Raben zusehen, wie sie herumhüpften. Am Morgen fand ich Elchkot und auf meinem Spaziergang in der Morgendämmerung den Elch! Meine Schritte waren ganz leise in der Stille des Schnees, der fiel.

In der Wildnis zu sein gibt mir Resilienz. Ich spüre dort eine Harmonie, die auch mich harmonischer macht. Ich praktiziere ganz bewusst in Richtung der Berge loszulassen, in Richtung der uralten Steine und der riesigen Gemeinschaften der Bäume. Ich respektiere sie und höre ihnen zu. Das führt mich zurück zu einer tieferen Zentriertheit, zu Kreativität und einer weit geöffneten Perspektive. Umgeben von all der riesigen Natur und Landschaft fühle ich, dass ich genau die richtige Größe habe.

Jetzt, da wir in die zweite Phase des Transformationskreises einsteigen, widmen wir uns der Resilienz. Wir erkunden unsere angeborene Resilienz – das, was uns lebendiger werden lässt, was unser Soma stimmiger und leichter werden lässt, was uns an die unermessliche Weite des Lebens erinnert. Wir lernen, Resilienz in uns und in anderen zu erkennen und sie absichtsvoll zu praktizieren. Resilienz hilft uns in den heilsamen Prozessen, während derer wir Sicherheit wiederherstellen und uns somatisch öffnen. Sie hilft uns auch zu leben.

WIR SIND VON GEBURT AN RESILIENT

Somatik begreift uns als von Geburt an resilient. Uns allen sind die Überlebensmechanismen Kämpfen, Fliehen, Erstarren, Unterwerfen und Dissoziieren für gefährliche Situationen angeboren. Ganz genauso sind wir auch alle mit Fähigkeiten ausgestattet, die uns Resilienz geben. Zu ihnen zählt der Impuls, uns zu verbinden und zu berühren; von der Natur, von Tieren und Sternen bewegt zu sein; unser Hang zu tanzen, zu singen und zu erschaffen; unser Drang zu spielen. Wenn wir uns ein Kind vorstellen, das in einem liebevollen Umfeld lebt, ist sofort klar: All das sind Dinge, die dieses Kind tun würde.

Wir sind alle mit der inneren Fähigkeit geboren, zu wachsen und uns zu entwickeln. Dazuzulernen und zu wachsen kann zwar manchmal furchteinflößend sein, doch wir entfalten uns dabei. Das Gehirn kann sich über die Dauer unseres ganzen Lebens entwickeln, und Lernen ist eine der wichtigsten Aktivitäten, um neue neuronale Verbindungen zu schaffen und so unser Gehirn zu trainieren. Zu den effektivsten Trainingsmethoden gehört, eine neue Sprache, ein neues Instrument oder eine neue körperbasierte Kunstform, wie etwa Tanz, zu lernen. Besonders interessant ist, dass Musik und Tanz auch Praktiken sind, die unsere allgemeine Resilienz wecken und kultivieren können.

Wir sind resilient und kreativ. Unsere Communitys sind resilient und kreativ. Es gibt Praktiken, die uns helfen, Resilienz für uns selbst zu schaffen, für die, die uns am Herzen liegen, für unsere Organisationen und für unsere Communitys. Wir können Resilienz kultivieren.

> *We have to laugh. Because laughter, we already know,*
> *is the first evidence of freedom.*
>
> ROSARIO CASTELLANOS

WAS IST RESILIENZ?

Betrachten wir Resilienz im Kontext von Trauma und Heilung. Resilient zu sein bedeutet, dass wir uns während und nach gewaltvollen, bedrohlichen und traumatischen Erlebnissen somatisch und ganzheitlich erneuern können. Wir sind dann fähig, uns körperlich und psychisch vom Trauma-Zustand extremer Wachsamkeit hin zu einem ruhigen, gesammelten Zustand zu bewegen. Resilient zu sein bedeutet, wieder hoffen und uns wieder eine positive Zukunft vorstellen zu können. Mit Resilienz ist es uns möglich, verlorene Sicherheit, Zugehörigkeit und Würde wiederherzustellen.

Was bedeutet all das? Nehmen wir es einmal auseinander.

Resilienz ist unsere Fähigkeit, uns wieder aufzurichten – so wie Moos, nachdem wir darauf getreten sind – oder unsere Ganzheit wiederzufinden. Wenn wir resilient sind, können wir zu uns selbst »zurückkehren«, zur Verbundenheit, zu einer positiven Vision, und zwar auch dann, wenn die Umstände und das, was wir erleben, es erschweren. Resilienz ist unsere Fähigkeit, mit Hoffnung und Güte verbunden zu bleiben, und das in Beziehung damit zu bringen, was wir wollen, wie wir handeln, welche Entscheidungen wir treffen. Unsere Resilienz ist Teil dessen, wie wir sehr schwierige Momente oder Zeiten durchleben, und sie unterstützt unser Glück, unsere Verbundenheit und unser Wohlbefinden.

Und was hat das mit dem Soma zu tun? Wir erleben Resilienz somatisch. Das bedeutet, dass wir sie durch unser Soma entdecken können, uns durch unser Soma um sie kümmern können, sie durch unser Soma praktizieren können. Zustände und Erfahrungen, die wir als resilienzstärkend erleben, führen dazu, dass wir uns besser spüren können und verbundener mit uns selbst sind … als wäre es leichter, in unserer eigenen Haut zu ruhen. Resilienz ermöglicht mehr Empfinden, mehr Emotionen, mehr Lebendigkeit, nicht weniger, und dennoch ist sie nicht überwältigend. Oft ist sie sowohl beruhigend als auch belebend. Sie verbindet uns mit anderen, mit dem, was uns umgibt, und mit der Natur und dem Geist.

Wenn wir Resilienz bewusst empfinden, dann spüren wir vielleicht Wärme und sanfte Bewegung, Leichtigkeit und Entspannung im ganzen Körper. Vielleicht fühlen wir uns größer, weiter und tiefer. Vielleicht fühlt sich unsere Brust und der Bauch lebendiger und empfindsamer an, wenn wir resilient sind, vielleicht nehmen wir uns als ruhiger in der Hüfte und in der unten Körperhälfte wahr. Vielleicht fühlen wir uns offener und empfänglicher, und können gleichzeitig unsere Grenzen spüren.

Wenn wir Resilienz bewusst emotional wahrnehmen, bemerken wir wahrscheinlich ein Gefühl belebter Ruhe, Neugier und Verbundenheit. Viele Menschen berichten davon, dass sie sich hoffnungsvoll fühlen, oder auf geerdete und pragmatische Weise offenherzig.

Und wenn wir das Ganze aus einer Beziehungsperspektive betrachten, zeigt sich Resilienz oft so, dass wir uns verbunden fühlen, dass wir geben und erhalten wollen, dass wir geduldiger und mitfühlender sind. Resilienz kann sich wie offene, liebevolle Akzeptanz anfühlen. Sie kann sich auch wie ein Versprechen und wie Leidenschaft anfühlen … mit viel Raum.

Wenn wir getriggert oder verletzt sind, richten wir uns hingegen somatisch darauf aus, übermäßig wachsam und misstrauisch zu sein, und andere Menschen und unsere Umgebung ganz genau zu verfolgen. Oder wir richten uns darauf aus, zu kämpfen, zu fliehen, zu erstarren, uns zu unterwerfen oder zu dissoziieren. Jeder dieser getriggerten Zustände führt oft dazu, dass wir uns selbst weniger intensiv spüren und dass wir anfangen uns zu betäuben und zu verhärten. Wir lösen uns dann von anderen, haben den Drang andere zu kontrollieren oder uns zu unterwerfen. Spirituelles Vermeiden scheint zunächst eine Art Resilienz zu sein, doch es betäubt uns häufig und führt dazu, dass wir weniger von uns selbst spüren. Es ist häufig nicht in einem Handeln geerdet, das sich um uns und um andere kümmert. Wenn wir immerzu Grenzen und Konflikte meiden, auch wenn wir sie brauchen, damit unsere Wunden verheilen oder wir Gerechtigkeit erlangen können, dann kann das ein Anzeichen dafür sein, dass wir zu spirituellem Vermeiden neigen.

Viele der Resilienz-Werkzeuge, die es heute gibt, befassen sich mit dem Zustand des Gehirns und den Bereichen des Gehirns, die am aktivsten werden, wenn wir entweder getriggert werden oder resilient sind. Das ist hilfreich und kann uns helfen, die Symptome und Zustände des Traumas als weniger persönlich zu begreifen. Doch es kann auch dazu beitragen, den Körper und das Gehirn zu objektifizieren, und das Selbst davon loszulösen. Das Gehirn ist ein Organ des Körpers, Teil des zentralen Nervensystems und funktioniert zusammen mit dem ganzen Rest des Körpers / des Selbst. Wenn wir entdecken, was uns Resilienz gibt, und das dann kultivieren, ist es wichtig, dass wir dabei alles berücksichtigen, was uns ausmacht – wie wir denken, unsere Emotionen, unsere Empfindungen, wie wir handeln und wie wir in Beziehung gehen.

So wie wir Somatik verstehen, ist getriggert oder resilient zu sein mehr als nur ein vorübergehender Zustand. Es sind Erfahrungen, die uns prägen und die wir verkörpern. Sowohl Schutz- und Überlebensmechanismen als auch Resilienz tragen zu unserem gesamten Geprägtsein bei. Gewissermaßen ist es so: Je mehr wir absichtsvoll transformieren, desto mehr arbeiten wir mit unserem beschützenden Geprägtsein, und je mehr Resilienz wir kultivieren, desto ganzer werden wir und desto mehr Möglichkeiten stehen uns offen.

WAS IST RESILIENZ NICHT?

Resilienz ist *NIEMALS* ein Grund oder eine Ausrede, Schmerz oder Diskriminierung zuzulassen und zu ignorieren, womit viele Communitys, Kinder und Jugendliche, Menschen in Armut und aus der Arbeit*erinnenschicht zu tun haben – im Sinne von: »Die können das doch ab, die sind doch so resilient.« Mit solchen Sätzen werfen Leute mit systemischen Privilegien leider viel zu häufig um sich. Ich glaube sie sprechen so von Resilienz, um ihr eigenes Privileg kleiner erscheinen zu lassen und zu rationalisieren, um ihre eigene Hilflosigkeit zu bewältigen oder ihre eigene Tatenlosigkeit zu rechtfertigen.

Ja, Menschen und Communitys sind unglaublich resilient. Und: Trauma und Diskriminierung, Ungleichheit und Gewalt sind verheerend. Resilienz ist ein heilsames Werkzeug, das uns hilft, gerechte, liebevolle und zukunftsfähige Umstände zu schaffen. Sie soll nie Gewalt und Unterdrückung rechtfertigen.

> *Es gibt unter uns diejenigen, die vor dem Wort Resilienz zurückweichen. Es kann ein sensibles Thema sein, schmerzvoll und polarisierend. Viele Menschen verstehen Resilienz als Mittel gegen die Unmengen an Widrigkeiten in unserer Welt. Doch viele Menschen, die Traumatisches erlebt haben, deren Erfahrungen häufig kleingemacht, marginalisiert oder medikalisiert werden, sind frustriert davon, dass Resilienzprogramme so viel Aufmerksamkeit bekommen und so exzessiv finanziert werden.*
>
> *CHRISTINE CISSY WHITE, »Putting Resilience and Resilience Surveys under the Microscope«*

Manche der Arten und Weisen, wie Resilienz getestet, erforscht und genutzt wird, dienen dazu, potenziell traumatisierende und ungerechte Situationen und Umstände erträglicher und hinnehmbarer zu machen. Es gibt zum

Beispiel Resilienzkurse für Poliz*istinnen, in denen nicht hinterfragt wird, warum es so viel systemische Polizeigewalt gegen Schwarze Communitys gibt, oder warum die Polizei so stark militarisiert wird. Was wäre, wenn wir das Geld stattdessen dafür ausgeben würden, dass Communitys mehr Kapazitäten für Transformative Justice haben und geübter in kollektiver Resilienz sind? Es existieren viele Resilienz- und Achtsamkeitskurse für das Militär, die es Sol*datinnen ermöglichen sollen, Kampfsituationen länger auszuhalten. Diese Kurse hinterfragen den Krieg nicht, fragen nicht, welche Menschen vom Krieg profitieren, und denken nicht an die Tausenden Menschen, die auf der anderen Seite getötet werden. Ich verstehe durchaus, dass diese Kurse für Einzelne gedacht sind. Doch wenn wir hier keine kritische Haltung einnehmen, dann verstetigen wir die Gewalt und die Unterdrückung. Und das hat nichts mit Resilienz zu tun.

Betrachten wir als positives Gegenbeispiel einmal diesen Aufruf dazu, Resilienz zu erforschen und zu verstehen:

> *Das RYSE Center im kalifornischen Richmond wurde von jungen PoC gegründet, die sich dafür einsetzen, die gewaltvollen, bedrückenden und entmenschlichenden Umstände zu verändern, unter denen sie jeden Tag leiden, überleben, Erfolge feiern, träumen und sterben […] Junge PoC kämpfen jeden Tag mit der Messlatte der Konformität, erreichen sie, übersteigen sie sogar. Doch konform und folgsam zu sein garantiert ihnen keineswegs, dass sie sich sicher fühlen können, dass sie sicher und würdig leben können. Oscar Grant, Tamir Rice, Jordan Edwards, Michael Brown, Rekia Boyd, Alex Nieto und viel zu viele andere haben sich alle folgsam verhalten. Und doch haben wir sie an staatliche Gewalt verloren. Individuelles Verhalten, Einhalten von Regeln und Erfolge können allein nicht die Ungerechtigkeiten transformieren, die junge PoC seit langer Zeit erleben und mit denen sie fertigwerden müssen.*

> *RYSE arbeitet dafür, dass der Maßstab die Befreiung selbst ist, eine Befreiung, die wir uns neu vorstellen, die wir hochhalten und für die wir einstehen können – und zwar so, dass Resilienz die Startlinie ist und nicht das Ziel und eben nicht der Maßstab. So, dass Solidarität und Widerstand an die Stelle von Selbstvertrauen und Bürg*erinnenbeteiligung treten oder sie erweitern. So, dass die Systeme dafür verantwortlich gemacht werden, welchen Menschen sie Liebe, Zugehörigkeit, Wiedergutmachung zuteilwerden lassen – Befreiung eben.*
>
> *KANWARPAL DHALIWAL, ACEs 2018 Conference and Pediatrics Symposium: Action to Access*

Noch einmal: Resilienz ermöglicht es, dass wir Transformation begreifen und praktizieren, und sie hilft uns, gerechte, liebevolle und zukunftsfähige Umstände zu schaffen. Resilienz bedeutet nicht, Gewalt und Diskriminierung zu rechtfertigen.

RESILIENZ FINDEN, RESILIENZ PRAKTIZIEREN

Lass uns entdecken, was uns Resilienz bringt, und wie wir sie absichtsvoll praktizieren können. Fangen wir mit ein wenig somatischem Erzählen an. Denk an einen Moment in der jüngeren oder ferneren Vergangenheit, an dem du dich belebt, friedlich, ganz, hoffnungsvoll, weise oder mit allem verbunden gefühlt hast – je nachdem, was Resilienz für dich bedeutet. Dieser Moment muss nicht mit einem schmerzvollen oder traumatischen Erlebnis zu tun haben; eigentlich ist es sogar besser, wenn er es nicht ist. Wir suchen nach einem Erlebnis, bei dem du somatisch vieles von dem gespürt hast, worum es zu Anfang dieses Kapitels ging: Du hast mehr von dir selbst gefühlt oder empfunden, du warst belebt und ruhig, verbunden und neugierig, oder mit dir selbst und dem Leben im Einklang.

Wenn du solch ein Erlebnis findest, achte auf seine Feinheiten, als würdest du es gerade jetzt erleben. Was hast du wahrgenommen und gefühlt? Wo warst du? Was hat dich bewegt? Was waren deine Empfindungen und deine Emotionen? Erzähle die Geschichte dieses Erlebnisses, oder stelle dir vor, dass du sie erzählst.

Hier ein Beispiel von Raquel Laviña, deren ganze Geschichte du im letzten Kapitel lesen kannst.

> Eine meiner ersten, wirklich intensiven aktivistischen Erinnerungen stammt aus der Zeit des zweiten Golfkriegs in den 1990ern. Ich erinnere mich an Abertausende Menschen auf den Straßen und an ein Megafon, das mir für meine erste öffentliche Rede in die Hand gedrückt wurde. In diesem Moment, der nach Einheit rief – nicht nur nach Einheit für den Frieden, sondern auch dafür, den Krieg im Ausland und bei uns zu Hause zu beenden –, pochte mein Herz, als sei es unmittelbar mit all den Menschen um mich herum verbunden.

Wir können erkunden, was aus sich selbst heraus häufig Resilienz in uns schafft oder sie unterstützt. Die folgende Liste führt einige Dinge auf, von denen die Forschung gezeigt hat, dass sie unsere Resilienz stärken können. Was davon funktioniert für dich? Was würdest du hinzufügen?

- ★ Verbundenheit mit der Natur, mit Tieren, mit der Landschaft
- ★ Ein tiefgreifendes und unmittelbares Gefühl der Spiritualität (nicht notwendigerweise Religion)
- ★ Kunst, Musik, Kreativität, Tanz
- ★ Helfen, für andere etwas bewirken
- ★ Lieben oder geliebt werden

- ★ Kollektiv: zusammen Musik machen, sich zusammen bewegen, eine gemeinsame Absicht oder Praxis
- ★ Etwas lernen, was dir Freude bringt oder dich ganz beansprucht
- ★ Sich eine positive Zukunft vorstellen
- ★ Spielen

Wenn du diese Liste betrachtest, an welche anderen Erlebnisse von Resilienz erinnerst du dich dann? Denke an mindestens zwei weitere und stelle sie dir im Detail vor. Versetze dich wieder in diese Erlebnisse hinein. Fühle, was dir Resilienz gibt und wovon sie unterstützt wird.

Ein letzter Aspekt der Resilienz, den wir erkunden, ist, wie wir sie »aufdrehen« oder »herunterdrehen« können. Begib dich wieder in eines der Erlebnisse, in die du dich gerade zurückversetzt hast. Fühle es somatisch. Achte darauf, was du empfindest, auf deine Emotionen, darauf was du denkst. Wenn du dich in dein Erlebnis hineinbegeben hast, versuche es aufzudrehen. Das heißt, dass du den somatischen Lautstärkeregler nimmst, und die Intensität deiner Resilienz hochdrehst. Wie ist das für dich? Was fühlst du in deinem Körper?

Dann dreh die Resilienz wieder zurück auf den Mittelwert. Versuche nun, den somatischen Regler herunterzudrehen. Verringere die Intensität der Resilienz und dessen, was du empfindest. Wie ist das für dich? Was fühlst du in deinem Körper?

Mehr ist nicht immer besser. Wir erkunden hier, wie *du* dich am resilientesten und belebtesten fühlst. Wenn ein Mensch bedingt durch seine Überlebensstrategien dazu tendiert, die Dinge besonders intensiv wahrzunehmen, kann es sein, dass es ihm mehr Resilienz bringt, wenn der somatische Regler heruntergedreht ist. Und für Menschen, die nicht aus sich herauskommen oder die immer darauf aus sind, weniger zu spüren, kann ein voll aufgedrehter somatischer Regler mit mehr Resilienz einhergehen. Uns geht es vor allem darum, herauszufinden, was in diesem Moment am besten für dein Soma funktioniert. Wenn sich unser Soma und unsere Verkörperung verändern, dann verändern sich häufig auch unsere Resilienz und welche »Lautstärke« für uns funktioniert. Wir müssen in dem Bereich praktizieren, der sich für uns am hilfreichsten anfühlt.

Wenn wir vertrauter mit Erlebnissen und Zuständen werden, die uns Resilienz geben, können wir damit beginnen, sie absichtsvoller zu praktizieren. Wir können dann anfangen, auch andere einzuladen, zu bemerken und zu praktizieren, was sie resilienter macht.

ABSICHTSVOLL PRAKTIZIEREN

> *Angst ist eine fünfspurige Autobahn im Gehirn, während Resilienz ein Trampelpfad durch den Wald ist. Wir können diesen Pfad verbreitern, indem wir ihn entlanglaufen, immer und immer wieder.*
>
> *ANDREW HUBERMAN, Neurowissenschaftler und Professor am Institut für Neurobiologie der Stanford Universität, im persönlichen Gespräch mit der Autorin*

Es gibt drei zentrale Methoden, um Resilienz zu kultivieren. Die erste ist, absichtsvoll die Aktivitäten zu finden, die dir Resilienz bringen, sie auszuüben – täglich, wöchentlich und monatlich – und dabei auf dein Soma zu achten und darauf, was du empfindest. Die zweite ist, darauf zu achten, in welchen Momenten und während welcher Erlebnisse du resilient bist, sie bewusst zu fühlen, in ihnen zu verweilen und sie somatisch zu erleben. Die dritte ist, kollektive Resilienz mit anderen zu praktizieren. Das können wir mit unserer Familie, unseren Communitys und unseren Organisationen tun.

Die erste Methode: Sagen wir mal, dass Musik machen oder hören dir Resilienz bringt. Jetzt geht es darum, herauszufinden, wie häufig du das absichtsvoll tun kannst. Kannst du jeden Tag Musik hören oder machen?

Wöchentlich? Kannst du dir regelmäßig Live-Musik anhören? Plane so gut du eben kannst, dich absichtsvoll mit Musik zu befassen, sie zu praktizieren, mindestens wöchentlich.

Wenn du das umgesetzt hast, achte auf dich selbst – fühle, wie du atmest und was du empfindest. Lasse die Resilienz ganz bewusst zu und praktiziere sie. Dann genieße, was du tust. Pausiere dabei immer wieder und fühle dich selbst. Lasse zu, dass die Resilienz sich in deinem Nervensystem ausdehnt, dass sie deinen Muskeln und Stimmungen vertrauter wird.

Wenn du nicht wöchentlich praktizieren kannst, mache es eben so oft, wie du kannst. Du kannst auch jede Woche ruhig mit dir selbst sitzen und beispielsweise an einen vergangenen Moment denken, an dem du Musik gemacht hast. Lass dir Zeit, tauche in die Erinnerung ein. Auch hier: Achte auf dich selbst, fühle, wie du atmest und was du empfindest. Praktiziere ganz bewusst. Dann genieße, was du tust, erinnere dich an die Details des Erlebnisses. Lass all das dein Soma durchdringen.

Die zweite Methode: Während du dein Leben lebst, achte darauf, was dir Resilienz verschafft. Vielleicht ist es das Lachen ein*er Freun*din oder die Sonne, die auf eine bestimmte Weise durch die Wolken scheint. Vielleicht ist es Wertschätzung oder wertgeschätzt zu werden. Oder es ist ein neues Wandbild an einem Gebäude bei dir in der Stadt. Achte auf das Erlebnis und bleibe bei ihm. Fühle dich selbst, wie du atmest, deinen Rücken, welche Emotionen du spürst. Achte auf die Resilienz in dir. Praktiziere dieses bewusste Achten auf Resilienz mindestens zweimal pro Woche.

Die dritte Methode, also Praktiken kollektiver Resilienz: Wenn wir an kollektive Praktiken denken, die einer Community helfen, resilient zu werden, ist es gut, die Dinge zu betrachten, die schon in der Community vorhanden sind. Das können althergebrachte kulturelle Praktiken oder Rituale sein: zusammen Musik machen, tanzen oder sich bewegen, oder eine andere Art kreativ zu sein. Vielleicht ist es eine gemeinsame Verbundenheit mit der Landschaft und der Natur. Oder es ist ein kollektives Ziel oder kollektives Handeln. Anstatt etwas völlig Neues einzuführen, sollten wir besser etwas finden, das schon da ist.

Wenn wir kollektiv Resilienz praktizieren, müssen wir benennen und festlegen, was wir praktizieren wollen und warum. Wie stärkt diese Praxis unsere kollektive Resilienz, unsere Community oder unser Bündnis? Warum haben wir uns für sie entschieden? Während die Gruppe kollektiv praktiziert, ist es auch wichtig, dass sich die einzelnen Menschen auch immer wieder selbst fühlen und wie alle zusammen und gemeinsam lebendig sind. Lasst die Resilienz absichtsvoll in das kollektive Soma fließen.

Vor zwei Jahren war ich bei einer Gedenkveranstaltung für die Köchin Yulanda Hendrix, eine Schwarze Butch aus unserer Community, die völlig unerwartet verstorben war. Weil die Menschen so betroffen waren und weil sie in der Community so geliebt wurde, waren viele Leute für ihre Familie da, trugen die kollektive Trauer in sich und kümmerten sich um all das Logistische, was dieser Verlust mit sich brachte. Die Veranstaltung und die Feier waren schön und passten sehr gut zu der Person, die sie war und wie sie gelebt hatte. Gegen Ende des Abends, als die Menge sich lichtete, rief eine Person zu einem Line Dance ihr zu Ehren auf. Die Musik war laut, wir bewegten uns alle gemeinsam, die Stimmung war freudig, lebendig, ergreifend und schön. Irgendwann rief ein Mensch: »Fühlt es!« Das war unser kollektiver Moment, in dem wir uns selbst spürten, die Gruppe und die kollektive Resilienz, die wir teilten.

(Ich teile diese Geschichte mit der Erlaubnis von Yulandas Partnerin Lisa Thomas-Adeyemo.)

Um kollektive Resilienzpraktiken zu entwickeln, können wir Folgendes erkunden:

- ★ Auf welche Weisen ist die Gruppe bereits resilient?
- ★ Welche absichtsvollen Praktiken können wir gemeinsam durchführen, um die Resilienz, die schon da ist, weiter zu kultivieren. Beispiele sind Singen, Tanzen, Meditieren, Kunst, Rituale, Verbundenheit mit der Natur, Gartenarbeit.
- ★ Wenn wir kollektiv resilienter sind, was wird das bewirken? Kollektive Resilienz dient zum Beispiel unserer Verbundenheit, unserem gemeinsamen Ziel, dass wir im Einklang damit sind und dafür handeln, unserer Heilung, unserem Vertrauen ineinander, unserem Wohlbefinden.
- ★ Wie regelmäßig können wir praktizieren? Täglich, wöchentlich, monatlich? Wir planen ein, zu praktizieren. Je nachdem, um was für eine Aktivität es geht, brauchen wir zehn Minuten oder eine Stunde.
- ★ Ich schlage vor, dass die Resilienzpraxis mindestens zweimal im Monat durchgeführt wird, auch wenn die Gruppe gar nicht beisammen ist. Wir können uns auf eine Aktivität und eine Zeit einigen und dann alle eben von dort aus praktizieren, wo wir gerade sind.

Ladet während der kollektiven Praxis alle ein, anwesend zu sein, und ruft euch als Gruppe ins Gedächtnis, warum ihr praktiziert. Dann praktiziert. Spürt, was ihr empfindet, was ihr füreinander fühlt – lasst zu, dass eure kollektive Resilienz spürbar gestärkt wird.

Wenn wir in systemisch privilegierten Communitys mit Resilienzpraktiken arbeiten, ist noch ein weiterer Aspekt wichtig: Wir müssen auch Resilienzpraktiken miteinbeziehen, die uns helfen unser Mitgefühl zu stärken, die unsere Verwobenheit miteinander betonen, und unsere kollektive Verantwortung für Gerechtigkeit hervorheben. Wie kann es unseren kollektiven Mut fördern, kollektive Resilienz zu praktizieren?

RESILIENZ UND AKTIVISMUS FÜR SOZIALE GERECHTIGKEIT

Wenn wir für soziale und ökologische Gerechtigkeit aktiv sind, können wir uns auch mit dem Thema Resilienz auseinandersetzen. Wir können prüfen, inwiefern eine Community oder eine Organisation schon resilient ist. Gibt es weitere Resilienzfaktoren, die wir einführen können, um der Gruppe Hoffnung zu geben, sie verbunden zu machen und sie zu stärken? Wie kann Resilienz zu einem absichtsvollen Aspekt unseres Vorgehens oder unserer Kampagne werden?

Wenn wir Resilienz in unsere persönliche Transformationsarbeit und in unseren Aktivismus für soziale Gerechtigkeit integrieren, hilft uns das, Mut und Verbundenheit aufzubauen. Resilienzpraktiken können heilsam sein und uns auch darin unterstützen, mit anhaltend gewaltvollen Umständen umzugehen. Individuelle und kollektive Resilienz zu praktizieren kann uns stützen und helfen, gemeinsam durchzuhalten, um strukturellen Wandel zu schaffen.

Wir können immer wieder fragen:

- ★ Was wäre anders an unseren Communitys, unseren Organisationen und unserer Arbeit, wenn wir unsere Resilienz und die anderer Menschen und Communitys kultivieren?
- ★ Wie können wir uns absichtsvoll in unserer Resilienz unterstützen und sie kollektiv praktizieren?
- ★ Wie schaffen wir es in Zeiten, in denen das Stresslevel hoch ist, zu spüren, was der Stress bewirkt, und doch immer wieder zu unseren resilienzstärkenden Praktiken zurückzukehren?

Das Folgende ist ein Auszug aus *Love with Power: Practicing Transformation for Social Justice* (2016). In dieser Veröffentlichung stellt das *Movement Strategy Center* einige Organisationen vor, die in ihre innere und äußere

Arbeit einen transformativen Ansatz integrieren. Dazu gehört auch das Bündnis aus der *National Domestic Workers Alliance* und *generative somatics.*

> *Wenn du fokussiert und sehr visionär arbeiten willst, dann musst du an dir selbst und an deinen eigenen Einschränkungen arbeiten. Heute fühle ich mich befreit, ich fühle mich in meiner aktivistischen Arbeit ganzheitlicher und energetischer. Mein Vertrauen in Verbündete, Kollaborationen und die Community ist gestärkt. Meine Vision und meine Energie sind weit geöffnet.*
>
> *ARACELI HERNANDEZ,*
> *Leitung des Day Worker Center,*
> *Casa Latina*

FORSCHUNG ZU RESILIENZ

Es gibt wirklich viel interessante und nützliche Forschung zum Thema Resilienz. Viele Psycho*loginnen, Neurowissenschaft*lerinnen und Trauma-Spezial*istinnen forschen aktiv dazu, wie Resilienz in Bezug auf Trauma funktioniert. Unten folgen ein paar Beispiele. Sie sind zwar schon etwas älter, aber ich habe mich wegen der Bandbreite, die sie abdecken, für sie entschieden und auch, weil sie Resilienz aus verschiedenen Perspektiven beleuchten. Sie denken außerdem vielfältige Communitys und Kontexte mit und befassen sich nicht ausschließlich mit Resilienz in *weißen* Communitys der Mittelschicht. Wenn du mehr über Trauma und Resilienz lesen möchtest, ist die Webseite acestoohigh.com im us-amerikanischen Raum ein guter Startpunkt (ACEs steht für Adverse Childhood Experiences).

IN JUNGEN JAHREN GEWALT ERLEBEN

Dr. Alicia Lieberman leitet das Forschungsprogramm zu Trauma im Kindesalter an der University of California in San Francisco (UCSF). Sie ist auch Leiterin des Early Trauma Treatment Network, einem Zusammenschluss mehrerer großer Institutionen (Universitäten und Krankenhäuser), die im Bereich Kindheitstrauma arbeiten. Das Early Trauma Treatment Network engagiert sich umfassend, um zu erreichen, dass traumatisierte Kinder leichteren Zugang zu besseren therapeutischen Diensten haben. Lieberman legt besonderen Wert darauf, die verschiedenen kulturellen Hintergründe der Menschen zu berücksichtigen, mit denen sie arbeitet. Das gilt insbesondere für Kinder der Latinx-Communitys in den USA.

Lieberman hat untersucht, wie sich die Gehirne von Kindern unter 6 Jahren entwickeln, die Gewalt erlebt oder miterlebt haben. Sie fand heraus, dass manche dieser jungen Menschen fähig waren, um die Orte ihres Gehirns, die am meisten vom Trauma betroffen waren, »herumzuarbeiten«. Zu den Resilienzfaktoren der Kinder gehörten Spiritualität, Tiere, Natur und Kreativität.

- ★ Spiritualität: keine religiöse Praxis oder Doktrin, sondern ein Gefühl, mit etwas Riesigem verbunden zu sein, zu dem sie dazugehörten und mit dem sie kommunizieren konnten.
- ★ Tiere: Tiere stellten sich als wichtige Quelle von Verbundenheit heraus, als Quelle und Ziel von Fürsorge und Kontakt.
- ★ Natur: Bäume, der Himmel, das Meer, draußen sein.
- ★ Kreativität: malen, tanzen, Musik machen und singen.

Diese Forschungsergebnisse sind intuitiv sehr naheliegend, wenn wir einmal an die gelebten Erfahrungen vieler Menschen denken.

MENSCHEN, DIE GEWALT ERLEBT HABEN

Dr. Judith Lewis Herman ist Psychiaterin, Forscherin und Professorin an der medizinischen Fakultät in Harvard. Sie ist leitende Ausbilderin beim Victims of Violence Program der Cambridge Health Alliance und Mitbegründerin des Women's Mental Health Collective. Sie hat mit vielen Menschen und an vielen Orten zu Trauma und Resilienz geforscht, beispielsweise zu sexualisierter Gewalt an Kindern, zu häuslicher Gewalt und mit Überlebenden von Krieg und politisch motivierter Folter. Sie gehört zu den ersten Trauma-Forsch*erinnen, die bestätigten, dass das Trauma, das durch Gewalt im engen persönlichen Umfeld entsteht, ebenso real und verheerend ist, wie das Trauma von Folter und Krieg. Sie begreift ihre Arbeit als feministische Arbeit. Herman ist bekannt für ihr Buch *Die Narben der Gewalt* (2003). Sie unterscheidet zwischen Traumata, die durch einmalige Ereignisse entstehen, und Traumata, die durch komplexe, sich wiederholende Geschehnisse hervorgerufen werden.

Lieberman kommt zu dem Ergebnis, dass die folgenden psychosozialen Faktoren begünstigen, dass Menschen nach einem Trauma ein Leben mit größerer Verbundenheit und Teilhabe führen:

★ Helfen: die Fähigkeit, einander während oder nach traumatischen Erlebnissen zu helfen.

★ Größere Sinnhaftigkeit: die Fähigkeit, aus traumatischen Erlebnissen größeren Sinn oder eine Zielsetzung zu entwickeln.

★ Beziehungen: die Erfahrung, positiv verbunden mit mindestens einer anderen Person zu bleiben.

All das erscheint uns vielleicht bekannt.

Ich möchte dem Punkt »größere Sinnhaftigkeit« noch etwas hinzufügen. Wenn wir so mit einem Trauma umgehen, heißt das, dass wir durch das Erlebte ein Mehr an Sinn entdecken. Wir schaffen es also, aus unseren Erlebnissen tiefgründige Weisheit abzuleiten. Das kann dann unser Leben oder unsere Arbeit prägen, wie unsere Wunden verheilen, unseren Aktivismus, wie wir anderen helfen. Größere Sinnhaftigkeit zu finden heißt nicht, dass die Gewalt oder das Trauma irgendwie der »göttliche Wille« waren. Es gibt religiöse Traditionen und spirituelle »New Age«-Narrative, die unsere Fähigkeit, am Erlebten zu wachsen und zurückzugeben, untergraben. Sie vermitteln uns: »Das sollte so passieren.« Trauma und Diskriminierung sind nicht spirituell vorherbestimmt. Es ist sehr wichtig, dass wir da unterscheiden.

SICH EINE POSITIVE ZUKUNFT VORSTELLEN

Der niederländische Psychiater Dr. Bessel van der Kolk hat viel dazu beigetragen, dass die Definition und Behandlungsansätze von posttraumatischen Belastungsstörungen ausgeweitet wurden. 1984 gründete er eines der ersten klinischen Forschungszentren der USA, an dem traumatische Belastungen bei Menschen aus der Zivilgesellschaft studiert und behandelt wurden. Er vertritt die Meinung, dass kindliche Traumata die größte öffentliche Gesundheitskrise der USA darstellen. Van der Kolk ist Professor für Psychiatrie an der medizinischen Fakultät der Boston University und Präsident der Trauma Research Foundation. Er ist einer der führenden Wissenschaft*lerinnen, die die Wirksamkeit körperbasierter Behandlungen bei der Traumatherapie bestätigen.

Ich habe vor einigen Jahren einen Kurs bei ihm belegt, in dem er eine sehr bewegende Geschichte und Bilder mit uns teilte. Diese Geschichte findet sich nun in seinem Buch *Verkörperter Schrecken*. Er besuchte einen Freund, dessen Kinder auf eine Grundschule gingen, die gegenüber des World Trade Centers in New York lag. Die Kinder waren zum Zeitpunkt der Anschläge vom 11. September gerade in der Schule. Durch das Fenster des Klassenzimmers sah das fünfjährige Kind, wie das erste Flugzeug in das Gebäude flog, und es sah das Chaos, das darauf folgte. Gemeinsam mit seinem Vater und seinem Bruder entkam es durch das Feuer und den Rauch. Am nächsten Tag malte es ein Bild.

Das Bild zeigte die Zwillingstürme, aus denen Feuer und Rauch stiegen, mit Flugzeugen, die hineinstürzten, und Menschen, die hinaussprangen. Unten bei den Türmen hatte das Kind schwarze Kreise gezeichnet. Van der Kolk fragte nach, was diese Kreise darstellten. Der Junge antwortete, dass das Trampoline waren, auf denen die Leute landen konnten. »Ich war sprachlos«, schreibt van der Kolk. »Dieser fünfjährige Junge, der […] Zeuge einer unvorstellbaren Katastrophe geworden war, hatte das, was er gesehen hatte, mit Hilfe seiner Imagination verarbeitet […]«

Der kleine Junge hatte das, was er gesehen hatte, durch seine Vorstellungskraft aufgelöst. Er hatte eine positive Zukunft für diese Menschen und sich selbst geschaffen. Das zeugt von unglaublicher Resilienz.

Vorstellungskraft: die Fähigkeit, sich eine positive und stützende Zukunft vorzustellen.

Viele Menschen stellen sich andere Welten vor, um so Resilienz zu schaffen. Ich denke da an Science-Fiction-Aut*orinnen, die sich in ihren Texten eine positive Zukunft ausmalen und sie dann mit uns allen teilen. Künst*lerinnen tun das auch. Sich eine positive Zukunft vorstellen zu können, ist unabdingbar, wenn wir mit Gewalt, Unterdrückung und systemischem Trauma fertigwerden wollen. Es ist unabdingbar, um uns in Richtung Liebe, sozialer Gerechtigkeit und eines weiterhin lebendigen Planeten zu führen.

Wichtig ist aber, dass wir unsere Vorstellungskraft nutzen, um unsere Resilienz zu stärken, nicht um zu leugnen, was um uns herum geschieht. Wenn wir unsere Vorstellungskraft zum Leugnen nutzen und so vermeiden, unsere Wunden zu heilen, dann ist es viel eher so, dass wir Dissoziieren als Überlebensstrategie nutzen.

KOLLEKTIVE RESILIENZ

Dr. Pumla Gobodo-Madikizela ist die Forschungsvorsitzende bei den Studies in Historical Trauma and Transformation an der Stellenbosch Universität in Südafrika. Sie war Mitglied der Wahrheits- und Versöhnungskommission, eine Art Gericht, die mit Restorative-Justice-Ansätzen die südafrikanische Apartheid nach ihrem Ende aufarbeitete.

In ihrer Forschungsarbeit erkundet sie einerseits, wie kollektiv erlebte Erfahrungen von erniedrigender Unterdrückung und Gewalt sich in späteren Generationen bemerkbar machen. Andererseits forscht sie zu Empathie. Konkret geht es ihr darum herauszufinden, was Menschen dazu motivieren kann, zu vergeben. In ihrem Buch *Das Erbe der Apartheid. Trauma, Erinnerung, Versöhnung* (2006) und in ihren Reden erkundet sie den Prozess des Vergebens nach historischem Trauma, und das Potenzial, das Dialoge, Reue und Vergebung dafür haben, die transgenerationalen Gewaltspiralen zu unterbrechen.

Zu kollektiver Resilienz wurde bisher nur wenig geforscht. Gobodo-Madikizela widmet dem Thema in ihren Arbeiten etwas Aufmerksamkeit. Sie untersuchte, was während der Apartheid nach politisch motivierten Attentaten und staatlicher Gewalt in Schwarzen südafrikanischen Townships während des südafrikanischen Apartheid-Regimes geschah. In diesen Townships hatte es das Regime auf Aktiv*istinnen und leitende Personen von sozialen Bewegungen abgesehen, sie häufig gefoltert und ermordet.

Gobodo-Madikizela stellte fest, dass es innerhalb der Communitys, die nach einem solchen Fall von staatlicher Gewalt zusammenkamen und ein Ritual ausübten – Communitys, die zum Beispiel sangen, trommelten und tanzten –, zu weniger Gewalt kam. Leider zeigte sich in den Communitys, die das nicht taten und in denen die Menschen isoliert waren, dass die Gewalt zunahm.

Kollektives Bewegen, Trommeln und Singen stärkt die kollektive Resilienz. Das führt dazu, dass eine Community, die staatliche Gewalt erlebt hat, seltener selbst Gewalt gegeneinander ausübt.

Aus einer somatischen Perspektive auf Trauma ergibt das sehr viel Sinn. Wir müssen uns damit befassen, dass unser Sicherheits- und Verbundenheitsgefühl verletzt wurde. Wir müssen uns mit den Schutzmechanismen, die mobilisiert wurden (kämpfen, fliehen, erstarren, sich unterwerfen und dissoziieren), auseinandersetzen. Andernfalls übernehmen sie das Steuer. Die Ergebnisse von Gobodo-Madikizela können so verstanden werden: Kollektive Praktiken, die körperbasiert und resilienzstärkend sind, helfen dabei, die mobilisierten Überlebensmechanismen und die Verletzung unserer Grundbedürfnisse zu verarbeiten. So bewegt sich das Kollektiv von einem übermäßig alarmierten Zustand hin zu einem ruhigeren und verbundeneren Zustand in Gedankenwelt und Körper sowie in Beziehungen.

All das sind sehr bemerkenswerte Beispiele für spezifische Forschungsansätze zum Thema Resilienz. Es ist wichtig, dass wir diesem Thema weiterhin neugierig und kritisch begegnen. Wir müssen Resilienz absichtsvoll praktizieren können, in ruhigeren wie in stressigeren Zeiten. Und wir müssen es schaffen, dass unsere Resilienz sowohl unsere persönliche Transformation als auch den strukturellen Wandel unterstützt. Es kann unsere Resilienz nur stärken, wenn es weniger Trauma, Gewalt und Unterdrückung gibt.

RESILIENZ UND ÜBERLEBENSMECHANISMEN

Resilienz und Überlebensmechanismen sind uns gleichermaßen angeboren. Manchmal verläuft zwischen beidem nur ein schmaler Grat. Unterstützt uns ein spirituelles Erlebnis in unserer Transformation, oder hilft es uns zu dissoziieren? Helfen wir anderen, um ihnen Verbundenheit zu geben und sie zu empowern, oder um uns selbst nicht spüren zu müssen? Verbringen wir Zeit allein, um uns zu erholen, oder isolieren wir uns? Wenn es um Trauma geht, sind die Grenzen zwischen Resilienz und dem Schutzmechanismus häufig hauchdünn. Es ist wichtig, dass wir genau auf sie achten.

Um zu verstehen und zu fühlen, wie sich Resilienz und Überlebensmechanismen unterscheiden, können wir prüfen, was wir empfinden, welche Emotionen wir spüren, und welche Möglichkeiten zu Handeln uns offenstehen.

Wenn wir resilient sind, fühlen wir uns verbundener, geöffneter und sicherer. Resilienzpraktiken helfen uns, im Sinne einer besseren Zukunft für uns und andere zu handeln. Resilient zu sein bedeutet, vielfältiger zu empfinden und mehr Emotionen zu spüren, es okay zu finden, nicht betäubt zu sein, sondern mehr zu fühlen und lebendiger zu sein. Wenn wir Resilienz praktizieren, werden wir besser darin, mit Bedacht zu reagieren statt reflexhaft. So stehen uns letztlich mehr Möglichkeiten offen.

Überlebensmechanismen hingegen betäuben und verspannen uns, schaffen Verhärtungen im Soma und schränken ein, was wir fühlen können. Die Strategien waren zwar mal klug und fühlen sich »sicher« an oder vertraut. Doch wenn wir auf diese Weise leben und überleben, löst sich unsere Verbundenheit, wir stehen allein und isoliert da und fühlen uns weniger ganz. Solch ein Geprägtsein provoziert Reflexe statt bedachter Reaktionen, und in diesem Zuge vergessen wir oft, was uns eigentlich wichtig ist. So stehen uns letztlich weniger Möglichkeiten offen, und wir handeln mehr aus Gewohnheiten heraus als aus unserem Willen.

Im nächsten Kapitel konzentrieren wir uns darauf, wie wir mit unserem beschützenden Geprägtsein arbeiten können und wie wir es transformieren können.

Den Unterschied zwischen Resilienz und Überlebensmechanismus müssen wir sowohl individuell als auch in unseren Communitys und Bewegungen erkennen. Wir haben kollektive Resilienz und wir haben kollektive Überlebensmechanismen. Auf die eine oder andere Weise haben beide für uns gesorgt. Doch langfristig führt uns nur unsere kollektive Resilienz hin zu mehr Hoffnung, zu einem Leben in Verbundenheit und einer Vision für die Zukunft, die wir uns wünschen. Resilienz und Resilienzpraktiken erlauben uns, kreativer zu sein und offener für das, was die Welt zu bieten hat.

ALTA STARR ist Autorin, im Bereich Somatik therapeutisch tätig und leitende Lehrerin bei *generative somatics.* Als eine der erfahrensten Personen in unseren Bewegungen arbeitet sie auch als Ko-Leitung und Lehrerin bei *Black Organizing for Leadership and Dignity* (BOLD).

Blicke zurück und staune.

Es gab in meinen jüngsten Jahren nur sehr wenig, das mich darauf vorbereitete, ein befriedigendes, erfolgreiches und zumindest etwas erfülltes Leben zu führen. Im Säuglingsalter und in meiner frühen Kindheit erlebte ich viele körperliche Misshandlungen, die an Folter grenzten. Mal wurde ich zum Essen, mal zum Hungern gezwungen, und ich erlebte sexualisierte Gewalt. Ich machte in dieser Zeit wenige Erfahrungen, die es mir erlaubten, einen Sinn für Ganzheit, für Selbstwirksamkeit oder für meine Möglichkeiten zu entwickeln. Wie die Menschen, von denen Audre Lorde in ihrem Gedicht »A Litany for Survival« erzählt, habe ich »nie überleben sollen«.

Und doch bin ich hier, lebendig und mehr noch, zufrieden, voller Freude, kompetent, liebevoll und geliebt. Ja, natürlich hat diese frühe Gewalt mir Hindernisse in den Weg gelegt, und besonders in meiner Jugend und im jungen Erwachsenenalter habe ich viel emotionalen Schmerz erlebt. Der Einfluss meines Kindheitstraumas zeigte sich in meinem Arbeitsleben und in meinen Beziehungen. Schule, Arbeit, berufliche und romantische Beziehungen waren für mich häufig, wie ei*ne Thera*peutin es beschrieb, »als würde ich einen Marathon laufen mit einem unsichtbaren 250 Pfund schweren Gewicht auf meinen Schultern.« Doch sogar während der schwierigsten Zeit zog es mich in Richtung Freude, Schönheit und Ganzheit.

Ich wurde 1951 geboren, in dem Jahr, in dem die Gospel-Diva Clara Ward »How I Got Over« schrieb. Das Lied zelebrierte, dass sie, ihre Mutter und ihre Schwester sowie Mitglieder ihrer Gruppe The Ward Singers unversehrt einer Gruppe *w*eißer Männer entkommen konnten, die sie außerhalb von Atlanta angriffen, als sie durch den Süden reisten, in dem damals noch rassistisch getrennt wurde. Es ist ein wildes, freudvolles und lautes Lied, das um einen Refrain herum aufgebaut ist, indem es heißt: »Meine Seele schaut zurück und staunt, wie ich es geschafft habe.« Dieses Staunen ist mir sehr bekannt, genau wie die Freude. In all den Jahren, die ich nun Somatik lerne und lehre, ist mir immer klarer geworden, wie ich es geschafft habe. Doch ich staune nur noch viel mehr darüber.

Das Leben hat mich zum Leben angetrieben, und je tiefer ich in die Somatik eintauche, desto besser erkenne ich die transformative Kraft des Lebens selbst. Je bewusster wir unseren Körper bewohnen und uns dem Fluss des Lebens ergeben, desto mehr treibt es uns hin zu Ganzheit, Verbundenheit und Erfüllung. Diese Lebendigkeit in unserer Mitte ist schon vor jedem Trauma und vor jede Wunde da, und sie bleibt da, egal was passiert. Viele Erlebnisse mögen unsere Verbundenheit mit dieser Lebenskraft vielleicht stören oder verzerren, doch die Lebenskraft bleibt immer da, und wir können ganz bewusst unsere Fähigkeit stärken, zu ihr zu finden.

Das Leben selbst hat mich dazu gebracht, die Schönheit des blassen Himmels zu schätzen, des Sonnenlichts, das durch das dichte Eichenlaub blinzelt, und die silbrig funkelnde Unterseite der Buchenblätter, die in der Sommersonne leuchten. Es brachte mich zur Musik, und zum kräftigen, stetigen Rhythmus der Wellen, die gegen das Ufer schlagen. Das Leben ruft mich zum Spielen heraus, mit meinem Herzensmenschen erfundene Sprachen zu sprechen, lange, stille Spaziergänge mit meinen Freun*dinnen zu machen und mich mit meinem Hund zu raufen. Je mehr ich dem Ruf des Lebens folge, desto lauter wird er und desto mehr Pfade habe ich zu entdecken.

Ich lehre Somatik und helfe Menschen damit, ihre leitenden Rollen in Organisationen und Bewegungen auf verkörperte Weise auszufüllen. Ich arbeite auch therapeutisch im Bereich Somatik. So kommt es, dass ich zurzeit andere Menschen dabei unterstütze, diese Lebenskraft zu finden und zu kultivieren – sowohl als Individuen als auch in der kollektiven Arbeit für Gerechtigkeit und Befreiung. Einer der Kontexte, in dem ich dieser Arbeit nachgehen darf, ist BOLD *(Black Organizing for Leadership and Dignity)*, eine Partnerorganisation von *generative somatics*. BOLD stellt eine Methodensammlung bereit, die Schwarzen Menschen überall in den USA hilft, ihre aktivistische Arbeit verkörperter zu gestalten. Unsere Teilnehm*erinnen kommen aus der gesamten afrikanischen Diaspora, haben sehr unterschiedliche Ansätze für radikalen Wandel, sind unterschiedlich alt, stammen aus unterschiedlichen Schichten, haben verschiedene sexuelle Orientierungen und Gender. Doch wegen des historischen und sozialen Kontexts schaffen wir es bei BOLD im Laufe eines jeden Kursjahres, Gemeinsamkeiten zwischen den verschiedenen Hintergründen zu schaffen: Wir dekolonisieren unsere Körper, und begreifen sie als unverzichtbar dafür, den radikalen sozialen Wandel zu erreichen, den wir wollen.

Bei unserem allerersten BOLD-Kurs im Januar 2012 beim historischen Penn Center auf St. Helena Island in South Carolina, eine der ersten Schulen für ehemals versklavte Afroamerika*nerinnen, erhielten wir gleich atemberaubende Beweise dafür, wie wichtig es für die Befreiung ist, verkörpert zu sein. Wir übten gerade Zentrieren, eine grundlegende Praktik, bei der wir unser Bewusstsein ins Jetzt holen und in unsere Körper heimkehren, um uns in unserer ganzen Länge, Weite und Tiefe zu entspannen. Zentrieren ist ein sehr wichtiges Werkzeug, das uns hilft uns so aufzustellen, dass wir im Einklang mit unseren tiefsten Werten oder Zielen handeln, und nicht reflexhaft.

Während wir übten, sagte ich also, was wir immer sagen: »Achtet darauf, was ihr im Körper empfindet; atmet bis tief in den Bauch. Findet euch in der Mitte eurer Länge ein, eurer ganzen natürlichen Körperlänge, und lasst dabei zu, dass die obere und die untere Hälfte eures Körpers sich verbinden

und Balance finden. Lasst euer Gewicht in die Schwerkraft fallen während ihr mehr Atem und Raum in eure Wirbelsäule lasst ...«, und *ZACK*, einer der Teilnehm*erinnen, ein großer, kräftiger, als Mann gelesener Mensch, wurde ohnmächtig!
Es ging ihm gut, und einen kurzen Moment später setzte er sich wieder hin. Er erzählte, dass er nicht genau wusste, was passiert war. Er wusste nur, dass er sich erlaubte, seine ganze Körperlänge auszufüllen, oder es zumindest versuchte, dass ihm schwindelig wurde, dass sein Mund trocken wurde und er zusammenbrach. Später, nachdem er am Abend mit seiner Mutter gesprochen hatte und das Erlebnis im Tagebuch niedergeschrieben hatte, wurde ihm alles klarer. Er war nämlich schon mit 13 Jahren über 1,80 m groß. Was er während seiner Kindheit in Birmingham, Alabama, gelernt hatte, mit seinen Muskeln, seinem Gewebe und seinen Knochen, war, dass er sich zusammenkrümmen musste, damit er kleiner wirkte. Kannst du dir vorstellen, wie angespannt und verhärtet seine Rückenmuskulatur war, damit er sicher sein konnte, dass bloß kein Mensch, schon gar kein *weißer* Mensch oder Cop, ihn je bemerkte und ihn für gefährlich hielt. Was für eine einfache und tiefgründige Erkenntnis, ausgelöst dadurch, dass er seinen Körper aufforderte sich über seine ganze Länge zu entspannen! Doch die tiefgreifendste Arbeit kommt für uns alle erst nach solchen Momenten des Öffnens, nämlich dann, wenn wir uns bewusster werden, wie sich das Leben in unseren Körpern bewegt (oder eben nicht), und wenn wir neue Möglichkeiten schaffen, die es uns ermöglichen, im Dienste unserer tiefsten Sorgen und Versprechen zu leben.
Der soziale Kontext, politische Realitäten und die Geschichte leben in unserem Gewebe. Wo auch immer wir uns gesellschaftlich befinden, unsere Körper bezeugen die Dynamik unserer Welt ebenso wie unsere individuellen Leben. Das Leben passt sich wunderbar an, damit wir überleben können. Diese Anpassungen, so sehr sie uns auch einschränken (wenn wir zum Beispiel unsere Rücken- und Beinmuskeln versteifen, um nicht bedrohlich zu wirken), sind selbst großartige Belege dafür, wie weise das Leben ist. Doch der Prozess der verkörperten Transformation hilft uns dabei, uns mit

einer noch tieferen Weisheit zu verbinden. In unsere eigene Lebenskraft hineinzufallen, sich ihr zu ergeben, erlaubt es uns zum Beispiel mit unseren Widersprüchen zu sein – und davon bietet das Leben und der Einsatz für soziale Gerechtigkeit ja wirklich genügend –, ohne dass wir uns betäuben. Unsere eigene Lebendigkeit erlaubt es uns, dass uns die Würde anderer bewusst bleibt. Wir erkennen dann: »Ach, der Scheiß von dieser Person, der mich so nervt, das ist doch auch nur ein Leben, das versucht zu überleben. Ich muss das nicht okay finden, aber ich muss mich auch nicht triggern lassen. Ich kann mich bewusst entscheiden und auf eine Weise damit umgehen, die weder mich noch die Person klein macht.« Das zu können ist absolut grundlegend für die stressige und schnelle Arbeit in Bewegungen, die uns häufig dazu bringt, einander im besten Falle als austauschbar zu behandeln, und im schlimmsten Falle zu verteufeln.

In einem Kurs von *generative somatics*, der vor Kurzem stattfand, gab es eine Teilnehmerin, eine Schwarze Frau, die ein sehr hartes Äußeres entwickelt hatte, um all die Jahre, die sie auf der Straße und im Gefängnis verbracht hatte, zu überleben. Als sie begann aufzutauen, floss jahrelange Trauer in Tränenströmen aus ihr heraus, sie zitterte und sie hatte Angst. Sie wollt den Kurs zu Ende bringen, doch sie war sich nicht sicher, ob sie das schaffen würde, weil diese Emotionen für sie so unbekannt und verstörend waren. Sie verbrachte während der Sitzungen viel Zeit am Rand der Gruppe, blieb still und sprach nur im persönlichen Gespräch mit Lehr*erinnen. Doch als der letzte Tag kam, sprach sie zur ganzen Gruppe, und sagte, dass ihr »die Gefühlsscheiße« zwar nicht gefiel. »Aber innendrin bin ich gut, meine Seele ist gut, und das hier alles«, und sie deutete mit der Hand auf ihr tränenüberströmtes Gesicht und ihre zitternden Hände und Beine, »sind nur die Mauern, die gerade einstürzen.«

In unsere Körper zurückzukehren ist nicht leicht und erfordert Mut. Doch die Lebendigkeit selbst ist unsere stärkste Verbündete in diesem Prozess, und das Beste ist, dass wir unsere Fähigkeit, uns mit ihr zu verbinden, ganz bewusst stärken können. Es ist bloß eine Frage der Übung. Wir können es üben, indem wir uns Zeit nehmen, Dinge zu tun, die uns beleben und erfreuen, die uns wieder fühlen lassen, die unsere Körper und Emotionen weit öffnen, und die uns mit anderen verbinden, anstatt uns zu isolieren. Indem wir uns Zeit für das Leben nehmen, leben wir auch mehr; indem wir uns Zeit nehmen, zu staunen, Freude und Schönheit zu fühlen und zu lieben.

Frederick Douglass wusste, wie das geht, und er ist für uns ein inspirierendes Vorbild. Wir zitieren oft seine Reden, aber ignorieren, wenn wir es überhaupt je wussten, dass Douglass sich selbst beigebracht hatte, Violine zu spielen. Stell dir nur vor, wie lange er gebraucht haben muss, um das zu lernen. Während er übte, reiste er nicht durchs Land, um Reden gegen die Versklavung zu halten. Er schrieb nicht für den *North Star* oder diskutierte mit seinen abolitionistischen Kam*eradinnen über Strategien und Taktiken. Er spiele Spirituals, Folksongs und klassische Musik für seine Familie, aus Liebe und um sie glücklich zu machen. Umgeben von Musik lernte auch sein Sohn Geige zu spielen. Und sein Enkel, Joseph Douglass, wurde ein erfolgreicher Konzertviolinist, der drei Jahrzehnte lang durchs Land und um die ganze Welt reiste, und der als erster Violinist überhaupt seine Musik aufnehmen konnte.

Doch ich will mich auf seinen Großvater konzentrieren und auf eine Anekdote, die aus der Zeit seiner Reisen auf den britischen Inseln von 1845 bis 1847 stammt. Douglass verbrachte dort fast zwei Jahre, um Reden zu halten, um Geld für die abolitionistische Bewegung zu sammeln (und um seine Freiheit zu erkaufen), und um sich mit Aktiv*istinnen zu treffen, die gegen die Versklavung kämpften, und mit denen, die ihre ganz eigenen Kämpfe für Unabhängigkeit und Gerechtigkeit führten. Irgendwann in Schottland wurde ihm das Reisen und all der Streit und vielleicht auch das Heimweh – zumindest stelle ich mir das so vor – zu viel. Er kaufte eine Geige und schloss sich für drei Tage ein, um zu spielen. Schließlich, so erzählt es einer seiner Biografen, sei er »mit sich selbst im Einklang und ging wieder hinaus in die Welt – ein Mann voller Fröhlichkeit«.

Vielleicht ist das eine der wertvollsten Lektionen, die wir von diesem Freiheitskämpfer mitnehmen können. Wir müssen uns daran erinnern, dass auch wir in diesen schwierigen Zeiten dafür sorgen können, dass wir mit unserer Lebendigkeit verbunden bleiben, und dass es *unsere Verantwortung ist, das auch zu tun.* Wir müssen verbunden mit dem Leben sein, insbesondere in unseren Communitys und unseren Organisationen. Ich behaupte sogar, dass das tatsächlich ebenso wichtig ist, wie alles andere, was auf der Aufgabenliste für die Revolution steht.

9.
DIE ZWEITE PHASE DES KREISES – TEIL 2: SICHERHEIT REGENERIEREN

Alle Aspekte der verkörperten Transformation sind wichtig. Dass wir unser Sicherheitsgefühl regenerieren können, stellt aber gleich mehrfach die Basis für alle anderen Aspekte dar. Indem wir Sicherheit regenerieren, bauen wir die Fähigkeit auf, ein Gefühl für Sicherheit aus unserem Inneren heraus zu entwickeln, was uns hilft, mit Bedacht zu reagieren, statt übermäßig wachsam zu sein. Es hilft uns, Grenzen zu setzen und Wünsche zu äußern. Und es hilft uns dabei, dass wir uns mit anderen und andere sich mit uns verbünden.

Sicherheit zu regenerieren erlaubt es uns, somatisch betrachtet, die Überlebensstrategien, die auf einer zutiefst verkörperten Ebene existieren, sowohl zu würdigen als auch zu transformieren. Wenn wir eine Strategie, die uns Sicherheit gibt, schon seit Jahren praktizieren, dann handeln wir meist völlig unbewusst. Der Schmerz, den wir empfinden, wenn wir Trauma oder Diskriminierung erleben, verändert, wie wir Sicherheit wahrnehmen und begreifen. Die Strategien, die uns zu Anfang helfen mit diesen Erlebnissen und Umständen zurechtzukommen, führen langfristig dazu, dass wir übermäßig wachsam oder ganz betäubt sind. Wir sind ganz ohne Grundlage entweder reflexhaft misstrauisch oder vertrauen viel zu schnell. Und diese Strategien fixieren uns in einem dauerhaft »alarmbereiten« Zustand. Wir erwarten hinter jeder Ecke die nächste Gefahr, sind bereit, uns zu verteidigen, abzuhauen oder anzugreifen, ungeachtet der Menschen oder Umstände, die uns tatsächlich umgeben. Solche verkörperten Überlebensstrategien werden häufig zum Teil unserer Identität – »So bin ich nun mal.« Oder sie zeigen sich besonders deutlich in den wiederkehrenden Konflikten mit den Menschen, die uns nahe sind.

In diesem Kapitel wollen wir uns vom Reflexhaften entfernen und uns Reaktionen nähern, die in der Gegenwart begründet sind. Wir nehmen die Kraft, die Möglichkeiten und die Ressourcen wahr, aber auch die Resilienz, die wir im Jetzt haben. Das bedeutet, dass wir zu unterscheiden lernen zwischen unseren alten Überlebensmechanismen und dem, was wir heute eigentlich alles auf dem Kasten haben. Dann handeln wir auf Grundlage unserer aktuellen Fähigkeiten. Wenn wir unser Sicherheitsgefühl regenerieren, dann können wir die Reflexe der Vergangenheit verarbeiten, die noch in unserem Nervensystem, unserem Gewebe und unserem Selbst wirken. Gleichzeitig können wir dann Neues erleben und Teil von uns werden lassen, sodass wir uns gestärkter fühlen. In dieser Phase des Wandels ist es auch wichtig, in Bereichen dazuzulernen, die bisher vielleicht nicht so weit entwickelt sind.

In den vorigen Kapiteln haben erkundet, wie Trauma und Diskriminierung im Soma wirken. Wir haben uns auch vertieft mit einem anderen Verständnis von Sicherheit befasst, indem wir verschiedene Sicherheitsbegriffe beleuchtet haben. Dazu zählen materielle Sicherheit, ein emotionaler Sinn für Sicherheit, ein größerer Entscheidungsraum und die Fähigkeit, die Menschen um uns und unsere Umgebung gut begründet einzuschätzen. All das spielt eine bedeutende Rolle, wenn wir unsere Sicherheit regenerieren wollen.

Mit dem Begriff *beschützendes Geprägtsein* meine ich alle Methoden, die wir anwenden, um uns zu beschützen, mit denen wir versuchen unsere Sicherheit zu garantieren, unsere Zugehörigkeit und unsere Würde. Diese Methoden sind verkörpert und generalisiert, sie sind völlig nachvollziehbar und sie eignen sich oder eignen sich nicht, um sich um das zu kümmern, was dir gerade wichtig ist. Obwohl wir uns in diesem Kapitel auf Sicherheit konzentrieren, ist Sicherheit nie wirklich losgelöst von Zugehörigkeit und Würde. All das hängt in uns zusammen. Wir alle balancieren auf ganz eigene Weise aus, wie wir diese Bedürfnisse erleben. Bei uns allen sind diese Bedürfnisse unterschiedlich stark durch Traumata berührt oder angegriffen. Manche richten ihre Schutzmechanismen zum Beispiel darauf aus, Sicherheit vor allem körperlich zu erleben – nicht wieder geschlagen zu werden, keine sexualisierte Gewalt zu erleben, genug Essen zu haben, ein Dach über dem Kopf und so weiter. Das beschützende Geprägtsein anderer Menschen ist vielleicht eher darauf ausgerichtet, dass sie nicht wieder allein gelassen werden oder isoliert sind. Und wieder andere richten ihre Überlebensstrategien vor allem darauf aus, keine Scham zu erleben.

Drei Aspekte spielen eine Rolle, wenn es darum geht unsere Sicherheit zu regenerieren: verkörpertes Praktizieren, sich auf das beschützende Geprägtsein einlassen, und sich verbünden. Das sind alles somatische Prozesse, durch die wir die verkörperten und generalisierten Überlebensmechanismen transformieren. Wir lernen neue Möglichkeiten und Praktiken kennen und üben, aus dem Jetzt, aus einer empowerten Position heraus die Welt um uns herum einzuschätzen.

Wir bauen unser tiefempfundenes und verkörpertes Erleben von Sicherheit und Vertrauen neu auf – ebenso wie unser Erleben von uns selbst und von anderen.

Ich werde hier zwar die Prinzipien besprechen, die den drei Aspekten des Regenerierens von Sicherheit zugrunde liegen. Doch ich werde nicht alle Übungen und jeden Prozess erläutern. Denn das können wir am besten durch Kurse und Ausbildung erlernen und verkörpern, mit dem Feedback einer Person, die sich damit auskennt. Verkörperung lässt sich nicht aus einem Buch lernen. Wir können die Theorie hier erkunden und kennenlernen, doch um sie zu praktizieren und zu verkörpern, müssen wir sie praktisch umsetzen.

VERKÖRPERTE PRAKTIKEN: GRENZEN, EINWILLIGUNG, NEUE MÖGLICHKEITEN

Wir kennen immer schon Möglichkeiten, uns zu schützen, Grenzen zu ziehen und Nein zu sagen, Wünsche zu äußern und uns in unserem Alltag zurechtzufinden. Einige dieser Möglichkeiten sind unsere angeborenen Schutzmechanismen für Trauma und Diskriminierung. Andere wurden uns von sozialen Macht-über-Normen beigebracht. Einige haben wir von guten Vorbildern gelernt. Andere haben wir mithilfe von heilsamem Empowerment, politischer Bildung oder aktivistischer Arbeit entwickelt.

Die größten Schwierigkeiten haben wir bei unserer Transformation oft mit den Überlebensmechanismen, die wir durch Schmerz gelernt haben und mit denen wir uns weiterhin zu schützen versuchen. Diese Überlebensmechanismen zeigen sich vielleicht als automatisches, immer wieder kehrendes Nein, das wir auch an Menschen und Situationen richten, mit denen wir eigentlich verbunden sein möchten. Andere Mechanismen zeigen sich, wenn wir uns unterwerfen, wenn wir den Drang haben, uns immer mit allen zu vertragen, wenn wir unsere eigenen Wünsche und Bedürfnisse reflexartig hintanstellen. Wieder andere zeigen sich vielleicht als Betäubtsein oder wenn es scheint, als sei uns alles egal. Und schließlich können sich Überlebensmechanismen auch als Distanziertheit ausdrücken, darin, dass wir immer Platz machen, versuchen dem Sturm zu entkommen.

Wie wir Sicherheit erleben und wie gut wir darin sind, sie aus uns selbst heraus zu schaffen, ist stark von Trauma und Diskriminierung beeinflusst. Oft müssen wir beides erst wieder erlernen und aufbauen, und uns außerdem noch um unsere materielle Sicherheit kümmern.

Zu den verkörperten Fähigkeiten, die wir häufig wieder erlernen müssen, zählen diese:

★ Die Fähigkeit, auf Grundlage dessen einzuwilligen, was uns wichtig ist.
★ Die Fähigkeit, Grenzen zu setzen, die für uns selbst sorgen, für das, was uns wichtig ist und die fürsorglich mit anderen sind.
★ Die Fähigkeit, uns selbst durch Worte und Taten zu schützen und zu verteidigen.
★ Die Fähigkeit, darauf zu achten, was wir wollen, proaktiv entsprechende Wünsche zu äußern und Angebote zu machen, und dann darauf hinzuarbeiten.
★ Die Fähigkeit, wahrzunehmen, wenn andere einwilligen.
★ Die Fähigkeit, vertrauenswürdig zu sein und einzuschätzen, ob andere es sind.

Alle diese Fähigkeiten stellen Aspekte unserer Sicherheit dar. Sie alle gehören dazu, wenn wir uns sicher in unseren Beziehungsnetzwerken und sozialen Umständen bewegen wollen. Wir müssen diese Fähigkeiten aus unserem Inneren heraus aufbauen, uns selbst und unserem Soma neue Möglichkeiten eröffnen; wir müssen flexibel und mit Bedacht Grenzen setzen und Wünsche äußern können, und dabei offen und empfänglich für uns selbst und andere sein.

Wenn wir unsere Sicherheit regenerieren wollen, ist es sehr wichtig, dass wir uns diese Fragen stellen:

★ Erlaubt dir die Art und Weise, wie du Grenzen ziehst, wie du zustimmst und wie du dich selbst schützt, mehr so zu leben und zu lieben, wie du es willst? Kannst du deine leitende oder Vorbildrolle so ausfüllen, wie du es dir wünschst?
★ Auch wenn sich deine verkörperten Schutzmechanismen sehr überzeugend anfühlen – sie fühlen sich »richtig« an, alternativlos, gerechtfertigt: Handelt es sich bei ihnen um bedachte Reaktionen oder doch eher um Reflexe? Könntest du anders handeln? Könntest du anders reagieren?

* Kannst du in verschiedenen Kontexten verschiedene Grenzen ziehen, je nachdem, was du willst und was dir wichtig ist oder was die Ziele der Gruppe sind?
* Beinhalten deine Grenzen dich selbst und andere?

Wenn wir unsere Sicherheit regenerieren wollen, müssen wir als Erstes neue verkörperte Fähigkeiten schaffen. Warum kommt das zuerst? Unsere Körper und unser Soma werden altbekannte Strategien nicht loslassen, wenn sie keine Alternative kennen, die sie ersetzen kann. Wir können uns versprechen, dass wir beim nächsten Mal Nein sagen oder klare Grenzen ziehen. Doch wenn wir es gewohnt sind, uns zu unterwerfen, um uns sicher zu fühlen, werden wir nichtsdestotrotz beim nächsten Mal Ja sagen oder uns gefällig verhalten. Oder wir sind es gewohnt, reflexhaft Nein zu sagen, um uns sicher zu fühlen. Dann können wir uns vornehmen, beim nächsten Mal entspannt und verbunden zu sein. Doch wenn es so weit ist, werden wir es wieder darauf anlegen, zu kämpfen und ohne echten Grund in eine Ablehnungshaltung zu gehen, und so unserer Verbundenheit wieder selbst im Wege stehen.

Der Körper lässt aktuell verkörperte Schutzmechanismen nicht los – es sei denn, ihm stehen bessere Möglichkeiten offen, zu beschützen, was wichtig ist, und Grenzen zu ziehen, die der Sicherheit, Zugehörigkeit und Würde besser dienen.

Der Körper ist weise. Und er handelt gewohnheitsmäßig. Das Soma will, dass seine Wunden heilen, und weiß auch, wie das geht. Doch die verkörperten Mechanismen, die unsere Sicherheit, Zugehörigkeit und Würde schützen, sträuben sich dagegen, verändert zu werden. Schließlich sind sie genau dazu da, sich um diese Grundbedürfnisse, um all die Verletzlichkeit und um all den Schmerz zu kümmern.

Wir neigen dazu, Schutzmechanismen psychobiologisch zu generalisieren. Sie reagieren auch dann, wenn wir sie gar nicht brauchen. Das ist grundsätzlich schon okay. So funktionieren unsere verkörperten Anpassungen nun mal. Und genau deswegen müssen wir sie durch das Soma transformieren.

Wenn wir neue verkörperte Fähigkeiten entwickeln wollen, brauchen wir absichtsvolle Praktiken. Eine neue Praktik beinhaltet diese fünf Komponenten:

* **Absicht.** Wozu wollen wir lernen, unsere eigenen Grenzen zu ziehen? Um auf Grundlage dessen einwilligen zu können, was jetzt ist? Warum sollen wir das automatische Ja oder Nein oder die Betäubung überhaupt zu etwas werden lassen, das anwesender und bedachter ist? Der Mittelpunkt allen Praktizierens ist die Absicht.
* **Gefühlt und verkörpert praktizieren.** Zu praktizieren heißt nicht nur, sich etwas Neues vorzustellen oder über etwas Neues nachzudenken, obwohl das auch gut ist. Wir müssen körperbasiert praktizieren und immer absichtsvoll. Wir praktizieren, in unserem gefühlten Wissen zu sein, wir nehmen wahr und spüren genau hin. Wir können zuerst ohne Narrativ praktizieren und dann eines hinzufügen, das uns hilft, auf konkrete Situationen hin zu praktizieren.
* **Wiederholung.** Wir verändern uns, indem wir neue Praktiken über eine lange Zeit verkörpern. Nicht fünfmal, sondern dreihundertmal. Es gibt unterschiedliche Forschungsergebnisse dazu, wie oft wir etwas wiederholen müssen, damit unser Körpergedächtnis es verinnerlicht (300 Wiederholungen), damit wir es verkörpern (3000), oder damit wir es uns uneingeschränkt zu eigen gemacht haben (10 000). Doch klar ist, dass wir es wiederholen müssen – auf verkörperte und absichtsvolle Weise.
* **Neues Handeln und Ergebnisse.** Die neuen Praktiken werden sich in deinem Alltag bemerkbar machen, darin, wie du lebst, wie du handelst, wie du dich entscheidest und wie du in Beziehung gehst. Sie zeigen sich als die Fähigkeit, neue Gespräche zu führen, Bedürfnisse, Vorstellungen und Grenzen so zu formulieren, dass sie dich beinhalten und gleichzeitig auf die Wünsche anderer achten. Wenn sich in dem,

wie du handelst und bist, keine Veränderungen zeigen, dann überprüfe noch einmal, ob du die anderen vier Komponenten erfüllst.

- **Unterstützung und Feedback von anderen.** Was wir selbst verkörpern, ist nicht leicht wahrzunehmen. Ist erst einmal etwas von uns verkörpert, dann wird es umso schwerer, das in uns wahrzunehmen. Es ist so sehr Teil von uns, dass es sich meist anfühlt, als seien wir einfach so. Doch Menschen, mit denen wir Zeit verbringen, haben oft ein gutes Gefühl dazu, wann wir reflexartig handeln und was unsere Schutzmechanismen sind. Sie erleben sie schließlich immer wieder. Darum ist es wichtig, vertrauenswürdiges Feedback von anderen zu bekommen, denen deine Transformation wichtig ist. Wie läuft es bei dir? Zeigt sich der Wandel in deinem Leben? Wählst du die richtigen Praktiken in Bezug darauf, wo du dich in deinem Transformationsprozess gerade befindest?

Aus somatischer Perspektive gehört zu einem guten Feedback auch, zu bemerken, wie sich deine Verkörperung verändert, zu wissen, wo im Körper sich die tieferliegenden Schutzmechanismen befinden, und welche Praktiken angemessen für die Person wären, der wir Feedback geben. Wir kultivieren diese Art wahrzunehmen, indem wir somatisches Training machen und eine sozialkritische Perspektive entwickeln, damit wir auch erkennen können, wie die sozialen Umstände unser Gegenüber geprägt haben. Es ist also hilfreich, bei diesem Prozess einen erfahrenen Menschen an der Seite zu haben, der in politisierter Somatik geschult ist, therapeutisch mit Somatik arbeitet oder Somatik lehrt.

Es gibt viele somatische Praktiken, die uns helfen Sicherheit aus uns selbst heraus zu regenerieren. Hier sind ein paar, die es sich lohnt, zu lernen und zu verkörpern.

Zentrieren. Dies ist eine somatische Praktik, um anwesend, offen, verbunden und in deiner Deklaration verankert zu sein. Diese Praktik ist eine

Art Nulllinie unserer Arbeit. Beim Zentrieren geht es darum, anwesend zu sein und sich selbst auszufüllen, während wir mit anderen verbunden bleiben. Zentrieren ist eine Möglichkeit, uns absichtsvoll auf das Empfinden auszurichten und in Einklang mit unserer Körperlichkeit zu gelangen – entspannt und ausbalanciert über unsere gesamte Länge, Weite und Tiefe. Zentrieren erlaubt es uns, mehr Lebendigkeit zu spüren. Es geht nicht darum, uns zu »beruhigen«, wir betäuben uns nicht und umgehen auch nicht unsere Empfindungen und Emotionen. Stattdessen üben wir, mit ihnen anwesend zu sein. Zentrieren hilft uns dabei, uns auf unsere Deklarationen auszurichten und uns auf Grundlage dessen, was uns wichtig ist, zu entscheiden. Nachdem wir getriggert wurden und reflexhaft reagiert haben, führt uns das Zentrieren zurück zu einem verkörperten Zustand, der uns in unseren Deklarationen unterstützt. Mit Deklarationen hatten wir uns in Kapitel 7 auseinandergesetzt.

Einverständnis. Beim Einverständnis geht es darum, sowohl Erlaubnis zu geben als auch zu erhalten. Einverstanden sein bedeutet, ein anwesendes und zentriertes Ja, Nein und Vielleicht zu entwickeln. All diese Antworten sind gerechtfertigt. Ein Einverständnis ist nicht dauerhaft. Wir können unsere Entscheidung ändern, und zwischen Ja, Nein und Vielleicht hin und her wechseln, so wie wir es brauchen. Ebenso müssen wir auch das Ja, Nein und Vielleicht von anderen annehmen und darauf reagieren können. Wenn wir persönlich transformieren wollen, wenn wir unsere leitenden Positionen und Vorbildrollen gut ausfüllen wollen, wenn wir mit unserer aktivistischen Arbeit erfolgreich sein wollen – dann ist sehr wichtig, dass wir Einverständnis bewusst als Praktik und als verkörperte Fähigkeit erlernen. Das gilt insbesondere deswegen, weil wir dazu unter den gewöhnlichen Macht-über-Umständen kaum Gelegenheit haben.

Ablehnen. Es gibt viele Arten, ein Nein auszudrücken, je nach Beziehung, Kontext und dem Zweck, den die Grenze erfüllen soll. Wir brauchen diesen

Spielraum. Es gibt ein sehr verbundenes, persönliches Nein; ein Nein, das die Person auf andere Optionen verweist, das Gespräch oder die Situation in andere Bahnen leitet; oder ein kraftvolles und nicht verhandelbares Nein. Wenn wir Nein sagen, sagen wir Ja zu etwas, das uns wichtiger ist. Wenn du Ablehnen praktizierst, sei dir immer bewusst, wozu du Ja sagst.

Eine Bemerkung: Für unseren Körper ist Nein fast gleichbedeutend mit einer Verhärtung, mit Betäubung, mit einem Verschwinden und so weiter. Das wird auch so bleiben, bis wir ein proaktiveres und verkörpertes Nein entwickeln, das wir anderen mitteilen können. Der Körper kennt den Unterschied zwischen der klugen Idee hinter einem Nein und der verkörperten Fähigkeit, Grenzen zu haben und abzulehnen.

Grenzen. Es gibt viele verschiedene Arten von Grenzen, die uns helfen, uns in der Welt, in Beziehungen und damit, was uns Sicherheit gibt, zurechtzufinden. Manchmal ziehen wir sehr weitläufige und offene Grenzen. Ich tue das zum Beispiel dann, wenn ich in den Bergen bin, umgeben von Espen und Kiefern. Mein Bedürfnis, zwischen mir und der Welt zu unterscheiden, ist dann eher klein. Solche offenen, durchlässigeren Grenzen können wir mit Menschen ziehen, die wir lieben, denen wir vertrauen oder in deren Gegenwart wir entspannt sind. Doch wir müssen auch feste Grenzen setzen können. So können wir klare Kante zeigen, weniger durchlässig sein und weniger offen für engen Kontakt. Es ist wichtig, dass wir Spielraum haben, wenn es darum geht, uns selbst, unsere Aufmerksamkeit, und unseren persönlichen oder energetischen Raum, aber auch unseren Körper auszurichten.

Es ist auch wichtig, dass wir unsere Grenzen, seien sie nun weiter oder fester, sowohl in unserem Körper als auch in unserem persönlichen Raum errichten. Ich weiß, dass das vielleicht seltsam wirkt, doch Menschen sind sich des persönlichen Raums anderer Menschen zu jedem Zeitpunkt sehr bewusst. Wir fühlen uns angegriffen, wenn andere nicht auf unseren Raum achten und seine Grenzen überschreiten. Der persönliche Raum um uns ist wissenschaftlich messbar und für andere wahrnehmbar. Der persönliche Raum und was sich für uns gut anfühlt, ist geprägt von unserer Zeit, unserer Kultur und unserem Kontext.

Bei vielen traumatisierten und/oder diskriminierten Menschen und Communitys erlebe ich, dass ihre Grenzen oft hauteng anliegen. Es ist fast so, als sollten sie keinen Raum einnehmen, keine Wirkung auf andere haben, sie nicht beeinflussen. Es ist nachvollziehbar, warum wir so werden, wenn wir Trauma und Diskriminierung erleben. Doch wenn wir unsere Grenzen so errichten, haben wir kaum noch Platz, zu leben und uns zu bewegen. Menschen versuchen oft ihre Grenzen zu festigen, indem sie sie näher an sich heranholen, was ihnen dann noch mehr Platz nimmt, sich zu bewegen und zu fühlen.

Stell dir vor, dass deine Grenze etwa einen halben oder einen Meter außerhalb deines Körpers liegt, jenseits deiner Haut. Fühle sie dort und den Raum, den sie umfasst. Innerhalb dieses Raumes hast du Platz dich selbst zu fühlen, auf andere zu achten und sie einzuschätzen, und dich auf offenere oder festere Art auszurichten.

Grenzen sind nicht bloß abstrakt, sie sind eine somatische Tatsache. Andere lesen und fühlen, wie wir uns aufstellen, wie wir in Kontakt gehen und uns abgrenzen. Wir können uns auf mehr und auf weniger Kontakt ausrichten. Auch hier zielen wir darauf ab, Spielraum für viele Bedürfnisse und Kontexte zu schaffen, damit wir nicht auf nur eine Möglichkeit beschränkt sind.

Wünsche äußern. Wenn du einen Wunsch äußerst, dann bittest du um das, was du brauchst, willst oder dir wünschst. Auf diese Weise lädst du andere Menschen ein, zu dem beizutragen, was dir wichtig ist. So findest du dich auch in Konflikten zurecht, weil du offenlegst, was du willst oder brauchst. Du fängst an mit »Wirst du …«, »Würdest du …« oder »Bist du dafür offen, …«. Danach formulierst du deinen Wunsch. Die Person, mit der du sprichst, kann dann Ja, Nein oder Vielleicht antworten. Vielleicht bietet sie dir etwas anderes an.

Du kannst dir alles Mögliche wünschen. »Würdest du mich in den Arm nehmen?«, »Wirst du bei diesem Projekt eine leitende Rolle einnehmen?«, »Würdest du mit mir zusammenarbeiten, damit wir unsere Werte und wie wir die Kinder begleiten in Einklang bringen?«, »Bist du dafür offen, mich bei meinem Transformationsprozess zu unterstützen?« Wünsche zu äußern ist die Grundlage dafür, dass wir uns koordinieren und gemeinsam handeln. Wenn unserem Wunsch mit einem Nein begegnet wird, können wir uns neu sammeln und entscheiden, welchen Menschen wir noch fragen können oder was wir uns sonst noch vorstellen können.

Es ist hilfreich, unsere Wünsche zu üben, bevor wir sie tatsächlich äußern. Vielleicht fühlen wir uns nicht wohl damit, unsere Wünsche offen auszusprechen, vielleicht stehen unsere Schutzmechanismen uns im Wege. Das gilt besonders, wenn der Wunsch uns sehr wichtig ist. Wenn wir dann geübt haben, können wir prüfen, ob unsere Umgebung und das Timing gerade passen, um den Wunsch zu äußern. Dann sagen wir: »Ich möchte einen Wunsch äußern. Bist du offen dafür?«

Anbieten. Wenn du etwas anbietest, dann bringst du Ideen, Unterstützung oder Vorschläge in Form von Handlungen ein. Was kannst du anbieten, das deine Transformation oder deine Deklaration voranbringen würde? Was kannst du einer anderen Person anbieten, das ihrer Transformation oder ihrer Deklaration nützen würde? Oder einer Community oder Organisation? Wenn wir etwas anbieten, bringen wir ein, was uns wichtig ist. So bauen wir bedeutsame Beziehungen auf, und das ist das Fundament, um gemeinsam mit anderen etwas erreichen zu können. Ein Angebot kann zum Beispiel sein: »Ich möchte dich in deiner Transformation unterstützen. Würde es dir helfen, wenn wir einmal in der Woche darüber sprechen, wie es läuft?« Oder: »Ich kann vier Stunden pro Woche für das Projekt aufbringen, und ich möchte anbieten, mit dir gemeinsam daran zu arbeiten.

Hast du Interesse?« Oder: »Ich würde dich gern in den Arm nehmen. Möchtest du das?«

Und auch hier ist es gut, wenn wir ein Angebot somatisch erst üben. So erlauben wir dem Soma zu lernen. Wir zentrieren, was es heißt, uns zu zeigen und einzubringen, was uns wichtig ist. Wir üben auch, die Antworten der anderen aufzunehmen.

Ich möchte zwei Beispiele dafür liefern, wie wir neue Praktiken beim Regenerieren von Sicherheit nutzen können. Traumata – insbesondere Traumata aus dem engen privaten Umfeld wie Gewalt in der Part*nerinnenschaft, Kindesmisshandlung, sexualisierte Gewalt an Kindern, Vergewaltigung und sexualisierte Übergriffe – entstehen, weil ein tiefsitzendes Nein einer Person ignoriert wurde, unabhängig davon, ob es je artikuliert wurde. Trauma greift die Unversehrtheit und die Grenzen eines Menschen an. Somatisch gesprochen halten traumatisierte Menschen dieses Nein ihres Somas tief im Körper. Vielleicht liegt es im Becken, vielleicht hinter dem Herzen nah an der Wirbelsäule, oben oder unten an der Vorderseite der Wirbelsäule oder auch tief im Darm und im Bauchgewebe.

Um Ablehnung zu trainieren, nutzen wir bei *generative somatics* eine Übung, die wir »Wegschieben« nennen. Dabei lernen die Teilnehm*erinnen ein klares, kraftvolles und, wenn nötig, energisches Nein für den Selbstschutz. Alle Übungen werden so durchgeführt, dass wir auf alle Menschen, die dabei sind, achtgeben. Insbesondere wenn bei einer Übung Kraft oder viel Energie ausgedrückt werden muss, ist es wichtig, dass wir auf die körperlichen Bedürfnisse aller Teilnehm*erinnen achten. Wir strukturieren die Übung dann so, dass sie sich für alle passend anfühlt und aus einem anwesenden und körperlich zentrieren Zustand heraus durchgeführt wird.

Weil wir erlebt haben, wie sich über unser Nein hinweggesetzt wurde, weil es bezwungen wurde, haben wir vielleicht aufgegeben, überhaupt zu versuchen, so eine Grenze zu ziehen. Das Soma, also auch das Gewebe, die Muskeln und die Nervenbahnen müssen vielleicht erst wieder damit vertraut gemacht werden, dass solch ein Nein möglich ist. Wegschieben ist eine Übung genau dafür. Wir schieben wortwörtlich etwas mit den Armen weg aus unserer Mitte und wir nutzen dabei auch die Kraft unserer unteren Körperhälfte. Während die therapeutisch tätige Person oder Übungspart*nerin wegbewegt wird, spüren wir, wie wirksam unser Handeln ist. Die Beine und Arme sind oft zuerst zur Stelle, um uns zu schützen – wir halten Menschen von uns fern, schubsen, treten, schlagen, packen zu und so weiter. Wenn wir verletzt und in Gefahr sind, setzt das Soma sehr viel Energie frei, damit wir uns wehren und schützen können. Wenn diese Energie unterbunden oder bezwungen wird, kann sie in sich selbst zusammenbrechen, oder sich im Gewebe als Verhärtung oder Betäubung verstetigen. Meist machen wir die Übung im Stehen. Doch Wegschieben kann auch im Liegen durchgeführt werden, mit den Beinen von einer Massageliege aus. Sogar eine rein energetische Variante ist möglich, falls die Wucht der Bewegungen für den Körper einer Person nicht gut passt.

Ich habe einmal mit einer Person gearbeitet, der als Kind sexualisierte Gewalt angetan wurde und die Gewalt in der Community erlebt hatte, und die sich nun, im Erwachsenenalter, in sexistischen und patriarchalen Kontexten wiederfand. Sie ist eine *weiße* cis Frau, die aus Europa eingewandert war und zur Arbeit*erinnenschicht gehörte.

Während wir uns auf das Wegschieben vorbereiteten, begann der somatische Prozess schon. Wir standen und waren kurz vor einem Probelauf. Ich erklärte gerade den Ablauf, als sie anfing zu schwitzen und zu weinen. »Das geht nicht. Das wird alles nur schlimmer machen.« Sie hatte genau das tief in ihrem Soma gelernt: Wenn sie für sich einstand, sich wehrte, Grenzen setzte, dann würde die Gewalt gegen sie und die Menschen, die ihre nahestanden, nur noch mehr werden. Das ist ein schwieriges inneres Dilemma, mit dem Menschen konfrontiert sind, die Gewalt erlebt haben. Diese verkörperte Überzeugung (die ja in der Vergangenheit völlig berechtig war) richtete in ihrem jetzigen Leben nur Chaos an.

Wir gingen also sehr langsam vor. Wir blieben bei dem, was sie empfand, schafften Platz für Emotionen und stiegen in die Übung ein. Ihre Überlebensstrategien fanden, dass die Übung eine schreckliche Idee war. Doch sie entschied sich, sich darauf einzulassen. Die ersten paar Runden brachten neue Informationen in ihr Nervensystem ein. Sie schob mich weg und es funktionierte. Ich wurde wegbewegt und die Gewalt nahm nicht zu. Tatsächlich fand überhaupt keine Gewalt statt. Sie weinte und schwitzte immer noch, doch wir nahmen beide wahr, wie sich Neugier in ihrem Soma zeigte. Es merkte, dass es vielleicht eine Alternative zum alten Überlebensmechanismus geben könnte.

Wir müssen verstehen, dass in diesen Momenten der Transformation viele Aspekte der Vergangenheit gleichzeitig geschehen, parallel zur Gegenwart und auch zur Zukunft, die wir uns vorstellen. Für all das schaffen wir Platz. Das ist die gelebte Erfahrung.

Bald fingen wir an, ihrem Wegschieben mehr Kraft zu verleihen. Wir beanspruchten auch ihre untere Körperhälfte und ihre Mitte, fühlten was sie empfand, während wir die Übung wiederholten. Schließlich fügten wir noch ihre Stimme hinzu, erst ein Nein ohne Augenkontakt. Darüber stolperte sie. Dann fügten wir noch ein klares und zusammenhängendes »Bleib weg von mir!« hinzu. Mit dieser Variante der Übung arbeiteten wir einige Sitzungen lang und kamen für die Dauer von sechs Monaten immer mal wieder darauf zurück.

Für sie eröffnete die Übung ihrem Nervensystem neue Möglichkeiten, die sich ohne solch einen heilsamen Prozess einfach nicht gezeigt hätten. Das Soma hätte es ihr nicht gestattet, so zu handeln, wenn sie sich nicht mit dem eingelagerten Schmerz auseinandergesetzt hätte. Mehrere Erfahrungen sexualisierter Gewalt, mit der sie in ihrer Familie und in ihrer Community fertigwerden musste, die sie überleben musste, zeigten sich in diesem Prozess erneut. Um diese Erfahrungen musste sie sich kümmern. Ihre Wirkung und die Angst, die sie ausgelöst hatten, mussten auch durch das Soma verarbeitet werden. Damit beschäftigen wir uns noch detaillierter im Kontext des somatischen Öffnens. Somatisches Bewusstsein, somatische

Praktiken und somatisches Öffnen sind miteinander verbundene Prozesse, mit denen wir während des Transformationsprozesses arbeiten.

Das zweite Beispiel dreht sich um eine Gruppe und um Einverständnis. Es spielte sich in einem Netzwerk von sozialen Bewegungen ab, das Einverständnis, Selbstwirksamkeit und Respekt als seine zentralen Werte und als Grundlage seines politischen Handelns versteht. Zur Gruppe gehörten Menschen verschiedener Rassifizierungen, verschiedener Schichten und verschiedener Gender. Zwar waren sich alle einig, dass Einverständnis eine gute Sache ist. Doch aus völlig nachvollziehbaren Gründen hatte die Gruppe kaum gut entwickelte verkörperte Fähigkeiten, diese Theorie auch zu praktizieren. Die Menschen hatten Probleme damit, sich in Beziehungen zurechtzufinden, in Machtverhältnissen, in Grenzen und in schwierigen und dynamischen politischen Gesprächen – und gleichzeitig Einverständnis zu praktizieren. Viele der Risse, die sich daraus ergaben, wurden ausschließlich als politische Differenzen interpretiert, und die Gruppe stand kurz davor, sich aufzulösen. Manche Mitglieder durften Grenzen haben, andere aber nicht. Du kannst dir vielleicht vorstellen, wie das ablief. Viele Menschen haben in Organisationen oder Gruppen schon ganz ähnliche Dynamiken erlebt.

Wir fingen an, mit einigen Übungen herumzuexperimentieren. Wichtig war dabei, dass die Gruppe die Richtung der Arbeit vorgab. Die Leute wollten mehr mit ihren Werten und ihrer Sozialkritik im Einklang sein, und gemeinsam lernen, anstatt sich zu trennen. Für diese Gruppe war eine ganze Reihe von anderen Praktiken und Gesprächen bedeutend. Ich beziehe mich hier auf die Praktik des Einverständnisses, weil es interessant war, wie sie für die Gruppe funktionierte. In verschiedenen Konstellationen, Paare sowie Dreier- und Sechsergruppen, übten wir, Einverständnis zu geben – ein zentriertes Ja, Nein oder Vielleicht als Antwort auf einen Wunsch oder einen Vorschlag. Während der Übung zeigten sich bestimmte Muster. Die meisten cis Frauen und trans* Menschen in der Gruppe taten sich schwer damit, ein klares Nein durchzuhalten. Ein großer Teil der Gruppe zeigte starke somatische Reflexe, wenn ihnen mit Nein geantwortet wurde. Diese Kombination, die in Anbetracht der sozialen Umstände verständlich war, stellte ein großes Problem für die Gruppe dar. Wir bildeten Paare und übten intensiv, ein Ja, Nein und Vielleicht für jede Person in der Gruppe umsetzbar zu machen. Dann fanden wir uns wieder in Gruppen zusammen. Diejenigen, die es am schwierigsten fanden, wenn ihnen mit Nein geantwortet wurde, übten genau das in Dreiergruppen, fühlten ihre reflexhafte Reaktion und zentrierten sich dann wieder. Diejenigen, die es schwierig fanden, Nein zu sagen, übten genau das in Vierer- und Fünfergruppen. Wir übten auch zentriert Vielleicht und Ja zu sagen. Und wir übten, den Unterschied zwischen einem automatischen Ja zu fühlen, und einem Ja, das mit Bedacht gesprochen wird.

Die Diskussionen, die entstanden, waren auch sehr wichtig. Statt einander schlecht zu machen, konnten wir uns mit den Reflexen beschäftigen, die auf ein Nein folgten: Worum sollten sich die Reflexe eigentlich kümmern? Wie könnte den Sorgen, die ihnen zugrunde liegen, anders begegnet werden? Welche Reflexe hatten gar nichts mit dem zu tun, was die Gruppe will? Was ist der Preis dieser reflexhaften Reaktionen, den die Gruppe mit ihrer Fähigkeit bezahlen muss, sich zu verbinden, zusammenzuarbeiten und sich auf ihre Ziele hinzubewegen. Viele Leute bemerkten, dass ihre reflexhaften Reaktionen ihren eigentlichen Werten und Absichten tatsächlich im Wege standen. Sie erkundeten auch den spürbaren Unterschied zwischen einem zentrierten und geerdeten Ja und einem Ja, das nur ein Nein vermeiden will.

Durch das gemeinsame Praktizieren eröffneten sich der Gruppe viele Möglichkeiten: Sie konnte neue Gespräche führen, alle ihre Mitglieder konnten gemeinsame für neue Praktiken Verantwortung übernehmen, und die Gruppe konnte zusammen wieder neugierig und vertrauensvoll sein, anstatt sich gegenseitig die Schuld zuzuschieben. Es ist sehr herausfordernd, prinzipientreu für soziale Gerechtigkeit zu arbeiten. Die äußeren Umstände sind oft erdrückend und verändern sich stetig. Wenn wir ihm aber standhalten wollen, wenn wir bedacht handeln, Strategien entwickeln und und uns gemeinsam für den Wandel einsetzen wollen, dann gibt es oft vieles, was wir noch lernen müssen.

ZUSAMMENFASSUNG

Wir entwickeln zuerst verkörperte Praktiken. Wir tun das, damit sich dem Soma, wenn es sich durch das Einlassen und Verbünden öffnet, neue Möglichkeiten zeigen, wie wir uns im Alltag verhalten können. Unser altes Geprägtsein hat vielleicht Grenzen gezogen, indem es andere Menschen ferngehalten hat. Wenn wir seine generalisierten Schutzmechanismen also verarbeiten und loslassen, dann müssen wir erneut lernen Grenzen zu ziehen, und zwar auf andere Weise. Wir bereiten die Praktiken, mit denen wir das tun, also vor, damit sie uns schon zur Verfügung stehen. Doch mehr noch, neue Praktiken und Möglichkeiten unterstützen das Soma auch schon dabei, die alten Strategien überhaupt loslassen zu können.

Zuletzt: All diese Praktiken beinhaltet ein Ich, ein Du und ein Wir. Sie dienen nicht nur dazu, dass wir lernen, individuelle Grenzen zu setzen oder Wünsche zu formulieren, die wir dann nach Belieben nur für uns selbst nutzen können. Viele Menschen achten nach einer traditionellen Therapie ganz besonders auf ihre eigenen individualisierten Grenzen. Doch ich habe zu oft erlebt, dass sie dabei nicht auf die Familiensysteme, zu denen sie gehören, Rücksicht nehmen oder an die sozialen Macht-über-Umstände denken, die sie vielleicht verstetigen. Je privilegierter ein Mensch ist, desto wahrscheinlicher ist es, dass er auch neu erlernte Praktiken nutzt, um seine Privilegien aufrechtzuerhalten. Wenn wir uns transformieren, müssen wir also immer auch unser soziales Bewusstsein präsent haben und an unseren Beitrag für soziale Gerechtigkeit denken.

Die sozialen Normen und die Regeln der Wirtschaft prägen, wie fähig wir sind Einverständnis zu geben, Grenzen zu ziehen und Ablehnung auszudrücken. Die Umstände selbst verraten uns schon viel darüber, welche Menschen Wünsche äußern und Angebote machen können, und welche Menschen nur die Bedürfnisse anderer erfüllen sollen. Wir alle sind von diesen Umständen geprägt. Deswegen können wir alle von diesen Praktiken lernen und sie vertiefen, um unserer Verwobenheit miteinander Rechnung zu tragen, um eine gerechtere Welt zu schaffen und um kollektiv zu handeln.

SICH AUF DAS BESCHÜTZENDE GEPRÄGTSEIN EINLASSEN UND ES WERTSCHÄTZEN

Nun, da du verkörperte Fähigkeiten praktizieren kannst, die dir helfen Sicherheit zu generieren, können wir uns weiter vorwagen. Wir müssen uns um die älteren und tiefer verwurzelten Schutzstrategien kümmern, die uns oft schon seit Jahrzehnten begleiten. Wir müssen sie kennenlernen, erfahren wie sie somatisch funktionieren, herausfinden, worum sie sich gekümmert haben und um welchen Preis. Unser beschützendes Geprägtsein beabsichtigt im Kern nichts anderes als eben zu beschützen, auch wenn wir mit den Folgen der gewählten Strategie zu kämpfen haben. Wir können diesem Geprägtsein mit Respekt begegnen und neugierig darauf sein, wie wir uns somatisch aufgestellt haben, um zu überleben. Wie lebt das Geprägtsein in unseren Muskeln und im Gewebe? Welche Überzeugungen sind in ihm verkörpert? Welche Impulse zeigt es – will es sich bewegen, Geborgenheit geben, abhauen, fliehen, sprechen, schreien?

Dem somatischen Verständnis des Soma zufolge hängen unsere Überzeugungen und Verhärtungen voneinander ab. Unser emotinales Spektrum – dass wir Emotionen zulassen und ausdrücken können, dass wir sie nicht verdrängen oder überhöhen – und unser körperliches Geprägtsein hängen voneinander ab. Mir ist wichtig, den Körper im Kontext von heilsamen Entwicklungs- und Veränderungsprozessen weiter zu entobjektifizieren. Überzeugungen, Emotionen, unsere vergangenen Erfahrungen und Weltbilder leben alle auch auf der physischen, körperlichen Ebene. Hier müssen wir neugierig werden. Der Weg durch den Körper ist der direkteste Weg, um den Schutzstrategien an ihren Wurzeln zu begegnen.

Erkunden wir zuerst diese Strategien. Sie entstehen, weil wir uns an eine bedrohliche Situation anpassen müssen. Dabei kann es um eine Gefahr für unsere körperliche, geistige, emotionale und/oder spirituelle Sicherheit gehen oder gegangen sein, um eine Gefahr für unsere Zugehörigkeit, und/oder um eine Gefahr für unsere Würde und unser Selbstwertgefühl. Wenn diese zentralen Bedürfnisse bedroht und verletzt werden, passen wir uns an und generalisieren unsere Anpassung. Das zeigt sich dann im Soma darin, woran wir glauben und wie wir uns selbst wahrnehmen, wie wir in Beziehung gehen, wie wir gewohnt sind zu handeln oder nicht zu handeln, als Verhärtung und Betäubung, und so weiter.

Konkret kann sich das zum Beispiel wie folgt zeigen:

* Die Faszien, Muskeln, Haut, Organe, Augen, Atemmuster sind verhärtet. Das kann sich wie Enge anfühlen, als wären wir ganz schlaff oder als wären wir betäubt. Manchmal fühlen sich Körperteile ausdruckslos oder leer an.
* Energie, Lebendigkeit, Emotionen und der Impuls, sich zu bewegen und sich auszudrücken, können nicht frei fließen. Sie werden von den Verhärtungen in unserem Gewebe zurückgehalten.
* Wir sind ständig mit unseren Emotionen beschäftigt, gehen sie immer wieder durch, wir sind ständig gereizt oder erregt. Das kann sich anfühlen, als wisse das Soma nicht, wie es sich beruhigen kann.
* Wir sind gewohnt auf eine der folgenden Arten mit Lebendigkeit, Erregung oder Emotionen umzugehen, und können die jeweils anderen kaum ertragen:
    * erwachen (nach Erregung suchen; gern neue Dinge anfangen; sich »sicherer« fühlen, wenn vieles in Bewegung ist);

- vergrößern, vermehren (Energie aufbauen; Gefühle aufwühlen; nach der nächsten Möglichkeit suchen);
- übermäßig eingrenzen (Energie oder Lebendigkeit unterbinden, sie zu sehr eingrenzen, bevor sie zunehmen; wollen, dass jede Erregung abklingt, geerdet wird, organisiert wird); oder
- zu Ende bringen (die Erregung schnell beenden oder freisetzen, damit klarkommen, sie bewältigen und fertig damit sein).

Hinzu kommen Überzeugungen über diese Schutzstrategien. Wenn wir zum Beispiel übermäßig eingrenzen, dann meinen wir, dass es gefährlich ist, etwas zu fühlen oder wenn die Dinge »aus dem Ruder laufen«. »Was soll das denn? Ist doch nicht so wichtig!« So etwas sagen wir vielleicht, wenn wir reflexhaft alles zu Ende bringen wollen – wir glauben, dass es nicht guttut, zu lange an irgendetwas hängenzubleiben oder zu viel zu fühlen, also bringen wir es schnell hinter uns. Wenn wir reflexhaft vergrößern oder vermehren, sind wir wahrscheinlich überzeugt, dass wir nur dann sicher sind und wahrgenommen werden, wenn wir das, was wir fühlen und wie wir die Dinge wahrnehmen, sehr häufig kundtun. So in der Art.

Diese Schutzstrategien verfestigen sich im Soma und lassen keine anderen Möglichkeiten zu. Weil sie uns wenig Handlungsspielraum zugestehen, fühlt es sich dann an, als seien wir einfach so. Mit der Zeit können diese Strategien dann andere Formen von Leid hervorrufen. Beispielweise finden wir es schwierig, uns auf die Weise verbunden zu fühlen, die wir uns wünschen; oder wir schaffen es nicht, zu vertrauen; wir fühlen uns nie sicher; wir verfolgen permanent und viel zu wachsam unser Umfeld; und wir können nicht im Einklang handeln mit dem, was uns am wichtigsten ist.

Lass uns neugierig fragen, wo diese Überlebensstrategien und Muster im Soma und im Körper leben.

- ★ Wenn du fühlst, dass du etwas beschützt, wo sitzt dieses Gefühl in deinem Körper? Welches Geprägtsein, welche Verhärtung, Betäubung oder Schlaffheit fühlst du? Was passiert in deiner Brust, deinen Augen, deinem Becken, deiner unteren Körperhälfte und in deinem Kontakt mit dem Boden? Was geschieht in deinem Rücken?
- ★ Wenn du dich bedroht fühlst, was drängt sich dann in dir nach vorn? Was versteckt sich? Was wird ausdruckslos? Und wo in deinem Körper findet das statt? Wie machst du das, wie geht das vonstatten?
- ★ Wenn du dissoziierst oder dich geistig zurückziehst, wie machst du das? Von wo aus verlässt du dich? Aus deiner Schulter heraus oder aus dem Rücken? Aus deinem Kopf? Oder verkriechst du dich tief in deinem Bauch oder in deinem Becken?
- ★ In welchen Teilen deines Körpers fühlst du dich nicht anwesend? Zur Erklärung: Wenn du in ihnen anwesend wärst, könntest du dich auf die Lebendigkeit dieses Körperteils einlassen, sie zulassen und sie fühlen. Du könntest dich mit ihnen identifizieren – »Das sind meine Hüften, meine Rippen, das ist meine Lebendigkeit.« Wo fühlst du dich in dir selbst anwesend und wo fühlst du dich getrennt von dir selbst und deinem Körper, womit identifizierst du dich nicht?

Wir müssen auch auf unser emotionales Spektrum achten und darauf, wo unsere Emotionen eher verfestigt sind.

- ★ Kannst du Wut fühlen? Fühlst du sie sehr häufig? Fühlst du sie selten?
- ★ Wie fühlst du Angst? Ist sie unterschwellig fast immer da? Fühlst du eigentlich gar keine Angst?
- ★ Kannst du ein wenig Traurigkeit und tiefe Trauer gleichermaßen spüren?
- ★ Kannst du Glück und Fröhlichkeit fühlen? Sind dir diese Emotionen verdächtig, stehst du ihnen skeptisch gegenüber? Hast du das Bedürfnis, die meiste Zeit glücklich zu wirken?

★ Andere Emotionen, zu denen du dieselben Fragen stellen kannst, sind Schuldgefühle, Scham, Sehnsucht, Befriedigung, Leichtigkeit, Staunen und Sorge.

Wir müssen unser somatisches Bewusstsein und unsere somatische Aufmerksamkeit dahingehend trainieren, dass wir in uns selbst fühlen können, und in uns selbst achtsam und lebendig sein können. So können wir uns dann mit unseren Schutzstrategien verbinden, mit ihnen arbeiten und sie transformieren.

EINLASSEN

Einlassen spielt eine besonders wichtige Rolle in der politisierten Somatik. Innerhalb dieses Ansatzes und dieser Lehrrichtung ist es eine ganz spezielle Herangehensweise. Es ist stark von der japanischen, auf Verteidigung fokussierten Kampfkunst Aikido geprägt. Einlassen ist so wichtig, weil es funktioniert. Das Soma reagiert darauf, immer. Und außerdem ist es philosophisch untermauert.

Was meinen wir, wenn wir in diesem Kontext davon sprechen uns auf etwas einzulassen? Einlassen heißt, sehr neugierig darauf zu sein, was ist. Und das beinhaltet, zu unterstützen, was ist, sich mitzubewegen in die Richtung, in die es sich bewegt.

Einlassen bedeutet nicht notwendigerweise, dass wir zustimmen. Es bedeutet nicht, dass das, auf das wir uns einlassen, wahr ist. Es ist vielmehr eine Methode, bei einer Verhärtung, einer Emotion, einer Überzeugung, einer Unterhaltung und sogar einer Handlung zu sein, ihre Mitte zu finden, herauszufinden, wohin sie sich bewegt, und worum sie sich kümmert. Wir lassen uns ein, um die zentralen Impulse, die etwas innewohnen, kennenzulernen und um wirksam mit ihnen zu arbeiten. Wir lassen uns ein, um zu lösen und freizusetzen, was im Gewebe verhärtet ist, was so viel unverarbeitete Vergangenheit in sich trägt. Einlassen ist sehr hilfreich für unsere Transformation.

Gegen eine Überlebensstrategie zu kämpfen oder dagegen, wie sich das Soma aufgestellt hat, um sich zu schützen, funktioniert nicht. Es führt nur dazu, dass wir uneins mit uns selbst und mit anderen sind. Wir können sehr lange bei diesem Kampf bleiben und damit verhindern, dass wir uns transformieren, uns verbinden, lernen und unser Sicherheitsgefühl regenerieren.

Dazu ein Beispiel: Ein Mensch hat in der Vergangenheit sexuelles Trauma erlebt und erlebt auch heute noch die Effekte von *w*eißer Vorherrschaft und Überlegenheitsvorstellungen, und seinem eigenen migrantischen Hintergrund. Er hat die Überlebensstrategie entwickelt, herunterzufahren, nicht zu fühlen und sich gegen Menschen und Situationen zu positionieren. Er will, dass seine Wunden verheilen, um auf bedeutsamere Weisen mit seiner Community und seiner Familie verbunden zu sein. Er möchte sich auf eine Weise sicher fühlen, die nicht beinhaltet, dass er sich so oft mit den Menschen um sich herum streitet. Sein verkörperter Schutzmechanismus zeigt sich zum Beispiel darin, dass sein Bauch und seine Brust verhärtet sind. Er begreift das als Methode, Menschen und Gefahr von sich fernzuhalten. Er bleibt drin und andere sind draußen. Auf diese Verhärtung müssen wir uns einlassen.

Wir wollen nicht nur verstehen, woher sie kommt oder warum sie existiert. Das kann uns vieles erzählen, aber es wird das beschützende Geprägtsein nicht verändern, oder diesem Menschen neue Möglichkeiten eröffnen. Wir wollen ihm auch nicht sagen, dass er sich mehr öffnen muss. Sein beschützendes Geprägtsein würde das als gefährlich oder sogar lebensbedrohlich verstehen.

Stattdessen müssen wir dem Geprägtsein Raum geben und uns mit ihm verbinden. Wir wollen es kennenlernen, ohne darauf auszusein, es loszuwerden. Wo im Körper sitzt es? Wie verhärtet es sich? Ist es hart wie Metall oder hart wie Holz? Wie dicht ist es? Wie viel Raum nimmt es ein? Wie viel Platz bleibt, wenn es sich verhärtet hat?

Dann können wir anfangen zu erkunden. Worum kümmert es sich? Wie lange tut es das schon? Wenn es den Impuls hätte zu handeln, was würde es tun? Zuschlagen, weglaufen, verschwinden?

Wir müssen unsere Aufmerksamkeit mit viel Raum halten, mit Neugier. Und dann müssen wir das Geprägtsein somatisch und emotional auf genau dem Wege unterstützen, den es einschlägt. Wir müssen verbal und körperlich bekräftigen, was es tut und wie es das tut. Wir müssen anerkennen, wie lange es sich schon um das kümmert, worum es sich kümmert.

Ein anderes Beispiel: Eine Person wurde als Kind vernachlässigt und ihr wurde abverlangt, sich um andere zu kümmern, was aber weit jenseits ihrer damaligen Fähigkeiten lag. Dafür wurde ihr zwar Anerkennung gegeben, doch nur unregelmäßig. Die Person hat außerdem mit Sexismus und Gendernormen zu kämpfen und stammt aus der Arbeit*erinnenschicht. Ihr beschützendes Geprägtsein zeigt sich zum Beispiel darin, dass sie sich um andere kümmert, aber dabei sich selbst außen vor lässt. Sie achtet darauf, was andere brauchen, und passt ihre eigenen Wünsche und Bedürfnisse daran an. Somatisch zeigt sich das zum Beispiel, wenn sie sich vorlehnt, ihre Aufmerksamkeit nach außen und vor sich richtet. Sie empfindet wenig in ihrem Rücken, ihren Beinen, oder ihrem Becken. Ihr Blick ist ganz ins Außen gerichtet. Sie wirkt auf andere herzlich, aufmerksam und hilfsbereit.

Auch dieses Geprägtsein können wir auseinanderpflücken und besser verstehen. Doch es zu verstehen wird allein nicht viel bewirken. Wir können die Person ermutigen sich selbst mitzudenken, Grenzen zu haben, und auch das wird keinen großen Unterschied machen. Stattdessen kann es sich für sie so anfühlen, als würde sie daran scheitern, sich zu verändern – und sie kann ja auch nur scheitern. Das beschützende Geprägtsein wird keinen Wandel zulassen, bis wir uns ihm gewidmet haben.

Wenn wir überlegen, wie diese Person sich einlassen kann, würde ein erster Fokus darauf liegen, dass sie sich immer nach vorn neigt und nach vorn ausgerichtet ist. Wir müssen neugierig sein, wie sie das in ihrem Körper, in ihren Emotionen und in ihrem Selbst tut. Wie macht sie das, dass sie viel eher vor sich selbst ist als in ihrem Rücken? Wie weit vor sich ist sie eigentlich? Und wie weit vor sich will sie sein? Wohin genau lehnt sie sich überhaupt? Versucht sie etwas zu erreichen? Einen Menschen, eine Sache? Was bringt es, sich so weit vom eigenen Rücken und der unteren Körperhälfte zu entfernen? Worum kümmert sich dieses Geprägtsein jetzt? Und worum hat es sich in der Vergangenheit gekümmert? Was ist sein Impuls? Zu erreichen, zu verbinden, Kontakt herzustellen?

Auch in diesem Fall müssen wir verbal und körperlich bestätigen, was das Geprägtsein tut und wie es das tut. Wir müssen anerkennen, wie lange es sich schon darum kümmert, worum es sich kümmert. Auf diesen Prozess kommen wir später noch im Detail zu sprechen. Jetzt bleiben wir noch etwas beim Einlassen.

DIE FAUST

Dies ist eine kurze Demonstration davon, wie Einlassen funktioniert. Balle deine Hand zur Faust. Halte sie fest zu, als kümmere sie sich um etwas, als beschütze sie etwas, das dir wichtig ist. Dann versuche mit deiner anderen Hand die Faust aufzuzwingen, als würdest du sie dazu bringen wollen, etwas zu verändern oder sich anders zu verhalten. Was passiert? Was spürst du in deiner Faust und im Rest von dir? Was für eine Beziehung hast du zu deiner anderen Hand? Viele Menschen berichten, dass sie die Faust fester schließen und nicht zulassen, dass sie geöffnet wird, dass sie den Atem anhalten, dass zwischen ihren Händen Feindseligkeit entsteht. Jetzt kannst du lockerlassen.

Als nächstes ballst du wieder deine Hand zur Faust, genau wie eben. Dann nähere dich mit deiner anderen Hand, sei nur neugierig, ohne etwas ändern zu wollen. Leg sie um die Faust, als wärst du bloß mit ihr da, und unterstütze sie sanft auf dem Weg, den sie wählt. Vielleicht möchte die Faust sanfter oder kräftiger unterstützt werden. Tu das, was sich für die

Faust am besten anfühlt. Was passiert? Was fühlst du in deiner Faust, in der Beziehung zu deiner anderen Hand und im Rest von dir? Viele Menschen berichten, dass sich ihre Faust entspannt, dass sie tiefer atmen, dass zwischen den Händen ein gutes Gefühl entsteht. Das ist vielleicht ein bisschen seltsam, doch es zeigt uns, was es dem Soma bringen kann, wenn wir uns auf etwas Verhärtetes einlassen.

Wenn wir uns auf das Soma einlassen, dann wird es anfangen sich zu verändern. Wenn wir neugierig sind, um was sich das Verhärtete (Betäubung, übermäßige Aktivität) gekümmert hat, wenn wir das Verhärtete auf dem Weg, den es wählt, unterstützen, wird sich das Soma verändern.

Wir hatten bisher also mit all den unangenehmen Konsequenzen unseres beschützenden Geprägtseins zu kämpfen. Nun fühlt es sich vielleicht komisch an, sich darauf einzulassen. Klingt wie eine alberne Idee. Warum sollten wir der Dissoziation helfen, noch mehr zu dissoziieren? Warum sollten wir etwas Enges noch enger werden lassen? Doch genau das funktioniert. Immer und immer wieder. All der Druck, all die vergangenen Erlebnisse, all die Emotionen und all die Energie, die uns prägen, werden endlich gefühlt, verarbeitet und dann abgeschlossen, wenn wir uns auf unsere Schutzstrategien einlassen.

DER PROZESS DES EINLASSENS

Kli*entin und therapeutisch arbeitende Person. Das sind die Begriffe, die ich nutzen werde, um den Prozess des Einlassens zu beschreiben. Ich habe mich mit diesen Begriffen nie wohl gefühlt. Das kommt daher, dass in westlichen Kontexten therapeutisch arbeitende Personen oft als Fachleute begriffen werden, als diejenigen, die sich »auskennen«. In diesem Modell werden Kli*entinnen entweder als passiv wahrgenommen oder als würde irgendetwas nicht mit ihnen stimmen. Die Machtdynamik und all die Vorannahmen, die daran geknüpft sind, finde ich problematisch. Doch ich bin unsicher, welche anderen Begriffe ich nutzen könnte.

Die Beziehung zwischen Kli*entin und einer therapeutisch tätigen Person ist nicht von Gleichheit geprägt. Die beiden Rollen unterscheiden sich sehr in Bezug auf Macht und Verantwortung. Ich verstehe die Beziehung so: therapeutisch arbeitende Personen haben in diesen Arrangements auf jeden Fall Macht, und sie sind dafür verantwortlich, ihren Kli*entinnen bei ihrer Transformation zu helfen. Therapeutisch arbeitende Personen müssen sich außerdem für die Resultate des Wandels verantwortlich zeigen, auf die sich geeinigt wurde, und sicherstellen, dass sie hinreichend kompetent dafür sind. Ihre Rolle ist es, den Rahmen zu bieten, der die verkörperte Transformation unterstützt und anleitet. Wenn sie denken, dass sie das nicht können, dann sollten sie ihr*en Kli*entin an eine andere Person verweisen, die den Bedürfnissen und Zielen angemessen nachkommen kann. Kli*entinnen, also die Menschen, die eine heilsame Transformation suchen, sind auch aktiv und verantwortlich. Kli*entinnen sollten sich darüber klar werden, was sie wollen, welche Resultate und Veränderungen ihnen wichtig sind. Sie sollten proaktiv Absichten und Themen mit in die Sitzungen bringen. Kli*entinnen öffnen sich und riskieren etwas, und sind gleichzeitig aktiver und absichtsvoller Teil des Prozesses.

Die Ziele und Resultate sollten für die therapeutisch arbeitende Person und Kli*entin transparent sein und beide Seiten müssen sich einig sein. Das sollte mindestens vierteljährlich überprüft werden. Beide Seiten sollten immer absichts- und verantwortungsvoll auf die Ziele hinarbeiten.

Wenden wir uns nun dem Prozess des Einlassens zu:

- ★ Die* Kli*entin kann sitzen, stehen oder liegen. Lenke die Aufmerksamkeit darauf, was si*er empfindet. Erde diesen Prozess kontinuierlich in Empfindungen, nicht nur in Bildern und Vorstellungen.
- ★ Erkundet: »Wie will sich dein Körper/Soma ausrichten, um sich sicher und beschützt zu fühlen? Kannst du das ein bisschen zeigen? Wo liegt

die Verhärtung, an welcher Stelle willst du dich anspannen oder erschlaffen, betäubt sein oder abtreten? Lasse zu, dass dein Körper das nur zu 15 bis 20 Prozent tut, während du dich selbst spürst und darauf achtest, was du empfindest. Bleibe weiterhin achtsam.«

- ★ Die therapeutisch arbeitende Person sollte die Verhärtung ein wenig stützen (so wie die Faust in der Übung oben gestützt wird), und sie in den eigenen Absichten, dem eigenen Soma und den eigenen Worten darin unterstützen, wo sie sich hinbewegt.
- ★ Erkunde mit der* Kli*entin: »Dieses Geprägtsein, diese Verhärtung hat sich für dich um viele Dinge gekümmert. Worum genau hat es sich gekümmert? Wie hat das dazu beigetragen, dass du überlebt hast? Wie lange tust du das schon?« Ermutige die* Kli*entin, zu 15 bis 20 Prozent auf das beschützende Geprägtsein ausgerichtet zu bleiben.
- ★ Nun werden wir neugierig. Das Ziel lautet, das Geprägtsein aus sich selbst heraus zu verstehen.
- ★ Erkundet als nächstes, welchen Preis die* Kli*entin für ihr beschützendes Geprägtsein zahlt. Welchen Wünschen steht es in der Gegenwart im Wege?
- ★ Dann erkundet, welche Anerkennung oder Unterstützung das Geprägtsein benötigt. »Wenn ich alles anerkennen würde, was es für dich geleistet hat, was würde ich sagen? Vielleicht: ›Gut gemacht, danke, dass du mich beschützt hast …‹?« Lass dir spezifische Worte oder Formulierungen geben.
- ★ Während die* Kli*entin zu 15 bis 20 Prozent im beschützenden Geprägtsein bleibt, es auf der Ebene des Empfindens wahrnimmt, kannst du als therapeutisch arbeitende Person anfangen, die Verhärtung zu bestätigen. Dabei nutzt du die Sprache, die du dir im vorigen Schritt hast geben lassen. Achte darauf, was somatisch passiert.
- ★ Sowohl die therapeutisch arbeitende Person als auch die* Kli*entin bemerken, was im Empfinden, in den Emotionen und im Innern des Körpers geschieht. Geht behutsam vor. Wir lassen uns in das Soma ein.

Auch du als therapeutisch arbeitende Person solltest in deinem fühlenden Selbst sein.

- ★ Erkundet. »Will dein Körper das noch mehr tun?« »Soll ich andere Wörter benutzen, oder sind diese okay für dich?« Bestätigt wieder das beschützende Geprägtsein.
- ★ Fühle weiter Empfindungen, lasse Emotionen zu. Warm werden, zittern, schwitzen, weinen, das ist alles ganz normal, wenn wir uns mit dem beschützenden Geprägtsein auf diese Weise nähern. Sei aufmerksam dafür und ermutige deine* Kli*entin es zuzulassen und zu fühlen.
- ★ Lasse dich weiter auf das beschützende Geprägtsein ein und bestätige, worum es sich gesorgt hat, während das Soma loslässt.
- ★ Dieser Prozess kann 20 oder 30 Minuten dauern, oder aber länger.

Wenn wir uns auf das beschützende Geprägtsein einlassen, verfolgen wir dasselbe Ziel, wie wenn wir die Faust unterstützen. Wir lassen zu, dass schon lange existierende Schutzstrategien das tun, was sie oft schon seit Jahren tun. Die Erlebnisse, die in diesen verhärteten Strategien liegen, treten oft zutage, wenn wir sie auf diese Weise unterstützen. Und wenn sie sich zeigen, bleiben wir beim Einlassen, wir unterstützen weiter, und lassen zu, dass sie emotional und durch das Gewebe verarbeitet werden.

Nutze auch ein körperliches Einlassen. Kenntnisreiche Berührungen sind ein wichtiger Teil der somatischen Arbeit.

- ★ Genau wie im Beispiel mit der Faust, müssen wir das beschützende Geprägtsein auch körperlich stützen, wenn nötig. Frage deine* Kli*entin, ob Berührungen in Ordnung sind.
- ★ Stelle als therapeutisch arbeitende Person sicher, dass in deinen Händen Gefühl und Anwesenheit ist. Platziere sie so, dass sie das beschützende Geprägtsein auf dem Weg unterstützen, den es wählt. Wenn sich das Geprägtsein zum Beispiel als Verhärten der Brust zeigt, dann können wir eine Hand oben aufs Brustbein legen und die andere auf den Rücken

hinter das Herz. Dann können wir so Druck ausüben, wie es die Verhärtung benötigt. Indem wir das tun, übernehmen wir selbst die Rolle, die sonst die Verhärtung für das Gewebe spielt. Das erlaubt dem Gewebe wiederum, weicher zu werden, sich zu öffnen und mehr Lebendigkeit zuzulassen, während die* Kli*entin weiterhin beschützt ist.

- ★ Du kannst den Prozess des Einlassens auch auf andere Weisen unterstützen. Frage deine* Kli*entin: »Was können wir noch tun, um das beschützende Geprägtsein zu unterstützen?« Ihr könnt Decken nutzen, denn ihr Gewicht kann hilfreich sein und wir können uns darin verstecken. Ihr könnt mit Kissen bestimmte Bereiche des Körpers bedecken. Ihr könnt Sandsäcke nutzen, um zusätzlichen Druck auszuüben. Es gibt vieles, das helfen kann, die Verhärtung auf dem Weg zu unterstützen, den sie wählt.
- ★ Erkundet zuletzt den Impuls, auf irgendeine Weise zu handeln, der sich im Geprägtsein zeigt. Gibt es den Impuls zu fliehen, zu kämpfen, zu dissoziieren? Wir können hier gefühlte Vorstellungen nutzen, wenn der Impuls während der Sitzung nicht zustande kommen kann. Die* Kli*entin kann sich vorstellen davonzulaufen oder einen Menschen wegzustoßen, und die Empfindungen spüren, die dabei aufkommen.

Wie du dich als therapeutisch arbeitende Person aufstellst, ist wichtig. Wir dürfen nicht zu tief in das Einlassen hineingeraten oder uns gar darin verlieren. Wir müssen eine klare Mitte in uns selbst haben, in der wir geerdet sind und zu der wir zurückkehren können. Unsere Aufmerksamkeit darf nicht in die* Kli*entin hineinfallen, das würde es unmöglich machen, sich einzulassen. Wenn wir uns verlieren, bleibt kein Raum zum Einlassen. Ebenso gilt, dass therapeutisch arbeitende Personen, die dazu tendieren, auf Distanz zu bleiben, sich bewusst sein sollten, dass das Soma der Kli*entinnen unser Soma spüren kann. Wir müssen beim Einlassen Kontakt herstellen, sie spüren. Wir können ihr Geprägtsein ein kleines bisschen annehmen (2–3 %), eine Zeit lang zusammen mit ihnen atmen, sie wahrnehmen, sie spüren. Unserem Soma müssen wir mitteilen, dass wir dieses beschützende Geprägtsein jetzt unterstützen. Das Soma merkt genau, ob alles stimmig ist.

Bilder und Wörter (beschreibende Elemente) sind für diesen Prozess durchaus relevant. Doch am wichtigsten ist, was wir empfinden und das Geprägtsein im Gewebe. Wir müssen die Aufmerksamkeit, sowohl unsere als auch die unserer Kli*entinnen, auf das Empfinden lenken. Das ist die Grundlage des Einlassens. Wörter stellen nützliche Verbindungen dar, doch sie allein werden keinen Wandel auslösen. Verstehen, Rekontextualisieren – dadurch verändert sich nichts Grundlegendes. Das kann schwer zu begreifen sein, da wir ja so sehr an die verbalen Aspekte gewöhnt sind, die uns selbst und andere transformative oder therapeutische Arbeit ausmachen.

Und doch gehört es auch zum Einlassen, die Sprache unserer Kli*entinnen zu nutzen. Die Wörter *verloren* oder *beschützt* bedeuten für jeden Menschen etwas anderes. Sie beziehen sich für uns alle auf unterschiedliche Empfindungen, Bilder und Assoziationen. Beim Einlassen müssen wir die Sprache der Person nutzen, mit der wir arbeiten. Mit dieser Sprache müssen wir unsere Kli*entinnen widerspiegeln, nicht unsere eigenen Interpretationen.

Wir unterstützen in diesem Prozess, dass die verfestigten Energien, Impulse, Emotionen, Handlungen und Vergangenheiten, die das beschützende Geprägtsein festhält und um die es sich gekümmert hat, somatisch gelöst werden. Wir lassen uns in das Verhärtete ein, um dem Soma zu ermöglichen, weicher und lebendiger zu werden. Die Schutzmechanismen fangen an sich zu bewegen und sich aufzulösen. Geschichten und Erlebnisse treten zutage, die die therapeutisch arbeitende Person wahrnimmt und bestätigt, und dabei die* Kli*entin daran erinnert, mit den eigenen Empfindungen verbunden zu bleiben. Unterstütze die* Kli*entin dabei, zuzulassen, dass sich die Verhärtung löst und verarbeitet wird. Lasse dich wieder ein, fühle, was du empfindest, erkenne das beschützende Geprägtsein an. Wenn sich im Prozess Emotionen wie Trauer, Wut oder Angst zeigen, kann die therapeutisch arbeitende Person dasselbe tun – die Emotion anerkennen, die Tiefe des Fühlens, und der* Kli*entin helfen, sie zuzulassen, mit dem Empfinden verbunden zu sein. Die Emotion, und wie sie somatisch freigesetzt wird, drückt sich auf ganz eigene Weise aus, folgt einem Ablauf und kommt dann häufig zu einem natürlichen Ende. Weil das beschützende Geprägtsein uns oft schon seit Jahrzehnten begleitet und eine so wichtige Rolle für unser Überleben gespielt hat, kehren wir im Transformationsprozess normalerweise mehrere Male zum Einlassen zurück.

Indem wir auf das Soma und auf das Empfinden fokussiert bleiben, und auch auf die Emotionen und ihre Inhalte, unterstützen wir das Geprägtsein dabei, sich an seiner Wurzel zu verändern. Dieser geerdete Aspekt ist einer der Gründe, weswegen ich Somatik so sehr schätze. Wenn wir uns einlassen, müssen wir diesem natürlichen Prozess oft einfach nur nicht im Wege stehen oder die Dinge komplizierter machen, als sie sind.

Es gibt viele Prozesse, die wir nutzen können, um uns einzulassen und das beschützende Geprägtsein zu unterstützen. Im nächsten Kapitel zum somatischen Öffnen befassen wir uns noch mit einigen weiteren. Dass wir uns einlassen, ist unabdingbar, um zu transformieren, wie unsere Traumata und die Diskriminierung, die wir erleben, sich auf uns auswirken. Wenn wir uns einlassen, richten wir uns darauf aus, neugierig zu sein, was ist, auch wenn wir noch mit den unangenehmen Folgen unserer alten Schutzmechanismen zu kämpfen haben. Einlassen hilft uns, lange genug dabei zu bleiben, um somatisch kennenzulernen, wie wir geprägt sind, zu verstehen, wie das Geprägtsein in unserem Gewebe lebt. Und dann können wir uns körperlich, verbal und in unseren Beziehungen auf das Geprägtsein einlassen, auf das, worum es sich auf so einzigartige Weise kümmert.

Und wenn du eine therapeutisch arbeitende Person bist, habe ich noch eine letzte Bemerkung: Solltest du dich entscheiden, diesen Prozess des Einlassens mit den Menschen zu nutzen, mit denen du arbeitest, dann praktiziere ihn bitte zuerst fünfmal selbst mit Fokus auf die Schutzmechanismen, die dich selbst prägen. Egal ob du mit Kol*leginnen oder mit Lehr*erinnen praktizierst, es wird dir viele Nuancen des Prozesses offenlegen. Ich verstehe es auch als Teil der Verantwortung, die wir als therapeutisch arbeitende Personen haben, dass wir ausreichend eigene Erfahrungen mit diesen Prozessen haben.

VERBÜNDEN

Die dritte Komponente, mit der wir unser Sicherheitsgefühl regenerieren, ist sich zu verbünden und verbündet zu sein. Was bedeutet das? Besonders aus einer somatischen Perspektive sind wir soziale Wesen. Wie andere Tiere bilden wir Gruppen und Gemeinschaften. Wir verbinden uns, zumindest versuchen wir es. Isolation, wie sie in Gefängnissen genutzt wird, Folter und Gewalt im engen persönlichen Umfeld sind für uns zutiefst traumatisierend, eben weil wir so sehr auf das Kollektiv ausgerichtet sind. Entfremdet und vertrieben zu sein, unsere Heimat oder Familie zu verlieren, kann eine tiefe Wunde hinterlassen. Der verbissene Individualismus, der die Gesellschaft in den USA dominiert, wirkt sich äußerst negativ auf Menschen aus. Dasselbe gilt dafür, dass uns beigebracht wird, wir sollten unsere Gewalterfahrungen ignorieren, verstecken oder verschweigen. Viele von uns sind darauf gepolt, dass wir uns auf uns selbst verlassen, nicht auf unsere Verwobenheit mit der Welt und anderen Menschen. Wir isolieren uns, verlieren den Kontakt zu allem, was hilft, uns Verbundenheit gibt und uns wachsen lässt. Sich zu verbünden ist ein Aspekt des Transformationsprozesses, der uns hilft, diese Verwobenheit somatisch wiederzuentdecken.

Durch meine jahrelange Arbeit habe ich gelernt, dass es in unserer Natur als soziale Wesen liegt, zu erwarten, dass wir von anderen beschützt werden und dass andere uns helfen. Wir brauchen Leute an unserer Seite, Menschen, die uns den Rücken freihalten, die uns Schutz geben. Wir wollen nicht allein sein, isoliert, dem Schmerz ausgesetzt. Wir brauchen Verbündete, Part*nerinnen, Menschen, auf die wir uns verlassen können. Viele von uns können auch die andere Seite spüren – den Willen und den Impuls, die Menschen zu schützen, die wir lieben und mit denen wir uns identifizieren. Soziale Tiere bewegen sich zum Schutz gemeinsam.

Wenn wir traumatisiert sind, beschützen uns die Menschen um uns oder die Menschen in unserer Community häufig nicht. Das fügt dem Schmerz noch eine ganz andere Dimension hinzu. Sei es, weil Nach*barinnen sich nicht zeigen, obwohl sie Gewalt in der Wohnung nebenan auf jeden Fall mitbekommen; sei es ein Elternteil, das das Kind nicht davor schützt, vom anderen Elternteil misshandelt zu werden; seien es *weiße* Menschen, die nichts gegen Rassismus tun, die sich nicht gegen *weiße* Vorherrschaft und Vorstellungen von Überlegenheit stellen – wenn andere Menschen uns im Stich lassen und uns nicht beschützen, hat das eine tiefgreifende Wirkung auf uns. Trauma und das Nichtstun anderer gibt uns oft das Gefühl, allein zu sein, dass sich kein Mensch um uns kümmert, dass wir verlassen wurden. Dann fangen wir an, uns nur auf uns selbst zu verlassen, und/oder wir entwickeln ein tiefes Misstrauen anderen Menschen gegenüber. Das führt zu einer grundlegenden Zwietracht mit uns selbst – wir brauchen Menschen (Zugehörigkeit) oder wir müssen ihnen fernbleiben (Sicherheit). Dann ist es egal, was wir tun, denn alles ist irgendwie mit Stress verbunden.

Unsere Sicherheit, Zugehörigkeit und Würde wieder herzustellen und uns wieder mit ihnen zu verbinden, ist zentral für den Transformationsprozess. Sich zu verbünden bedeutet in einem somatischen transformativen Kontext, anzuerkennen, dass es ein menschliches Bedürfnis danach gibt, sowohl sicher als auch zugehörig zu sein. Wir wollen verbündet sein, und wir können somatisch daran arbeiten, dieses Bedürfnis zu erfüllen. Auch hierfür gibt eine Reihe von Praktiken und somatischen Prozessen.

Beim Verbünden geht es vor allem darum, sich mit einer Person auf Grundlage dessen zu verbünden, was ihr Soma braucht, um zu spüren, dass andere bei ihr sind. Was das genau ist, erfahren wir wieder durch den

Körper und nicht, indem wir darüber nachdenken. Verbünden ist im Prinzip eine Variante des Einlassens. Dafür habe ich ein Beispiel.

Während eines einjährigen Kurses meldete sich ein cis Mann freiwillig dafür, gemeinsam mit mir zu demonstrieren, wie Verbünden funktioniert. Er war wohnungslos gewesen, hatte als Jugendlicher viele Jahre auf der Straße gelebt, viel Gewalt erlebt und auch selbst Gewalt gegen andere ausgeübt. Er war arm, stammte aus der Arbeit*erinnenschicht, er war PoC/Latino, und in den USA geboren. Er hatte hart an seiner eigenen Transformation gearbeitet und arbeitete nun mit anderen Männern, um männliche Gewalt zu beenden.

Ich hörte auf das, was er empfand und auf seinen Körper, und fragte, wie ich mich mit ihm aufstellen könnte, sodass er sich auf der somatischen Ebene verbündet oder beschützt fühlen würde. Wir begannen den Prozess damit, einige Positionen auszuprobieren. Zuerst stand ich an seiner Seite. Damit kommunizierten wir, dass wir es gemeinsam durchstehen: »Wenn sie dich angreifen, greifen sie uns beide an.« Dann probierten wir die andere Seite aus. Für viele Menschen macht es einen großen Unterschied, an welcher Seite die andere Person steht. Wir probierten aus, wie es war, wenn ich vor ihm stand: »Sie müssen erst durch mich, wenn sie dich wollen.« Und schließlich standen wir Rücken an Rücken: »Ich halte dir den Rücken frei; ich passe auf, was aus dieser Richtung kommt.« Während wir diese Positionen durchprobierten, achtete er darauf, was sein Körper ihm sagte. Er spürte genau hin, was für seinen Körper funktionierte und wozu er Nein sagte. In welcher Position empfand er mich als seine Verbündete?

Als therapeutisch arbeitende Personen versuchen wir herauszufinden, was für das Soma der Kli*entinnen funktioniert. Es geht nicht darum, was wir für passend halten. Wir sind anwesend und flexibel, bleiben aber auch mit uns selbst verbunden. Das Soma der anderen Person spürt ganz genau, wenn wir als therapeutisch tätige Person anwesend und stimmig sind. Wenn irgendetwas nicht passt, spürt das Soma auch das.

Er sagte mir schließlich, er glaube einfach nicht, dass ich ihn beschützen könnte, weil die Menschen, mit denen er es auf der Straße zu tun hatte, mich ohne Probleme fertigmachen könnten. Klar, klang logisch. Ich habe nie gelernt zu kämpfen. Also orientierten wir uns einfach daran, was für ihn funktionieren würde. Und er dachte sich etwas Großartiges aus. Er bat mich darum, da zu stehen und Wache zu halten, während er sich hinlegte, um sich auszuruhen. »Pass einfach auf und sag mir Bescheid, wenn sich ein Mensch nähert«, sagte er, »Ich kann mich nie ausruhen und ich will mich einfach ausruhen.« Es war ihm ganz klar, wo ich stehen musste. Er legte sich hin, drehte mir seinen Rücken zu und ich stand mit dem Rücken zu ihm. Wir folgten weiter dem, was er empfand, seinem gefühlten Wissen. Er bewegte mich wirklich nur einige Zentimeter nach links, bis er den Ort für mich gefunden hatte, der sich für ihn passend anfühlte. Er atmete tief ein und seufzte hörbar.

Ich fragte ihn auch, ob er wollte, dass ich aus meiner Rolle heraus irgendetwas sagte. Häufig ist das so. Er bat mich darum, ihm immer mal wieder zu bestätigen, dass kein Mensch sich näherte, oder es ihm eben zu sagen, falls doch. Ich stimmte zu.

Meine Aufgabe war, aufzupassen und ihn wissen zu lassen, wenn sich irgendeine Gefahr zeigte. Ich schaute wachsam umher, ich achtete auf die Umgebung, ich nahm meine Rolle sehr ernst. Ich wusste, dass sein Soma meines fühlen konnte und darauf achtete. Ich wollte auf eine Weise mit ihm verbündet sein, die für ihn funktionierte. Ich passte weiter auf, achtete weiter auf alles, schaute mich im Raum um, bis zum Horizont, den ich mir vorstellte. Immer mal wieder sagte ich ihm, dass kein Mensch sich näherte. Die meiste Zeit waren wir in kraftvolle Stille gehüllt.

Das Wichtige geschah aber in seinem Soma. Er seufzte, atmete tiefer, seufzte wieder. Ich bat ihn, sich einfach selbst zu fühlen und dann auch zu fühlen und zu merken, dass ich da war. Mehr atmen. Dann begann er zu zittern. Das ist das Soma, wie es Stress verarbeitet, die Vergangenheit, die eingelagerten Kampf/Flucht-Reflexe und so weiter. Er zitterte nur leicht und dann wurde es stärker. Dann kamen die Tränen. Ich spielte weiter meine Rolle, fragte immer mal wieder bei ihm nach: Konnte er sich selbst spüren? Konnte er mich spüren? Fühle weiter, was du empfindest, lass die Emotionen zu, so gut du kannst.

An diesem Punkt geht es nur darum, das Soma dabei zu unterstützen, zu verarbeiten, loszulassen, sich neu aufzustellen. Er hatte die Gelegenheit, »sich auszuruhen«, denn ein anderer Mensch passte auf. So konnten traumatische Erlebnisse durch das Soma freigesetzt werden, während sein Wesen, sein Gewebe, seine Erfahrungen und sein Selbstbild erlebten, was es heißt, verbündet zu sein. Das kann nicht bloß durch Gespräche geschehen.

Dieser Prozess dauerte eine Weile an. Er fühlte sich selbst und er fühlte, dass ich mit ihm da war und ihn so unterstützte, wie er es brauchte. Da wir eine ganze Menge von Leuten waren, die somatisches Arbeiten lernten, war auch ihre Aufmerksamkeit wichtig. Alle im Raum waren fokussiert und still.

Nach ungefähr zwanzig Minuten kam der Prozess des Loslassens zu seinem natürlichen Ende, so wie der tiefe Atemzug und die Stille, nachdem wir mal so richtig weinen mussten. Er war bereit aufzustehen und wir machten eine Abschlussrunde mit der Gruppe. Ein paar der Dinge, von denen er erzählte, begleiten mich bis heute. Er sagte zum Beispiel so etwas wie: »Ich fühle mich nie, als ob ich mich ausruhen kann. Ich habe mich ausgeruht. Ich konnte loslassen und ich konnte spüren, wie du für mich Wache hältst. Ich konnte all die anderen im Raum spüren, wie sie für mich Wache hielten. Ich war allein, echt, für so lange Zeit, ich wusste gar nicht, dass so etwas möglich ist.«

Es ist gut zu wissen, dass all das für ihn genau so überraschend kam wie für alle anderen. Er wusste nicht, dass er sich ausruhen und bewacht werden musste. Seine Vorstellung davon, was Verbünden sein würde, unterschied sich stark von dem, was letzten Endes geschah. Dadurch, dass wir den Prozess erkundeten und seinem Soma folgten, entdeckten wir, was für ihn funktionierte und was er brauchte.

Der Prozess des Verbündens kann für andere Menschen ein ganz anderer sein. Ich habe Prozesse miterlebt, in denen die Person sich hinter der verbündeten Person verstecken wollte. Es gibt Prozesse, in denen die Person ganz verschwinden will und möchte, dass ihre verbündete Person sagt: »Nö, keine Ahnung, wo die Person ist.« Und es gibt Prozesse, in denen die Person ihre Verbündeten neben sich haben will, um es gemeinsam durchzustehen. Der Prozess ist immer einzigartig, je nachdem, was für Erfahrungen ein Mensch mit Trauma und Diskriminierung gemacht hat und je nachdem, wie er geprägt ist. Es ist möglich, den Prozess mehrfach durchzuführen, nicht nur einmal, bis das Soma lernt, wie es ist, verbündet zu sein, es sogar wieder zu erwarten lernt.

Als therapeutisch arbeitende Person oder Part*nerin im Prozess des Verbündens musst du anwesend und stimmig sein. Wenn von dir eine Aufstellung erbeten wird, die du nicht leisten kannst oder willst, dann solltest du das deiner* Verbündeten/Part*nerin mitteilen und den Prozess unterbrechen. Der Körper achtet auf Stimmigkeit und Anwesenheit. Wir wissen genau, wenn ein Mensch nicht anwesend ist oder nicht so anwesend sein kann, wie wir es brauchen. Wenn du nicht gleichzeitig mit dir selbst und der anderen Person anwesend sein kannst, kann das mehr Schaden auslösen als zu helfen, denn das Ziel ist ja, sich zu verbünden. Als therapeutisch arbeitende Personen müssen wir uns selbst und unsere Grenzen gut kennen. Und wir müssen bereit sein, ehrlich zu sein, nicht nur hilfreich.

Die Fähigkeit, Trauma zu transformieren und zu verarbeiten, ist immer schon in uns angelegt. Die Fähigkeit, uns zu verbünden und verbündet zu sein, ebenso. Ich glaube, es geht also darum, zu lernen, das richtige Umfeld, die richtigen Prozesse und den richtigen Kontext zu schaffen, damit das somatisch geschehen kann.

EINE BEMERKUNG ZUM THEMA EMOTIONEN

Emotionen sind eine faszinierende Angelegenheit. Wenn eine Situation emotional wird, fühlen wir uns von ihr angezogen oder manchmal abgestoßen. Das hängt von der Emotion ab und davon, wie wir geprägt sind. Wenn ein Mensch aufrichtig weint, dann zieht das unsere Aufmerksamkeit auf sich. Wir können aber auch erkennen, wenn ein Mensch nur so tut, als würde er weinen. In jedem Fall sind Emotionen eben ein faszinierender Aspekt des Menschseins. Aus somatischer Perspektive gehören Emotionen natürlicherweise zu jedem Prozess, bei dem wir etwas loslassen und uns neu aufstellen. Doch sie sind nicht das wichtigste Maß dafür, wie heilsam oder transformativ solch ein Prozess ist. Das wichtigste Maß ist das Soma. Wenn das Soma etwas loslässt und sich neu aufstellt, geht es eben häufig emotional zu.

Es bringt nichts, zu provozieren, dass die Emotionen aus einem Menschen herausbrechen, oder Emotionen als Maßstab für den Wandel heranzuziehen. Es stimmt, dass sich Emotionen den Weg bahnen werden und wir werden ein größeres Spektrum an Emotionen zulassen können, während das Soma alte Schutzstrategien verarbeitet. Wir können diese Prozesse unterstützen und bestätigen. Doch es darf nicht einfach nur darum gehen, dass es zu einem emotionalen Ausbruch kommt. Und andererseits bringt es auch nichts, Emotionen zu unterdrücken. Um sie zu unterdrücken oder schnell mit ihnen fertigzuwerden, müssten wir uns somatisch verhärten oder betäuben. Transformation ist ein Prozess, im Laufe dessen wir lernen, mehr Empfindungen und Lebendigkeit zu fühlen und zuzulassen, und gekonnt damit zu arbeiten. Und schließlich: Viele therapeutisch tätig Personen sind äußerst empathisch. Meistens ist das eine Stärke. Doch es bringt nichts zu versuchen, die Emotionen und den Schmerz einer Person zu lindern, sodass sie sie nicht fühlen muss.

Im Transformationsprozess werden sich also starke Emotionen zeigen. Unser Fokus liegt dabei darauf, dass wir unsere Empfindungen und unsere

Lebendigkeit spüren, und dabei all die Emotionen unterstützen, die da sind. Auch Emotionen bewegen sich im und durch den Körper. Als therapeutisch arbeitende Person müssen wir uns dessen bewusst sein und auch unsere Kli*entinnen daran erinnern. »Wo in deinem Körper fühlst du diese Trauer? ... Lass einfach weiter zu, dass die Trauer durch deine Brust fließt.« Darüber sprechen wir noch mehr im nächsten Kapitel über somatisches Öffnen.

KOLLEKTIVES VERBÜNDEN UND SOZIALER KONTEXT

Wie in allen Prozessen heilsamer und transformativer Arbeit sind die sozialen Umstände mit uns und zwischen uns im Raum anwesend. Das bedeutet, dass die Lösung oder das Bedürfnis nicht für jede Person und in jedem Kontext gleich ist. Es kann sein, dass die Person, die sich verbündet, einen Menschen braucht oder sich wünscht, der ihrer eigenen sozialen Position näher ist, der ähnliches erlebt hat in Bezug auf Rassismus, Klassismus, Migratismus, Genderismus, Ableismus und so weiter. Solche Ähnlichkeiten können dem Soma helfen, sich wahrgenommen oder verstanden zu fühlen, oder ihm das Gefühl vermitteln, dass es einfacher ist, das Erlebte zu beschreiben. Manchmal wünscht sich ein Mensch auch einen Menschen aus einer anderen sozialen Position für das Verbünden, weil genau das ein tieferes Sicherheitsgefühl schafft. Und manchmal ist eine Beziehung, die auf Vertrauen und Kompetenz baut, am wichtigsten. In jedem Fall gilt aber, dass die Dynamiken eine Rolle spielen, die durch soziale Position, Macht und Geprägtsein entstehen. Als therapeutisch arbeitende Person müssen wir das offen anerkennen und mit den Kli*entinnen darüber sprechen, was sie brauchen und was sie sich wünschen.

Auch Gruppen von Menschen können den somatischen Prozess des Verbündens nutzen. Im Kontext sozialer Bewegungen kann dieser Prozess hilfreich sein für Gruppen, die sich miteinander verbünden wollen, um sich mit ihrer Vision für den sozialen Wandel breiter aufzustellen. Ein Beispiel:

Während eines Transformative-Justice-Kurses, der von *generationFIVE* durchgeführt wurde, experimentierten etwa 45 Leute damit, sich zu verbünden, um ein tieferes Vertrauen in der Gruppe zu schaffen. Um sich auf öffentliche Aktionen vorzubereiten, wollten sie sich auch mit einem wichtigen Unterschied auseinandersetzen, der innerhalb der Gruppe von Bedeutung war: Was bedeutet es, darüber zu sprechen, als Kind sexualisierte Gewalt erlebt zu haben, im Gegensatz dazu, sich zu verbünden, aber solch Trauma nicht erlebt zu haben? Weil sexualisierte Gewalt an Kindern so oft versteckt und geleugnet wird, kann es für Menschen, die sie erlebt haben, sehr aufwühlend sein, öffentlich darüber zu sprechen. Menschen müssen sich darauf vorbereiten und unterstützt werden.

Während des Prozesses sprachen diejenigen, die selbst misshandelt wurden, darüber, wo sie bei öffentlichen Aktionen die Verbündeten gern aufstellen würden. Natürlich gab es unterschiedliche Bedürfnisse und es ging auch darum, sich damit auseinanderzusetzen. Wir experimentierten mit denselben Strukturen wie bei einzelnen Personen: Zuerst stellten sich die Verbündeten daneben, dann davor, dann dahinter und so weiter. Alle achteten auf ihr eigenes Soma und auf das Kollektiv. Die Personen, die selbst sexualisierte Gewalt erlebt hatten, berichteten, was sich für sie verbunden und stimmig für öffentliche Aktionen anfühlte. Die Gruppe entschied sich schließlich für eine V-Struktur, die vorn offen war und hinten schmaler wurde. Außen am V waren die Verbündeten, links und rechts und zwei weit hinten. Unter denen, die Gewalt erlebt hatten, gab es diejenigen, deren Somas sich mit viel »Menschenpolster« besser entspannten. Sie standen eher tief im V. Diejenigen aber, die sich mit mehr Raum verbündet fühlten, standen weiter vorn. Die Leute bewegten sich umher und arrangierten sich entsprechend. Dann ließen wir das Ganze wirken. Gab es Personen, die ihre Position verändern mussten, um sich in ihrem Soma verbündeter zu fühlen? Konnten die Verbündeten dort, wo sie waren, anwesend und stimmig sein? Als die Gruppe sich gefunden hatte, gaben wir unseren Gefühlen Raum und lernten dieses somatische Verbündetsein kennen.

Wir lernten dabei vieles. Viele berichteten, wie sehr es sie überraschte, die Unterstützung von Menschen, die selbst nicht misshandelt wurden, zu spüren und somatisch zu erleben, dass sie nicht allein waren, in dem was sie taten. Viele erzählten, wie stark sie sich zusammen fühlten und dass ihnen die Übung Mut gab. Die Menschen erlebten die Übung als etwas, das ihnen auf somatischer Ebene sehr konkrete Handlungsmöglichkeiten eröffnete, nicht bloß als eine gute politische Idee. Die Verbündeten erzählten, wie gut es war, zu erfahren, welche verschiedenen Dingen die Menschen brauchten, wie gut es war zu wissen, was funktionieren würde. Sie hatten sie Absicht, sich zu verbünden, und nun konnten sie sich darauf ausrichten und die Absicht praktizieren. Beide Gruppen sprachen darüber, wie vielen Missverständnissen und Konflikten das würde vorbeugen können. Das Erlebnis, sich verbündet zu haben, und der Weg dorthin, eröffnete allen die Möglichkeit, miteinander zu praktizieren. Alle sagten, dass sie sich besser darauf vorbereitet fühlten, gemeinsam öffentlich zu handeln. Würde sich der Kontext ändern oder der Druck auf die Gruppe steigen, könnte sich natürlich auch ändern, was ein gutes Verbünden ausmachen würde. Doch für den Moment gab es nun die Möglichkeit, Gespräche zu führen und sie durch das Soma in Taten zu übersetzen und in Arten und Weisen, miteinander zu sein, die die Gruppe vorher nicht gelebt hatte.

Bei progressiven, linken politischen Gesprächen hängen wir uns oft daran auf, das »Richtige« zu sagen, als gäbe es das eine Richtige. Das gibt es nicht. Einander die Schuld zuzuweisen hilft nicht dabei, uns zu verbünden. Selbstgerechtigkeit tut das auch nicht. So zu tun, als wären wir alle »gut«, ist auch nicht hilfreich. Wir tun all das oft, um uns zu schützen, wenn es Verletzungen und Schmerzen gibt, um die wir uns noch nicht gekümmert haben. Oder es sind Reflexe, die aus Privilegien entstehen und die wir noch nicht als solche erkannt und abgelegt haben. Derartige automatische Reaktionen und Ansätze beim Sich-Verbünden führen dazu, dass alle angespannter und verhärteter werden, wenn sie versuchen sich »richtig« zu verhalten und dabei ihren Schmerz ungeschickt ausdrücken. Zwar sind solche reflexhaften Reaktionen in Anbetracht von Trauma und Diskriminierung verständlich, doch helfen sie uns nicht dabei, Vertrauen zu schaffen und zu lernen, uns zu koordinieren. Was aber hilft, ist, wenn wir das Soma und das Kollektiv erleben lassen, wie sich Verbünden anfühlt. Es hilft, wenn wir viele Möglichkeiten und große Flexibilität schaffen. Und es hilft, etwas zu praktizieren und so sicherzustellen, dass unser Verbündetsein umsetzbar und verlässlich ist.

Wir können uns in Gruppen, die sich verbünden wollen, an folgende Prinzipien halten:

- ★ Im Einklang mit dem größeren Zweck des Verbündens sein
- ★ Diejenigen in den Mittelpunkt stellen, die im jeweiligen Kontext am stärksten betroffen sind
- ★ Mitdenken, wie komplex die intersektionalen Positionen der Menschen sind
- ★ Sich auf die Menschen einlassen, mit denen sich verbündet wird

Wenn wir den Prozess des Verbündens auf diese Weise begreifen, achten wir auf eben die Menschen, um die es geht, und laden entsprechend unsere Verbündeten ein, anwesend und stimmig zu praktizieren. Wichtig ist auch, dass wir auf Grundlage des Soma praktizieren, nicht nur auf Grundlage von Ideen und Sprache. Wir können gemeinsam lernen und damit herumexperimentieren, uns durch das Soma zu verbünden, um uns gemeinsam mehr Möglichkeiten zu eröffnen und mehr Transformation und effektiveres Handeln zu ermöglichen.

Ich nutze den Begriff *Verbünden* in diesem Kapitel auf eine ganz bestimmte somatische Weise. Sich zu verbünden bedeutet im Allgemeinen, sich zusammenzutun, um gemeinsam für einen größeren Zweck einzustehen. Das kann zwischen Einzelnen geschehen, in Familien, in Communitys, in Organisationen, in politischen Parteien und so weiter.

Im Kontext sozialer und ökologischer Bewegungen bezeichnen wir verschiedene Dinge, wenn wir vom Verbünden sprechen. Zum einen geht es darum, sich zwischenmenschlich und in unserer Arbeit für den Wandel zu verbünden. Hier können wir uns das als dauerhaften Prozess vorstellen. Dies ist eine Definition vom Anti-Oppression Network (www.theantioppressionnetwork.com): »Sich zu verbünden ist die aktive, kontinuierliche und mühevolle Praktik des Neulernens und Neubewertens, während der eine Person in privilegierter und machtvoller Position versucht, sich solidarisch mit einer marginalisierten Gruppe zu verhalten.«

Es ist auch nötig, sich zu verbünden, um sich kraft- und machtvoll für strukturellen Wandel einzusetzen. Zum Beispiel können Organisationen oder Bündnisse ihre Ressourcen und Mitglieder für eine Kampagne zusammenbringen. Oder es geht um breiter aufgestellte, internationale Strategien, die Bewegungen und Parteien zusammenbringen – sogar Regierungen –, um gemeinsam auf umfassenden wirtschaftlichen, ökologischen und politischen Wandel hinzuwirken.

VERTRAUEN

Ich möchte dieses Kapitel mit ein paar Worten zu Vertrauen abschließen. Vertrauen ist unglaublich wichtig in unserem Leben, in unseren Familien, unseren Communitys und Organisationen. Wenn wir einander vertrauen, können wir gemeinsam Risiken eingehen, gemeinsam wachsen, einander wirklich kennenlernen und uns große Visionen für die Zukunft ausmalen. Vertrauen kann geschaffen, gebrochen, neu geschaffen, ausgeweitet und entzogen werden. Das sind dynamische Prozesse. Und für viele unter uns ist Vertrauen verwirrend und unvollkommen. Wenn wir unser Sicherheitsgefühl regenerieren wollen – und eigentlich auch bei allen Aspekten einer heilsamen Transformation –, üben wir uns darin, zu vertrauen und vertrauenswürdig zu sein.

Wir haben ja schon gelernt, dass Trauma und Diskriminierung uns auf den Ebenen der Sicherheit, der Zugehörigkeit und der Würde verletzen, und es uns so erschweren, Vertrauen zu fassen. Durch soziale und wirtschaftliche Macht-über-Umstände wird unsere Fähigkeit zu vertrauen manipuliert. Situationen und Narrative werden so verdreht, dass diejenigen mit Macht vertrauenswürdig erscheinen und die ohne Macht vertrauensunwürdig. Und das geschieht, obwohl es eben die Menschen in Machtpositionen sind, die den meisten Schaden zufügen, wirtschaftlich, ökologisch und auch im Leben der Menschen. Die us-amerikanischen Lager für Migra*ntinnen an der Grenze zu Mexiko sind ein aktuelles Beispiel dafür. Menschen, die die Grenze überqueren, werden als bedrohlich dargestellt, doch es sind die Bediensteten des Staates, die diese Menschen dann einsperren und misshandeln.

Der Kapitalismus versucht uns Dinge zu verkaufen, die für Vertrauen stehen sollen, die aber eigentlich nichts damit zu tun haben: Alkohol, Reisen, Dinge, die uns attraktiv machen oder uns absichern sollen. Viele Menschen auf der Welt werden dazu gedrängt, dem Staat, der Regierung, dem Militär zu trauen. Wenn du aber hinterfragst, was die Regierung tut, wirst du als unpatriotisch gebrandmarkt und bestraft, indem du verhaftet und eingesperrt wirst. In solchen Kontexten wird unser Vertrauen beschädigt, und dennoch sind wir darauf angewiesen, anderen und uns selbst zu vertrauen.

Was ist Vertrauen? Wie können wir lernen einzuschätzen, ob eine Person oder eine Situation vertrauenswürdig ist? Wie entwickeln wir Vertrauen in uns und gemeinsam mit anderen? Die Arbeit am Vertrauen hat drei Hauptkomponenten und jede davon können wir üben und in anderen einschätzen lernen. Vertrauen ist Intention + Kompetenz + Verlässlichkeit, und zwar zusammen mit einer machtkritischen Perspektive auf die Systeme, in denen wir leben.

Intention. Die erste Sache, die wir einschätzen und in Einklang bringen müssen, ist die Intention. Was ist deine Intention? Kannst du erkunden, was die Intention anderer Menschen ist? Was meinen sie, worauf zielen sie ab, was wollen sie? Was meinst du? Worauf zielst du ab? Ist die Intention gut, dient sie einem größeren Zweck, in Bezug auf dich, auf andere oder die Organisation, auf die Community?

Kompetenz. Kompetent zu sein heißt, die Fähigkeiten zu besitzen, dein Versprechen zu halten. Es bedeutet, dass du das, was du zu tun ankündigst, auch umsetzen kannst. Häufig gibt es eine Lücke zwischen Intention und Kompetenz, die dann zu einem Vertrauensbruch führen kann.

Verlässlichkeit. Verlässlich zu sein bedeutet, Intention und Kompetenz immer wieder und dauerhaft in Einklang bringen zu können. Menschen wissen, dass sie auf dich zählen können, weil du das immer wieder gezeigt hast. An dieser Stelle können wir auch andere einschätzen. Sind sie dauerhaft da, im Einklang mit ihrer Intention und den jeweiligen Kompetenzen?

Machtkritik. Wir müssen die strukturelle Macht und die zwischenmenschlichen Machtdynamiken anerkennen, die immer auch wirken, wenn es um Vertrauen geht. Gibt es in einer Situation eine Person, die mehr Definitions- und Entscheidungsmacht hat? Erkennt die Person diese Macht an? Wie nutzt sie diese Macht? Wenn es strukturelle Machtunterschiede gibt, können diese benannt werden? Können wir proaktiv mit ihnen arbeiten? Wenn wir uns mit Macht auseinandersetzen, gibt es noch die weiteren Unterarten von Vertrauen, Intention, Kompetenz und Verlässlichkeit, die wir schaffen müssen.

Vertrauen gilt dann als gebrochen, wenn eine oder mehrere seiner vier Komponenten – Intention, Kompetenz, Verlässlichkeit und Machtkritik – fehlen. Vielleicht ist ein Mensch kompetent, hat aber keine klaren oder guten Intentionen. Vielleicht hat ein Mensch gute Intentionen und ist verlässlich, hat aber nicht die benötigten Kompetenzen. Vielleicht hat er die Intentionen und auch die Fähigkeit, kann aber Machtstrukturen nicht kritisch betrachten – was sozusagen einem Defizit in einer der anderen drei Komponenten entspräche. Wir können bei uns selbst und bei anderen prüfen, welche dieser Komponenten da sind und welche fehlen. Alle können erlernt und eingeübt werden, um mehr Vertrauen und Vertrauenswürdigkeit zu schaffen.

Wenn es darum geht, Vertrauen wiederherzustellen, besteht einer der zentralen Aspekte darin, dauerhaft neues Handeln zu zeigen, das mit einer gemeinsamen Intention im Einklang ist. Ein anderer, vielleicht schwierigerer Aspekt ist, nach einem Vertrauensbruch wieder zu vertrauen. Um das zu tun, ist es notwendig, neu zu bewerten – gibt es überzeugende Gründe, zu vertrauen? Was bringt es uns, wenn wir das Vertrauen reparieren? Aktuelle Vertrauensbrüche rufen in vielen von uns Erinnerung an vergangene Schmerzen oder Gefahren wach. Deswegen kann es sich anfühlen, als wäre es unmöglich oder einfach eine schlechte Idee, wieder zu vertrauen. Hier sind wir gefordert: Wir müssen uns mit diesen vergangenen Verletzungen auseinandersetzen und sie transformieren, bis wir die aktuellen Gegebenheiten wieder als das bewerten können, was sie sind.

Da viele Communitys und Menschen weiterhin von Regierungen und wirtschaftlichen Mächten bedroht werden, ist Vertrauen eine sehr komplexe Angelegenheit. Intention, Kompetenz und Verlässlichkeit so zu erden, bietet eine dauerhafte Möglichkeit, Vertrauen dennoch einschätzen zu können und zu entscheiden, mit welchen Menschen wir vertrauensvoll in Beziehung gehen wollen.

Wenn uns nahestehende Menschen, mit denen wir eine Beziehung schaffen wollen, nicht alle Komponenten des Vertrauens verkörpern, können sie nichtsdestotrotz entwickelt werden. Das gilt auch für unsere Gruppen, Organisationen und Bewegungen. Wir können auf Intention, Kompetenz und Verlässlichkeit prüfen und all das auch anbieten. Genauso können wir auch daran arbeiten, die Komponenten zu entwickeln, in uns und zwischen uns.

Trauma und der Effekt von Diskriminierung führen oft dazu, dass wir uns bestimmte Schutzstrategien aneignen, wenn es darum geht zu vertrauen. Meist handelt es sich bei diesen Strategien um eine von zwei Varianten: Wir fassen Vertrauen zu Menschen oder in Situationen, die uns nie gezeigt haben, dass sie vertrauenswürdig sind; oder wir sind nicht bereit (oder nicht fähig) auch nur irgendeinem Menschen zu vertrauen. Die erste Variante entsteht oft, wenn ein Kind auf nicht vertrauenswürdige Menschen angewiesen war, und dennoch vertrauen musste, um körperlich und/oder psychisch zu überleben. Die zweite Variante entsteht oft, wenn es eine nahestehende Person gibt, der das Kind vertrauen kann, aber der Rest des Umfeldes bedrohlich oder gefährlich ist. Wie wir unsere sozialen Umstände erleben, beeinflusst auch, wie stark diese Überlebensmechanismen bei uns ausgeprägt sind. Und je stärker die strukturelle Diskriminierung ist, die unsere Community, unsere Schicht oder unser Gender erlebt, desto eher müssen diese Strategien angewendet werden.

Wenn es um das Thema Vertrauen geht, besteht bei den meisten von uns der Bedarf danach, sich zu transformieren und sich weiterzuentwickeln. Wie könnte es in Anbetracht der Umstände auch anders sein? Ich glaube auch, dass viele von uns sich danach sehnen, volles Vertrauen fassen zu können oder sich ganz auf eine andere Person zu verlassen. Für erwachsene Menschen ist Vertrauen so sehr Risiko, wie es Bedürfnis ist. Es verlangt uns ab, dass wir kontinuierlich Fähigkeiten entwickeln, alle Fähigkeiten dieses Kapitels, und es verlangt uns ab, uns zu transformieren. Wir müssen klar Schiff machen und lernen, unsere eigene Vertrauenswürdigkeit und die anderer Menschen einzuschätzen, und zwar nicht auf Grundlage von generalisierten Überlebensstrategien, sondern indem wir auf Absichten und Verhalten achten.

Wir alle können gute Intentionen haben, Kompetenzen entwickeln und dauerhaft demonstrieren, dass wir vertrauenswürdig sind. Das tun wir, während wir uns für Gerechtigkeit engagieren und uns der sozialen Umstände und Machtverhältnisse bewusst sind. Wir können lernen, Vertrauenswürdigkeit einzuschätzen und festzustellen, was vielleicht fehlt. Wir können lernen, Menschen und Situationen einzuschätzen und uns bewusst entscheiden zu vertrauen.

ZUM ABSCHLUSS

Sicherheit zu regenerieren ist ein essenzieller Aspekt einer jeden heilsamen Transformation. Unser Ziel ist es, einen inneren Sinn für Sicherheit, Grenzen und Einverständnis zu schaffen. Wir müssen lernen, nicht reflexhaft, sondern mit Bedacht zu reagieren, auf Grundlage dessen, was jetzt ist – auf Grundlage der Kraft, Möglichkeiten, Ressourcen und Resilienz, die wir heute haben.

Dieser heilsame Prozess hat verschiedene Komponenten. Wir verkörpern Praktiken, die dafür wichtig sind, dass wir Einverständnis geben können, Grenzen ziehen und Wünsche äußern. Wir lassen uns in das beschützende Geprägtsein ein. Wir verbünden uns. All das sind somatische Prozesse, mit denen wir die Überlebensstrategien transformieren, die wir generalisiert haben und die wir bisher verkörpern. Es sind Prozesse, mit denen wir uns neue Möglichkeiten und Praktiken erschließen, ebenso wie die Fähigkeit, unsere Welt aus einer anwesenderen und empowerteren Position zu bewerten.

Wir erschaffen neue tiefsitzende und verkörperte Erfahrungen mit Sicherheit und Vertrauen – Erfahrungen von uns selbst und von anderen.

10.
DIE DRITTE PHASE DES KREISES – SOMATISCHES ÖFFNEN UND DESORGANISIEREN

For the raindrop, joy is in entering the river—
Unbearable pain becomes its own cure.
Travel far enough into sorrow, tears turn into sighing; in
this way we learn how water can die into air.
When, after heavy rain, the storm clouds disperse, is it
not that they've wept themselves clear to the end?
If you want to know the miracle, how wind can polish a
mirror,
Look: the shining glass grows green in spring.
It's the roses unfolding, Ghalib, that creates the desire to
see—
In every color and circumstance,
May the eyes be open for what comes.

MIRZA GHALIB (1797–1869),
ins Englische übersetzt von Jane Hirshfield

VERÄNDERN

Somatisches Öffnen geht in die Tiefe des verkörperten Wandels. Bei diesem Aspekt des transformativen Prozesses kann das, was uns geholfen hat, uns anzupassen und uns zu beschützen, transformiert werden. Es darf verarbeitet werden und kann verheilen. Die verkörperten Strategien, die uns geholfen haben, zu überleben und uns im Leben, in der Arbeit und in der Welt zurechtzufinden, können verändert werden und sich weiterentwickeln. Wir können unser Soma aktualisieren, zulassen, dass das, was wir nicht mehr zum Überleben brauchen, transformiert wird. Wir können zulassen, dass sich neue Arten und Weisen zeigen, zu wissen, zu sein, in Beziehung zu gehen und sich zu verhalten. Somatisches Öffnen ermöglicht es, dass das, was im Körper eingelagert wurde, wieder hervortritt und gefühlt wird. Es ermöglicht, das Unvollständige ganzheitlich zu vervollständigen. Ohne somatisches Öffnen legen wir bloß neue Praktiken über die alten Überlebensstrategien. Dieser Aspekt des Transformierens kann sich desorganisierend und beunruhigend anfühlen. Er geht oft damit einher, dass wir unseren Schmerz berühren. Und er kann sich anfühlen, als würden wir uns selbst auseinandernehmen, und der Mensch, den du als du selbst kennst, verändert sich.

In den tiefsten Tiefen meines eigenen Öffnungsprozesses gab es Momente, in denen ich mich fühlte, als hinge ich in der Luft, als wäre ich aufgelöst, und ich konnte nichts Vertrautes finden, das ich als »Ich« erkannte. Der Mensch, den ich kannte, der ich war, veränderte sich. Das war sehr desorientierend. Um beim Wandel zu bleiben, um mir nicht selbst im Weg zu stehen, konzentrierte ich mich darauf, was ich empfand. Ich fand meine Mitte, balancierte meine Ausdehnung im Raum aus, meine Länge, Weite, Tiefe. Manchmal konnte ich auch meine Deklaration zentrieren. Doch sehr häufig fand ich mich einfach bei dem wieder, was ich empfand, und gab mich damit zufrieden – für nur ein Selbst war das eine gute Bilanz. Das war hilfreich. Ich hatte weniger mit mir selbst zu kämpfen, wenn ich zuließ, dass das, was mir vertraut war, sich veränderte. Ich begann, den Wandel zu tolerieren. Ich entwickelte Toleranz für das Unbekannte und dafür, einem natürlichen und ebenso absichtsvollen Prozess zu vertrauen. Seitdem haben sich häufig große Veränderungen eingestellt, und ich kehre immer noch zurück zum Empfinden als Boden und Rastplatz im Durcheinander des Unbekannten.

Somatisches Öffnen kann sehr beunruhigend sein. Unsere Gewohnheiten und Überlebensstrategien, die uns nicht mehr dienen, leben noch in unserem Gewebe weiter. Weil sie aus schmerzvollen Erlebnissen entstanden sind, müssen wir uns mit ihnen auseinandersetzen und sie dann durch das Soma verändern. Wenn wir reflexhaft reagieren, in Beziehung gehen und denken, dann tun wir das aus einem Teil unseres Gehirns, unseres Herzens, unserer Muskeln heraus, der viel tiefer liegt als die Interpretationen, die wir davon haben. Diese verkörperten Muster bleiben bestehen (dafür sind sie ja auch geschaffen), bis wir uns aktiv Unterstützung holen, sie transformieren und neue Praktiken anwenden.

Wenn wir Neues aufbauen, müssen wir dabei häufig Dinge auseinandernehmen. Wir kennen das aus der Arbeit für soziale Gerechtigkeit. Ungerechte politische Entscheidungen von Unternehmen, gewaltvolle soziale Normen, globale Wirtschaftssysteme, die den Wohlstand bei wenigen konzentrieren und alle anderen in Armut zurücklassen – was nicht funktioniert, was schädlich ist, muss gestoppt, entwurzelt und verändert werden. Statt ein kaputtes und rassistisches System der Masseninhaftierung zu reformieren, statt mit Emissionszertifikaten zu handeln, die unseren CO2-Ausstoß nicht radikal senken oder erneuerbare Energien ausbremsen, brauchen wir neue Systeme.

Das gilt auch für unser Soma.

WAS IST SOMATISCHES ÖFFNEN?

Kurz gesagt ist somatisches Öffnen eine Kombination daraus, das Soma zu entspannen (weicher zu machen) und zu beleben. Beim somatischen Öffnen arbeiten wir mit den Aspekten des Soma, die feststecken, die wir festhalten, die betäubt sind oder dissoziiert. Wir tun das, damit sich das Verhärtete öffnen kann und damit das, was ferngehalten wurde, sich zeigen und bewegen kann. Ich weiß, dass das seltsam klingen kann, wenn du damit nicht vertraut bist, aber es ist ein sehr effektiver Prozess.

Das alles geschieht durch das Soma, also durch das Gewebe, die Emotionen und das Selbst. Es ist keine Arbeit am Körper, an einem objektifizierten »Es«. Es hat nichts damit zu tun, die Muskeln und das Bindegewebe glattzubügeln. Vielmehr geht es darum, herauszufinden, wo die verkörperten Strategien im Soma liegen, um sie dann mit ihm zu verarbeiten, durch den Körper, durch die Emotionen, durch die Gedanken und indem wir sie bedeutsam werden lassen.

Wenn wir sagen, dass das Soma sich entspannt, dann meinen wir nicht, dass es schlaff wird oder zusammenfällt. Entspannt sein heißt auch nicht, immerzu emotional ruhig zu sein. Wenn wir uns im somatischen Sinne entspannen, heißt das, dass die Muskeln und das Bindegewebe nicht in einem anhaltend angespannten oder schlaffen (als hätten sie aufgeben) Zustand sind. Entspannen eröffnet uns ein größeres Spektrum an Empfindungen und Emotionen, mehr Lebendigkeit. Indem wir mehr Lebendigkeit in die verkörperten Überlebensstrategien und den tatsächlichen Effekt der Verletzung einbringen, können wir das, was feststeckt oder behindert wird, verarbeiten und es kann sich durch uns hindurch bewegen. So kann das, was nie zu Ende durchlebt wurde, zu einem Abschluss kommen. Das, was zurückgehalten wurde (zum Beispiel konntest du nicht weglaufen, zuschlagen, sprechen oder schreien), oder das, was du gezeigt hast, was aber nie wirklich deins war (du wirst schnell wütend, fängst schnell an zu weinen, wirst übergriffig, wenn du Kontakt suchst), kannst du nun verarbeiten und abschließen.

In diesem somatischen Prozess verändern sich mit dem Gewebe auch die Glaubenssysteme. Während Emotionen endlich gefühlt werden, entsteht Leichtigkeit und ein größeres emotionales Spektrum. Die Angst nimmt ab. Während sich das Soma entspannt und belebt, zeigt sich oft eine Reihe Emotionen, vor allem die, die wir bisher nicht spüren oder einbinden konnten. Das können zum Beispiel Traurigkeit oder Trauer sein, Wut, Angst und/oder Glück und Zufriedenheit.

Und schließlich kann sich durch das somatische Öffnen unsere Vergangenheit zeigen, die im Gewebe abgelagert war. Viele Menschen, mit denen ich gearbeitet oder die ich unterrichtet habe, berichteten zum Beispiel, dass sie sich an Erlebnisse erinnerten, an die sie seit zehn, zwanzig, vierzig Jahren nicht gedacht hatten, als sich das Gewebe veränderte und die angepassten Muster sich auflösten. Ich sehe den Körper heute sowohl als das, was nicht eingebundene Geschichten enthält, als auch als etwas, das Geschichten erzählt. Häufig ist unser Verstand von etwas ganz anderem überzeugt als unser Körper. Das, woran unser Körper glaubt, ist oft näher an der Wahrheit der gelebten Erfahrung.

Neue Erkenntnisse aus der Neurowissenschaft lassen uns besser verstehen, wie all das psychobiologisch abläuft. Dass der Körper traumatische Erfahrungen festhält, während sich der Verstand davon entfernt, ist Teil dessen, wie wir mit bedrohlichem Stress umgehen. Wie weit sich Verstand und Körper voneinander entfernen, wird von verschiedenen Faktoren beeinflusst. Es kann davon abhängen, wie alt oder wie weit entwickelt die Person war, die den Schmerz erlebt hat. Es kann von der Beziehung zu der Person abhängen, die den Schmerz zufügt (je näherstehend und je größer die Abhängigkeit, desto eher tragen wir Traumata davon). Und es kann mit dem Ausmaß und der Dauer des Schmerzes zu tun haben. Damit haben wir uns in Kapitel 4 zum Einfluss von Trauma und Diskriminierung auseinandergesetzt.

In bottom-up approaches [to processing trauma], the body's sensation and movement are the entry points and changes in sensorimotor experience are used to support self-regulation, memory processing, and success in daily life. Meaning and understanding emerge from new experiences rather than the other way around. Through bottom-up interventions, a shift in the somatic sense of self in turn affects the linguistic sense of self.

PAT OGDEN, *Trauma and the Body: A Sensorimotor Approach to Psychotherapy*

Diese Erinnerungen können deswegen während der Phase des somatischen Öffnens zurückkehren, weil sich das Gewebe und der Körper verändern und sie loslassen. Menschen erinnern sich an Dinge, die sie »immer schon irgendwie gespürt haben«, oder an Dinge, zu denen sie keinen bewussten Bezug haben. Das kann in Form von Bildern geschehen (ähnlich wie Fotos oder wie ein Film) oder es geschieht in Form von Empfindungen, die in sich ein Wissen tragen. Der genaue Inhalt ist vielleicht unklar, doch dass wir es empfinden, ist völlig klar. Das Gute ist aber, dass das in der Somatik nicht wirklich wichtig ist. Der Prozess dreht sich vor allem darum, zuzulassen, dass verkörperte Muster sich entspannen und beleben; dass sich Emotionen und Impulse, die sich dort verfangen haben, frei durch das Soma bewegen können; und dass wir unsere Erlebnisse in den Körper, in die Emotionen und in unser Selbstbild einbinden können.

Ich habe einmal mit einer Latina gearbeitet. Sie war in der zweiten Generation in den USA, heterosexuell und aus der Mittelschicht. Sie kam zu mir, um mit Grenzen zu arbeiten, mit Dynamiken in der erweiterten Familie, und um herauszufinden, was sie in der nächsten Phase ihres Lebens wollte.

Wir führten sie wieder an ihr Fühlen und Empfinden heran und erkundeten ihre Deklarationen. Welchen Wandel wollte sie erleben? Wir tauchten ein in Praktiken zu Resilienz, Grenzen und der Regeneration von Sicherheit, die für viele Aspekte ihres Lebens relevant waren. Ihr Soma wurde weicher und fühlte sich kraftvoller an.

Als wir tiefer in das somatische Öffnen und die somatische Körperarbeit einstiegen, passierte etwas Unerwartetes. Ein Trauma, das sie erlebt hatte, als sie jünger war, tauchte wieder auf. In der Highschool hatte ihr Freund sie vergewaltigt. Sie versuchte, ihren Freun*dinnen davon zu erzählen, doch die nahmen sie kaum ernst und sagten, sie hätte ja eh Sex mit ihm. Die sozialen Normen des Sexismus – »Jungs sind halt so« und »Wenn du einmal Ja sagst, sagst du immer Ja« – waren im Denken dieser jungen Menschen schon verfestigt. Sie trennte sich von ihm, kämpfte allein und »vergrub« es dann. »Ich habe das einfach hinter mir gelassen«, sagte sie. Jetzt war sie Anfang Vierzig.

Sie war völlig überrascht und dachte, dass das weit in ihrer Vergangenheit lag. Doch das tat es nicht. Sie hatte viele Überlebensstrategien entwickelt, um mit dem Geschehnis fertigzuwerden, doch die Angst, die Scham und die Hilflosigkeit waren immer noch da, tief in ihrem Gewebe. Sie hatte Schwierigkeiten ihre Bauchmuskeln zu lockern und fühlte sich mit ihrer Hüfte nicht verbunden. Was sie getan hatte, um die Vergewaltigung zu überstehen, und der Einfluss dieses Traumas stiegen aus ihrem Soma empor. Sie hatte nach diesem Erlebnis Strategien für sich entwickelt, die sie schützen sollten. Und diese Strategien hatten auch mit ihren jetzigen Problemen mit Grenzen zu tun, damit, dass sie es schwierig fand, ihrer Familie mitzuteilen, was sie brauchte, und damit, sich selbst innerhalb der Familie priorisieren zu können.

Das wurde dann zum nächsten Abschnitt unserer gemeinsamen Transformationsarbeit. Durch diesen Prozess konnte sie sich dem stellen, was dieses Erlebnis für sie bedeutet hatte und wie es sich auch in anderen Aspekten ihres Lebens zeigte. Die Resilienz und die Grenzen, mit denen wir arbeiteten, wurzelten viel tiefer und ein »vollständigeres« Selbstbild entwickelte sich.

Beim somatischen Öffnen bewegen wir uns davon weg, dass verkörperte Überlebensmuster bestimmen, wie wir uns verhalten. Stattdessen wollen wir uns entsprechend unserer Werte verhalten, ausgehend von dem, was uns am Herzen liegt und wichtig ist. Ein tiefes gefühltes Wissen soll das Steuer übernehmen, unsere Resilienz und Entscheidungen. Wenn wir uns somatisch öffnen, bringen wir alte verkörperte Muster durcheinander. Wir verarbeiten, um was sich die Strategien, die ihnen zugrunde liegen, gekümmert haben. Und wir verkörpern ein Geprägtsein, das mehr Möglichkeiten hat, das absichtsvoller und verbundener ist.

UNTERBROCHENE BEWÄLTIGUNG

Ich möchte mit einer Geschichte anfangen, die ich vor einigen Jahren in San Francisco erlebt habe. Ich fuhr eine Straße entlang, auf der ziemlich viel los war, vier Spuren in eine Richtung. An einer großen Ampelkreuzung mit einer anderen vierspurigen Straße fuhr das Auto vor mir über rot. Eine Frau, die mit einigen Kindern unterwegs war, war schon dabei, die Straße zu überqueren. Damit das Auto sie nicht erwischte, liefen die Menschen weg und die Kinder verteilten sich auf der Kreuzung. Die Person, die über rot gefahren war, fuhr einfach weiter und verschwand hinter dem nächsten Hügel. Ich stieg aus, um zu sehen, was passierte.

Die Leute hatten Angst und waren aufgewühlt. Ein kleiner Junge, der vielleicht acht oder neun Jahre alt war, hatte sich auf den Asphalt geworfen, um nicht getroffen zu werden. Die Frau, die wahrscheinlich seine Mutter oder seine Erziehungsberechtigte war, sah ganz erschrocken, überfordert und ängstlich aus. Sie rief ihren Kindern zu, auf den Fußweg zu gehen. Der kleine Junge tat das und fing an zu weinen, während sein Körper zu beben begann. Weil sie so aufgewühlt war, packte die Frau den Jungen an den Armen und schrie: »Dir ist nichts passiert! Dir geht's gut! Hör auf zu weinen. Hör auf zu weinen!« Ich fühlte mit ihr mit. Es war völlig nachvollziehbar, wie viel Angst sie gehabt haben muss, wie schrecklich es gewesen wäre, wäre eines ihrer Kinder verletzt worden. Es wirkte, als würde sie nur versuchen, die Situation im Griff zu behalten und wahrscheinlich auch ihre eigene Angst.

Und was sie tat, hatte einen ganz bestimmten Effekt auf das Soma des Jungen. Sie verlangte, dass der kleine Junge aufhörte zu tun, was er ganz instinktiv tat. Wenn wir Trauma somatisch verstehen, dann wissen wir, dass er etwas ganz Natürliches und Heilsames tat. Mit dem Beben, Zittern und Heulen verarbeitete sein Gehirn/Körper den Sturzbach an Körperchemie und Energie, der gerade über ihn hereingebrochen war, um ihn zu retten, und der es ihm ermöglicht hatte, aus dem Weg zu hechten.

Nachdem wir erfolgreich entkommen sind, muss all das, was in uns aktiviert wurde, durch den Körper und durch die Emotionen freigelassen werden, damit wir wieder einen ruhigen und zusammenhängenden Zustand erreichen können. Dann erkennen wir erst, dass wir mit unserem Selbstschutz erfolgreich waren und dass alles gut ist. Das passiert nicht einfach so. Der Schutzmechanismus – Kämpfen, Fliehen, Erstarren, Unterwerfen und Dissoziieren – ist ein Prozess, der auf die eine bestimmte Weise abläuft. Davon wieder herunterzukommen und einen zusammenhängen Zustand und ein zusammenhängendes Selbst wiederzuerlangen – das ist ein völlig anderer Prozess. Und an der Stelle geraten wir oft in Schwierigkeiten. Genau wie der Junge und die Frau.

Als die Frau ihn packte und verlangte, dass er zu weinen und zu zittern aufhörte, tat er, was die meisten Kinder tun würden. Er versuchte, Folge zu leisten. Wir passen uns nun mal an und versuchen, uns so zu verhalten, dass wir sicher und verbunden sind. Das tun wir auch dann, wenn es bedeutet, einen heilsamen Prozess, der uns innewohnt, außer Kraft zu setzen.

Um diesen natürlichen Prozess in seinem Soma zu unterbinden, musste er sich zusammenziehen und all sein Zittern und Weinen zurückhalten. Er presste seinen Kiefer zusammen, kniff seine Augen zu und hielt seine Arme eng an seine Körperseite. Er atmete flach. Er spannte sich vollkommen an, damit all die Energie nicht freigesetzt wurde. Erinnerst du dich daran, wie es ist, zu versuchen nicht zu weinen? Wie es ist, mit dem Weinen aufzuhören, wenn du schon dabei bist? Wir alle tun dieselbe Sache: Wir halten den Atem an, wir pressen unsere Augen und unseren Kiefer zusammen, wir schlucken alles hinunter.

Im besten Falle hätte der Junge sich auf den Fußweg setzen oder legen können, mit einer erwachsenen Person neben ihm, um ihn zu erden und ihm in diesem natürlichen Prozess Mut zuzusprechen: »Schon gut, lass es alles raus. Du kannst ruhig weinen. Lass zu, dass du zitterst. Das ist gut so, fühl dich einfach selbst. Ich bin hier.« Dann hätte er gesagt, wie sehr er sich erschrocken hat und gefragt, ob es allen anderen gut geht … ganz egal, was da gekommen wäre, wir hätten dem Soma Raum gelassen, alles zu verarbeiten. Dann wäre es vorübergegangen. Der Prozess hält nicht ewig an. Die Emotionen, die Körperchemie und die Energie bewegen sich und dann ist alles vollständig. Wahrscheinlich hätte er ein paar Mal tief eingeatmet, so wie Kinder es tun, nachdem sie heftig geweint haben. Und dann wäre er bereit gewesen, den Moment hinter sich zu lassen. Diesen Prozess hast du vielleicht selbst schon bei Kindern erlebt.

Der Prozess hätte ihm auch erlaubt zu erkennen, dass er es »geschafft« hatte, er hat gehandelt, und zwar erfolgreich. Das Soma hätte gemerkt, dass er nun wieder sicher war, und es wären nicht die ganze Energie und der Schutzmechanismus (»Ich bin nicht sicher … ich bin bereit zu reagieren«) dort eingelagert worden.

Energiefluss

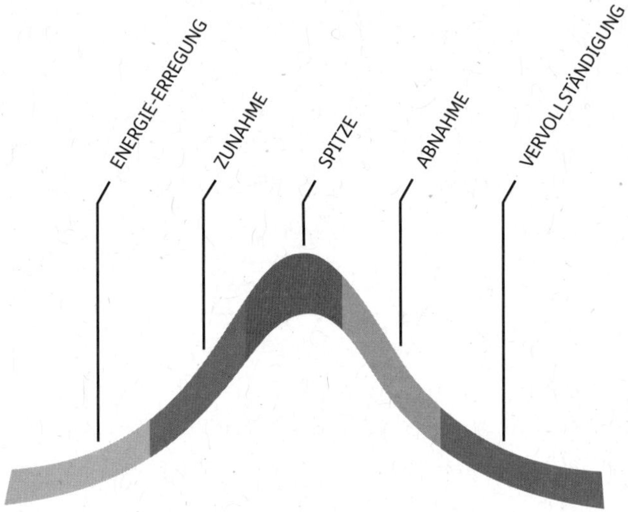

Unterbrochener Energiefluss

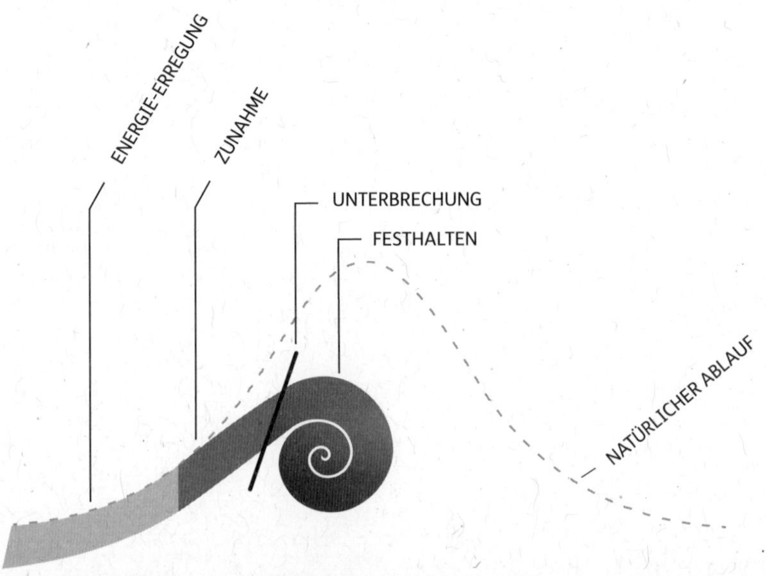

Dafür sind wir geschaffen. Das Soma weiß, wie es einen beschützenden und aktivierten Zustand wieder verlässt. Es weiß, wie es handeln und die Aktivierung dann durch den Körper und die Emotionen verarbeiten kann, um zu einem gegenwärtigen und zusammenhängenden Zustand zurückzukehren. Wir wissen, wie das geht und wir brauchen dazu einen Kontext, der diesen Prozess unterstützt. Wenn wir den Prozess zulassen können und er vom sozialen Kontext und vom Kontext unserer Beziehungen mitgetragen wird, sind wir wirklich beeindruckend gut darin, angsteinflößende Erlebnisse und Schutzmechanismen zu verarbeiten. Das machen wir schon seit Tausenden von Jahren so … wir waren ja auch die Beute von fleischfressenden Tieren. Wir mussten unsere Reflexe aktivieren, handeln, und dann zu einem gegenwärtigen und ruhigen Zustand zurückkehren.

Dieser Prozess hätte auch die Frau unterstützen können. Wir hätten sie erden können und erkunden können, was ihrem Soma geholfen hätte. Vielleicht hätte sie auch gezittert und geweint. Das wäre eine völlig normale Reaktion auf das gewesen, was gerade geschehen war. Das passiert uns allen, wenn wir etwas Bedrohliches erleben.

Ich denke oft an diesen Moment und ich wünschte, ich hätte damals gewusst, was zu tun ist und eingegriffen. Ich bot an zu helfen und ihr Fokus war, die Situation selbst in den Griff zu bekommen. Das verstehe ich. Es ist echt schwierig. Unsere sozialen Normen verbieten es oft, dass eine fremde Person mit Aufgaben hilft, die sonst Eltern oder Erziehungsberechtigten zukommen. Ich bin *weiß* und sie ist PoC. Alles geschah sehr schnell und während der Moment vorbeijagte, fand ich keinen respekt- und taktvollen Weg, sie anzusprechen. Die Situation hat sich in meiner Vorstellung immer wieder zugetragen, und jedes Mal habe ich mir gewünscht, ihr gekonnter begegnet zu sein, damit der heilsame Prozess, den der Junge begonnen hatte, zu Ende hätte ablaufen können.

Diese Geschichte zeigt uns beispielhaft, wie sich Erlebnisse in unserem Körper ablagern und wie unsere angeborene Fähigkeit, sie zu verarbeiten, behindert und unterbunden wird. Wir bleiben bei der Angst hängen und bei ähnlichen Emotionen, die sich in unserem Gewebe festsetzen. Wenn der Kontext es erlaubt, dass die Aktivierung, unsere Empfindungen und Emotionen sich ganz durch uns hindurchbewegen können, dann verarbeiten wir sie, bis sie vollständig sind und sich in uns aufgelöst haben. Andernfalls bleiben sie hängen, das Gewebe wird verhärtet oder betäubt, und der Prozess ist mitten im Fluss unterbrochen.

WIE VERHÄRTEN WIR, WIE WERDEN WIR GEPRÄGT? EIN NÜTZLICHES MODELL

Viele Somatik*erinnen haben Modelle, wie der Körper festhält, sich verhärtet und sich betäubt – von den Faszien bis zum Bindegewebe, den Muskeln und den Organen. Was dort festgehalten wird, verbindet sich dann mit unseren Emotionen und unserem Selbstbild, aber auch mit unserem Selbst in Beziehungen und im Handeln. Das folgende Modell darüber, wie wir verhärten und Erlebtes abspalten, wurde vom Österreicher Wilhelm Reich (1897–1957) entwickelt. Reich studierte bei der Deutschen Elsa Gindler (1885–1961). Viele westliche somatische Traditionen nutzen dieses Modell. Viele Menschen haben es angepasst, angeglichen, ihm Neues hinzugefügt. Reich nutzte den Begriff Panzerringe, um Muster zu beschreiben, die typischerweise entwickelt werden, um aus irgendeinem Grund als unzulässig geltende Erregung oder Lebendigkeit zu bewältigen. Mehr Informationen über Reich und Gindler und die Wurzeln meiner Arbeit findest du auf meiner Webseite (www.stacihaines.com).

Das Modell ist deshalb so nützlich, weil es uns hilft, beengende Muster im Soma wahrzunehmen. Du kannst diese Muster in dir selbst und in anderen erkennen. Zwar sind diese verkörperten Muster geschaffen, um uns in unserer Sicherheit, unserer Zugehörigkeit und unserer Würde zu unterstützen, doch sie beengen und begrenzen andere Empfindungen, Emotionen und Handlungsweisen. Ein beschütztes Herz empfindet nicht nur weniger Schmerz, sondern auch weniger Liebe.

Das Empfinden und die Lebendigkeit in unserem Körper bewegen sich in mehrere Richtungen, hoch und hinunter, von Seite zu Seite, von vorn nach hinten. Das nächste Mal, wenn du freudig erregt bist, achte einmal darauf, wie sich dein Empfinden und deine Emotionen bewegen. Erregung ist meist eine überall gesteigerte Lebendigkeit (vibrierend, beschleunigt) mit einer Gefühlskonzentration in der Brust und einer Bewegung nach oben. Oder achte darauf, was du empfindest und wie du lebendig bist, wenn du dich liebevoll verbunden fühlst. Das fühlt sich oft an, als würden die Brust und der Bauch wärmer, und gleichzeitig entsteht ein sich setzendes oder entspannendes Gefühl weiter unten im Körper, in der Hüfte und in den Beinen. Hinzu kommt häufig, dass sich deine Brust, dein Rücken und Herz öffnen und weicher werden, dass deine Augen sanfter werden und die Grenzen deiner Haut durchlässiger oder deine Ecken und Kanten glatter.

Die Panzerringe oder beengenden Muster verlaufen horizontal im Körper, und helfen dabei, das Empfinden, die Emotionen, die Lebendigkeit und die Bewegungen zu verhindern oder abzudämpfen. Ein kurzes Beispiel: Ich traf einmal eine Frau bei einem Workshop, die schließlich gemeinsam mit mir etwas demonstrierte. Ich konnte somatisch wahrnehmen, dass ihre Arme an den Schultern vom Körper getrennt waren (durch somatisches Panzern, nicht wortwörtlich). Es war, als bewegten sie sich unabhängig von ihr. In ihrem Torso war Lebendigkeit, aber nicht in ihren Armen. Ich wusste nicht, wie das kam, und dachte mir auch keine Geschichte aus. Ich hatte das nur bemerkt und war neugierig.

Bei der Demonstration der somatischen Körperarbeit arbeitete ich mit ihrer Brust, ihren Schultern und ihren Armen. Durch unser Gespräch und die Entpanzerung legte sie ihr Trauma offen. Als junge Erwachsene war sie Konzertpianistin gewesen. Sie hatte bei sehr bedeutenden Pian*istinnen gelernt und ihren Weg in eine der besten internationalen Musikschulen gefunden. Sie und ein*er ihrer jüngeren Lehr*erinnen verliebten sich ineinander. Wegen der Genderregeln und der Tabus ihrer Kultur und ihrer Religion nahmen ihre Eltern sie aus der Schule und sperrten sie für ein Jahr bei sich im Haus ein. Als Akt des Widerstandes hörte sie auf, Klavier zu spielen. Auch für sie selbst war das ein großer Verlust. All das zeigte sich, als wir ihre Arme somatisch wieder mit dem Körper verbanden und ihnen wieder Leben einhauchten. Unsere körperlichen und unsere psychischen Strategien sind miteinander verwoben.

Ich empfinde großen Respekt vor dem Soma und davor, wie wir geprägt werden. Ich hatte keine Ahnung, was sich in dieser Sitzung abspielen würde. Sie erzählte, dass sie ganz erschrocken und verwundert darüber war, dass ihre Arme so getrennt vom Körper wirkten. Natürlich wusste sie, was sie erlebt hatte, doch sie wusste nicht, dass das auf diese Weise in ihrem Körper weiterlebte. Sie arbeitete somatisch und mit der Zeit kehrte die Verbundenheit zwischen ihren Armen und ihrem Torso zurück. Es kehrten auch viele Formen ihrer Kreativität wieder. Soweit ich weiß, spielte sie aber nicht wieder Klavier.

Ich möchte dich ermutigen, die nächste Grafik zu betrachten und sie zu spüren, indem du sie an dir selbst testest. Achte auf den Effekt – im Körper, in den Emotionen, in der Psyche und in deinen Beziehungen. Was für Verhalten und was für Handeln könnten die Panzerringe ermöglichen oder verunmöglichen? Vielleicht erkennst du dich und dein Geprägtsein wieder, während du dich mit der Grafik auseinandersetzt. Achte auch auf andere. Was nimmst du in ihrem Geprägtsein wahr? Wo und wie nimmst du deine Anpassungen und die anderer Menschen im Körper wirklich wahr?

Ich möchte uns dazu ermutigen, dass wir lernen zu erkennen, wie wir im Soma geprägt sind. Und dann müssen wir Raum schaffen zwischen dem, was wir wahrnehmen, und dem, wie wir es automatisch bewerten. Es kann durchaus hilfreich sein, etwas zu bewerten, doch wie wir etwas bewerten, wird stark von unseren sozialen Umständen beeinflusst. Wir wollen unser eigenes Soma und das Soma anderer Menschen wahrnehmen können. Die Informationen, die wir daraus ziehen, nutzen wir dann, um zu wachsen, uns zu verbinden und Zukunftsvisionen zu entwickeln, nicht um gewaltvolle soziale Normen und Stereotypen zu verstärken. Als Erstes sind wir neugierig: Was nehme ich im Soma wahr? Warum ist es geprägt, wie es geprägt ist, wofür ist diese Panzerung da?

Menschen haben sehr unterschiedliche Körper. Das Bild der Panzerringe unten zeigt einen Körper mit vier Gliedmaßen. Alle Körper, alle Menschen, ganz unabhängig von ihrer körperlichen Beschaffenheit, sind irgendwie geprägt, sind lebendig und schützen sich auf die eine oder andere Weise. Wenn der menschliche Körper durch Panzerung beengt wird, dann geschieht dies nach bestimmten Mustern, und doch sind wir alle auf ganz einzigartige Weise geprägt. Jeder Panzerring verläuft um den ganzen Körper, nicht nur auf der Vorderseite. Wenn du dich genauer mit dem Thema auseinandersetzen willst, beschreibe ich gegen Ende des Kapitels etwas detaillierter, wie sich die Panzerung entlang dieser Ringe zeigen und anfühlen kann.

Panzerringe

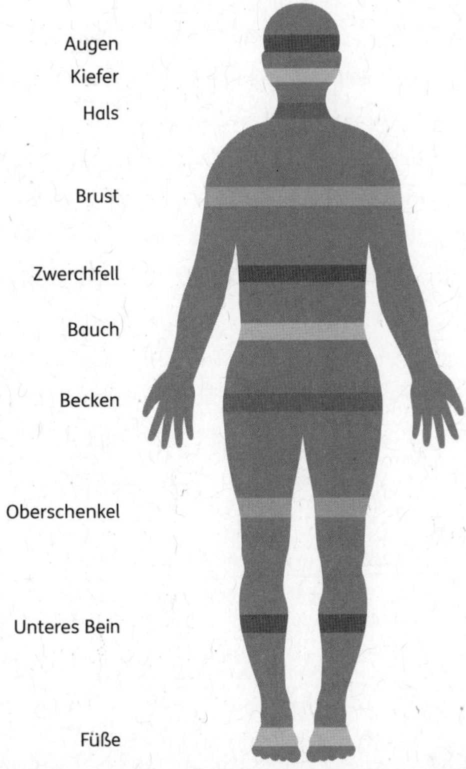

SOMATISCHES ÖFFNEN UNTERSTÜTZEN

Es gibt viele Prozesse, die dem Soma erlauben, weicher und lebendiger zu werden und zuzulassen, dass das, was zurückgehalten wird oder feststeckt, verarbeitet wird. Bevor wir voll einsteigen, möchte ich ein paar Bezugspunkte abstecken, damit wir wissen, was somatisches Öffnen ist und was nicht.

Dies sind die zentralen Marker des somatischen Öffnens:

- ★ Gefühltes Wissen, oft auch »felt senses« genannt. Wir werden diesen Prozess im Körper, im Empfinden und in unseren Emotionen spüren. Wenn wir dissoziieren oder eine nicht im Soma eingebettete emotionale Katharsis durchmachen, dann geschieht das meist losgelöst vom gefühlten Wissen. Wir müssen wieder und wieder zum Empfinden zurückkehren, damit der Prozess geerdet bleibt.
- ★ Unsere Resilienz und Deklarationen stehen bereit. Beim somatischen Öffnen halten wir die Resilienz nah bei uns. Es geht dabei nicht darum, einen somatischen Öffnungsprozess einzugrenzen oder aufzuhalten, sondern darum, ihn zu unterstützen. Wenn wir wissen, was uns (oder unseren Kli*entinnen) wichtig ist, was Resilienz bringt, steht uns das zur Verfügung, wenn wir es brauchen. Wenn ein Aspekt des somatischen Öffnens zu intensiv wird, können wir als Gegengewicht auf Resilienzstrategien zugreifen. Wenn wir etwas nicht spüren wollen, können wir uns mit unserer Deklaration daran erinnern, was uns am allerwichtigsten ist und warum wir uns auf den Weg der Transformation begeben haben. Sich somatisch zu öffnen bedeutet ganz grundlegend, mehr gelebten Raum für Resilienz zu schaffen und für das, was uns am wichtigsten ist.
- ★ Das Gewebe wird sich ändern. Während wir mit diesem Aspekt der Transformation arbeiten, wird sich das Festhalten, das Betäuben und

das Nach-vorne-Drängen im Gewebe verändern. Das bedeutet, dass es sich von dicht und unnachgiebig hin zu weich und empfänglich bewegt, oder von schlaff und leer zu pulsierend und dynamisch. Wenn wir bisher vielleicht nicht nach etwas greifen oder uns nach etwas sehnen konnten, wird das nun möglich. Das geschieht nicht nur, weil wir etwas emotional und psychisch verändern, sondern auch, weil die Panzerung im Gewebe, die gelernt hatte, Sehnsucht zu verbieten, sich verändert. Die Brust, Augen und Arme können sich wieder sehnen. Wenn unsere Grenzen in der Vergangenheit ignoriert wurden, dann können sich nun die Muskeln und das Bindegewebe verändern, sodass sie doch wieder zulassen, dass wir Grenzen ziehen. All das trägt dazu bei, dass wir nun auf andere Weise handeln und in Beziehung gehen können.

★ Lebendigkeit wird durch die Person und den Körper zugelassen. Mit Lebendigkeit meine ich Empfindungen, Emotionen, somatische Impulse, Bilder und Gedanken. Beim somatischen Öffnen laden wir durch den Prozess und durch Berühren das Verhärtete ein, weich zu werden. Was betäubt ist, darf wieder erwachen. Was zurückgehalten wird, darf sich zeigen. Was nach vorn gedrückt wird, darf zurückfallen und sich entspannen. Wenn wir das tun, zeigt sich das, was diese verkörperten Strategien beschützt, unterdrückt oder geleistet haben, und dann können wir damit arbeiten. Auf emotionaler Ebene kann das beispielsweise die Angst sein, angegriffen zu werden; die Isolation, wenn wir Gewalt durch unsere Part*nerinnen erlebt haben; die Scham und die Wut, die von Transfeindlichkeit und Rassismus ausgehen; die Trauer, wenn wir von unserem Herkunftsort getrennt sind. Es können aber auch ausgelebte oder unterdrückte Impulse sein, sich zu verteidigen, sich nach etwas zu sehnen, wegzulaufen, zu kämpfen, sich zu ducken. All das aktiviert etwas in uns, das wir körperlich und emotional wahrnehmen können. Das heißt nicht, dass wir dann entsprechend handeln müssen. Es heißt vielmehr, dass ein aktivierter Impuls darin unterstützt werden kann, seinen Weg im Soma zu vervollständigen. Wenn wir dabei behutsam vorgehen, können Wegschieben, Schlagen, Treten und andere Arten, sich selbst zu verteidigen, Teil dieses Prozesses sein. Wir folgen den schützenden Impulsen im Soma. Wir können auch unsere gefühlte Vorstellungskraft nutzen – eine Vorstellungskraft, die mit unserem Empfinden verbunden ist –, um dem Impuls zu folgen, also wenn wir beispielsweise weglaufen wollen. In all diesen Prozessen kümmern wir uns um die* Kli*entin und den therapeutisch tätigen Menschen. Das hat nichts mit Katharsis zu tun, sondern damit, verkörpert die Impulse zuzulassen, die bisher unterbunden wurden.

- Wenn wir zurückgehaltene oder abgespaltene Erlebnisse verarbeiten, wird unser Soma auf verschiedene Weisen darauf reagieren. Diese Reaktionen können zum Beispiel ein unterschwelliges oder ein sehr deutliches Beben oder Zittern sein, uns wird heiß und wir schwitzen, wir husten, lachen und weinen. Häufig gehören Emotionen dazu. Sie zeigen sich als Tränen, Wut, Freude, Erleichterung und so weiter. Beim somatischen Öffnen geht es eben genau darum: Das Soma lässt los und verarbeitet. Das Gewebe, die Muster, unsere Überzeugungen und Erlebnisse – alles, was im Soma festgehalten wird, strukturiert sich neu.
- Wie wir aus dem letzten Kapitel wissen, sind Emotionen ein ganz natürlicher Teil des Prozesses, wenn wir loslassen und uns neu aufstellen. Sie sind ein normaler Teil des Menschseins. Emotionen sind aber nicht das Maß der Transformation. Das ist das Soma. Bei der Traumaarbeit kann es passieren, dass sich Menschen zu sehr auf ein emotionales Loslassen versteifen, das sich über das Soma hinwegsetzt oder von ihm getrennt wird. Das heißt, dass sie Emotionen zwar ausdrücken, aber nicht mit ihrem Empfinden und ihrem Körper verbunden sind. Ich begreife das als losgelöste Katharsis. Das kann tatsächlich selbst ein Schutzmechanismus und eine angewöhnte Tendenz sein. Damit meine ich, dass es einen Drang zum heftigen emotionalen Ausbruch gibt (Wut, Traurigkeit), der überdecken soll, was im Soma geschieht. Ich habe schon Sitzungen erlebt, in denen ich einen Menschen beim Weinen

unterbrechen musste, um ihn zurück zu seinem Empfinden und zu sich selbst zu bringen. Das scheint vielleicht seltsam, doch wenn ein emotionaler Ausbruch das überdeckt, womit wir arbeiten wollen, dann kann kein somatisches Öffnen stattfinden. Als therapeutisch tätige Menschen müssen wir uns in solchen Momenten sowohl mit emotionalen als auch mit somatischen Prozessen gut auskennen. Wir merken durchaus, wenn etwas stimmig ist – der Klang der Stimme, das Empfinden, die Verbindung zum Körper, und der emotionale Ausdruck sind alle miteinander verbunden. Oder wir bemerken Unstimmigkeiten – wie die Stimme klingt, wie sich ein Mensch emotional ausdrückt, wenn die Empfindungen und der Körper voneinander losgelöst sind. Das kann sich als harte Brust und als steifer Kiefer zeigen, während die Person erzählt, sie sei glücklich. Es kann sich auch als Tränen zeigen, die fließen, obwohl das Soma leblos und dissoziiert wirkt.

★ Der Prozess des somatischen Öffnens führt zu bestimmten Ergebnissen. Wir werden besser darin, in unserer eigenen Haut und in uns selbst zu leben – wir werden sozusagen somatisiert sein. Wir machen uns ein größeres emotionales Spektrum zu eigen, sodass wir viele verschiedene Emotionen in uns und in anderen zulassen und mit ihnen sein können. Dasselbe wird mit unserem Empfinden und unserer Lebendigkeit geschehen. Wir werden besser differenzieren können, also den Unterschied zwischen dem vergangenen traumatischen Erlebnis erkennen und dem, was im Jetzt geschieht. Wir werden erkennen können, welche Fähigkeiten und Möglichkeiten wir damals hatten, und wie viel stärker und besser aufgestellt wir heute sind. Wir werden auch zwischen dem unterscheiden können, was in uns geschieht, und dem, was in anderen Menschen geschieht. Wir werden besser darin, mit jetzigen Herausforderungen und Schmerzen zu arbeiten.

Indem wir uns somatisch öffnen, lernen wir, so glaube ich, uns tiefgreifender selbst zu akzeptieren. Wir ignorieren nicht (»alles ist okay«), wir reden uns nicht selbst gut zu, wir handeln nicht verantwortungslos. Vielmehr gliedern wir unser Erlebtes ganzheitlich in uns ein, wir verbinden, was aufgespalten war, und wir setzen Energie frei, die wir nutzen können, um gut im Jetzt und in dieser komplexen Welt zu leben. Positiver Wandel wird sich überall in unserem Alltag und Leben zeigen, in unserem Handeln und in den Möglichkeiten, die uns offenstehen. Anderen wird auffallen, dass wir uns verändern.

> *Sometimes a breakdown can be the beginning of a kind of breakthrough, a way of living in advance through a trauma that prepares you for a future of radical transformation.*
>
> *CHERRIE MORAGA, This Bridge Called My Back: Writings by Radical Women of Color*

PROZESSE DES SOMATISCHEN ÖFFNENS

Wir nutzen eine Reihe von Methoden, um das somatische Öffnen zu unterstützen. Dazu gehören somatische Körperarbeit, Prozesse des Einlassens (emotional und körperlich), belebende Prozesse und verkörpertes Geschichtenerzählen. Ich kann zwar über sie schreiben, doch um sie zu lernen, genügt es nicht, bloß über sie zu lesen. Darum weise ich hier auf sie hin und biete auf meiner Webseite (www.stacihaines.com) dazu weiterführende Informationen (besonders für den us-amerikanischen Raum) für interessierte Leute an.

Eine der effektivsten und wirksamsten Methoden, die dir beim somatischen Öffnen und den dazugehörigen Prozessen hilft, ist die somatische Körperarbeit. Sie stellt eine der wichtigsten Methoden dar, die uns zur Verfügung stehen.

Somatische Körperarbeit nutzt therapeutisches Berühren, Atem, Gespräche, Vorstellungskraft, Gestiken, die Stimme und emotionale Prozesse.

Sie unterstützt uns darin, dass wir uns vom Verhärten und Dissoziieren wegbewegen und offener und verkörperter werden. Das bedeutet, die Erlebnisse, die wir im Soma eingelagert haben, durch Emotionen und den Körper zu verarbeiten. Wenn wir massiert werden, kann das einen Muskel oder eine Verhärtung vorübergehend entspannen. Doch wie wir geprägt sind, die Panzerung des Körpers, wird sich nicht verändern, wenn das, worum sich die Verhärtung kümmert (Sicherheit, Liebe, Schutz, Scham, Angst, Flucht), nicht verarbeitet wird. Aus neurowissenschaftlicher Perspektive ist es am einfachsten, über den Weg des Körpers mit diesen Erfahrungen, der schützenden Aktivierung, den Emotionen und traumatischen Erinnerungen zu arbeiten. Der Körper greift am schnellsten auf die Bereiche des Gehirns zu, die besonders involviert sind, mit traumatischen Erlebnissen umzugehen und sie zu speichern (wie die Amygdala, der Hypothalamus und der Hippocampus, die alle zum limbischen System gehören). Im Vergleich zur Sprache ist der Körper der viel direktere und schnellere Weg, weil die schnellen Reaktionen, die traumatische Erlebnisse auslösen, nicht in den Sprachzentren des Gehirns stattfinden.

Somatische Körperarbeit nutzt therapeutische und wohlwollende Berührungen, die mit Atemmustern und Gesprächen verbunden sind. Techniken der somatischen Körperarbeit unterstützen Muster, die im Soma festgehalten werden, weicher, lebendiger oder beides zu werden. Atemmuster versorgen den Körper mit Sauerstoff und helfen dem Gewebe, sich von innen nach außen zu bewegen. Wenn wir dem Körper mehr Sauerstoff zuführen, verändert das den pH-Wert, der dann den Stoffwechsel im Gewebe und die Sauerstoffaufnahme erhöht. Die Nerds unter uns können ja mal den Bohr-Effekt nachschlagen.

Zwar steht die somatische Körperarbeit dieser Schule in einer bestimmten Tradition, doch Menschen haben einander schon immer auf heilsame Weise berührt. Therapeutisch und anwesend zu berühren und aufmerksam zu sein; die Fähigkeit zu erkennen, was im Soma abgelagert ist, dem Soma helfen wieder aufzuwachen oder loszulassen; da sein zu können und zu helfen, die emotionalen Prozesse und neuen Interpretationen zu unterstützen, die es braucht – das ist unendlich wertvoll für die Transformation.

Wir sind in Bewegung. Unsere Zellen und unser Blut, unsere Hormone und unsere Gedanken, alles bewegt sich. Und wir haben Raum. Viele Menschen glauben zwar, dass wir zum größten Teil aus Wasser bestehen, doch eigentlich bestehen wir zum größten Teil aus dem leeren Raum zwischen unseren Atomen. Somatische Körperarbeit ermöglicht es den Orten in uns, an denen etwas feststeckt, die verstopft sind, betäubt oder eingeengt, sich wieder zu bewegen. Sie schafft wieder Raum. Wenn wir daran nicht gewöhnt sind, wissen wir manchmal nicht, wie wir unsere Lebendigkeit einfach geschehen lassen können. Wie sollen wir zulassen, dass unsere Emotionen und unser Empfinden ihren ganz natürlichen Verlauf nehmen? Unsere Lebendigkeit, unsere Emotionen und unsere Empfindungen haben einen Anfang, nehmen dann bis zu ihrem Höhepunkt zu, und lassen dann los, um zur Vervollständigung oder zum Ausdruck zu kommen.

Hier ist ein Beispiel für somatische Körperarbeit:
Ich hatte die Gelegenheit somatische Körperarbeit mit einem neunjährigen Kind zu machen, das die Scheidung seiner Eltern miterlebte. Es wurde außerdem von seinem Vater auf manchmal erniedrigende Weise unter Druck gesetzt, bessere Leistungen in der Schule abzuliefern und nicht immer so kleinlich zu sein. Doch dieses Kind nahm die Dinge von Natur aus eher genau. Die Kultur und die soziale Schicht seiner beiden Elternhäuser waren, nun da sie getrennt lebten, sehr unterschiedlich und es musste damit zurechtkommen, zwischen beiden hin und her zu wechseln. Die Situation prägte das Kind bereits. Es begann sich anzupassen, was sich in einer eingezogenen Brust und zusammengefallenen Schultern zeigte. Das Kind ist *weiß*, und

seine Genderidentität und sexuelle Orientierung sind noch unklar. Zurzeit scheint alles noch sehr im Fluss zu sein.
Das Kind legte sich auf die Liege. Ich sagte ihm, dass wir uns unterhalten und darauf achten würden, was es fühlte und was für Bilder es sah, während ich mit ihm arbeitete. Wir fanden einen Druck, der gut funktionierte. Wir probierten ein paar einfache Atemmuster aus. Was mich völlig umhaute, war, wie schnell es seine Lebendigkeit fühlen konnte, wie sie sich bewegte, wie sie leichter wurde; und was ihm das verriet. Kinder haben weniger Jahre mit ihrer Panzerung gelebt als wir Erwachsene. Zuerst war die Lebendigkeit in seinem Kopf, Rücken und Bauch. Seine Brust bewegte sich aber weniger. Dort arbeiteten wir mit Atemmustern, Berührungs- und Druckpunkten, mit Gespräch und damit, mehr Offenheit einzuladen. Es fiel dem Kind leicht, seine Aufmerksamkeit dorthin zu lenken, und aus Unsicherheit wurde Leichtigkeit, während seine Brust weicher wurde. »Jetzt ist es leichter zu atmen …«, sagte das Kind. »Wie ist das für dich?«, fragte ich. »Gut«, sagte das Kind. »Da drin ist ein blauer Ball … na ja, ein blauer Diamantenplanet, und der glitzert …«, fügte es hinzu. Ich fragte, wie es sich fühlte, wenn es sich in den Planeten begibt. Das Kind sagte: »Glücklich.«
Der Großteil der Lebendigkeit war nur in der oberen Körperhälfte bis hinunter zum Bauch. Ich bat das Kind zu versuchen, die Lebendigkeit auch die Beine hinunterlaufen zu lassen, als hingen alle seine Körperteile zusammen. Das Kind sagt: »Warte, ich guck mal nach … Okay, da ist es! Ich fühle es jetzt bis ganz runter in die Füße!« Es beschrieb die Lebendigkeit als Brummen, als Vibration, und manchmal sei sie etwas nervös. Ich fragte, ob ihm das gefiel. »Ja«, antwortete das Kind, »das fühlt sich nach mir an.«

Das Kind fiel sehr tief in sich hinein, während wir gemeinsam arbeiteten. Ein sehr ruhiger innerer Zustand, doch gleichzeitig sehr wach. In diesem Zustand fragte ich, ob ich es an etwas erinnern dürfe. Das Kind erlaubt es mir. »Manchmal müssen wir daran erinnert werden, dass alles mit uns stimmt, dass wir gut sind … Nichts an dir ist verkehrt.« So etwas zu einem Menschen zu sagen, ist immer ein großes Ding und die meisten von uns haben wahrscheinlich viele Verteidigungsmechanismen, damit solche Sätze sie nicht erreichen. Sein Körper arrangierte sich, sein Kiefer schob sich nach vorn, eine Faust ballte sich … dann entspannte es sich. Ich sagte noch einmal: »Nichts an dir ist verkehrt. Du bist gut, genau wie du bist.« Seine Arme zuckten ein wenig, seine Schultern drehten sich nach vorn, und fielen dann wieder zurück. Ich sagte es ein letztes Mal. Dann fragte ich, wie sich die Sätze in ihm anfühlten, und was in seinem Körper geschah. Das Kind ließ seine Augen geschlossen und sagte leise: »Das stimmt. Ich hatte das vergessen … ich hatte fast vergessen, dass nichts an mir verkehrt ist.«
Dann fragte ich, welche Menschen es kannte, die es liebten. Die Antwort war eine sehr lange Liste von Leuten, auf der auch seine Katzen auftauchten. Das Kind war einfach super. Ich hätte am liebsten losgeweint, weil sie Situation einfach so eindringlich war und weil das Kind so unglaublich gut darin war, seine Panzerung abzulegen und mit nur ein bisschen Unterstützung zu transformieren.

Wenn wir uns beim Regenerieren von Sicherheit in die Verhärtung in unserem Soma einlassen, dann unterstützen wir sie, sich in die Richtung zu bewegen, die sie einschlägt. Dadurch, dass wir die Verhärtung unterstützen, nehmen wir an, dass das Soma / die Person an etwas festhält, und lassen dieser Anpassungsreaktionen so eine tiefe Anerkennung zuteilwerden. Indem wir das Geprägtsein unterstützen und nicht versuchen, es zu verändern, nehmen wir wahr, was es uns auf seine Weise mitteilt. Das hat zur Folge, dass wir entdecken, worum es sich unter der Oberfläche kümmert. Wenn wir uns einlassen, unterstützen wir die Verhärtung dabei, weicher und lebendiger zu werden.

Beim somatischen Öffnen lassen wir uns verbal, emotional und körperlich ein. Auf körperlicher Ebene bedeutet das, dass wir den Druck, den die Verhärtung ausübt, annehmen und sie, wie beschrieben, in die Richtung mittragen, die sie einschlägt, aber nicht versuchen sie »zu öffnen«. Wir unterstützen also die eingezogenen Schultern, die angespannten Oberschenkel, die steife Brust, die ungenutzte Hüfte.

Auf emotionaler Ebene bleiben wir bei den Emotionen, die da sind, und geben ihnen Raum. Auch hier ist das Ziel nicht, sie sofort zu lösen, zu verstehen oder sie ausdrücken. Wir bleiben dabei, was wir bei der Emotion empfinden, achten darauf, wo sie sich im Körper befindet, und schaffen Raum für ihre Form und ihre Bewegung. Wenn wir auf die Empfindungen und Emotionen achten, können wir uns dem widmen, was es zu fühlen und zu wissen gibt. Emotionen bewegen sich. Traurigkeit fängt vielleicht als Schwere in der Brust oder als Ziehen im Herzen an. Wenn wir ihr Raum geben und ihr folgen, wird sie vielleicht zu einem Drücken in der Kehle und kommt dann als Tränen oder Schluchzen und als Geräusch nach vorn. Es wirkt vielleicht seltsam, das so genau auseinanderzunehmen. Doch die meisten von uns sind so gut darin geworden, unsere Emotionen in Schach zu halten, sie zu korrigieren oder sie herausplatzen zu lassen, dass der somatische Prozess dabei außer Kraft gesetzt wird.

In Gesprächen lassen wir uns ein, indem wir mit dem verkörperten Narrativ anwesend sind und es bestätigen. Das bedeutet nicht notwendigerweise, dass wir mit ihm übereinstimmen. Vielmehr lassen wir uns vor dem Hintergrund eines umfassenderen Veränderungsprozesses ein, der von einer Deklaration geleitet wird. Das kann beinhalten, dass wir uns der Sprache einer anderen Person angleichen. Wenn sie das Wort *zerbrochen* nutzt, um zu beschreiben, wie sie sich fühlt, und du ihr widerspiegelst, dass sie sich »beschädigt« fühlt, kann das eine ganz andere Resonanz in ihrem Soma haben. Vielleicht fühlt sie sich missverstanden, als würdest du es einfach nicht verstehen. Ganz genau so, wie ja auch Glück und Freude für verschiedene Menschen völlig unterschiedliche Dinge beschreiben können. Wir bewegen uns in der Traumaarbeit auf sehr sensiblem und verletzlichem Terrain. Wenn wir uns somatisch einlassen, gehört es dazu, dass wir uns der Person sprachlich anschließen, ohne sie nachzuahmen.

Wir lassen uns auf das Soma ein, indem wir somatische Körperarbeit nutzen, Resilienzpraktiken, Prozesse, die das beschützende Geprägtsein unterstützen, und durch den Prozess des Verbündens.

Belebende Prozesse sind solche, die Lebendigkeit und Energie einladen und zulassen, dass sie sich durchs Soma bewegen. Viele von uns haben das Leben und die Kraft in uns aus sehr nachvollziehbaren Gründen stark eingeschränkt. Belebende Prozesse befördern Erfahrungen damit, wie es ist, wenn mehr Energie und Lebendigkeit durch uns fließen, als das sonst der Fall ist, und wir dabei mit anderen verbunden sind. Dabei geht es immer um die Transformation oder die Deklaration der Person.

Wir tun das durch somatische Körperarbeit, durch Übungen mit Part*nerinnen und mit speziellen Bewegungsübungen.

Auch somatisches Geschichtenerzählen kann uns dabei unterstützen, uns somatisch zu öffnen. Es bietet uns eine Gelegenheit, absichtsvoll von spezifischen Aspekten unseres Lebens zu erzählen, die uns besonders geprägt haben. Diese Praktik ist vielen aus therapeutischen Prozessen vertraut. Somatisch ist sie aber ganz speziell ausgerichtet. Wir erkunden, was uns geprägt hat, wie unsere gewohnheitsmäßigen Tendenzen oder unsere Überlebensstrategien entstanden sind. Wir erkunden, inwiefern sie uns im Leben genutzt haben und was sie uns gekostet haben. Und wir erkunden, wo im Soma sie leben. Wir können somatisches Geschichtenerzählen auch nutzen, um unsere Resilienz und unsere Sehnsüchte kennenzulernen und zu erfahren, wo sie im Soma leben. Wir können herausfinden, wie wir verbunden sein oder auf Abstand bleiben können, wie wir von unserer sozialen Position und unseren sozialen Umständen geprägt wurden und so weiter. Es geht dabei nicht so sehr darum, die Geschichte zu erfahren oder zu erzählen. Vielmehr konzentriert sich der Prozess darauf, wie wir geprägt worden sind und wie dieses Geprägtsein im Soma lebt. Wir erzählen eine Geschichte, und während des Erzählens sind wir in uns selbst, in unserem Körper und in unserem Empfinden. Die andere Hälfte des Geschichtenerzählens ist natürlich unser Gegenüber, die Person, mit der wir die Geschichte teilen können, die anwesend für alle Aspekte unseres Erzählens ist.

DER ABLAUF DER EMOTIONEN

In dieser Phase der Transformation, dem somatischen Öffnen, werden uns tiefgreifende Emotionen begegnen. Das gehört dazu, wenn wir die Stellen berühren, die verletzt sind und die verheilen sollen. Emotionen und emotionale Ausdrücke folgen einem immer gleichen Ablauf. Wir können uns diesen emotionalen Ablauf als Welle auf dem Meer vorstellen, die immer größer wird, dann am Strand bricht und wieder ins Meer fließt. Die folgenden Aspekte können dir vermitteln, wie du mit den Emotionen sein kannst und wie du den Prozess somatisch komplett zulassen kannst. Bei der Traumaarbeit und beim somatischen Öffnen hilft es oft, eine andere Person bei sich zu haben. Das ermöglicht dir, umfassender zu fühlen, während sie Raum gibt und darauf achtet, dass du geerdet bist.

1. Empfindungen und Emotionen steigen auf. Als Erstes zeigt sich die Emotion als Empfindung oder als gefühltes Wissen. Die Emotion ist eine Antwort entweder auf ein aktuelles oder auf ein vergangenes Erlebnis. Dann kannst du dich entscheiden. Du kannst dich von der Emotion abwenden oder dich ihr öffnen. Es gibt durchaus Momente, in denen

wir uns besser um uns selbst kümmern können, wenn wir eine Emotion erst einmal aufschieben. Wir können das aber nicht immer tun. Je länger du dich gegen eine Emotion wehrst, insbesondere gegen eine, die aus traumatischen oder gewaltvollen Erlebnissen stammt, desto länger steuert sie dein Leben. Anstatt dich von der Emotion abzuwenden, kannst du sie also willkommen heißen. Das tust du, indem du in deinem Körper auf sie achtest und etwas weicher wirst.

2. Sobald du dich deinen Emotionen widmest, dich ihnen zuwendest, intensivieren sie sich und wachsen an. Bei der zweiten Stufe des Ablaufs achtest du auf die Emotion, fühlst dich in die Empfindung *hinein.* Wenn du das tust, neigt die Emotion dazu, intensiver zu werden und sich zu zeigen. Diese Stufe ist oft die angsteinflößendste. Deine Emotionen zu spüren bedeutet, dass du lernst diese Empfindungen in deinem Körper zuzulassen. Wenn wir unsere Emotionen fühlen, müssen wir auch unsere Körper fühlen.
3. Emotionen wachsen zu ihrer größten Fülle an, wie Wasser in einer Schüssel kurz bevor sie überläuft. In der dritten Stufe erreichen Emotionen ihren Höhepunkt. Die Emotion wächst an, wird kraftvoller und intensiver. Vielleicht fühlst du dich, als würdest du gleich anfangen zu weinen. Oder deine Brust platzt beinahe vor Freude und Vergnügen. Vielleicht willst du treten, etwas wegstoßen oder schreien.
4. Bei Stufe vier werden Emotionen freigesetzt und körperlich ausgedrückt. Je nachdem, um was für eine Emotion es sich handelt, erlebst du dieses Freiwerden ganz sanft oder sehr intensiv. Vielleicht schwitzt du oder läufst rot an, weinst und schluchzt, zitterst, trittst, lachst, schreist oder dir wird zu heiß oder zu kalt. All das ist die Emotion, die sich Ausdruck verschafft. Überraschenderweise dauert es meist höchstens zwanzig Minuten, sogar die intensivsten oder furchteinflößendsten Emotionen voll zum Ausdruck zu bringen. Auch bei dieser Stufe ist es wichtig, dass wir unseren Körper und unsere Emotionen gleichzeitig spüren. So können unsere Emotionen sich ganz durch uns hindurchbewegen.

5. Bringe den Ablauf in Stufe fünf ganz bewusst zu Ende. Beziehe dich auf deine Resilienz und darauf, was dir wichtig ist. Nachdem du die Emotion ausgedrückt hast, fühlst du dich vielleicht erleichtert, friedlich und voller Energie. Vielleicht fühlt es sich heilsam oder transformativ an, die Emotion durchlebt zu haben. Damit ist der Ablauf vervollständigt. Lass dir Zeit, mit dir selbst zu sein. Erkenne an, dass du diese Emotionen bis zu ihrem Ende durchlaufen hast.

Wenn du dich Emotionen stellst, die mit Trauma verbunden sind, sie fühlst, freiwerden lässt und zum Abschluss bringst, wirst du erleben, dass sich dir mehr Möglichkeiten und Selbstvertrauen eröffnen. Es wird dir auch leichter fallen, mit einem großen Spektrum an Emotionen in dir und mit anderen zu sein.

AM KÖRPER, MIT DEM KÖRPER, DURCH DEN KÖRPER

Beim somatischen Öffnen unterscheiden wir, ob wir am Körper, mit dem Körper oder durch den Körper arbeiten. Wenn wir am Körper arbeiten, begreifen wir ihn als Gegenstand oder Maschine, als aneinandergereihte, miteinander verbundene Teile. Indem wir diese Teile manipulieren, reparieren oder austauschen, steuern und versorgen wir diese Maschine. Viele allopathische medizinische Ansätze verstehen den Körper auf diese Weise. Ich lehne das nicht pauschal ab, weil genau diese Perspektive manchmal nützlich und notwendig ist.

Wenn wir mit dem Körper arbeiten, begreifen wir den Körper als Partner, als wichtigen Informanten. Was wir empfinden und das Wissen, das darin liegt, ist dabei wichtig. Wir tun uns mit dem Körper zusammen, weil das hilfreich und heilsam ist, weil es uns beruhigt und so weiter. Innerhalb dieses Verständnisses ist das »Selbst« weiterhin etwas vom Körper Getrenntes. Der Körper ist zwar relevant, doch er ist nicht völlig entobjektifiziert. Viele westliche Formen der Meditation und viele körperbasierte Ansätze folgen diesem Verständnis. Wir widmen uns zwar auf intimere Weise dem Körper, doch wir leben nicht notwendigerweise in uns selbst als dynamische, lebendige Organismen. Wir haben das objektifizierende Körperverständnis so sehr verinnerlicht – Geist über Materie, das Göttliche getrennt vom Fleischlichen, der Intellekt weit stärker als Empathie. Ich glaube, dass es uns deswegen sehr schwerfällt, den Körper wirklich zu entobjektifizieren. Das ist ein langwieriger Prozess, dem wir viel Zeit und Energie widmen müssen.

Wenn wir durch den Körper arbeiten, begreifen wir das Selbst und den Körper als untrennbar. Wenn sich das Selbst verändert, verändert sich die Verkörperung, und wenn sich die Verkörperung ändert, ändert sich auch das Selbst. Dieses Verständnis entobjektifiziert den Körper / das Selbst vollständig. Wir sind lebende, dynamische Organismen, mit anderen verwoben, mit dem Boden und der Erde, der Luft, den Pflanzen, den Sternen und den Ozeanen. Meiner Erfahrung nach ist dieses Wissen am besten durch den Körper zugänglich und umsetzbar. Auch die Wissenschaft weiß darum, wie wir mit allem verwoben sind, und wir können die Verwobenheit in spirituellen und transzendenten Momenten erleben. Wenn wir mit ihr wieder in Kontakt kommen, wenn wir zur Lebendigkeit des Soma zurückkehren, wird dieses Wissen verinnerlicht. Durch den Körper zu arbeiten, ermöglicht eine ganzheitlichere Transformation. Es hilft uns, weiter zu praktizieren und zu wachsen.

Wenn wir den Körper und das Selbst wieder ganz machen, stellen sich auch andere Fragen: Was ist unser Bewusstsein? Gibt es eine beseelende Kraft, die in und durch uns fließt? Wie verstehen wir spirituelle Erlebnisse und solche, die so fern vom Selbst erscheinen, als würden sie es auflösen? Ich liebe es darüber Gespräche zu führen. Viele Menschen und Traditionen beantworten diese Fragen ganz unterschiedlich. Ich habe meine eigenen Erlebnisse, Antworten und offenen Fragen. Was ich hier hervorheben möchte, ist, dass wir diese Fragen und die transzendenten Erlebnisse, auf die sie verweisen, verkörpert erfahren. Sogar wenn sie dem Selbst erlauben, sich aufzulösen, geschehen sie durch das Soma. Ich glaube, dass der Körper sehr tiefgreifende spirituelle Fähigkeiten hat. Immer wieder habe ich erlebt, dass wir unsere Verwobenheit besser verstehen, je tiefer wir in unserem Soma leben, dass wir mit dem scheinbaren Widerspruch sein können, gleichzeitig materiell und beseelt zu sein. Denn alles ist aus ein und demselben Stoff. Wenn wir spirituelle und nicht auf Getrenntheit basierende Erlebnisse haben, bringen wir sie eben durch das Soma in unser Leben und in die Welt.

SOMATISCHES ÖFFNEN IN GRUPPEN

Auch Gruppen von Menschen, Teams, Organisationen und Bündnisse haben kollektive konditionierte Tendenzen und beschützendes Geprägtsein, und auch sie können sich innerhalb eines absichtsvollen Veränderungsprozesses somatisch öffnen. Die gemeinsamen konditionierten Tendenzen oder Anpassungen sind durch die individuellen Vergangenheiten der Menschen geprägt, die Teil der Gruppe sind, vor allem der Menschen, die leitende Rollen haben. Sie sind vom kulturellen Hintergrund des Kollektivs geprägt: Ist die Gruppe hauptsächlich Schwarz, Indigen, chinesisch, koreanisch, arabisch, mittelamerikanisch, *weiß*? Sind Rassifizierung und Kultur der Gruppe divers? Sind die meisten Personen PoC oder *weiß*? Besteht die Gruppe vor allem aus Menschen mit migrantischem Hintergrund, ohne Aufenthaltsstatus? Gender und soziale Schichten, die Absicht der Gruppe, die sozialen Normen und Systeme *weißer* Vorherrschaft und Überlegenheitsvorstellungen, der Kapitalismus, das Patriarchat und andere Systeme prägen die Gruppe ebenso. Und zuletzt sind die konditionierten Tendenzen der Gruppe geprägt durch die aktuellen sozialen und wirtschaftlichen Bedingungen, denen sie ausgesetzt ist oder die sie ändern will.

Genau wie Individuen brauchen auch Gruppen eine Absicht, wegen der sie sich transformieren und somatisch öffnen wollen. Vielleicht möchte eine Gruppe besser in Einklang mit sich selbst sein, als Gruppe kraftvoller und verbundener werden, besser mit dem Druck der Umstände umgehen können. Vielleicht werden die Wunden, die ihre Mitglieder gemein haben, verheilen, vielleicht werden sie resilienter und erfolgreicher. Eine Gruppe kann somatisches Öffnen nutzen, um kollektiv zu transformieren. Die Aufmerksamkeit liegt dabei sowohl auf individuellem wie auf kollektivem Öffnen und es braucht viele Anleit*erinnen für den Prozess.

generative somatics, die Organisation, mit der wir diese Arbeit machen, hat eine schon lange bestehende Kooperation mit der *National Domestic Workers Alliance*. Die NDWA ist eine der am schnellsten wachsenden Arbeitsrecht-Organisationen in den USA: Sie wird von einer Gruppe von Frauen of Color geleitet, und die Mitwirkenden sind ebenfalls hauptsächlich Frauen of Color. Ich liebe und respektiere vieles an der NDWA, unter anderem, dass sie darauf aus ist, den Arbeit*erinnen zu helfen, die am schlechtesten bezahlt werden, die die geringsten Sozialleistungen erhalten, und die häufig Opfer von Menschenhandel sind: privat angestellte Erzieh*erinnen, Haushält*erinnen und häusliche Pflegekräfte. Die NDWA richtet sich immer an den tatsächlich gelebten Erfahrungen dieser Arbeit*erinnen aus. Sie arbeitet auch für die Rechte von Menschen mit migrantischem Hintergrund und für Arbeitsrechte, ist aktiv gegen staatliche Gewalt und hat eine feministische und rassismuskritische Haltung. Und die NDWA stellt Liebe und Fürsorge in den Mittelpunkt ihres Aktivismus für den Wandel. Ich könnte ewig weiter erzählen.

Zusammen mit der NDWA schafften wir ein Programm mit dem Namen »Strategy, Organizing and Leadership« (SOL), das Menschen helfen sollte, erfolgreich in ihren leitenden Rollen zu sein. Es handelte sich um einen sechszehntägigen Kurs (vier viertägige Sitzungen innerhalb eines Jahres), der verkörpertes Engagement, Trauma- und Resilienzarbeit, Organisationsfähigkeiten und Strategien im Allgemeinen zusammenbringt. In der dritten

Sitzung konzentrieren wir uns auf somatisches Öffnen durch verkörpertes Geschichtenerzählen und somatische Körperarbeit. Dabei ging es vor allem darum, dass die Gruppe lernte, leitende Rollen auszufüllen, miteinander verbunden zu sein und resilienzsteigernd und strategisch zu handeln – auch unter dem Druck, den der Aktivismus für Würde und Arbeitsrechte mit sich bringt.

Bei der Sitzung waren etwa 60 Menschen anwesend, die eine leitende Funktion in der Bewegung hatten. Sie praktizierten angeleitete somatische Körperarbeit aneinander. Wir sammelten alle Tagesdecken und Kissen zusammen, die wir finden konnten, damit alle Platz hatten, sich hinzulegen. Der große Konferenzsaal war rappelvoll. Die Fürsorge und Aufmerksamkeit im Raum waren spürbar. Wir leiteten Atemübungen, Fragen und Berührungstechniken auf Spanisch und auf Englisch an. Nach der Sitzung sagten viele Leute Dinge wie: »So wird sich sonst nie um mich gekümmert, das hat so gutgetan. Immer muss ich mich um andere kümmern«, oder: »Das habe ich noch nie einem Menschen erzählt … es hat ja auch noch nie einer danach gefragt.« Es war beeindruckend und zeigte das tiefe Bedürfnis dieser Menschen danach, gefragt und wahrgenommen zu werden, das Bedürfnis, heilsame Räume zur Verfügung zu haben. Diese Frauen (es waren fast nur Frauen) hatten bei ihrer Migration traumatische Erfahrungen gemacht, hatten Rassismus und sexualisierte Gewalt auch in Part*nerinnenschaften erlebt. Sie lebten getrennt von ihren eigenen Familien. Sie lebten in Armut. Es war absolut notwendig, ihren Aktivismus heilsam zu gestalten. Wenn sie heilsame Erlebnisse haben und wahrgenommen werden, bestärkt das diese Menschen, die ganz vorn mit dabei sind, ganz unmittelbar in ihrer aktivistischen Arbeit. Sie werden besser darin, sich mit anderen zu verbinden, und können somit in ihren Kampagnen mutiger handeln.

ZUSAMMENGEFASST

Somatisches Öffnen ist der Kern der verkörperten Transformation. Wenn wir uns nicht somatisch Öffnen, dann stülpen wir lediglich neue Praktiken über längst verhärtete Überlebensmechanismen. Wenn der Druck ausreichend steigt (bei Intimität, mit Kindern, in Leitungsrollen, in Konflikten, bei Erfolgen und bei Herausforderungen), übernehmen diese Mechanismen wieder das Steuer. Durch somatisches Öffnen werden wir besser darin, die Einflüsse und die Wunden dieser Mechanismen zu erkennen, uns um sie zu kümmern und sie zu verarbeiten. Wir lernen die Muster, die unserem Leben und unseren Wünschen nicht mehr nützen, auf somatischem Wege zu entwirren und Platz für nützliche Muster zu schaffen. Wir können dann zur dynamischen Lebendigkeit der Verkörperung zurückkehren und inmitten anderer Menschen in unserer eigenen Haut leben. Statt reflexartig zu reagieren, lernen wir, uns bewusst zu entscheiden, und zwar auf Grundlage unserer persönlichen Deklarationen und der Deklarationen, die wir für die Welt haben.

GENAUERES ZUR SOMATISCHEN PANZERUNG

Hier beschreibe ich die Panzerringe nach Wilhelm Reich etwas genauer, damit wir sie besser wahrnehmen und fühlen können.

Okular-Ring: Dieser Panzerring umfasst die Augen und die Rückseite des Kopfes. Er kann sich als Anspannung oder als Härte der Augen, der Stirn und der oberen Wangen zeigen. Die Augen können sich auf viele verschiedene Muster versteifen. Sie können hart werden, sodass wir keine Menschen in uns hineinlassen und unsere innere Welt nicht nach außen. Vielleicht kneifen wir unsere Augen immer zusammen, als seien wir misstrauisch oder würden geblendet. Die Panzerung des Okular-Ringes kann sich aber auch als weit aufgerissene Augen zeigen, als wären sie ständig erschrocken. Und es kann sein, dass der Okular-Ring immer dieselbe Emotion kommuniziert, zum Beispiel Traurigkeit, Wut oder Sorge.

Der Sehnerv geht von der Rückseite der Augen direkt ins Gehirn. Somit beeinflusst das, was wir im Okular-Ring festhalten, die Faszien des ganzen Körpers und des Gehirns. Wenn wir hier angespannt sind, wird diese Anspannung also an das Gehirn und an die Faszien kommuniziert. Dasselbe gilt für Entspannung.

Probiere verschiedene Panzerungen aus. Was geschieht in dir? Was fühlt sich vertraut an? Welche Menschen kennst du, deren Augen verhärtet sind? Wie beeinflusst dich das? Was hat sie geprägt?

Mandibular-Ring: Dieser umfasst den Kiefer, die Wangen, das Hinterhauptbein (das untere Ende des Schädels) und das Gesicht. Den Kiefer immer anzuspannen ist eine großartige Methode, Dinge zurückzuhalten und zu unterdrücken … Wörter, Gefühle, Gedanken, was wir wahrnehmen. Wir können das, was durch die Brust, den Bauch und sogar durch das Becken hochkommt, zurückhalten, indem wir den Kiefer zusammenpressen. Der Mund und der Kiefer sind sozusagen unsere Schlussredaktion – sie entscheiden, was wir herauslassen und was wir doch lieber in uns behalten. Was kommuniziert ein angespannter Kiefer?

Der Kiefer ist so gebaut, dass die Zähne sich nicht berühren und die Zunge entspannt ist, wenn die Lippen geschlossen oder nur leicht geöffnet sind. Doch ich finde, dass diese natürliche Kieferhaltung tatsächlich ziemlich selten bei Menschen ist, die sich nicht somatisch geöffnet haben. Viele von uns drücken ihre Zähne aufeinander und spannen die Kiefermuskulatur an. Viele Menschen pressen die Zunge gegen die Rachendecke (spüre mal hin, wie sich dein Kiefer anspannt) oder nach unten.

Die Spannung am Hinterhauptbein, dort, wo die Muskeln am Schädel sitzen, kann uns stark einschränken, sodass es zum Beispiel körperlich schwierig wird, zu weinen. Das kann sich anfühlen, als hielten wir den

Kopf über Wasser oder als wären wir immerzu steif oder würden eine sehr »korrekte« Haltung einnehmen.

Wir alle entwickeln ein soziales Gesicht. Unser Gesicht ist sehr ausdrucksstark, so wie unsere Augen. Und doch können Gesichter auch verhärten oder einen Ausdruck fixieren. Manche Menschen haben immer einen besorgten, traurigen oder wütenden Ausdruck. Manche haben gelernt, nicht durch ihr Gesicht zu verraten, was sie für Menschen sind, um sich so in unserer Welt zurechtzufinden. Dieses soziale Gesicht kann weicher werden und mehr Ausdruck, Emotion und Verbundenheit zulassen.

Probiere verschiedene Panzerungen am Unterkiefer aus. Was passiert in dir? Was fühlt sich vertraut an? Was nimmst du in anderen wahr? Was behalten ein angespannter Kiefer, steife Lippen oder Wangen in dir, was halten sie außen vor?

Oberer Thorakal-Ring: Dieser Ring beengt die Kehle und den Hals. Ich stelle mir den Hals manchmal als den Korken in der Flasche vor. Wenn die Kehle und der Kiefer angespannt sind, dann können wir die meisten Dinge unten halten. Wenn wir sagen, dass wir etwas »herunterschlucken«, seien es Worte und Emotionen, bezieht sich das genau darauf.

Emotionen bewegen sich und machen Geräusche. Traurigkeit kann in der Brust aufkommen und dann durch Tränen, Seufzen oder Schluchzen hervortreten. Wut kann weiter unten im Körper, in den Armen und Beinen gefühlt werden, und dann ebenso aufsteigen und eine Stimme haben. Glück kann sich ganz ähnlich anfühlen. Der Impuls, sich zu schützen, bewegt sich auch und macht auch Geräusche: Sei es, weil er Grenzen artikuliert oder einen Menschen wegschiebt, unsere Körper werden aktiviert, bewegen sich und äußern sich mit Geräuschen.

Die Stimme kommt bei vielen Menschen durch die Kehle, bei Menschen, die Gebärdensprache nutzen, kommt sie durch die Hände. Wir nutzen die Redewendung »etwas bleibt im Halse stecken«, wenn wir eine Emotion oder ein Gefühl nicht ausdrücken können oder wollen. Oft ist das ganz wörtlich gemeint. Die Kehle zieht sich zusammen und lässt somit nicht zu, dass eine Emotion oder eine Stimme Ausdruck findet. Wenn wir traumatisiert sind oder große Angst haben, können wir oft nicht sprechen oder uns ausdrücken, oder wir dürfen es nicht.

Unsere äußere Drosselvene verläuft gleich unter der Hautoberfläche in unserem Hals. Wenn wir offen sind, und uns einer Sache vertrauensvoll hingeben, entspannen und öffnen wir die Kehle. Wenn wir liebevoll seufzen oder weil wir uns sicher fühlen, wenn wir laut und herzlich lachen, bewegen wir den Kopf nach hinten und zeigen unseren Hals und unsere Kehle. Der Hals steht also für Vertrauen, dafür, dass wir uns hingeben, und er steht auch für das Gegenteil, also für Festhalten, Unterdrücken und Beschützen.

Hinten am Hals sitzen die Halswirbel und darunter die Brustwirbel. Verletzungen wie ein Schleudertrauma oder Würgemale betreffen den Hals und die Wirbelsäule. Auch sexualisierte Gewalt hinterlässt oft Spuren am Hals. Nach entsprechenden Erlebnissen begeben wir uns in eine Haltung, die einerseits den Körper schützen soll, aber auch unser inneres Wesen.

Probiere verschiedene Methoden aus, deine Kehle und deinen Hals zu panzern. Was passiert in dir? Was fühlt sich vertraut an? Was nimmst du in anderen wahr? Welche Geräusche, Sehnsüchte und welche Lebendigkeit darf hinaus? Was darf hinein?

Unterer Thorakal-Ring: Hier befinden sich das stetig schlagende Herz und die Lunge umgeben von den Rippen. Die Brust beherbergt das Organ Herz und unser emotionales Herz. Die Brust beherbergt unsere Lungen und lässt uns atmen oder schränkt unseren Atem ein.

Wir erleben diesen Bereich meist als Zentrum vieler unserer Emotionen. Oft berühren wir unsere Brust, wenn wir über etwas sprechen, dass uns bewegt, oder wenn uns »das Herz gebrochen wurde«. »Offenherzig« zu sein bedeutet, die Brust, den Atem, die Schulter und den Rücken weich und lebendig werden zu lassen. Dann sind wir für die Welt durchlässiger.

Verhärtungen um die Brust sind bei traumatischen und gewaltvollen Erlebnissen sehr typisch und nachvollziehbar. Wenn wir uns schützen wollen oder Angst haben, wird unsere Atmung flach, um die großen Muskeln zügiger mit Sauerstoff versorgen zu können. Wenn sie dann aber flach bleibt, entstehen Angstgefühle. Tiefer in den Körper, in Bauch und Brust zu atmen, entspannt das Gewebe und beruhigt uns emotional und körperlich.

Eine Panzerung der Brust und des Rückens kann sich auf viele verschiedene Weisen zeigen. Vielleicht spüren wir eine Dichte in der Brust, als wäre da ein Klotz. Vielleicht drücken wir die Brust nieder oder verhärten sie, damit wir nichts fühlen. Unsere Rippen sind eigentlich beweglich und flexibel, wenn wir nicht in einem gepanzerten Zustand sind. Oder der Brustkorb fühlt sich sehr dünn und flach an, verstopft, leer oder hohl. Die Brust kann nach vorn gedrückt werden oder nach innen, um das Herz zu unterstützen oder die Brüste zu beschützen.

Diese Arten der Panzerung können instinktiv sein. Es kann auch sein, dass die Gesellschaft sie bekräftigt, indem sie das Versprechen von Sicherheit, Zugehörigkeit und Würde an sie knüpft. Zwar ist es ein völlig natürlicher Impuls, unser Herz zurückzuziehen, aus der Gefahrenzone heraus. Doch in der Modefotografie gibt es auch den Trend dazu, weiblich gelesene Körper mit nach innen gekehrter Brust als etwas »Schönes« darzustellen. Zu anderen Zeiten galten nach vorn gestreckte Brüste als begehrenswert. Wir leben in einem Kontext der gesellschaftlichen und kulturellen Fixierung auf die Brüste weiblich gelesener Menschen und trans* Menschen. Alle Menschen mit Brüsten haben damit zu tun, und die Brust zu panzern und von ihr zu dissoziieren, kann eine Möglichkeit sein, mit der Aufmerksamkeit und den öffentlichen Projektionen fertigzuwerden.

Wenn wir unsere Brust nach innen kehren, wird es schwieriger zu atmen und Raum einzunehmen. Wir tun das also möglicherweise, um weniger aufzufallen oder um zu signalisieren, dass wir nicht bedrohlich oder sexuell »provokativ« sind. Das ist eng verzahnt mit den genderbezogenen Erwartungen an weiblich gelesene Menschen und mit rassistischen und klassistischen Strukturen, die bestimmen, welche Menschen Raum einnehmen dürfen und welche nicht. Viele trans* Menschen müssen sowohl in ihrer zutiefst persönlichen Beziehung zum eigenen Körper als auch im sozialen Kontext eines binären Gendersystems damit fertigwerden, eine Brust und/oder Brüste zu haben.

Andererseits ist es ebenso instinktives und sozial bestärktes Verhalten, die Brust nach vorn zu strecken, sich aufzublähen. Wir erleben das auch bei Tieren. Vögel, Schimpansen und Gorillas schieben ihre Brust nach vorn, um größer zu wirken. Wenn sie größer wirken, wirken sie auch bedrohlicher, und können so das aggressive Verhalten anderer abwehren. Auch wir können unsere Brust nach vorn strecken, und wenn wir in dieser Haltung verharren, kann das eine Art Brustpanzerung sein. Das männliche Schönheitsideal von Brustkörben so groß wie Fässern kann auch eine Form dieser Panzerung sein. Medial vermittelte genderbezogene Anforderungen an männlich gelesene Menschen beinhalten diese aufgeblasene Brust – bedrohen, bevor wir bedroht werden. Auch diese Strategien werden von rassistischen und klassistischen Vorstellungen beeinflusst.

Die Brust und der obere Rücken sind dafür geschaffen, in einem entspannten Zustand flexibel zu sein und tiefe Atemzüge in den Bauch und die Brust zuzulassen. Der Brustkorb kann sich beim Atmen nach vorn und nach hinten und von Seite zu Seite ausdehnen. Die Schultern sind darauf ausgelegt, zu hängen und entspannt vom Skelett getragen zu werden, und nicht darauf, von den Muskeln hochgehalten zu werden. Auch die Organe sollten sich entspannen können und nicht von der Anspannung um sie herum beengt werden.

Was fällt dir an deiner Brust und dem oberen Rücken auf? Probiere verschiedene Methoden aus, deine Brust zu panzern – nach innen gekehrt, nach vorn geschoben, verhärtet, leer. Was ist dir vertraut? Was nimmst du in anderen wahr?

Arme und Hände: Nicht alle Menschen haben Arme und Hände, doch die Impulse und Funktionen, die hier aufgezählt werden, gehören ganz unabhängig davon zu uns. Arme und Schultern sind strukturell mit den Rippen und der Brust verbunden. Arme sind vieles und tun vieles – sie bringen Dinge und Menschen zu uns, umarmen und halten, öffnen sich und heißen andere willkommen, greifen nach etwas und drücken unsere Sehnsüchte und Bedürfnisse aus. Arme ziehen Grenzen und drücken weg, halten auf Abstand, schlagen, halten zurück. All das kann genutzt werden, um gute Beziehungen zu schaffen, um sich zu schützen oder um anzugreifen. Viele Arten von Musik spielen wir mit unseren Armen und Händen. An kaum einer anderen Stelle des Körpers befinden sich so viele Nervenenden, wie an unseren Handinnenseiten. So können wir mit ihnen sehr feine Unterschiede ertasten.

Also betrachten wir die Panzerung in unseren Armen und Händen. Wo wird unsere Fähigkeit, etwas zu ergreifen und sehnsüchtig zu sein, Grenzen zu ziehen und uns zu beschützen, eingeschränkt? Wo sind die Erlebnisse und unsere Anpassungen daran in unserem Gewebe verblieben?

Zwerchfellring: Das Zwerchfell, der Solarplexus, der mittlere Rücken, der Bauch, die Nieren und mehr werden von diesem Panzerring beeinflusst. Wir können diesen Ring zum Beispiel so begreifen: Um zu singen, zu rufen, zu schreien und um ordentlich Luft zu holen, zu atmen, musst du dein Zwerchfell nutzen. Wenn wir sagen, dass sich etwas anfühlt »wie ein Schlag in die Magengrube«, dann verweisen wir damit auf diesen Bereich.

Panzerung in diesem Bereich kann sich anfühlen wie anhaltende Anspannung, ein Nach-außen-Drücken, als wären wir in und unter die Rippen gesteckt. Es kann sich auch anfühlen, als würden wir uns festhalten, um ein wenig Stabilität zu erlangen. Vielleicht fühlst du wenig Raum in diesem Bereich, eine Dichte, oder er fühlt sich an wie eine riesige Höhle. Von all diesen Varianten wurde mir schon berichtet. Hier beengt zu sein, kann helfen, die untenliegenden Bereiche von den obenliegenden zu separieren –

den Bauch, das Becken, die untere Körperhälfte vom Herzen, von der Stimme und vom Kopf. Wenn hier etwas verhärtet oder betäubt ist, kann sich das anfühlen wie das Gegenteil von Entspannung, Leichtigkeit und Raum.

All das wird noch verkompliziert dadurch, dass die westlichen Medien völlig besessen von straffen Bauchmuskeln, wenig Körperfett und dem legendären Sixpack sind. Ja, eine starke Rumpfmuskulatur ist gut für unsere allgemeine Gesundheit, doch Muskeln sollten auch fähig sein, sich zu entspannen und weich zu werden. Wir und unsere Muskeln sind nicht dafür geschaffen, ständig unter Anspannung, ständig »bereit« zu sein. Muskeln können ganz zusammengezogen, völlig entspannt und alles dazwischen sein. Ständige Anspannung vom Solarplexus bis zum Bauch schwächt die Muskeln und übt Druck auf die inneren Organe aus. All dieser Druck kann uns auch in eine schwierige Beziehung mit unserem Körper versetzen und dazu führen, dass wir uns von unserem Bauch entfernen wollen.

Wenn wir immer angespannt oder immer schlaff sind, dann betrifft das auch unsere Wirbelsäule – genauer gesagt, den Bereich von unseren Brustwirbeln hinunter bis zu den Lendenwirbeln. Wenn wir hier gepanzert sind, erleben wir das oft als Nach-vorn-Drücken, als würdest du von etwas wegkommen wollen, oder als Wegziehen, um den Körper vorn zu verkürzen.

Was fällt dir an deinem Zwerchfell, an deinem Bauch, an deinem mittleren Rücken auf? Was für Eigenschaften spürst du dort, sowohl oberflächlich als auch innerlich? Gibt es dort viel oder wenig Empfinden und Lebendigkeit für dich? Was ist dir vertraut? Was nimmst du in anderen wahr?

Unterbauchring: Auf dem Weg den Körper hinunter folgt nun der Unterbauchring, der eben den Unterbauch und den unteren Rücken umfasst. In diesem Bereich befindet sich der Darm, die Blase und so weiter. Der Unterbauch ist ein dunkler, höhlenartiger und mysteriöser Teil des Körpers. Ein guter Ort, um sich zu verstecken. Der Panzerring in diesem Bereich versperrt uns oft den Zugang zum unteren Teil unseres Körpers, zum Becken, zu den

Genitalien, zu den Beinen, aber auch zur tieferen Verbundenheit mit dem Boden.

Wenn wir in diesem Bereich gepanzert sind, kann sich das als Spannung oder als Schlaffheit zeigen, als Betäubtsein, als Gefühl der Dichte oder als Unfähigkeit, diesen Teil des Somas zu fühlen und auf ihn zuzugreifen. Viele Menschen, die davon erzählen, wie sie dissoziieren, berichten, dass sie sich tief in sich verkriechen. Auf die Frage wohin genau, zeigen sie dann alle auf den Unterbauch. Menschen erleben diesen Ort häufig als den Ort, an dem Sachen »weggesteckt« werden. Viele empfinden es so, dass die schwierigen Erlebnisse, die sie nicht verarbeiten konnten, hier abgelagert werden.

Was fällt dir an deinem Unterbauch und deinem unteren Rücken auf? Was für Eigenschaften spürst du dort, sowohl oberflächlich als auch innerlich? Gibt es dort viel oder wenig Empfinden und Lebendigkeit für dich? Kannst du dich von deinem Unterbauch mit dem Becken und der unteren Körperhälfte verbinden? Was ist dir vertraut? Was nimmst du in anderen wahr?

Beckenring: Als nächstes kommt der Beckenring, der viele Muskeln und Bänder umfasst, die unseren unteren Körper mit unserem Torso und unsere Vorderseite mit unserer Rückseite verbindet. Hier befinden sich unsere größten Muskeln, zum Beispiel der Gluteus maximus, und unsere Genitalien, der Anus und der Damm. Die Oberschenkelarterie verläuft auch durch unsere Hüfte.

Wenn wir in diesem Bereich gepanzert sind, dann zeigt sich das oft darin, dass wir dort immer verhärtet sind oder diesen Körperteil häufig »verlassen«. Wir versuchen wegzukommen von dem, was dort ist, von traumatischen Erlebnissen, indem wir uns hoch und durch die Hüfte hinaus bewegen. Wenn du magst, kannst du das ausprobieren und fühlen, wie du dich anspannen musst und was du zurücklassen musst, um aus deinem Becken herauszukommen. Sexuelles Trauma kann eine ganze Reihe von Panzerungen und Verhärtungen in der Hüfte auslösen, und es kann sehr stark beeinflussen, wie ein Mensch sexuelle Lust, Intimität und Lebendigkeit erlebt.

Eine gepanzerte Hüfte kann sich auch darin zeigen, wenn wir die Hüfte vorschieben oder nach hinten kippen. Highheels zu tragen, eine sexualisierende Praktik, die vor allem von weiblich gelesenen Menschen abverlangt wird, verschiebt die natürliche Ausrichtung der Skelettstruktur, um die Hüfte zu kippen. Immer wenn der Körper in seiner Struktur nicht stabil ist, kämpfen wir gegen die Schwerkraft. Der menschliche Körper ist dafür geschaffen, den Druck der Schwerkraft vor allem mit dem Skelett zu tragen, nicht mit den Muskeln.

Viele soziale und religiöse Faktoren zielen auf unsere Sexualität ab. Vielen Menschen wird beigebracht, dass die menschliche Sexualität und Lust etwas Schändliches sind, falsch oder schlecht. Queere Menschen werden in vielen Religionen angegriffen und oft als sündig oder pervers dargestellt. Und wir leben im Zeitalter der Dating-Apps, die uns schnellen Zugang zu vielen Arten von Sex verschaffen. Viel Sex bedeutet aber nicht notwendigerweise, dass wir in unserer Hüfte und in unserem sexuellen Ausdruck anwesend und verbunden sind. Es gibt Studien zu den Folgeschäden von sexualisierter Gewalt an Kindern, die zeigen, dass sie häufig zu mehr Krankheiten in der Beckenregion führt und zu eingeschränkter Fruchtbarkeit. Aus somatischer Perspektive ist das einfach schmerzlich logisch. Schließlich werden die Ressourcen des Körpers bei traumatischen Ereignissen auf die zentralen Überlebensfunktionen umgeleitet, auf die Atmung und Blutkreislauf, und den Überlebensstrategien wird Priorität vor anderen wichtigen Funktionen wie der Verdauung und der Fortpflanzung eingeräumt.

Ich glaube, dass das Becken das Tor zwischen der oberen und der unteren Körperhälfte ist. Wenn es blockiert ist, wird es schwierig vollständig oder ein zusammenhängendes Soma zu sein. Wenn wir uns durch das Becken öffnen, können wir unser Gewicht in die Schwerkraft und den unteren Körper legen. Dann wird es leichter, den Boden zu finden und zu spüren. So wird es möglich, dass wir unser Becken, unsere Rippen und unseren Kopf in Einklang bringen, dass wir auf entspannte und offene Weise aufmerksam sind. Der Unterbauch und das Becken stellen den Schwerpunkt unseres Körpers dar.

Was bemerkst du in deinem Becken? Wo findest du Lebendigkeit, wo fühlst du dich betäubt oder blockiert? Steht das Tor zwischen deinem Torso und deiner unteren Körperhälfte offen? Fühlen sich die Körperhälften miteinander verbunden oder voneinander getrennt an? Kannst du dich von Kopf bis Fuß als eins fühlen? Kannst du deine Aufmerksamkeit in deinen Bauch und deine Hüfte als Schwerpunkt deines Körpers fallen lassen?

Die untere Körperhälfte, Beine und Füße: Machen wir mit den unteren Gliedmaßen weiter. Nicht alle Menschen haben Beine und Füße. Doch dass die untere Körperhälfte auf den Boden hin ausgerichtet ist, dass sie ausdrucksstark ist und Impulse für bestimmte Schutzmechanismen in sich trägt, gilt für alle Menschen.

Als Erwachsene stellen wir uns die Beine und Füße vielleicht als nicht sehr ausdrucksstark vor, doch wir können uns bei Babys und Kleinkindern davon überzeugen, dass sie es sind. Babys bewegen und überkreuzen ihre Beine oft, wenn sie hungrig sind, wenn sie glücklich sind und sie einen Menschen sehen, den sie lieben. Wenn du kleine Kinder beobachtest, die wütend werden oder sich zu streiten anfangen, dann werden meist als Erstes ihre Beine aktiv. Sie strampeln vor Wut, stampfen herum und rangeln sich mithilfe ihrer Beine.

Die untere Körperhälfte hat viel zu bieten in Sachen schützende Impulse und Handlungen. Wir nutzen unsere Beine und Füße, um von einem Ort weg oder zu ihm hinzurennen, um zu treten, wegzustoßen und so weiter. Wir drücken mit unseren Beinen auch ein großes Spektrum an Emotionen wie Wut, Angst und auch Liebe aus.

Wenn etwas in unserer unteren Körperhälfte verhärtet ist, dann fühlen sich unsere Beine und/oder Füße häufig bleiern und schwer an, als ob sie fehlen, oder irgendwie leer sind. Vielleicht fühlen wir uns auch, als schwebten wir knapp über dem Boden, anstatt gut geerdet zu sein. Die Beine können leichte Angstgefühle beherbergen, was sich darin zeigt, wenn wir die Füße häufig auftippen und hin und her schaukeln. Wenn wir hier gepanzert sind, dann ziehen wir die Beine oft ein oder schließen sie mit den inneren Oberschenkelmuskeln (den Adduktoren). Und es ist durchaus möglich, dass ein Mensch seine untere Körperhälfte für Sport oder fürs Tanzen nutzt, dass er seine untere Körperhälfte wirklich gut koordinieren kann, und trotzdem nicht in seinen Beinen ist.

Viele Menschen verbringen sehr viel Zeit im Sitzen. Auch das prägt unsere untere Körperhälfte und schafft Muster. Häufig führt es dazu, dass wir weniger Zugang zu uns selbst haben.

Wir sind elektrische Systeme. Elektrische Systeme müssen geerdet sein. Ich stelle mir das Becken und die untere Körperhälfte häufig als Erdung für unsere Lebendigkeit und Energie vor. Je mehr wir in unserem Becken und in unserem unteren Körper leben, in den Beinen und Füßen, desto besser können wir das, was wir erleben, unsere Visionen und unsere Energie erden. Wenn wir Zugriff auf diese unteren Körperteile haben, können wir unsere Aufmerksamkeit und Energie auf sehr hilfreiche Weise in unsere Körper fallen lassen. So können wir uns in vielen verschiedenen Situationen erden. Und so haben auch unsere Gedanken, Emotionen und unsere Lebendigkeit einen Ort, um sich zu erden.

ZUM ABSCHLUSS

Jeder Panzerring bezieht sich auf jeden anderen Panzerring. Wir sind ein ganzheitliches System, doch wir sind auch sehr gut darin, Teile von uns abzuspalten. Wenn eine Verhärtung in einem bestimmten Ring anfängt, sich zu bewegen, werden das Empfinden und die Lebendigkeit, die so entstehen, auch die anderen Ringe berühren. In der somatischen Körperarbeit befassen wir uns häufig mit den Verhärtungen, die unter- und oberhalb der zentralen Verhärtung liegen, damit es Raum gibt, in den sich das Empfinden und die Emotionen hineinbewegen können, wenn die zentrale Verhärtung weich und belebt wird.

Ich möchte auch darum bitten, dass wir unsere Symptome und unsere Erlebnisse nicht ausschließlich auf Grundlage dieses somatischen Verständnisses des Körpers/Selbst verstehen. Wenn du körperliche Beschwerden hast, dann wende dich bitte auch an Personen in medizinischen Heilberufen, seien es Akupunkt*eurinnen, Osteo*pathinnen, allopathische Medizin*erinnen oder Naturheilkund*lerinnen. Es ist wichtig, dass wir neugierig sind und bleiben, was für uns heilsam und wohltuend ist. Darum müssen wir für die ganze Bandbreite der Unterstützung offen sein, die wir brauchen.

NATHAN SHARA arbeitet in der Trauma-Therapie, lehrt, schreibt und ist in leitender Funktion lehrend und therapeutisch bei *generative somatics* tätig.

Ich verstehe somatisches Öffnen inzwischen nicht als einen Zeitpunkt, sondern als ein langes, manchmal quälend langsames Auftauen zurück zu mehr Ganzheit.

Als Kind saß ich stocksteif und versuchte nicht zu atmen, wenn mein Vater ausrastete. Ich drehte meine Schultern nach innen um meine Brust herum, ich versuchte, klein und leise genug zu sein, damit er mich nicht schlagen würde – als müsste ich mich nur weit genug verkriechen, damit kein Mensch mehr da war, dem er wehtun könnte. Während er sich über mir aufbaute und mich anschrie, bewegte ich meine Fingerspitze nur ein winziges bisschen, um all die Dinge aufzuschreiben, die ich dachte, aber mich nicht zu sagen traute. »Nein.« »Du hast Unrecht.« Und: »Ich werde nie so sein wie du.« Rückblickend weiß ich, dass es dieser kleine Funke Widerstand in diesen Worten war, dem ich seit dieser Zeit folgte. Er war es, der mich zu meinem aktivistischen Engagement und zu den Communitys gebracht hat, von denen ich heute Teil sein darf. Doch auch die Stille und die Bewegungslosigkeit haben mich begleitet.

Als einziges Kind von Eltern, die aus Indien eingewandert waren, war es kein Zufall, dass ich die Wut meiner Kindheit in geschriebener Form ausdrückte. Die Privatsphäre der Familie und meine schulischen Leistungen wurden als zentrale Überlebensstrategien so sehr hochgehalten, dass ich in Büchern sowohl Resilienz als auch Zuflucht fand. Die Weite der Orte und Geschichten, die ich beim Lesen erlebte, erschuf in mir ein fantastisches Paralleluniversum voller Möglichkeiten. Mein Leben zu Hause blieb zwar unberechenbar, doch die Fülle meines inneren Lebens – geprägt von Aut*orinnen wir Gloria Anzaldúa, Audre Lorde und Paula Gunn Allen – trug mich durchs Leben, bis ich mein Elternhaus verließ, um zu studieren.

Als ich Mitte Zwanzig zu *generative somatics* dazustieß, hatte sich meine Welt bedeutend vergrößert. Ich outete mich, erst als queer, dann als trans*. Ich arbeitete ehrenamtlich bei einer Notunterkunft für Menschen, die häusliche Gewalt erlebt hatten, und fand so meinen Weg in feministische Bewegungen gegen Gewalt. Mein aktivistisches Engagement mit anderen Studierenden of Color politisierte mich dann noch weiter. Ich erlebte, wie Rassismus und Homofeindlichkeit dazu führte, dass meine Freun*dinnen und ich selbst uns nicht sicher und nicht wohl fühlten, und so studierte ich Soziale Arbeit. Ich wollte andere queere PoC in ihrem Heilprozess unterstützen und hoffte, dass ich dabei auch lernen würde, mit meiner eigenen Scham und meinen Angstgefühlen umzugehen. Als ich eine Support-Gruppe für queere und trans* Menschen zum Thema Körperselbstwahrnehmung leitete, lernte ich Staci Haines' Arbeit kennen. Ich begriff zwar kaum, worauf ich mich da einließ, doch ich meldete mich für den achtzehntägigen »Somatik und Trauma«-Kurs an.

Tatsächlich ist es so, dass mich Somatik zunächst auf intellektueller Ebene ansprach. Ihre Konzepte und Prinzipien boten einen völlig anderen Rahmen, um Trauma und Transformation zu verstehen, als alles, was ich je im Studium gelernt hatte. Viele Praktiken gaben mir das Gefühl, dass ich irgendetwas verpasste. Andere Menschen um mich herum hatten sehr bedeutsame Erlebnisse, die Tränen und Geschichten über ihr Trauma flossen nur so dahin. Bei mir geschah das nicht. Ich war so sehr davon abgelenkt, mich zu fragen, ob ich die Übungen richtig machte, dass ich bei der Nachbesprechung kaum etwas zu berichten hatte.

Mit der Zeit begriff ich aber, dass genau das Teil meiner konditionierten Tendenz war. Ich war gut darin geworden herauszufinden, was von mir erwartet wurde, und das dann zu performen. Meine Aufmerksamkeit war meist bei anderen Leuten, weil ich herausfinden wollte, was es denn war, das von mir erwartet wurde. Wenn ich mit anderen Menschen zusammen war, hatte ich keinen Zugriff auf meine eigenen Gefühle und Emotionen.

Paradoxerweise war mein Leben äußerlich voller Menschen. Ich hatte Freun*dinnen, intime Beziehungen und arbeitete bei mehreren politischen Projekten mit. Doch obwohl ich oft ganz begeistert war, wenn ich neue Menschen oder Organisationen kennenlernte, und mich dem völlig hingab, zog ich mich sofort zurück, wenn ich enttäuscht wurde, wenn mich etwas verärgerte oder wenn es unweigerlich zu Konflikten kam. Auf politischer Ebene glaubte ich zwar daran, dass Konflikte konstruktiv verstanden werden können, doch persönlich konnte ich mir dabei zuschauen, wie ich immer wieder in Vermeidungsmuster und ins Leugnen verfiel.

Während der Anfangszeit in der somatischen Praxis lernte ich, meine Aufmerksamkeit mehr auf mein Fühlen und Empfinden zu lenken, und nicht so sehr auf mein Denken. Dabei kehrte ich immer wieder zu dem Bild einer Höhle in meiner Brust zurück. Der Großteil der Höhle war ein riesiger und kühler Raum, der gleich hinter meinem Brustbein begann. Doch ganz unten war ein kleines, leuchtendes Zimmer voller Bücher, mit einem großen Ohrensessel und einem knisternden Kaminfeuer. Wir erkundeten die Schutzstrategien, die sich um uns gekümmert hatten. Mir wurde klar, wie sehr das Hineinkriechen in mich selbst, wenn ich Gewalt erlebte, es mir ermöglicht hatte, gewissermaßen heil zu bleiben, tief im Untergrund, hinter meinem Herzen. Ich kannte mich selbst und solange ich mich versteckt hielt, war ich sicher. Ich war zufrieden und würdevoll, wenn ich allein war.

Und gleichzeitig war ich einsam und sehnte mich nach Verbundenheit. Ich wollte gesehen und gekannt und verstanden werden. Und dafür musste ich etwas tun, von dem ich nicht wusste, wie ich es anstellen sollte.

Wir sagen oft, dass somatisches Öffnen der Teil des Transformationsprozesses ist, an dem wir schon angefangen haben, unsere tief verwurzelten Arten und Weisen, zu sein und zu überleben, loszulassen, aber noch keine verkörperten Fähigkeiten haben, durchgängig im Einklang mit dem zu sein, was uns wichtig ist. Dazu gehört, dass wir uns den Teilen von uns selbst stellen, die wir gemieden hatten. Und dazu müssen wir die Empfindungen und Emotionen spüren, um die herum sich das Soma verhärtet hat, weil sie entweder überwältigend waren oder weil sie unsere Sicherheit, Verbundenheit und Würde bedroht haben.

Mir wurde klar, dass das in meinen Fall bedeutete, mich der Angst und der Scham zu stellen, die ich in Bezug auf meine eigene Wut fühlte. Ich hatte erlebt, wie toxisch und schädlich es sein kann, wenn ein Mensch seiner Wut Ausdruck verleiht, und ich hielt mich immer noch an das Versprechen, das ich auf meinen Oberschenkel geschrieben hatte – dass ich mich nie so verhalten würde. Und doch – weil Trauma so zuverlässig missversteht, was für ein Ausmaß die Dinge haben und was sie bedeuten – fühlte sich das kleinste bisschen Ärger für mich schon an, als würde ich zu meinem Vater werden. Als Reaktion darauf hatte ich mein Bremssystem völlig überentwickelt. Ich hatte gelernt, meinen Atem anzuhalten, meinen Solarplexus zusammenzuziehen und mein Gesicht völlig ruhig werden zu lassen, wenn ich auch nur ein klein wenig frustriert war, damit bloß nichts Schädliches aus meinem Inneren an die Oberfläche kam. Während meiner regelmäßigen Sitzungen mit somatischer Körperarbeit, erkannte ich langsam, dass der Impuls, der dieser Verhärtung zugrunde lag, liebevoll war. Im Kern wollte ich keine Schmerzen zufügen. Ich freundete mich mit der Möglichkeit an, dass ich vielleicht gar kein schrecklicher Mensch war, der andere ausgetrickst hatte, damit sie das nicht bemerken. So wurde es mit der Zeit immer besser möglich, mit den menschlichen Verpflichtungen fertigzuwerden, die mit meiner Art, Beziehungen zu führen, einhergingen. Ich war zwar nie laut oder körperlich aggressiv gewesen, doch ich musste einsehen, dass es auch verletzend sein kann, sich zurückzuziehen, auf Abstand zu gehen und einfach zu verschwinden.

Ich entwickelte neue Versprechen, die umrissen, wie ich praktizieren und handeln konnte, um meine Beziehungen ins Jetzt zu holen. Eine Praktik bestand darin, dass ich es innerhalb einer Woche ansprechen würde, wenn ich von einem Menschen in meinem engsten Umfeld verärgert, enttäuscht oder auf ihn wütend war. Ich nutzte somatische Übungen wie das Jo Kata, den zentrierten Griff und das lebhafte Versprechen an die Würde, um besser darin zu werden, stimmig und absichtsvoll zu bleiben, auch wenn ich so sehr Angst davor hatte, Konflikte anzusprechen. Nach sieben Monaten verkürzte ich den Zeitraum auf 72 Stunden. Es war nicht immer ganz einfach, doch mehr als fünf Jahre später bin ich dank dieser Arbeit in bedeutsameren und viel vertrauensvolleren Beziehungen mit Freun*dinnen, Kam*eradinnen und Kol*leginnen.

In dem Jahrzehnt, seit ich mit dieser Arbeit anfing, haben sich viele Dinge verändert und manche nicht. Ich liebe es immer noch zu lesen. Meine Stimme wird immer noch leiser in besonders schwierigen Gesprächen. Doch anstatt am Boden einer Höhle tief in meiner Brust zu wohnen, bin ich nun in meinem ganzen Körper zu Hause. Ich erwarte nicht mehr, dass mich die Liebe in den Tiefen findet, in denen ich mich verstecke, oder dass sie zu mir in meine innere Welt einzieht. Stattdessen bin ich in einer liebevollen Beziehung, in der ich ein abwechslungsreiches und dynamisches Leben teile, voller Dinge, die ich mir nie hätte ausmalen können.

2016 reisten mei*ne Part*nerin und ich nach Indien, wo ich viele Menschen aus meiner großen und liebevollen Familie wiedersah, die ich zuletzt vor über 14 Jahren gesehen hatte, noch vor meiner Transition. Seitdem organisiere ich auch ein einwöchiges aktivistisches Camp mit, bei dem es darum geht, die nächste Generation junger südasiatischer Aktiv*istinnen zu unterstützen und zu beraten. Heute verbringe ich viel Zeit damit, Einzelne, Gruppen und politische Bündnisse dabei zu unterstützen, Konflikten mit Transformative-Justice-Ansätzen zu begegnen. Ich arbeite mit Menschen, denen Gewalt in der Part*nerinnenschaft angetan wurde, mit Menschen, die Gewalt ausgeübt haben und mit den Netzwerken und Communitys, in denen all diese Menschen leben. Damit biete ich Raum für dauerhaftes Praktizieren, dauerhaftes Lernen und dauerhaftes Mitmachen. Ich bin mir sicher, dass ich diesen Raum nicht bieten könnte ohne die heilsame Transformation, bei der ich unterstützt wurde. Das Mitgefühl, das ich für meine eigenen Überlebensstrategien aufbringen konnte, hat es mir ermöglicht, viele andere Leute zu unterstützen, die dazu neigen, sich zu sehr zurückzunehmen, sich klein zu machen und zu verschwinden, wenn der Druck steigt.

Es kommt immer noch häufig genug vor, dass ich zu kämpfen habe. Doch was mein jetziges Leben mir alles bietet, was mir jetzt alles offensteht, ist so viel mehr als ich früher hatte. Ich gehöre zu einer starken, liebevollen und unvollkommenen Community, und wenn ich Angst habe, wütend werde oder unsicher, halte ich mich mehr und mehr an den Beziehungen um mich herum fest. Ich übe mich darin, das zu zeigen, was ich am wenigsten mitteilen will, und wenn meine Freun*dinnen Liebe und Bestätigung ausdrücken, dann übe ich mich darin, ihnen zu glauben. Die Stille, die Bewegungslosigkeit und die Isolation meiner jüngeren Jahre haben sich in ein Leben verwandelt, das auch eine Stimme, die Möglichkeit zu Handeln und Verbundenheit umfasst. Ich verstehe somatisches Öffnen inzwischen nicht als einen Zeitpunkt, sondern als ein langes, manchmal quälend langsames Auftauen zurück zu mehr Ganzheit.

11.
DIE VIERTE PHASE DES KREISES – SCHAM TRANSFORMIEREN, VERWOBENHEIT UND KONSTRUKTIVER KONFLIKT

Ich sehe den Bäumen die Stürme an,
die aus laugewordenen Tagen
an meine ängstlichen Fenster schlagen,
und höre die Fernen Dinge sagen,
die ich nicht ohne Freund ertragen,
nicht ohne Schwester lieben kann.

RAINER MARIA RILKE,
»Der Schauende«, in: Buch der Bilder

Es ist in der Traumaarbeit essenziell, dass wir Scham transformieren, unsere Verwobenheit mit der Welt und dem Leben um uns vertiefen und lernen, mit Konflikten auf eine konstruktive Weise umzugehen. Ich würde sogar so weit gehen zu sagen, dass diese drei Prozesse der Traumaarbeit die Grundsteine eines guten Lebens sind. Doch sie sind keinesfalls leicht umzusetzen. Wenn wir uns mit ihnen befassen wollen, dann müssen wir schmerzhaften Aspekten der Transformation begegnen, dann müssen wir für uns herausfinden, wo wir verantwortlich und wo wir hilflos sind, und wir müssen unsere Sehnsucht nach Verbundenheit und Gerechtigkeit zentrieren.

Wenn wir unser Trauma transformieren wollen, dann müssen wir auch unsere Scham transformieren.

In Anbetracht all dessen erfordert es Mut, sich zu transformieren und für die Gerechtigkeit zu handeln. Wir alle haben diesen Mut. Das heißt nicht, dass wir nicht auch Angst haben. Es heißt, dass Wege entstehen, dadurch, dass wir sie nutzen. Wir werden mutig und erlangen Selbstvertrauen, neue Fähigkeiten und Freiheit, indem wir die Risiken eingehen, die notwendig sind.

Nachdem wir uns somatisch geöffnet haben, sind wir bereit für die wichtige Arbeit, zu lieben und geliebt zu werden, in unseren Beziehungen wertzuschätzen und wertgeschätzt zu werden – seien es persönliche Beziehungen oder die, die wir bei unserer Arbeit oder unserem Aktivismus führen. Um Scham zu transformieren, müssen wir somatisch (nicht bloß mental) unterscheiden, woran wir schuld sind und woran nicht, wo wir zu viel und wo wir zu wenig Verantwortung übernehmen, und wie wir vergeben können – ganz besonders uns selbst. So entsteht Raum und die Fähigkeit, größere Risiken und tiefere Beziehungen einzugehen, und wir zentrieren und klären unser Verantwortungsgefühl. Diese Transformation schafft Raum dafür, dass Konflikte konstruktiv werden. Das heißt, dass wir durch Konflikte mehr Vertrauen und mehr Fähigkeiten erschaffen können, und nicht abhauen, uns unterwerfen, uns isolieren oder uns darauf versteifen, »recht zu haben«.

Diese Prozesse fügen sich an dieser Stelle des Kreises der Transformation ein, weil wir nun schon unsere Deklarationen formulieren konnten, weil wir wissen, wie wir Resilienz kultivieren, und weil wir unsere konditionierten Tendenzen und Überlebensstrategien kennengelernt haben und wissen, wie wir mit ihnen arbeiten können. Wir haben nun schon andere Fähigkeiten und Praktiken entwickelt, zum Beispiel verkörperte Grenzen, Wünsche äußern, und Zentrieren. Wir haben uns eingelassen und wir haben uns somatisch geöffnet, um die Traumata, die unserer Sicherheit, Zugehörigkeit und Würde im Wege standen, zu verarbeiten.

Ich fange mit der Transformation von Scham an, weil das Leben so vieler Menschen so stark von Scham bestimmt ist. Die Transformation von

Scham ist ein Prozess mit mehreren Phasen, der mit der Zeit zu einem Set von Praktiken wird. Scham entsteht in uns allen durch Trauma, durch (verinnerlichte) Diskriminierung und auch durch unsere Privilegien. Später im Kapitel diskutieren wir dann auch gemeinsame Verbundenheit, konstruktive Konflikte und wie wir mit Widersprüchen umgehen und sein können.

WAS IST SCHAM?

Befassen wir uns zuerst damit, wie es sich anfühlt, wenn wir Scham erleben, um sie dann aus einer somatischen Perspektive zu erkunden. Scham ist die generalisierte Auffassung, dass wir falsch, schlecht, verdorben, dumm sind, dass *alles* unsere Schuld ist. Sie ist ein tiefsitzendes und oft verstecktes Gefühl, dass irgendetwas mit uns sehr verkehrt ist. Sie ist das durchdringende Gefühl, dass wir falsch *sind*, nicht dass wir etwas Falsches *getan* haben.

Scham ist leider ein ganz gewöhnlicher Effekt von Trauma und Unterdrückung. Ein Teil von uns wurde zerrissen. Etwas, das Ganzheit kennt, wurde verletzt und zertrümmert, und so entwickelt sich in uns Scham. Diese Verletzungen können entstehen, weil wir selbst körperliche oder sexualisierte Gewalt erlebt haben, weil wir persönlich verbal angegriffen wurden oder weil wir vernachlässigt wurden. Sie können auch durch negative gesellschaftliche Botschaften entstehen, die gar nicht an uns persönlich gerichtet sind. Das sind beispielsweise Botschaften, die uns vermitteln, dass wir nicht dazugehören oder wertlos sind, Botschaften, die auf ganze Gruppen von Menschen abzielen, um sie zu marginalisieren. Die Verletzungen können auch durch historische Traumata oder staatliche Gewalt entstehen. Scham lebt dort, wo ein Riss durch unsere angeborene Würde und unser Selbstwertgefühl verläuft – sei er durch persönliche oder durch systemische Ereignisse entstanden.

Ein Bild, das ich verwende, wenn ich versuche Scham zu verstehen und mit ihr zu arbeiten, ist das einer Kiefer. Wenn eine Axt in ihren Stamm geschlagen wird, dann wird an der Stelle Harz austreten. Das markiert dann den Ort der Verletzung und versiegelt ihn gleichzeitig. Somatisch betrachtet funktioniert Scham genauso.

Scham wohnt der Impuls inne, sich zu verstecken, sich loszulösen und sicherzustellen, dass kein Mensch herausfindet, wie wir »wirklich« sind. Sie kann dazu führen, dass wir nur Aufmerksamkeit für uns selbst übrig haben, uns ständig Sorgen machen und uns andauernd bewerten. Dann sind wir nicht mehr wirklich mit anderen anwesend. Oft fühlt es sich an, als wäre alles verloren, wenn andere wüssten, wofür wir uns schämen. Wenn wir in dem wahrgenommen werden, was an uns so vermeintlich schrecklich ist, dann fürchten wir, dass wir nicht mehr dazugehören, dass wir womöglich nie wieder dazugehören. Mit dieser Angst, mit diesen Emotionen und dieser Anspannung zu leben, ist sehr schwierig. An der Wurzel vieler nicht sehr lebensbejahender Verhaltensweisen ist also häufig ein Schamgefühl, mit dem wir uns nie auseinandergesetzt haben.

Oft tragen wir auch die Scham der Menschen, die vor uns kamen, mit uns. Das gilt auch für die Scham der Menschen, die uns wehgetan haben. Wir müssen uns fragen: »Welcher Teil der Scham, die ich mit mir herumtrage, ist meiner, und welcher gehört vielleicht Menschen, die mir wehgetan haben oder die von dieser Diskriminierung profitieren?« Wenn wir davon ausgehen, dass wir alle zu einem gewissen Grad miteinander verwoben sind, dann ist in uns sicherlich eine Mischung unserer eigenen Scham und der anderer Leute.

Viele von uns haben auf Weisen gehandelt, für die wir uns verantworten müssen oder die wir bereuen. Es gibt Zeiten im Leben aller Menschen, in denen wir selbst Schmerzen zugefügt haben, auch den Menschen, mit denen wir leben und mit denen wir arbeiten. Vielleicht fühlen wir uns schuldig oder schämen uns dafür, wie wir gehandelt haben oder wie wir waren. Wir müssen dann unserer Schuld oder Scham erlauben, dass sie uns dazu führt, zentriert Verantwortung zu übernehmen und die Beziehungen mit anderen auf würdevolle und menschliche Weisen zu heilen. Jedes Mal gleich mit einem »Es ist nicht deine Schuld« zu reagieren, ist nicht der richtige Weg, um mit einer schamvollen Situation umzugehen. Stattdessen sollten wir versuchen, den entstandenen Schaden zu reparieren, indem wir in Verbindung gehen, uns aussprechen und anders als zuvor handeln.

Die sozialen Normen und Systeme, die uns umgeben, belügen uns, um so Wohlstand und Macht bei einigen wenigen zu konzentrieren. Dabei wälzen sie Schaden und Schuldgefühle auf diejenigen ab, die am stärksten ausgebeutet werden. Dadurch wird es noch komplizierter, sich mit Scham auseinanderzusetzen. Scham ist verwirrend, weil sie generalisiert, so wie das auch andere Überlebensstrategien tun. Wir verwechseln dann diejenigen, die verletzen, und diejenigen, die verletzt werden. Häufig schämen wir uns zutiefst wegen Erlebnissen, bei denen eigentlich wir es sind, die verletzt wurden. Und wir verdrehen die Tatsachen und werden defensiv, wenn wir für die Schmerzen anderer mitverantwortlich waren.

Menschen, die immer wieder Schmerz zufügen, sei es Gewalt im engen persönlichen Umfeld, Gewalt in der Community oder staatliche Gewalt, müssen ihre Scham tief vergraben. Sie müssen Teile von sich abspalten und defensive oder selbstgerechte Narrative entwickeln, um mit ihrer Scham umgehen zu können. Mit diesem Leugnen geht aber auch ihre Empathie verloren.

Scham zu transformieren ermöglicht es, dass wir uns eine positive Zukunft für uns selbst und für andere ausmalen, authentisch verbunden sind und für das handeln, was uns wichtig ist. Wenn wir unsere Scham transformieren, können wir lernen, zentriert verantwortungsvoll zu sein und nicht zu viel oder zu wenig Verantwortung zu übernehmen. Wir lernen auf eine Weise zu vergeben, die nichts überspielt, bloß um zu vermeiden, kollektiv Verantwortung zu übernehmen und für den Wandel zu arbeiten. Viele Menschen berichten davon, sehr erleichtert gewesen zu sein, als sie nicht mehr von ihrer Scham bestimmt wurden und die Freiheit spürten, die an ihre Stelle trat.

Was ist der Unterschied zwischen Schuldgefühlen und Scham? Schuldgefühle können uns zu neuem Handeln verleiten und dazu, zu reparieren, was wir beschädigt haben. Scham führt eher dazu, dass wir die Schäden verstecken, dass wir uns isolieren oder in die Defensive gehen. Deswegen müssen wir Scham transformieren.

DIE SOMATISCHE ROLLE DER SCHAM

Genau wie Trauma und wie die Schutzmechanismen, die uns prägen, verstehen wir auch Scham als verkörperte Erfahrung. Wenn wir die Scham durch bloßes Reden und Nachdenken hätten loswerden können, wären wir sie schon längst los.

Scham beschützt uns also – sie kümmert sich um uns, indem sie das versteckt, dem wir uns nicht stellen können. Sie verschafft uns das Gefühl, handeln zu können, wenn uns die Kraft zu Handeln eigentlich schon genommen wurde. Scham sorgt sich um Hilflosigkeit. Wie lässt sich das somatisch fassen?

Eine weitere Metapher, die wir nutzen, ist das Scham-Trampolin. Stell dir vor, dass auf dem Trampolin all die Überzeugungen, inneren Narrative, verinnerlichten negativen Stereotype und sonstigen Schamgefühle herumhüpfen. Was würde zu deinen zählen? Was ist schlecht an dir, was ist verkehrt an dir? Das können verschiedene Überzeugungen sein: Ich bin böse, verdorben, hässlich, zu viel, zu wenig, dumm, zu klug, pervers, es nicht wert, eine Last, widerlich, ich sollte eigentlich gar nicht existieren und so weiter. Oder es sind Sätze wie diese: »Es ist alles meine Schuld«, »Hätte ich bloß …«, »Wäre ich nur …«, »Wäre ich nur nicht so …«, und so weiter und so fort. All das zu benennen kann sehr schmerzhaft sein. Häufig ist dieses tief verinnerlichte Schamgefühl rassifiziert, gegendert, bezieht sich auf unsere soziale Schicht oder dreht sich um körperliche Fähigkeiten und Beschaffenheiten, und so weiter. Scham kann sich schrecklich anfühlen, sie kann uns jede Handlungsfähigkeit rauben.

Während die Scham auf dem Trampolin herumhüpft, dreht sie sich immer weiter im Kreis und bringt neue Überlebensstrategien hervor, »Gib dir mehr Mühe«, »Ist mir sowieso egal«, und so weiter. Scham lenkt uns ab, sie zieht immerzu unsere Aufmerksamkeit auf sich und neigt dazu, unser Leben einzuschränken. Und sie lässt nie zu, dass wir wahrnehmen und uns damit auseinandersetzen, was unter dem Trampolin ist. Denn Scham will ja beschützen, auch wenn sie dabei Leid auslöst. Unter dem Trampolin, unter all der Scham, liegen die tieferen Wunden des Traumas. Hier liegt die Hilflosigkeit, die Angst, die tiefe Trauer, die Qual, das Verlassenwerden und die Wut. All das sind sehr schwierige Erlebnisse und Emotionen. Scham lenkt von ihnen ab, fokussiert unsere Aufmerksamkeit stattdessen auf das, was mit uns vermeintlich nicht stimmt. Auf diese Weise räumt uns Scham gewissermaßen auch Handlungsspielraum ein: Sie vermittelt uns nämlich das Gefühl, noch etwas tun zu können, weil es ja »unsere Schuld« ist. Hilflosigkeit, Verlassenwerden und sogar Wut können sich sonst anfühlen, als wären wir unendlich verletzlich.

Es ist aber wichtig, diese somatische Rolle der Scham zu begreifen, weil sie prägt, wie wir mit ihr arbeiten, um sie zu transformieren. Um sie zu transformieren, müssen wir, wie so oft in der Somatik, näher an sie heran.

SCHAM TRANSFORMIEREN

Da Scham so tief sitzt und greift, verteilt sich ihr Transformationsprozess auf mehrere Phasen und dauert eine gewisse Zeit. Der Prozess muss verbunden mit mindestens einer weiteren Person stattfinden, weil Scham den Impuls hat, sich zu verstecken. Zur Transformation von Scham gehören Bildung und sozialer Kontext, sich auf die Scham einzulassen (öffnen), »ein lebhaftes Versprechen an die Würde«, zentrierte Verantwortung und das Kultivieren von Vergebung (dazu gehört, sich selbst zu vergeben). Einige dieser späteren Phasen werden zu Praktiken, die uns ein Leben lang begleiten können.

Es liegt auch in unserer Verantwortung, gemeinsam mit unseren Kli*entinnen oder mit den Menschen, mit denen wir praktizieren, festzustellen, dass eine Person sich ausreichend im verkörperten Transformationsprozess befindet (die vierte Phase im Kreis der Transformation), um sich in diese Gewässer vorzuwagen. Die Transformation von Scham kommt spät im Kreis, weil sie erfordert, dass wir in einer starken Deklaration geerdet sind; dass wir Zugang zu Resilienz haben; dass wir Fähigkeiten haben, mit denen wir Sicherheit regenerieren können; und dass wir Erfahrung damit haben, uns somatisch zu öffnen. Wir beginnen diesen Aspekt der Transformation mit Wissen: Was will jetzt verheilen? Was wollen wir erreichen, indem wir unsere Scham transformieren? Wie ist das damit verbunden, was uns am wichtigsten ist?

BILDUNG UND SOZIALER KONTEXT

Zuerst müssen wir erkunden und diskutieren, was Scham ist und welche schützende Rolle sie somatisch spielt. Dann müssen wir uns mit sozialen Umständen, Diskriminierung und Privilegien auseinandersetzen. So vielen Menschen wird durch soziale Narrative und durch politische Entscheidungen die Schuld an Dingen gegeben, die nichts mit ihnen zu tun haben. Dass Schwarze Menschen so stark kriminalisiert werden, ist ein Beispiel dafür. Schwarze Communitys erleben diese Kriminalisierung jeden Tag und sie hat tiefgreifende Folgen für die Menschen. Ein anderes Beispiel sind die negativen Stereotypen und die verschiedenen Gesetze, die sich gegen trans* Menschen richten. Auch dass Indigene Menschen weiterhin unsichtbar gemacht werden, dass sie für alles Mögliche beschuldigt werden, während ihnen ihr Land und ihre Ressourcen weggenommen werden, ist ein Beispiel. All das weist Schuld zu und verstetigt die Scham, aber an der völlig falschen Adresse.

Wenn eine Person Scham transformiert, ist es wichtig, dass wir ausreichend darüber sprechen, wofür sie selbst verantwortlich ist (ihr Handeln) und wofür nicht (ihr Überleben, ihre Community und ihre sozialen Umstände, begrenzte Möglichkeiten und so weiter). Wir müssen der Person genügend politische Bildung anbieten, sodass sie geerdet in diesem Wissen ist.

Ein Beispiel: Ich kenne eine Frau aus den Philippinen, die in die USA immigriert ist, um ihrer Familie zu helfen, aus der Armut zu entkommen. Seit Jahren arbeitet sie als Hausangestellte und schickt das meiste Geld, das sie verdient, zurück in ihre Heimat. Ihr jüngstes Kind war elf, als sie die Philippinen verließ, und dieses Kind hat nun selbst Kinder. Sie hat ihre Enkelkinder noch nicht persönlich kennengelernt und ihre eigenen Kinder hat sie seit 25 Jahren nicht gesehen. Mit 76 Jahren arbeitet sie immer noch. Sie schämt sich, dass sie nicht für ihre Kinder und Enkelkinder da ist. Sie schämt sich, dass einige ihrer Arbeitgeb*erinnen ihren Lohn zurückgehalten haben, als sie erfuhren, dass sie ohne Aufenthaltstitel im Land ist. Sie schämt sich, dass sie als Kind sexualisierte Gewalt erlebt hat.

Ist diese Scham wirklich ihre Scham? Ich will behaupten, dass die Emotion, die sie fühlt, nicht Scham ist. Doch dass sie ihre Familie nicht mehr sehen kann, dass die wirtschaftlichen Umstände ihr keine Möglichkeit gelassen hatten, auf diese Weise für ihre Familie zu sorgen, dass ihr sexualisierte Gewalt angetan wurde und dass sie als Immigrantin ohne Aufenthaltstitel ins Fadenkreuz geriet – nichts davon ist ihre Schuld.

Die Philippinen werden seit Jahrzehnten von den USA wirtschaftlich dominiert und beeinflusst. Die USA haben immer wieder politische Führungspersonen eingesetzt oder unterstützt, die die Menschen im Land lieber ausgebeutet haben, als für sie da zu sein. Aus wirtschaftlichen Gründen auszuwandern ist für viele Menschen die einzige Möglichkeit, wie sie ihre Familie versorgen können. Welche Menschen in den USA aber einen Aufenthaltstitel erhalten und welche nicht, hängt von der sozialen Schicht und der Rassifizierung der Menschen ab, obwohl die Wirtschaft des Landes auf Arbeitskräfte aus dem Ausland angewiesen ist. Ein Mensch ohne Aufenthaltstitel ist deutlich stärker der Gefahr ausgesetzt, benutzt oder ausgebeutet zu werden, und oft gibt es keinen Ort, um sich Hilfe zu holen.

Diese Dynamik der deplatzierten Scham zeigt sich auch bei Gewalt in Part*nerinnenschaften und bei Kindesmisshandlungen. Die Person, die Gewalt ausübt, tut oft rechtschaffen und gibt anderen die Schuld, während die Menschen, die verletzt werden, sich schlecht fühlen und sich schämen. Häufig wird der Person geglaubt, die gewalttätig ist, häufig wird sie beschützt und nicht die Menschen, denen sie wehtut. Denken wir nur an die zahlreichen Fälle, in denen Kindern die Schuld gegeben wird, in denen gesagt wird, sie würden die Misshandlungen provozieren. Denken wir an Heranwachsende, die in das Umfeld von Menschenhänd*lerinnen geraten oder die zur Sexarbeit gezwungen werden und dann strafrechtlich belangt werden. Denken wir an Mütter, denen vorgeworfen wird, sich nicht gut genug um ihre Kinder zu kümmern, und die dann das Sorgerecht an das Elternteil verlieren, das die Kinder misshandelt.

Diese Beispiele verdeutlichen hoffentlich, warum es so wichtig ist, dass wir Systeme und soziale Normen politischer und wirtschaftlicher Macht-über verstehen, und wie diese systemische Macht-über sich auch im privaten Umfeld zwischenmenschlich zeigt. Wir müssen diesen umfassenden Machtmissbrauch begreifen, wenn wir Scham verstehen und transformieren wollen.

Wenn wir gemeinsam diese Perspektive einnehmen, können wir zumindest geistig anfangen, den Unterschied zwischen dem zu erkennen, was unsere Schuld und Verantwortung ist, und dem, woran wir keine Schuld tragen. Damit ist die Scham nicht transformiert, aber dieses Wissen gibt uns Halt für den weiteren Prozess der Transformation. Wir haben dann sowohl eine Grundlage als auch eine kritische Perspektive darauf, wofür wir verantwortlich sind und wofür nicht. Das schmälert weder, was wir fühlen, noch den Effekt der Gewalt und der Diskriminierung. Doch es erlaubt uns, während des ganzen Prozesses die Verantwortung richtig zu verorten.

Es kann auch sehr komplizierte und widersprüchliche Dynamiken geben, wenn es um Scham geht. Es ist wichtig, dass wir alle Aspekte dieser Dynamiken an der Schnittstelle von Transformation und Verantwortung berücksichtigen können. Es ist nicht sehr heilsam, wenn wir versuchen zu rechtfertigen, warum ein Mensch möglicherweise Gewalt ausgeübt hat. Vielleicht haben komplexe Umstände dazu geführt, doch wenn wir einer Person wehgetan haben, ist es nichtsdestotrotz wichtig, dass wir uns das auch eingestehen. Ich habe mit vielen Menschen gearbeitet, die als Kind sexualisierte Gewalt erlebt hatten und die dann, als junge Menschen, einem anderen Kind sexualisierte Gewalt angetan haben. All das gehört dazu. Wir müssen damit umgehen können, dass ihnen wehgetan wurde, dass sie misshandelt wurden, und dass das dazu geführt hat, dass sie anderen wehgetan haben. Wenn wir in einer Transformative-Justice-Haltung geerdet sind, haben wir ein umfassenderes Verständnis der persönlichen und sozialen Kräfte, die wirken, und können gleichzeitig die Komplexität der Scham transformieren und zentrierte Verantwortung unterstützen.

Scham zu transformieren ist ein sehr tiefgreifender Prozess, der von vielen Umständen beeinflusst wird. Darum ist es zuletzt wichtig, dass die Machtunterschiede und die unterschiedlichen sozialen Positionen zwischen der therapeutisch arbeitenden Person und Kli*entin oder zwischen den Part*nerinnen in Übungen benannt und anerkannt werden. Alle Bedürfnisse und Wünsche müssen besprochen werden.

AUF DIE SCHAM EINLASSEN (ÖFFNEN)

Sowohl bei der Regeneration von Sicherheit als auch beim somatischen Öffnen haben wir bereits mit dem Prinzip und der Praktik des Einlassens gearbeitet. Auch wenn wir Scham transformieren wollen, ist das ein hilfreiches Mittel. Wie wir es verwenden, erscheint aber den meisten Menschen an dieser Stelle wahrscheinlich nicht sehr intuitiv. Über die Jahre habe ich in meinen Kursen immer wieder erlebt, dass der Moment, in dem wir die Scham benennen und uns auf sie einlassen, sich zunächst völlig verkehrt anfühlen kann. Und doch funktioniert es. Es löst die Scham und erlaubt uns, herauszufinden, was die Scham gemieden oder versteckt hat, um uns diesen Dingen dann auf heilsame Weise zu nähern. Es lässt uns somatisch unter das Trampolin kriechen.

Was bedeutet das? Weil sich Scham nicht zeigen will, weil sie versteckt bleiben will, um die Konsequenzen zu vermeiden, die sie vermutet, sind Menschen mit ihrer Scham meist allein. Wenn sie sich öffnen und erzählen, wofür sie sich schämen, wie schlecht sie sich mit sich selbst fühlen und wie sehr sie glauben, dass etwas mit ihnen nicht stimmt, dann versuchen wir sie vom Gegenteil zu überzeugen. Wir versuchen sie zu trösten, indem wir sagen: »Das stimmt doch gar nicht …« Oder wir zählen all das auf, was wir an ihnen gut finden. Das mag zwar lieb gemeint sein, doch die Menschen sind am Ende wieder allein mit ihrer Scham und fühlen sich vielleicht sogar noch schlechter damit, wie sie zu sich selbst stehen.

An dieser Stelle im Transformationsprozess müssen wir uns stattdessen auf die Scham einlassen. Wir stimmen unseren Kli*entinnen oder Übungspart*nerinnen nicht zu, sondern bestätigen, wie sie Scham verkörpert erleben, und sind aktiv mit ihnen. Wie sieht das somatisch aus? Da Scham ja versteckt sein will, setzen wir uns meist neben unsere Kli*entinnen/Übungspart*nerinnen, mit dem Gesicht in dieselbe Richtung, fühlen sie und sind verbunden mit ihnen. Als therapeutisch tätige Person ist es nun besonders wichtig, zentriert und weich zu sein, und einen festen und anerkennenden Boden zu bieten. Wie alle somatischen Prozesse können wir auch diesen Prozess durch das Soma beobachten, auf Empfindungen achten, auf somatisches Loslassen, auf Emotionen und auf die psychischen Prozesse, die auftreten.

Während wir bei unserer* Kli*entin/Übungspart*nerin sind, fragen wir: »Was beschämt dich? Was ist schlecht oder verkehrt an dir?« Das ist eine sehr direkte Frage, die ihre Scham ausdrücklich willkommen heißt. Wenn die Person antwortet, nehmen wir an, was ist. Vielleicht sagt sie: »Ich war nicht klug genug zu wissen, wie ich machen konnte, dass es aufhört.« Dann können wir sagen: »Du wusstest nicht, wie du machen kannst, dass es aufhört.« Wir sind einfach bei ihrer Scham, so wie sie ist. Wir versuchen nicht, sie ihr auszureden oder sie dazu zu bewegen, von ihr abzurücken. Vielleicht sagt die Person: »Ich bin widerlich.« Auch hier sind wir als therapeutisch Arbeitende anwesend und spiegeln das Gesagte wider: »Du bist also widerlich.« All das mag sich viele Mal wiederholen, während die Person sich selbst fühlt und die Verhärtung beginnt, weich zu werden.

Nachdem wir die Scham der Person drei- oder viermal widergespiegelt haben, fragen wir nach: »Wie geht's dir? Was merkst du in deinem Soma? In deinem Empfinden? In deinen Emotionen? Wie geht es *dir*?« Der Person wird häufig warm, vielleicht beginnt sie zu zittern, vielleicht kommen ihr die Tränen. Häufig haben Menschen diese Dinge noch nie ausgesprochen. Oder die Menschen in ihrer Umgebung haben es nicht ertragen, bei ihnen zu bleiben, wenn sie es doch taten. Dann fragen wir erneut: »Wofür schämst du dich? Was ist schlecht an dir? Was noch?« Manche Menschen haben ein Thema, das besonders tief verankert ist. Andere haben ein ganzes Netz aus Scham, in dem viele Themen miteinander verknüpft sind. Ganz egal, was der Fall ist, wir sind anwesend, spiegeln wider, fragen und bleiben bei ihnen. Häufig kommen nun die Erlebnisse an die Oberfläche, die sich an der Wurzel ihrer Scham befinden. Wir müssen diese Erlebnisse als verkörperte, gefühlte Geschichten bestätigen, zulassen, dass sie sich zeigen, sie anerkennen und widerspiegeln. Wir müssen der Person helfen, eng mit ihrem gefühlten Wissen verbunden zu bleiben.

Der Prozess dreht sich darum, die tiefe Isolation der Scham aufzubrechen. Das Soma soll seine Panzerung abstreifen und sich gestatten, diese traumatischen Erlebnisse zu verarbeiten. Vielleicht kommt ein Punkt, an dem die Emotionen und die Erlebnisse des Traumas in den Mittelpunkt des Prozesses rücken. Das ist völlig in Ordnung. Wie beim somatischen Öffnen ist das Hauptziel, zuzulassen, dass all das Verstaute, Eingelagerte und Verhärtete gefühlt und bewegt wird, dass es die Oberfläche erreicht und verarbeitet werden kann. Das kann mit Angst und Zittern und Weinen einhergehen. Das kann Trauer bedeuten, zusammen mit Schwitzen und mit Weinen. Das kann bedeuten, dass sich im Inneren etwas sanft absenkt, dass die Organe sich ein bisschen entspannen, dass das Becken den Boden spürt, während die Person ruhig wird, aber lebendig. Wir bleiben bei der Person, lassen uns ein und erden diese tiefgreifende Arbeit.

Bei diesem Prozess führt ein ganz natürlicher Ablauf schließlich zu einem somatischen Öffnen: wir bewegen uns in das Terrain der Scham, die Intensität nimmt zu, wir öffnen uns somatisch und lassen los, und dann wird die Phase abgeschlossen und wir haben Raum. Es geht im Prozess nicht darum, all die Scham loszuwerden, es geht darum, den Ablauf somatisch zu vollziehen. Scham spielt so eine wichtige Rolle, sie sitzt so tief. Hinzu kommt all der Druck, den wir durch die sozialen Umstände erleben. Deswegen kann dieser Prozess so oft wiederholt werden, wie die Person ihn als hilfreich wahrnimmt. Wenn du therapeutisch arbeitest, ist er auch für deine eigene anhaltende Transformation wichtig.

Hilflosigkeit ist eine der schwierigsten und traumatisierendsten Erfahrungen. Egal ob wir uns selbst oder andere nicht schützen oder retten können, Hilflosigkeit ist verheerend. Wenn wir Scham transformieren, werden wir irgendwann unserer Hilflosigkeit begegnen. Wir eignen uns sehr viele Strategien an, damit wir uns nicht hilflos fühlen müssen. Der Hilflosigkeit aber zu begegnen, mit ihr zu sein, und zwar mit der Unterstützung eines anderen Menschen, ist sehr befreiend. Irgendwann fühlen wir uns nicht mehr, als würde uns unsere Hilflosigkeit umbringen. Irgendwann haben wir sie verarbeitet und sie Teil von uns werden lassen. Wenn die Verhärtung erst gelöst ist, erreichen wir einen klareren Zustand der Akzeptanz: »Ich war hilflos. Ich hatte zu der Zeit kaum Möglichkeiten … Damals konnte ich nicht wirklich etwas ändern.« Heute können wir mehr, sind resilienter, in unserer Entwicklung fortgeschrittener. Aus diesem Zustand heraus können wir mit der Hilflosigkeit unserer Vergangenheit sein. Wir können auch lernen, mit dem Widerspruch zu leben, dass wir jetzt Macht, Möglichkeiten und Willenskraft haben, auch wenn wir weiterhin manchmal hilflos sind.

Die Sprache ist sehr wichtig, wenn wir uns auf die Scham einlassen wollen. Wir müssen dieselben Worte nutzen, die unsere Kli*entinnen nutzen, wenn wir ihnen ihre Erfahrung widerspiegeln. Wenn sie »widerlich« sagen, sagen auch wir »widerlich«. Wenn sie »schrecklicher Mensch«, »egoistisch« oder »dumm« sagen, dann sagen wir genau das. Für viele therapeutisch arbeitende Menschen ist das der schwerste Teil am Prozess, denn die Aussagen sind ja nicht »wahr« und wir wollen unseren Kli*entinnen nicht wehtun. Doch der Prozess ist nuanciert und subtil. Es geht darum, einer Person an der Stelle zu begegnen, an der sie isoliert ist, und dem Soma zu erlauben, sich zu bewegen. Das Soma reagiert auf das Einlassen, wieder und wieder. So funktionieren wir und wir müssen geschickt damit umgehen. Darum rate ich dazu, diesen Prozess zuerst mit einer Person zu lernen und zu üben, die dich unterstützt und die darin schon Erfahrung hat.

DAS LEBENDIGE VERSPRECHEN AN DIE WÜRDE

Nach der Arbeit des Einlassens auf die Scham, die so verletzlich macht, beginnen wir nun, dem Soma eine neue Erfahrung zu verschaffen. Das lebendige Versprechen an die Würde ist ein Prozess, der uns wieder mit Würde, Kraft und Verbundenheit in Einklang bringt. Er unterstützt uns darin, die Scham durch das Soma zu verarbeiten und stellt eine fühlbare Erinnerung daran dar, dass wir von Geburt an wertvoll und mit anderen verwoben sind. Es handelt sich um eine Part*nerinnenübung, die mit einer therapeutisch arbeitenden Person oder in einer Gruppe gemacht werden kann.

Während das Soma solch aufwühlende Erlebnisse verarbeitet, während wir unsere Scham zeigen und das, was darunter liegt, ist es wichtig, unsere Ressourcen, Verbundenheit und Lebendigkeit in diesen geöffneten Raum zu bringen. Das hilft dabei, uns neu auf Verbundenheit und Würde auszurichten.

Die Übung ist schwer zu beschreiben ... Stell sie dir so vor, dass du deine ganze Kraft und Lebendigkeit ausdrückst. Stell dir Verbundenheit vor, dass Menschen *für* dich kämpfen. Stell dir vor *dafür* zu kämpfen, was dir am wichtigsten ist.

Es gibt verschiedene Varianten dieses Prozesses. Wir nutzen meist Thai-Pratzen, einen Plastikschläger und eine Couch oder große Pratzen und einen Jō-Stab. Die Übung kann auch kontaktfrei durchgeführt werden, dann sprechen wir von der »energetischen« Version. Zwar stammt diese Übung aus den Kampfkünsten, doch wir nutzen sie nicht in einem kämpferischen Sinne. Diese Phase in der Transformation von Scham dreht sich darum, dass wir Lebendigkeit durch den Körper (Kraft) mit anderen (dem Gegenteil von Isolation) und mit Würde verbinden. Es ist so wichtig, dass wir das mit anderen tun, weil wir dann von anderen wahrgenommen, unterstützt und gewürdigt werden, und uns in unserer Deklaration zentrieren. Die Übung unterbricht die Isolation und das Abspalten der Scham, und gibt uns Kraft.

In einer persönlichen Geschichte am Ende dieses Kapitel erfährst du noch mehr zu dieser Übung.

ZENTRIERTE VERANTWORTUNG

Wenn wir uns mit unserer tiefempfundenen Scham oder unserem Trauma auseinandersetzen, haben wir meist noch nicht gelernt, was zentrierte Verantwortung ist oder sie praktiziert. In unserer Familie, unserer Community oder unseren sozialen Kontexten finden wir nur selten Vorbilder dafür. Unsere sozialen Normen polarisieren eher, geben Schuld, tendieren zum Rechtsstreit. Wir lernen nicht wirklich, mit komplexen Gegebenheiten umzugehen, wir werden nicht dazu ermutigt, Verantwortung zu übernehmen, wiedergutzumachen oder Gerechtigkeit zu finden. Wenn wir zentriert Verantwortung übernehmen, können wir mit Komplexität umgehen – wir können verantwortlich sein und wissen, was *nicht* in unserer Verantwortung liegt, und dabei verbunden und in Beziehung bleiben.

Häufig ist es so, dass wir zu viel oder zu wenig Verantwortung übernehmen. Das geschieht, weil wir uns zutiefst schämen und wertlos fühlen. Wenn wir uns selbst für so schlecht halten, wenn wir voller Scham sind, neigen wir vielleicht dazu, uns verantwortlich für Dinge zu fühlen, für die wir gar nichts können. Gleichzeitig übernehmen wir dann keine Verantwortung für das, was unsere Aufgabe wäre. Wir sind meist sehr schnell und reflexhaft über- oder unter-verantwortlich, ganz ähnlich wie bei unseren konditionierten Tendenzen oder unseren Schutzmechanismen. Diese Reflexe helfen uns, schnell das Gefühl hinter uns zu lassen, dass wir schlecht sind, dass wir erwischt wurden, dass wir Schuld an irgendetwas sind. Sie helfen uns, unsere Scham zu verstecken.

In dieser Phase des Prozesses geht es darum, durch Gespräche und Praktiken zu erkunden, wann wir über- und wann wir unter-verantwortlich sind, und auch, wann wir zentriert Verantwortung übernehmen.

Was bedeutet Über-Verantwortung? Wenn wir über-verantwortlich sind, nehmen wir Schuld geradezu reflexhaft auf uns. Wir nehmen sie auf uns für Menschen und Situationen, die wir gern beeinflusst hätten (oder immer noch beeinflussen wollen), es aber nicht getan haben oder die Kraft dazu nicht hatten. Denken wir zum Beispiel an ein kleines Kind, das versucht etwas gegen die Gewalt bei sich zu Hause zu tun, oder an ein Kind, das seine Geschwister vor körperlicher oder sexualisierter Gewalt schützen will, obwohl es selbst noch ein Kind ist. Das Gefühl der Über-Verantwortlichkeit und der Hilflosigkeit, das daraus entsteht, kann viele Jahre anhalten und viele Überlebensstrategien beeinflussen. Es sind eben diese unlösbaren Situationen und die Hilflosigkeit, die diese Kinder erleben, mit denen wir dann arbeiten, wenn wir Scham transformieren.

Andere Beispiele für Über-Verantwortung sind die verinnerlichten diskriminierenden Narrative von Schuld und Unschuld, die den Zweck haben, Macht-über-Umstände zu verstetigen. Konkret zeigen sie sich zum Beispiel, wenn ein Mensch nicht die »richtige« Art Immigra*ntin ist; wenn ein Mensch völlig vergeblich nach dem »amerikanischen Traum« strebt, egal wie hart er arbeitet; wenn ein Mensch zu Schwarz ist oder nicht Schwarz genug; wenn ein Mensch sich wünscht, »seine Leute« würden sich »richtig« verhalten; wenn ein Mensch nicht das »richtige« Gender hat oder körperlich »fähiger« sein muss; und so weiter. Solche diskriminierenden Gedanken werden verinnerlicht und als Scham gespürt.

Über-Verantwortlichkeit kann sich auch darin zeigen, dass wir uns reflexhaft für unsere systemischen Privilegien schämen. Solche Scham regt nicht dazu an, sich zu verbinden oder zu handeln. Vielmehr polarisiert sie, führt dazu, dass wir etwas beweisen wollen, dass wir beschuldigen, in die Defensive gehen oder vor lauter Schuldgefühlen gar nichts mehr tun wollen. Vielleicht schämen wir uns für unsere ganze soziale Herkunft (wir sind wohlhabend, stammen aus einer Industrienation), unser Gender (cis-männlich) und so weiter. Es ist wichtig, dass diejenigen unter uns, die systemische Privilegien haben, sich dafür engagieren, sich selbst und Menschen mit denselben Privilegien zu verändern. Privilegierte Menschen müssen sich für soziale Gerechtigkeit einsetzen. Das geschieht sehr viel effektiver aus einer zentrierten Verantwortung heraus als aus einer reflexartigen Über- oder Unter-Verantwortung. Wenn wir zu solchen Reflexen neigen, dann wissen wir, dass wir an unserer eigenen Transformation arbeiten müssen, um uns schließlich zentriert für Gerechtigkeit und Befreiung engagieren zu können.

Was ist Unter-Verantwortung? Wenn wir unter-verantwortlich sind, dann vermeiden wir es Verantwortung zu übernehmen, weichen ihr aus, weisen sie ab oder leugnen sie. Auch Unter-Verantwortung ist ein Reflex, der aus

Scham entsteht. Häufig verhalten wir uns unter-verantwortlich, ohne dass wir das in dem Moment überhaupt bemerken. Später schämen wir uns dann womöglich, fühlen uns schuldig oder erkennen unseren Anteil an einer Sache und tun aber nichts, um Verantwortung dafür zu übernehmen. Stattdessen verstecken wir uns vielleicht wieder in unserem Schamgefühl und »lassen den Moment hinter uns«. Wir handeln unter-verantwortlich, wenn wir Missstände, auf die wir Einfluss hätten, nicht versuchen zu verbessern. Wir handeln auch unter-verantwortlich, wenn wir Fehler nicht eingestehen, die wir trotz guter Absichten gemacht haben.

Unter-Verantwortung hat dieselben Ursachen wie Über-Verantwortung. Sie wird oft verstärkt, wenn es im Kontext des Traumas zu Schuldzuweisungen kommt oder wenn Menschen offen herabgewürdigt oder erniedrigt werden. Bestimmten Gruppen von Menschen wird in einem Macht-über-System besonders oft die Schuld zugeschoben. Gleichzeitig ermutigen diese Systeme privilegierte Gruppen dazu, keine Verantwortung zu übernehmen oder sich dem Anteil, den sie am Schmerz und an der Diskriminierung haben, gar nicht bewusst zu sein. Privilegierte Gruppen suchen viel eher Schutz vor diesen Informationen, anstatt sich mit ihnen zu befassen, um so Veränderungen herbeizuführen.

Ich möchte hier ein paar Worte zum Thema Co-Abhängigkeit anbringen. Ein Mensch, der co-abhängig ist, kann sowohl über- als auch unter-verantwortlich sein. Wenn wir Verantwortung für Umstände oder Süchte übernehmen, die nicht unsere sind, kann das ein Zeichen für reflexartige Über-Verantwortung sein. Keine Grenzen zu setzen, nichts Heilsames für sich selbst zu tun und sich nicht mit den eigenen Ängsten und Traumata auseinanderzusetzen – das ist die Unter-Verantwortung der Co-Abhängigkeit. Ich finde die Mainstream-Lösungen für Co-Abhängigkeit meist zu individualistisch. Sie klammern aus, wie sehr wir mit unseren Mitmenschen verwoben sind. Das soll nicht heißen, dass wir uns selbst aufopfern sollten (Über-Verantwortung), aber es heißt auch nicht, dass Individualismus – sich nur um sich selbst zu kümmern – sinnvoll ist (Unter-Verantwortung). Zentrierte Verantwortung erlaubt es uns, Menschen und Situationen geerdet einzuschätzen, uns selbst zu kennen und herauszufinden, wie wir andere unterstützen können und wie nicht.

Erkunden wir, wie Über- und Unter-Verantwortung im Soma leben. Das machen wir am besten somatisch. Wann hast du in der jüngeren Vergangenheit reflexhaft unter- oder überverantwortlich gehandelt? Versetze dich zurück in die Situation. Was ist in deinen Muskeln passiert? In deinem Atem? Hast du dich vor- oder zurückgelehnt? Was ist auf emotionaler Ebene geschehen? Wie gut warst du mit dir selbst verbunden? Mit anderen Menschen? Unser Ziel ist es, diesen Zustand kennenzulernen, zu wissen, was uns geprägt, dass wir so reagiert haben. Wenn wir über- oder unter-verantwortlich reagieren, dann stehen wir unter Druck oder sind gestresst. Häufig folgen wir unseren konditionierten Tendenzen oder unserem beschützenden Geprägtsein. Es geht darum, dass wir herausfinden, wie wir das tun und wie uns das prägt.

Eine somatische Übung, die du dazu nutzen kannst, nennen wir »nähern/entfernen«. Es handelt sich um eine einfache Übung, die Druck aufbaut. Stelle dich etwa 1,5 bis 2 Meter gegenüber deiner* Übungspart*nerin hin. Eine Person bleibt an Ort und Stelle, die andere bewegt sich auf sie zu. Nähert euch nur etwas mehr, als es sich gut anfühlt. Bleibt dort und zählt bis 15. Ihr müsst einander dazu nicht notwendigerweise anschauen. Wichtig ist, dass du darauf achtest, was in deinem Soma geschieht, wie es sich unter Druck ausrichtet. Achte auch darauf, was geschieht, wenn sich dein Gegenüber nun wieder entfernt. Wiederholt das dreimal und achte darauf, wie du dich unter Druck ausrichtest. Dann fügt etwas hinzu, das zu der Situation gehört, in der du dich über- oder unter-verantwortlich verhalten hast. Sag der anderen Person etwas, das sie sagen soll, bevor sie sich nähert. Das kann etwas Simples sein, dein Name zum Beispiel, oder »Ich muss mit dir reden« oder »Das hat nicht funktioniert«. Irgendetwas, Hauptsache es bezieht sich auf die Situation, an die du dich eben erinnert hast. Achte wieder darauf, was in dir geschieht, wenn du dieser speziellen Art von Druck ausgesetzt bist.

Wie bei konditionierten Tendenzen und dem beschützenden Geprägtsein lernen wir zuerst kennen, wie wir geprägt sind und wie wir dieses Geprägtsein somatisch umsetzen. Dann erkunden wir, um was der Reflex sich wohl kümmert. Was möchte er beschützen, welches Gefühl möchte er von uns fernhalten? Was ist der Preis, den wir dafür bezahlen? Wir können uns auf die Prozesse zurückbeziehen, die wir von der Regeneration unserer Sicherheit kennen, um uns dem, was wir hier brauchen, weiter zu nähern.

Wenn wir unsere Scham transformieren, dann ist unser Ziel letztlich, dass wir zentrierte Verantwortung entwickeln. Es geht darum, sie zu vertiefen und ein Leben lang zu praktizieren. Zentrierte Verantwortung kann Komplexität aushalten, sie erlaubt uns zu erkennen, wofür wir verantwortlich sind und wofür nicht, mit ihr bleiben wir verbunden und in Beziehung. Das ist keine Kleinigkeit. Diese verkörperten Fähigkeiten können für die Dynamiken und Beziehungen in unserem persönlichen Umfeld, unseren Communitys oder unseren Organisationen einen entscheidenden Unterschied darstellen.

Wie praktizieren wir zentrierte Verantwortung? Als Erstes bereiten wir uns auf sie vor, indem wir uns mit den anderen Aspekten der Transformation von Scham auseinandersetzen, insbesondere mit dem Einlassen. Die anderen Transformationskomponenten des Kreises sind hier auch relevant: starke Deklarationen zu haben, Resilienz, Sicherheit regenieren und somatisches Öffnen. Dann können wir somatische Übungen nutzen, um zentrierte Verantwortung zu erlernen, sie als etwas Selbstgewähltes weiterzuentwickeln, auch unter Druck. Ein Beispiel ist wieder die Übung »nähern/entfernen«. In der ersten Runde hast du deine reflexhafte Reaktion auf Druck kennengelernt. Das ist deine Nulllinie. Ausgehend von ihr kannst du bemerken, wenn du gezwickt wirst oder, wie wir sagen, »gegriffen«. Zentriere dich dieses Mal (siehe die Übung in Kapitel 7), sprich dir selbst deine Deklaration vor, dann soll deine* Part*nerin sich dir nähern. Bleibe aber nicht einfach, wo du bist, sondern bewege dich auch auf dein Gegenüber zu. Tue das auf zentrierte Weise, als würdest du dem Gespräch aus deiner Deklaration heraus begegnen, verbunden mit dir selbst und mit deinem Gegenüber. Das nennen wir »hereinkommen«. Wiederhole das. Wenn du bereit bist, kann dein Gegenüber die Übung mit mehr Inhalt anfüllen. Solch eine ganzheitliche Übung hilft unserem Nervensystem, unseren Muskeln und unseren Emotionen, neue Bewegungen zu erlernen.

Aus einem zentrierten Zustand heraus schätzen wir andere ganz anders ein, achten anders auf sie und interagieren anders mit ihnen. Ich glaube, dass wir ein Leben lang üben müssen, um wirklich zentriert verantwortlich zu sein.

Die vielleicht komplizierteste Frage in diesem Teil der Transformation lautet: Wie weit reicht unsere Verantwortung? Da wir ja wissen, dass wir alle miteinander verwoben sind, können wir auf gewisse Weise sagen, dass für uns als Erwachsene alles in unserem Verantwortungsbereich liegt. Wir sind verantwortlich für die Gesundheit der lebendigen Systeme auf diesem Planeten, füreinander und für alles, was lebt. Weil das aber so ein riesiges Ausmaß hat, werden viele von uns auf eine über- oder eine unter-verantwortliche Haltung zurückgeworfen, wenn wir die Frage so beantworten.

Doch wenn wir uns aus einer Haltung der zentrierten Verantwortung auf diese Vorstellung einlassen, können wir ihre Komplexität mittragen. Das erlaubt es uns, unsere eigene Rolle zu finden, die dem großen Ganzen nutzt. Wir können herausfinden, wie wir dazu beitragen können, dass ein Kollektiv stärker wird, und auf diese Weise für Nachhaltigkeit und Gerechtigkeit kämpfen. Wir können unsere zentrierte Verantwortung vertiefen, indem wir uns Feedback holen und unser soziales und politisches Bewusstsein kultivieren. Wir können Teil einer regionalen oder landesweiten Organisation für soziale oder ökologische Gerechtigkeit werden und uns kollektiven Aktionen anschließen.

Eine Methode, mit der wir dauerhaft zentrierte Verantwortung üben können, ist es, Fragen und Unwohlsein willkommen zu heißen. Ich meine hier die Art von Unwohlsein, die uns erlaubt, etwas nicht zu wissen, etwas zu riskieren und uns zu verändern. Mit einem solchen Unwohlsein sein zu können – Raum in uns selbst für Empfindungen und Lebendigkeit zu haben, die auch mal etwas durcheinanderbringen, und doch verbunden mit uns selbst zu bleiben – ermöglicht es uns, zentriert verantwortlich zu sein.

> *A genuine apology focuses on the feelings of the other rather than on how the one who is apologizing is going to benefit in the end. It seeks to acknowledge full responsibility for an act, and does not use self-serving language to justify the behavior of the person asking forgiveness. A sincere apology does not seek to erase what was done. No amount of words can undo past wrongs. Nothing can ever reverse injustices committed against others. But an apology pronounced in the context of horrible acts has the potential for transformation. It clears or »settles« the air in order to begin reconstructing the broken connections between two human beings.*
>
> *PUMLA GOBODO-MADIKIZELA, A Human Being Died That Night: A South African Story of Forgiveness*

SICH SELBST UND ANDEREN VERGEBEN

Kann uns vergeben werden? Das ist eine schwierige Frage. Kann dir vergeben werden? Kann anderen vergeben werden?

Viele Menschen sind davon geprägt, wie institutionalisierte Religionen Vergebung interpretieren. Laut vieler dieser Interpretationen sollen »Opfer« den »Tät*erinnen« vergeben, ohne dass diese Verantwortung übernehmen oder den Schaden, den sie angerichtet haben, wiedergutmachen. »Vergeben und vergessen«, das soll vielleicht den Schmerz derjenigen lindern, die Gewalt erfahren haben. Doch häufig wird diese Haltung genutzt, damit Menschen oder Staaten genauso weitermachen können, wie bisher. Deswegen ist Vergeben ein kompliziertes Thema und es ist schwierig, es für Transformation und Gerechtigkeit zu nutzen.

Wir können Vergeben auch als Angebot verstehen – als Möglichkeit sich wieder richtig aufeinander zu beziehen. Vergeben bedeutet, sich dafür zu öffnen, die Beziehung zu transformieren, anstatt ewig an Hass, Rachegelüsten oder Ärger festzuhalten. Der Impuls, daran festzuhalten, mag zwar nachvollziehbar sein, doch auch er wird sich verhärten oder zu Wunden führen, um die wir uns kümmern müssen. Die Art von Vergebung, die uns die Gelegenheit gibt, sich wieder richtig aufeinander zu beziehen, kann in uns selbst und in anderen kultiviert werden. Sich wieder richtig aufeinander zu beziehen heißt, dass der Mensch, die Gruppe oder die staatlichen Systeme, die Schmerz zugefügt haben, sich verändern, dass sie etwas dafür tun, sich verantwortlich zu zeigen. So öffnet sich der Weg hin zu einer neuen Beziehung und dazu, dass alle dauerhaft würdig leben. Zu vergeben sollte sich befreiend und empowernd anfühlen. Wenn wir so vergeben, leugnen wir nicht, sondern öffnen uns und transformieren.

Fangen wir damit an, uns selbst zu vergeben. Ich erlebe oft, dass Menschen das schwerer fällt, als anderen zu vergeben. Unsere Scham, unser Trauma, unsere verinnerlichte Diskriminierung und unser Fehlverhalten führen viel eher zu Selbsthass als zu Selbstakzeptanz. Sich selbst zu vergeben ist nicht nur ein einmaliger Akt, sondern etwas, das wir praktizieren. Als dauerhafte Praktik hilft es uns, weicher mit uns zu werden, zu transformieren, was »unter dem Trampolin« ist, und nicht mehr reflexartig zu handeln. Selbstvergebung zu kultivieren hilft uns auch, zentriert verantwortlich zu sein und uns selbst zu akzeptieren.

If you haven't forgiven yourself something,
how can you forgive others?

DOLORES HUERTA

Eine Übung, die wir machen können, heißt »Auch wenn«. Du kannst sie mit einer therapeutisch arbeitenden Person oder Übungspart*nerin machen, aber auch mit dir selbst, und du brauchst für sie nur ein Blatt Papier. Fangen wir mit dem Papier an. Schreibe hier Zeile für Zeile die Dinge auf, für die du dir somatisch die Schuld gibst (meist sind das Dinge, für die wir uns permanent schämen). Denke daran, dass vieles von dem, für das wir uns schämen, nicht wirklich unsere »Schuld« ist. Doch unsere Glaubenssätze wurzeln tief und wir müssen uns darum kümmern. Das ist zwar nicht leicht, doch auf diese Weise können wir ganz direkt Selbstvergebung für das kultivieren, wofür wir uns schämen.

Zusammen mit der therapeutisch tätigen Person oder Übungspart*nerin gehst du dann Zeile für Zeile durch, was du aufgeschrieben hast: »Auch wenn … (hier fügst du ein, was du aufgeschrieben hast), kann ich mir vergeben.« Dein Gegenüber kann das dann auch sagen: »Auch wenn … (hier wiederholt die Person, was du gerade gesagt hast), kannst du dir vergeben.« Auch bei dieser Übung achten wir ganz genau auf uns selbst oder auf unsere Kli*entinnen. Wir müssen die Reflexe und Reaktionen begleiten, die sich im Soma zeigen, und ihnen dann folgen. Manche Menschen reagieren in den ersten paar Runden noch ungläubig. Dann werden sie vielleicht traurig oder wütend. Damit müssen wir arbeiten, bis sie sich somatisch wirklich selbst vergeben können.

Hier sind ein paar Beispiele, die von Menschen formuliert wurden, mit denen ich in der Vergangenheit zusammengearbeitet habe:

- ★ Auch wenn … ich gelogen habe, kann ich mir vergeben.
- ★ Auch wenn … ich meine* Freun*din/Part*nerin, meine Familie betrogen habe, kann ich mir vergeben.
- ★ Auch wenn … ich mich nicht gewehrt habe, kann ich mir vergeben.

★ Auch wenn … ich versucht habe, von ihnen geliebt zu werden, kann ich mir vergeben.
★ Auch wenn … ich meine Schwester nicht retten konnte, kann ich mir vergeben.
★ Auch wenn … ich mich selbst verleugnet habe, kann ich mir vergeben.
★ Auch wenn … ich keinem Menschen davon erzählt habe, kann ich mir vergeben.
★ Auch wenn … ich mich von meiner Community abgewendet habe, kann ich mir vergeben.

Wenn du diese Übung zum Ritual machen und sie allein durchführen willst, kannst du einen Raum schaffen, in dem du dich ihr täglich widmest. Nimm dir einen Behälter, zum Beispiel eine Schüssel, und suche dir einen besonderen Ort. Schreibe eine Sache, für die du dich schämst, auf einen Zettel, falte ihn zusammen und lege ihn in die Schüssel. Mach damit weiter, bis deine Liste abgearbeitet ist. Nun zentrierst du dich jeden Tag und ziehst einen Zettel. Dann praktizierst du mit dem, was auf dem Zettel steht: »Auch wenn …, kann ich mir vergeben.« Mache das 90 Tage lang, ziehe jeden Tag einen Zettel. Wenn du das Gefühl entwickelst, mit einem Zettel durch zu sein, kannst du ihn offen unter die Schüssel legen. Ich glaube, du wirst überrascht sein, wie viel sich bewegt und öffnet, wenn wir absichtsvoll und fokussiert praktizieren, uns selbst zu vergeben.

Wenn wir uns selbst vergeben, eröffnet uns das Räume, um richtig zu handeln. Wenn uns die Scham nicht so belastet, nehmen wir die Dinge klarer wahr, schätzen unsere Umwelt auf Grundlage dessen ein, was uns und anderen wichtig ist, berücksichtigen unsere sozialen Umstände, und handeln entsprechend. Wenn wir uns für etwas schämen, was wirklich in unserer Verantwortung liegt, dann können wir nach Möglichkeiten suchen, den Schaden wiedergutzumachen und zentrierte Verantwortung praktizieren.

Nun können wir uns damit auseinandersetzen, anderen zu vergeben. Anderen zu vergeben – Menschen, die uns nahestehen, der Familie, der Community, dem Schrecken der Vergangenheit und so weiter – ist eine schwierige Angelegenheit. Wie können wir transformieren, vergeben und Verantwortung übernehmen? In welchen Situationen? Wann wird uns das mehr persönlichen und kollektiven Frieden verschaffen oder uns empowern? Wann ist es heilsam, wann eröffnet es uns Möglichkeiten? Wann fangen wir aber an zu leugnen oder zu rechtfertigen? All das sind wichtige Aspekte, die wir berücksichtigen müssen, wenn wir über das Vergeben nachdenken.

Zu vergeben, ist für mich eine sehr persönliche Entscheidung und eine, die wir im Laufe unseres ganzen Transformationsprozesses erkunden sollten. Wenn wir schon früh im Prozess reflexartig oder sofortig vergeben, übertünchen wir damit meist bloß, wie das Trauma oder der Schmerz auf uns wirkt. Doch auch wenn wir lange Zeit einen Groll hegen oder uns rächen wollen, bezahlen wir dafür einen Preis. Auch das lebt in unserem Soma. Ich sehe das so, dass wir tiefe Wunden versorgen können, dass wir uns für die Liebe, das Leben und das, was uns wichtig ist, öffnen können, auch ohne denjenigen zu vergeben, die uns Schmerz und Gewalt zugefügt haben, und den Kräften, die uns unterdrücken. Die Frage ist nur, wie wir all das in uns und mit anderen halten.

Für eine gewisse Zeit während meines eigenen Transformationsprozesses hatte ich besonders damit zu kämpfen, dass mein Vater sich konsequent weigerte anzuerkennen, dass er mir und anderen Mädchen sexualisierte Gewalt angetan hatte. Ich erkannte, dass ihm mein Herz zu verschließen bedeutete, auch anderen mein Herz zu verschließen. Ich konnte nicht einen Teil meines Herzens nur für ihn verschließen, auch wenn mir das wirklich geholfen hätte. Stattdessen beschloss ich, dass ein geöffnetes Herz für mein Leben besser war als ein verschlossenes. Ich musste deswegen eine ganze Menge Schmerz, Trauer und Wut fühlen, während ich einen Umgang mit meinen Verletzungen fand und mit seiner anhaltenden Weigerung, Verantwortung zu übernehmen. Ich reichte ihm häufig meine Hand, um unsere Beziehung zu richten, doch er nahm sie nie. Auch damit musste ich nun also lernen umzugehen. Seitdem ist viel geschehen und viel Zeit vergangen, während der ich es mit Transformative Justice versuchte und damit, mich auf Transformation und Verantwortung zu fokussieren. Diese Ansätze sollten nicht nur für mich selbst heilsam sein. Es war mir auch wichtig, sicherzustellen, dass er keinem anderen Menschen mehr wehtun würde. Ich würde nicht sagen, dass ich ihm vergeben habe, weil sich das für mich zu sehr anfühlt, als würde ich etwas leugnen. Es ist eher so, dass mein Herz im Reinen mit ihm ist, dass ich weiß, was an ihm gut und was an ihm schrecklich war, und dass ich ihm nichts Böses wünsche. Wenn er je auf mich zukommt, um Verantwortung zu übernehmen, werde ich offen dafür sein. Ich persönlich fühle mich so freier.

Mir ist der Transformative-Justice-Ansatz sehr wichtig, wenn es um Verantwortung und Transformation geht. Ich glaube, dass sich auch die meisten Menschen, die anderen schaden, im richtigen Kontext transformieren können. Was genau der Kontext aber ist, ist sehr unterschiedlich. Ich diskutiere das noch genauer im letzten Kapitel darüber, wie persönliche und systemische Transformation miteinander verbunden sind.

Zentrierte Verantwortung und sich selbst und anderen zu vergeben – beides müssen wir ein Leben lang praktizieren. Beide Praktiken kultivieren Mitgefühl, Würde und Mut. Mir scheint, als würden wir all das in unserer Welt dringend benötigen.

MITEINANDER VERWOBEN SEIN

Traumatische Erlebnisse und Diskriminierung zerbrechen unsere Sicherheit, Verbundenheit und Würde, und führen dazu, dass diese drei Grundbedürfnisse miteinander konkurrieren. Wir selbst verlieren dadurch unseren inneren Zusammenhalt, aber auch den Zusammenhalt mit anderen Menschen. Die heilsame Arbeit, Sicherheit zu regenerieren, Resilienz zu kultivieren, sich somatisch zu öffnen und Scham zu transformieren, ermöglicht diesen Grundbedürfnissen sich wieder zu verbinden und einander wieder zu unterstützen. Das schafft wiederum den Boden, auf dem wir uns gemeinsam verbinden können. Es hilft uns dabei, mit Widersprüchen umzugehen. Und es ermöglicht uns, Konflikten konstruktiv zu begegnen. Das sind für mich verkörperte Fähigkeiten, die uns enge und vertrauensvolle Beziehungen aufbauen lassen, die uns einander näherkommen lassen und die uns helfen, uns gemeinsam für unsere Visionen vom Wandel und von Gerechtigkeit einzusetzen.

Mit diesen Fähigkeiten können wir uns auch in den sozialen und wirtschaftlichen Umständen zurechtfinden, die uns trennen, die manche Menschen anderen vorziehen und die manchen mehr schaden als anderen. Wegen dieser Umstände und weil es uns so wichtig ist, sie zu verändern, glaube ich, dass wir diese Fähigkeiten mehr denn je brauchen.

GEMEINSAME VERBUNDENHEIT

Gemeinsame Verbundenheit bedeutet, dass uns die Bedürfnisse und Sorgen anderer Menschen wichtig sind, und unsere eigenen auch. Es handelt sich um eine verkörperte Fähigkeit, unsere Fürsorge zu erweitern, ohne selbst zu verschwinden. Wir können Mitgefühl und Verwobenheit miteinander praktizieren, und dabei auch für uns selbst empfänglich sein. Gemeinsame Verbundenheit lässt uns Komplexität aushalten, ohne in reflexartiges Verhalten zu verfallen und ohne andere oder uns selbst schlecht machen zu müssen. Es geht also nicht nur um unsere eigene Komplexität, sondern auch um die anderer Menschen. Die meisten von uns müssen diese verkörperte Fähigkeit entweder noch erlernen oder noch kultivieren.

Es gibt einen Automatismus, in den viele von uns verfallen, wenn wir mit anderen zusammen sind: Wir lassen uns selbst zurück, unsere Grenzen, das, was wir uns versprochen haben, und unsere Bedürfnisse, um so die Beziehung mit anderen auszuhandeln. Wenn wir Trauma oder Unterdrückung erlebt haben, liegt uns solches Verhalten vielleicht sehr. Es hat in der Vergangenheit dafür gesorgt, und womöglich tut es auch jetzt noch, dass wir uns sicher, zugehörig und würdevoll fühlen. Doch sobald dieses Verhalten verkörpert und generalisiert ist, lässt es uns nur wenig Möglichkeiten, uns solidarisch zu verbinden, weil es uns selbst nicht mit einschließt.

Verschiedene Umstände können dazu führen, dass wir solches Verhalten als Anpassungsstrategie entwickeln:

★ Wir mussten ganz genau auf die allgegenwärtigen Gefahren in unserer Umgebung achten.
★ Wir mussten besonders aufmerksam auf eine bestimmte Person und ihren emotionalen Zustand achten.
★ Wir haben Gewalt im engen persönlichen Umfeld erlebt oder wurden als Kind misshandelt, und in Verbindung zu gehen hat die Gewalt insgesamt verringert.
★ Wir erleben immer wieder Sexismus, Rassismus und Feindseligkeit gegenüber unserer sexuellen Orientierung.
★ Wir erleben staatliche Gewalt oder Überwachung – und vieles mehr.

Somatisch kann sich dieser Schutzmechanismus darin zeigen, dass wir uns nach vorn lehnen, sehr aufmerksam sind, und dass wir stark mit anderen verschmelzen, ohne uns selbst wirklich spüren zu können. Häufig bedeutet es, dass wir sehr sensibel für andere sind, aber nicht empfänglich für uns selbst. Auch wenn wir uns somatisch klein machen, uns einziehen und keinen Raum einnehmen, kann das auf solch einen Schutzmechanismus hinweisen. Unsere Grenzen liegen dann innerhalb unserer eigenen Haut, anstatt dass sie sich über uns selbst hinweg ausdehnen und uns Raum geben, uns zu bewegen und uns zu entscheiden. Dieser Schutzmechanismus gesteht es anderen zu, eine Situation allein zu dominieren, sodass das nicht mehr gemeinsam geschehen kann.

Ein anderes verkörpertes Muster von Verbindung ist das genaue Gegenteil: Wir können andere nicht wirklich fühlen und wahrnehmen. Auch das kann aus Angst und Schmerz entstehen, und es kann durch Privilegien geprägt sein. Möglicherweise war es in der Vergangenheit die beste Strategie, andere auszuschließen, selbst hart zu werden und andere nicht zu fühlen. Auch solches Verhalten kann als Schutzmechanismus verkörpert und generalisiert werden – sodass wir uns nicht mehr anders verhalten können. Umstände, die solch einen Mechanismus begünstigen, sind zum Beispiel diese:

★ Unsere Eltern oder unsere Schule waren erniedrigend, übergriffig oder haben uns isoliert.
★ Uns wurde von der Gesellschaft beigebracht, dass wir besonders individualistisch sein sollten.
★ Uns wurde von der Gesellschaft beigebracht, dass wir aus irgendwelchen Gründen (Schicht, Gender, Rassifizierung, Nationalität) etwas »Besseres« seien, oder es wurde Druck aufgebaut, alles besser zu wissen, immer Recht zu haben, alle Entscheidungen zu fällen.

Auch Traumata und soziale Normen, die Sensibilität als etwas Beschämendes darstellen oder die es herabwürdigen, wenn wir andere einfühlsam wahrnehmen, können dazu führen, dass unsere Verbundenheit mit anderen leidet.

Gemeinsame Verbundenheit bedeutet in ihrer einfachsten Form (und damit meine ich nicht »leicht umsetzbar«), uns selbst spüren zu können (was wir empfinden, unsere Grenzen, Emotionen, Versprechen an uns selbst), während wir auch fühlen und neugierig darauf sind, wie andere etwas erleben. Kannst du deinen eigenen Rücken spüren, wenn du mit anderen interagierst? Kannst du deine Mitte spüren und weißt du, was dir wichtig ist, während du neugierig auf andere bist und sie wahrnimmst? Kannst du einwilligen – Ja, Nein oder Vielleicht sagen, je nachdem, was du selbst brauchst, was dir wichtig ist, wo deine Grenzen liegen –, während du auch würdigst, was die andere Person braucht, was ihr wichtig ist, wo ihre Grenzen liegen? Bist du empfänglich für ihr Ja, Nein und Vielleicht? Kannst du darauf eingehen, kannst du dich entsprechend verhalten und bei dir selbst bleiben? Geerdet in unserem eigenen Empfinden und in unserem Wahrnehmen von anderen sind es diese Praktiken, die es uns somatisch ermöglichen, gemeinsam verbunden zu sein.

Und zuletzt: Wenn wir uns verletzlich und authentisch zeigen, haben wir schon ein großes Stück des Weges hin zu gemeinsamer Verbundenheit zurückgelegt. Auch hier gilt, dass damit nicht gemeint ist, dass wir einfach allem Möglichen zustimmen sollen. Es bedeutet, dass wir miteinschließen und mit sein sollen. In einer Übung stellen wir zum Beispiel die Fragen: »Was ist dir wichtig?«, »Welche Menschen liegen dir am Herzen?«, »Wofür bist du geschaffen?« Gleichzeitig tun wir zwei Dinge. Einerseits üben wir, mit uns selbst verbunden zu bleiben (Empfinden) und die andere Person wahrzunehmen. Andererseits lassen wir den Körper die Fragen beantworten, und denken nicht. Häufig ist das authentischer. Unser Denken tendiert dazu, reflexhafter zu antworten und das zu sagen, was wir für die »richtige« Antwort halten.

Dies sind ein paar Dinge, die wir praktizieren können, um uns gemeinsam zu verbinden:

- ★ Spüre deinen eigenen Rücken, während du mit anderen sprichst.
- ★ Bewege deine Aufmerksamkeit hin und her zwischen deinen eigenen Sorgen, Bedürfnissen und Grenzen, und denen der anderen Person. Halte diese beiden Seiten in dir, auch wenn es schwierig ist.

- ★ Übe dich darin, deine Lebendigkeit und deine Empfindungen besser zu spüren, auch wenn du es dann mehr tust, als du es bisher gewohnt bist.
- ★ Sei neugieriger, indem du auf andere achtest, mehr Fragen stellst und authentisches Interesse an anderen zeigst. Spüre dich selbst, während du das tust.
- ★ Spüre, was du empfindest, wenn du andere berührst. Wenn du die Hände einer Person berührst oder sie umarmst – fühle dein Gegenüber, seine Körpertemperatur, Texturen und Druck, und fühle dich selbst –, sei in deiner eigenen Mitte oder in deinem Rücken. Und: Spüre, wie auch du berührt wirst.
- ★ Formuliere zentrierte Wünsche, Angebote und Grenzen, und spüre dabei, dass auch andere solche Wünsche, Angebote und Grenzen haben. Das heißt nicht, dass sich alle immer einig sind, aber es heißt, dass wir aufmerksam sind.
- ★ Übe ausdrücklich einzuwilligen und bitte andere darum, einzuwilligen. Es kann dabei um eine ganze Reihe von Themen gehen, nicht nur um sexuelle Intimität.
- ★ Lerne, mehr Komplexität zu ertragen, und zwar nicht nur als abstraktes Konzept. Lerne anwesend zu sein, auch wenn es kompliziert wird, und bleibe somatisch mit dir selbst verbunden. Wir können tatsächlich lernen, unser Unwohlsein und ein größeres Spektrum an Emotionen besser zu fühlen und besser mit ihnen zu sein.
- ★ Übe für dich selbst empfänglich zu sein. Wir müssen in unserer eigenen Haut sein und fühlen können, um für uns selbst empfänglich zu sein. Dazu gehört zum Beispiel, auf Toilette zu gehen, wenn wir müssen, und nicht abzuwarten; darauf zu achten, ob wir Hunger haben oder nicht, und entsprechend zu handeln; darauf zu achten, ob wir einen Wunsch oder eine Grenze haben, und zu üben, sich entsprechend zu äußern.

* Erlaube dir selbst und anderen, Raum einzunehmen, wenn das sonst nicht geschieht. Dabei dehnen wir uns somatisch aus, auch wenn sich das wahrscheinlich unangenehm anfühlt.

Gemeinsame Verbundenheit in Gruppen zu praktizieren ist etwas schwieriger, einfach weil mehr Menschen dabei sind. Es gibt also mehr Bedürfnisse, mehr Grenzen und mehr Sorgen, auf die wir achten müssen, während wir uns selbst miteinschließen. Damit es einer Gruppe gut geht, braucht sie aber ganz ähnliche verkörperte Fähigkeiten und Praktiken. Gruppen können gemeinsame Verbundenheit üben und darin gut werden, sie können Wünsche und Angebote äußern, Grenzen setzen für das Individuum, die Gruppe und den Zweck. Eine Gruppe kann auch üben, miteinander anwesend zu sein. Ihre Mitglieder können mitteilen, was ihnen wichtig ist und worum sie sich sorgen, und neugierig darauf sein, was andere sagen. In Gruppen geschieht es leicht, dass Menschen ihre eigenen Bedürfnisse denen der Organisation oder der Gruppe nachstellen. Oder sie vergessen, was die Gruppe erreichen will, weil sie sich nur auf ihre eigenen Bedürfnisse konzentrieren. Keine dieser Varianten lässt sich lange aufrechterhalten oder wird langfristig zu Erfolgen führen. Gemeinsame Verbundenheit erlaubt es uns, unseren ganzen Kreis der Verbundenheit zu erweitern.

GEGENSÄTZE

Wir sind umgeben von vielen Gegensätzen und Widersprüchen. Wir finden sie auch in uns. Und es liegt in ihrer Natur, sehr komplex zu sein. Darum müssen wir häufig erst üben, sie zu erkennen und uns in ihnen zurechtzufinden, um dann geerdete Entscheidungen zu treffen und nicht reflexartig zu handeln.

Menschen, die aktivistisch und strategisch für den systemischen Wandel arbeiten, erkunden, wo in unseren wirtschaftlichen und gesellschaftlichen

Umständen Widersprüchliches oder Gegensätzliches wirkt, um dort Veränderungen anzusetzen. Im Kontext von Gegensätzen – dass beispielsweise die Armut zunimmt, die Mittelschicht schrumpft und die Reichen immer reicher werden – können Systeme bewusst unter Druck gesetzt werden, sich zu verändern. Hier können neue Systeme aufgebaut werden.

In der Transformationsarbeit, in Beziehungen und in Gruppendynamiken setzen wir uns auch mit Gegensätzen und Widersprüchen auseinander, aber auf andere Weise. Hier entsteht Druck, wenn mehrere widersprüchliche Dinge wahr sind oder gefühlt werden. Dieser Druck resultiert dann oft in einem Impuls zu polarisieren, sich zu positionieren und zu separieren. In wichtigen Beziehungen, in der Traumaarbeit oder in Gruppen, die gemeinsam etwas erreichen wollen, ist das meist nicht sehr hilfreich. Stattdessen können wir aber dieses Gegensätzliche wirksam einsetzen, um uns zu transformieren und um zu wachsen.

Viele von uns lieben Menschen, die uns wehgetan haben. Das gilt zum Beispiel, wenn wir Gewalt in der Familie, in der Part*nerinnenschaft oder in der Community erlebt haben. Der Widerspruch besteht dann darin, dass wir wütend auf einen Menschen sind, ihn vielleicht sogar hassen, und ihn gleichzeitig lieben. In einer engen Beziehung, in der Schmerz zugefügt und Vertrauen gebrochen wurde, ist das völlig normal. Lieben, hassen, abhauen wollen und beieinanderbleiben wollen – das kann alles gleichzeitig passieren.

Unter dem Druck solcher Widersprüche versuchen wir oft, uns für das eine oder das andere zu entscheiden: Wir können unsere Liebe für den Menschen abstellen oder wir können unseren Schmerz und unsere Wut leugnen; wir können den Menschen verlassen und den Kontakt abbrechen oder wir können bleiben, und den Schmerz ignorieren oder ihn kleinreden. Doch polarisieren, positionieren oder sich für das eine oder das andere zu entscheiden, funktioniert meist nicht. Wenn wir das tun, befassen wir uns nicht mit der Gesamtheit dessen, was wir erleben, mit der Komplexität der Dynamiken. Letztlich stehen uns so weniger Möglichkeiten offen.

Auch in Gruppen, die für den Wandel arbeiten, kommt es zu solchen Drucksituationen und Konflikten. Vielleicht tut eine Person in der Gruppe einer anderen weh oder verhält sich auf eine Weise, die nicht im Einklang mit den Werten der Gruppe ist, aber trägt sonst viel Gutes zur Arbeit der Gruppe bei. Die Person hat also sowohl Schaden zugefügt als auch der Gruppe geholfen. Wie gehen wir mit so einer Dynamik gekonnt um, sodass wir die Transformation vorantreiben?

Eine Gruppe setzte sich für Transformative Justice ein im Kontext von Gewalt in einer Community aus der Arbeit*erinnenschicht. Die Leute erarbeiteten Alternativen zur Polizei. Sie versuchten einen Umgang mit der Gewalt zu finden, der es ermöglichte, dass die Menschen aus der Community nicht mehr ständig inhaftiert wurden. Dann kam es zu einem gewalttätigen Raubüberfall, und in der Gruppe gab es einen Riss zwischen denen, die die Polizei rufen wollten, und denen, die das nicht tun wollten. Während dieser Polarisierung war es den Leuten in ihrem Schmerz und in ihrer Angst kaum mehr möglich, ihre Sicherheit, ihre Verantwortung und den Einsatz für Alternativen nuanciert zu bewerten.

Solche Widersprüche erfordern es, dass wir mehr Komplexität in uns tragen, ohne zu polarisieren, dass wir mehr zulassen, ohne uns zu positionieren. Gleichzeitig müssen wir aber unsere Grenzen, unsere Offenheit für den Wandel und unser Mitgefühl erhalten. Wie können wir das schaffen? Dazu müssen wir die somatische Fähigkeit erlernen, uns in Widersprüchen zurechtzufinden.

Indem wir somatisch mit Widersprüchen arbeiten, lernen wir, Raum zu schaffen für alle Aspekte eines Gegensatzes oder eines Widerspruchs, anstatt zu polarisieren. Auf diese Weise können wir die Situation oder die Umstände geerdet beurteilen, so gut es geht, im Einklang mit unserer Vision und unseren Werten bleiben, und strategische Entscheidungen treffen. Dabei bleiben wir auf unsere Beziehungen fokussiert und lassen einander und uns selbst nicht links liegen.

In einer Übung, die wir nutzen können, geht es darum, den Widerspruch zu benennen und den Menschen eine »Seite« zuzuweisen. Wir geben den Leuten, die für die eine Seite stehen, die Themen, Wörter und die Stimmung ihres Aspekts des Widerspruchs. Die andere Seite bekommt die Themen, Wörter und Stimmung, die mit ihrem Aspekt des Widerspruchs korrespondieren. Diejenigen, die mit dem Widerspruch umgehen müssen, stehen in der Mitte. Beide Seiten fangen an, gleichzeitig über ihre Position zu reden, so wie ein Widerspruch das eben tut. Wenn etwas widersprüchlich ist, sei es in uns oder in unserer Umgebung, geht es selten geordnet zu.

In dieser Übung lassen diejenigen, die mit dem Widerspruch Schwierigkeiten haben, zuerst zu, dass er auf sie wirkt. Sie fühlen, wie sie spontan auf ihn reagieren, welche Schutzmechanismen er vielleicht auslöst. Möglicherweise werden sie bei all dem Druck immer kleiner, es scheint ja alles so unlösbar. Möglicherweise haben sie den Impuls, sich reflexartig für eine Seite zu entscheiden. Das Ziel dieser ersten Runde ist es, dass wir erfahren, wie wir spontan auf den Widerspruch reagieren.

Als nächstes zentrieren wir uns somatisch und verbinden uns mit unseren Absichten und dem, was uns wichtig ist. Das kann ein individuelles Versprechen sein, sich zu transformieren oder eine Vorbildfunktion einzunehmen, oder das Versprechen einer Gruppe, sich für den sozialen Wandel zu engagieren. Wenn nun die beiden Seiten anfangen, von ihren Positionen zu reden, lassen sich diejenigen in der Mitte davon berühren (wir versuchen nicht, unberührt zu bleiben) und zentrieren sich gleichzeitig somatisch. Sie üben innerlich, somatisch, mehr zuzulassen und sich auszudehnen, um beide Seiten des Widerspruchs in sich halten zu können. Während der Widerspruch anhält, dreht sich die Übung darum, sich zu zentrieren, mit den eigenen Absichten verbunden zu bleiben und sich so weit auszudehnen, dass wir »größer« als der Widerspruch sind, größer als Entweder-oder. Durch diese Übung erfahren wir einerseits, wie wir reflexhaft auf den Druck reagieren, der von Widersprüchen ausgeht. Wir lernen andererseits, was möglich ist, wenn wir uns ausdehnen und miteinschließen, während wir somatisch mit uns selbst und unseren Absichten verbunden sind. Immer wieder habe ich erlebt, dass Menschen neue Interpretationen und Möglichkeiten entdeckt haben, Heilsames erfahren haben, wo das nicht möglich schien, und manchmal den Widerspruch auflösen konnten. Somatisch ist es möglich, eine Alternative zu finden.

Ein Klient arbeitete daran, die Wunden der Gewalt zu heilen, die er in der Beziehung erlebt hatte. Doch er musste wegen der gemeinsamen Kinder weiterhin mit seinem Ex in Kontakt bleiben. Die somatische Arbeit erlaubte es ihm, den Schmerz und die Verletzungen, die sein Ex-Partner ihm zugefügt hatte, in sich zu halten und gleichzeitig anzuerkennen, dass sein Ex einen guten Beitrag zum Leben der Kinder leistete. Natürlich standen die Sicherheit und das Wohlbefinden der Kinder in diesem Prozess im Mittelpunkt. Sein Ex-Partner war immer sehr verantwortungsvoll den Kindern gegenüber gewesen, doch er begann jetzt erst, Verantwortung dafür zu übernehmen, wie er meinen Klienten verletzt hatte. Indem er mit den Widersprüchen arbeitete, konnte mein Klient sowohl den Schmerz als auch die Liebe in sich tragen, und den Wandel in seinem Ex-Partner aus dem Jetzt heraus beurteilen. Das half ihm, geerdete Entscheidungen für sich selbst, für seine Kinder und für ihre Zeit mit ihrem anderen Vater zu fällen.

KONSTRUKTIVER KONFLIKT

Was ist ein konstruktiver Konflikt? Konflikte sind unausweichlich. Wenn wir etwas riskieren, wenn wir zutiefst lieben, wenn wir für den Wandel arbeiten, dann müssen wir mit Konflikten rechnen. Es hängt alles davon ab, was wir mit damit anstellen. Konstruktive Konflikte sind Konflikte, aus denen wir verbundener herauskommen, von denen wir etwas lernen, die uns positiv verändern. Es sind Konflikte, die unser Vertrauen stärken, anstatt Beziehungen zu zerreißen.

Zur Erinnerung, wir verstehen Vertrauen als Intention + Kompetenz + Verlässlichkeit. In Konflikten fehlt es oft an einem dieser Aspekte oder einer dieser Aspekte ist irgendwie gestört. Durch Traumata fühlen wir uns in Konflikten häufig besonders schutzbedürftig oder zerbrechlich, suhlen uns in ihnen oder versuchen sie komplett zu vermeiden. Doch auf keine dieser Weisen können wir uns konstruktiv mit Konflikten auseinandersetzen. Wir müssen unsere eigene heilsame Transformationsarbeit leisten, um mit unterschiedlichen Arten von Konflikt umgehen zu können.

Es hat unzählige Vorteile, zu wissen, wie das geht und wie wir das praktizieren können. Ich denke dabei an viele Risse in Beziehungen, die vermieden werden können, und auch an die vielen zerbrochenen oder polarisierten Bewegungen, die hin zu mehr Verbundenheit und kollektiver Kraft hätten verändert werden können. Wir können so viel lernen. Mir scheint es sehr sinnvoll zu sein, einen konstruktiven Umgang mit Konflikten zu finden.

Es gibt dafür zwar kein Schritt-für-Schritt-Regelwerk, aber es gibt verkörperte Fähigkeiten, die wir entwickeln können, um konstruktiver mit Konflikten umzugehen. Viele davon wurden in diesem Buch und in diesem Kapitel schon erkundet. Hier sind ein paar Highlights:

Was kannst du tun, um konstruktiv mit Konflikten umzugehen?

- ★ Finde eine Deklaration, die größer ist als der Konflikt. Es kann dabei um das Ziel gehen, Konflikte konstruktiv zu begreifen, um die Vision einer Organisation oder um soziale Gerechtigkeit. Das kannst du selbst definieren. Halte die Deklaration nah bei dir und zentriere dich immer wieder auf sie.
- ★ Sei dir systemischer Macht bewusst und habe eine kritische Perspektive darauf. Unsere sozialen Umstände sind immer bei uns.
- ★ Kenne deine Trauma-Reflexe und dein beschützendes Geprägtsein – in Konfliktsituationen werden sich diese wahrscheinlich bemerkbar ma-

chen. Dank deiner Transformationsarbeit wirst du in Konflikten mit der Zeit weniger reflexartig handeln.

- ★ Beachte, dass auch andere Menschen wahrscheinlich in ihrem beschützenden Geprägtsein verhaftet sind. Suche nach dem Grund für ihre Reaktion. Die Reaktion soll sich um irgendetwas kümmern.
- ★ Sei emotional und politisch verantwortlich, nicht versteift. Das heißt, dass du alle deine emotionalen und zwischenmenschlichen Fähigkeiten nutzen solltest, auch wenn dein Gegenüber das nicht tut. Bleibe nah bei deiner politischen Haltung, bleibe bei deinen Werten und versteife dich nicht auf eine Position. Denke nicht, dein Gegenüber hätte »Unrecht«. Die Realität ist fast immer komplexer als das.
- ★ Je mehr du daran arbeitest, deine Scham zu transformieren, deine Verantwortung zu zentrieren und dir selbst zu vergeben, desto einfacher wird es, konstruktiv in Konflikt zu gehen.
- ★ Übe dich darin, neugierig zu sein und darauf zu achten, was hinter dem Verhalten oder der Haltung deines Gegenübers steht. Achte auch darauf, was hinter deinem eigenen Verhalten steht. Teile dich mit, so gut du kannst: »Ich versuche mich um … zu kümmern« oder »Ich habe Angst vor …«
- ★ Schätze Personen auf Grundlage dessen ein, wie sie handeln und was ihre Hintergründe sind. Wenn das, was eine Person sagt und was sie tut, nicht zusammenpasst, achte darauf, was sie über längere Zeit tut. Das verrät uns, was sie verkörpert und worauf wir uns wahrscheinlich verlassen können.
- ★ Wünsche und Angebote, Grenzen, Einlassen, Zentrieren, wenn wir getriggert werden, bewerten und bewertet werden, gemeinsame Verbundenheit – all das sind verkörperte Fähigkeiten, die du in Konfliktsituationen nutzen solltest.
- ★ Es ist zentral, dass du komplexe Empfindungen und Gefühle in dir und in anderen ertragen kannst. Wir können stetig üben und darin immer besser werden.

- ★ Achte während eines Konfliktes auf das kollektive Soma … was ist zu viel, was ist zu wenig? Welche zugrundliegende Sorge wird nicht ausgesprochen, welche Sorge wird einfach nicht wahrgenommen? Konflikte gehen mit Spannungen einher – und wir müssen darauf achten, wenn sie zu stark oder zu schwach für das Soma der Gruppe werden. Unser Ziel ist es, in einer dynamischen Spannung zu bleiben, die uns helfen kann, zu wachsen, zu lernen und uns zu verändern. Unterschiedliche Gruppen können unterschiedlich gut mit Spannung umgehen. Findet einen Weg zwischen zu viel und zu wenig, der für das kollektive Soma funktioniert.

Dass ein Konflikt konstruktiv ist, heißt nicht, dass es immer eine Lösung gibt. Das Ziel ist auch nicht, irgendwann gar keine Konflikte mehr zu haben. Auch wenn der Konflikt konstruktiv war, kann es sein, dass wir uns am Ende dafür entscheiden, eine Beziehung zu verändern oder eine Person zu bitten, die Gruppe oder die Organisation zu verlassen.

Aber konstruktive Konflikte sind Konflikte, die mehr Möglichkeiten eröffnen und nicht mehr Schaden zufügen. Mit konstruktiven Konflikten behandeln wir Beziehungen respektvoll, auch wenn es Differenzen gibt. Wir geben Menschen nicht das Gefühl, über sie werde hergezogen, sie würden an den Pranger gestellt oder einfach links liegen gelassen. Ein konstruktiver Konflikt kann einer Gruppe zu viel mehr Klarheit und Engagement verhelfen. Er kann unsere Part*nerinnenschaft oder Freun*dinnenschaft stärken und sie langlebiger machen. Er kann uns allen helfen, zentrierte Verantwortung zu praktizieren. Er kann Weisheit kultivieren. Ein konstruktiver Konflikt gibt uns Vertrauen für den nächsten Konflikt und bereitet uns auf ihn vor.

RJ MACCANI ist Elternteil, leitender Lehrer bei *generative somatics*, arbeitet bei *Common Justice.* Er hat das *Challenging Male Supremacy Project* mitbegründet und gehört zum Leitungsteam von *generationFIVE.*

Ich kann mir fast gar nicht vorstellen, was Sex für mich bedeuten würde, wenn die Misshandlungen nicht geschehen wären. Als ich sechs war, zog mich ein viel älterer Junge bei meiner Babysitterin zu Hause, ein Freund von ihrem Sohn, hinter das Sofa und rieb sich an mir – was ihn und auch mich erregte. Es fühlte sich an, als würde er mich ewig dort hinten behalten, versteckt vor den anderen Kindern, die Fernsehen guckten oder sich auf dem Teppich mit den Nikotinflecken rauften. Es war das erste und mit Abstand das sanfteste der vielen Male, die er es schaffte, mich allein zu erwischen und mir sexualisierte Gewalt anzutun. Ich hatte damals keine Sprache, um zu begreifen, was geschah. Er sagte mir, ich solle es geheim halten. Er sagte mir, wenn andere davon erführen, würden sie denken, ich sei schwul – ich wusste, dass das wohl etwas Schlechtes sein sollte. Einmal erwischte ihn sein Freund, der Sohn der Babysitterin, wie er auf mir lag. Er machte sich über uns lustig und das war's. Ich glaube nicht, dass er seiner Mutter davon erzählte, jedenfalls kam kein Mensch, um all dem ein Ende zu setzen. Die Misshandlungen gingen weiter, bis ich die Worte fand, ihm zu sagen, er solle aufhören, und seine Annäherungsversuche meiden konnte. Meine Babysitterin starb kurz darauf, und ich kehrte nie zu dem Haus zurück.

Danach entwickelte ich ein Interesse an Sex und Masturbation, das im Vergleich zu anderen Kindern meines Alters viel weiter fortgeschritten schien. Es gab schon noch etwas wie Unschuld in mir, doch inmitten der verliebten und aufgeregten ersten spielerischen Küsse, der Zettelchen, die wir im Unterricht weitergaben, und der schwärmerischen Jugendliebe hatte ich das nagende Gefühl, dass irgendetwas mit mir nicht stimmte. In der siebten Klasse wechselte ich die Schule und in meiner Klasse war ein Mädchen, das so weit entwickelt schien wie ich. Sie flirtete und ich wurde panisch. Vielleicht wurde sie auch misshandelt, dachte ich. Und wenn das so war, dann konnte sie wahrscheinlich in mir sehen, was ich in ihr sah – das, was kein anderer Mensch sehen sollte. Ich stellte mir vor, dass wir wohl beide ziemlich hinüber waren, und blieb lieber auf Abstand.

Als ich in meinen späten Teen-Jahren und frühen Zwanzigern sexuell aktiver wurde, wurde ich übermäßig promiskuitiv. Ich hatte etwas mit so ziemlich jeder Person, die das wollte, ganz egal, ob ich sie nur flüchtig kannte, ob sie eine gute Freundin war, die Ex von einer* Freun*din oder meine Vorgesetzte. Ich beschädigte Freun*dinnenschaften oder verlor sie komplett und ruinierte wichtige Beziehungen, die eigentlich gut liefen. Manchmal drängelte ich regelrecht, überredete eine Freundin, egal ob die Beziehung platonisch oder romantisch war, Sex zu haben, obwohl ich langsam hätte machen sollen oder es ganz sein lassen. Ich machte um mich herum vieles kaputt.

Ich versuchte mich in meinem inneren Durcheinander zurechtzufinden und ich wurde immer trauriger über die verlorenen Beziehungen und all den Schaden, den ich anrichtete. Es gab aber kaum etwas in der us-amerikanischen Mainstream-Gesellschaft, das mir vermittelte, dass ich als junger *w*eißer Mann aufhören sollte, mich so zu verhalten. Doch in dieser Zeit wurde ich auch politisch aktiv. Ich schloss mich dem Homo-Heter@-Bündnis an meiner Schule an und machte solidarische Aktionen mit der *Afrikan Student Union* und der streikenden Müllabfuhr an meinem Uni-Campus. Ich war bei der weltweiten Bewegung für soziale Gerechtigkeit ebenso dabei wie beim Kampf gegen Polizeigewalt in meiner Heimatstadt. All das eröffnete mir andere Perspektiven auf die Welt und auf soziale Geflechte. Ich begann mich für feministische und womanistische, also entschieden antirassistisch-feministische Kritiken am Patriarchat und an *w*eißer Vorherrschaft und Überlegenheitsvorstellungen zu engagieren und mich mit diesen Kritiken zu identifizieren. All das gab mir viel Klarheit, doch ich fing auch an eine Art dreifache Scham zu spüren: Die Misshandlungen, die ich erlebt habe, machen mich schmutzig; ich bin schlecht, weil ich selbst misshandelt habe; ich bin verkehrt, weil ich unterdrückerische Systeme reproduziere.

Ich betäubte mich mit Wein und Gras. Ich begann mich kritischer zu meiner Sexualität zu verhalten, aber wurde immer noch von dem Gefühl verfolgt, dass ich nicht wirklich die Kontrolle hatte. Ich wusste nicht, wie ich die Dynamiken verändern sollte, die weiterhin mein eigenes (persönliches und politisches) Leben und das anderer zu verwüsten drohten.

Meine Transformation begann, als ich durch meine Arbeit mit Aktiv*istinnen, die für die Abschaffung von Gefängnissen arbeiteten, und über feministische Frauen of Color mit *generationFIVE* in Kontakt kam. *generationFIVE* ist eine Organisation, die aus einer Transformative-Justice-Perspektive heraus gegen sexualisierte Gewalt an Kindern kämpft, und zwar, indem sie den Grundsätzen der Somatik folgt. Bis zu diesem Zeitpunkt hatte ich noch nie mein politisches Engagement und meine eigenen Erlebnisse verknüpft. Ich erzählte meiner Familie und Freun*dinnen, dass ich als Kind sexualisierte Gewalt erlebt hatte. Es war sehr erleichternd, mich mit Menschen zu verbinden, die ähnliches erlebt hatten, und es machte mich auch wütend. Ich war gar nicht anders und zu schmutzig ... aber warum zum Teufel gab es so viele von uns? Um unsere Isolation gemeinsam zu durchbrechen, nutzten wir digitale Geschichten und Theater. So schlossen wir eine größere Öffentlichkeit in unsere Gespräche mit ein. Im kleineren Kreis fing ich außerdem an, über mein eigenes schädliches oder missbräuchliches Verhalten zu sprechen. Das fiel mir noch schwerer, als von den Misshandlungen zu berichten, die ich am eigenen Leib erfahren hatte.

generative-somatics-Kurse unterstützten meine tiefgreifende heilsame Transformation. Durch Praktiken wie Körperarbeit, durch Einlassen auf die Scham, durch emotionale/politische Biografiearbeit erlebte ich, wie sich sehr alte Verhärtungen in mir lösten – Verhärtungen, die mich an Denk- und Handlungsmuster fesselten, die nicht zu meinen gewählten Werten passten. Ich fing an, die Emotionen zu berühren und zu spüren, vor denen meine Scham mich schützte – Hilflosigkeit und Wut darüber, misshandelt worden zu sein; tiefe Trauer über den Schaden, den ich angerichtet hatte. Ich schaffte es, diesen Emotionen Ausdruck zu verleihen und diese Teile von mir selbst in Verbundenheit mit anderen Menschen zu erleben. In den Anfangsjahren betrank oder bekiffte ich mich weiterhin abends während der Kurse. Doch mit der Zeit brauchte oder wollte ich das nicht mehr. Ich fühlte mich sicherer in meiner eigenen Haut, wohler mit einer ganzen Bandbreite von Emotionen und zuversichtlich, dass ich mit den Menschen um mich gute Grenzen aufrechterhalten kann.

Und ich schäme mich nicht mehr dafür, wie ich misshandelt wurde. Ich fühle mich immer noch schuldig und schäme mich für den Schaden, den ich angerichtet habe, doch diese Schuld und Scham schränken mich nicht ein. Wenn überhaupt bieten mir diese Gefühle eine gute Grundlage für mein eigenes Rechts- und Unrechtsempfinden. Es gab eine ganze Reihe Faktoren – Sex zuerst als Machtbeziehung zu erleben, ein *weiße* männliche Anspruchshaltung zu erlernen, reflexartig aus meiner Scham heraus zu handeln –, von denen jeder für sich genommen vielleicht schon ein Grund für mein chaotisches, prinzipienloses und manchmal missbräuchliches sexuelles Verhalten gewesen wäre. Und doch ist keiner dieser Faktoren eine Entschuldigung. Ich kann diese Grundursachen begreifen lernen, sogar einen Weg finden, mir zu vergeben, dass ich ihnen zum Opfer gefallen bin. Und dennoch kann ich mich an einen Transformationsprozess halten, der bedeutet, dass ich nie wieder so schädlich handle und dass ich versuche, das Geschehene, so gut es geht, wieder gutzumachen.

Anstatt mich vor meiner eigenen Vergangenheit zu verstecken oder vor anderen, die wie ich Schmerzen haben oder Schmerz zugefügt haben, befinde ich mich auf dem Weg dahin, mehr ich selbst und verbundener zu sein. 2008 fing ich damit an, proaktiv Frauen in meinem sozialen Umfeld zu unterstützen, die sich den sexualisierten Übergriffen stellten, die sie erlebten. Später im selben Jahr tat ich mich mit ein paar anderen Männern zusammen, um das *Challenging Male Supremacy Project* zu gründen, ein Freiwilligenkollektiv, das mit feministischen, queeren und trans* Gruppen zusammenarbeitet. Das Ziel ist, genderistische Gewalt zu beenden, Transformative Justice zu stärken und größere soziale Bewegungen zu unterstützen. Ein Großteil unserer Arbeit besteht darin, andere Männer in individuelle und kollektive Prozesse für Verantwortung und Transformation einzubeziehen. Ich ziehe sehr viel Resilienz daraus, mit anderen zu arbeiten, um Heilsames zu fördern und Muster der Gewalt zu durchbrechen.

2014, an meinem 35. Geburtstag, nahm ich am Abschlusstag der School of Embodied Leadership teil. Ich deklarierte, dass ich ein Versprechen an die Familie und an Transformative Justice bin. Endlich fühlte ich mich mutig genug, mich einer positiven Zukunft zu widmen und zwei herausfordernde und lebenslange Wege miteinander zu verknüpfen. In unserer abschließenden *Randori*-Übung probierte ich mich darin aus, für mein Versprechen zu kämpfen. Ein Dutzend meiner Kamera*dinnen hielten Pratzen und jubelten, während ich mit den Ellbogen zustieß, trat und schrie für das, wonach ich mich am meisten sehnte und was mir am wichtigsten war. Und dann hielt ich die Pratzen und jubelte für all meine Kamera*dinnen. Selten habe ich mich lebendiger, verbundener und klarer gefühlt als im Kreise dieser Menschen. Bis heute bewegt sich dieses Gefühl in mir, zusammen mit allem anderen.

XOCHITL BERVERA ist queere Latina, Aktivistin und Anwältin. Sie baut Bewegungen auf, ist Lehrerin und Übungsleiterin, leitet das *Racial Justice Action Center* und lehrt bei *generative somatics.*

Beim *Racial Justice Action Center* haben wir zwei Projekte für Graswurzel-Aktivismus. *Women on the Rise* konzentriert sich auf ehemals inhaftierte Frauen und *Solutions not Punishments* ist ein Schwarzes trans*-geleitetes Kollektiv. Beiden Projekten geht es darum, der Kriminalisierung ein Ende zu setzen, Ressourcen aus unserem Strafrechtssystem abzuziehen und marginalisierte Communitys zu stärken.

Scham ist eine machtvolle und prägende Kraft, mit der wir arbeiten. Zur »Aufgabe« des jetzigen Strafrechtssystems gehört es, Menschen, die in die Fänge dieses Systems geraten, systematisch und beharrlich an den Pranger zu stellen. Wir kämpfen unter anderem eben gegen dieses systematische Beschämen. Sich der Scham und der Angst zu widersetzen ist ein zentraler Aspekt unserer Arbeit.

Als junge Aktivistin in New Orleans bekam ich einen kleinen Vorgeschmack darauf, wie das aktuelle System Scham in uns hervorrufen kann. Ich wurde festgenommen und verbrachte nur eine Nacht im Orleans Parish Prison, einem Gefängnis, das landesweit für seine katastrophalen Haftbedingungen bekannt ist. Ich verließ gerade mit einigen Freun*dinnen eine Bar, als wir sahen, wie die Polizei einen Menschen zusammenschlug. Er lag schon auf dem Boden und sie traten ihn. Ei*ne Poli*zistin zog einen Taser hervor und verpasst ihm mehrere Stromstöße. Ich hatte gerade meinen Abschluss in Jura bekommen und war jung und naiv, was mein »Recht« betraf, solche Vorgänge zu beobachten. Bevor ich irgendetwas sagen konnte, packten mich die Cops, drehten mich um, legten mir Handschellen an und warfen mich auf die Rückbank des Streifenwagens. Sie sagten viele Dinge, aber am eindrücklichsten war, wie sie mich auslachten.

Ich erinnere mich an zwei konkrete Momente im Gefängnis. Der erste kam gleich, nachdem meine Fingerabdrücke genommen worden waren. Ein Beamter, der Latino war, wurde zu mir geschickt. Er deutete an, dass er bei der Einwanderungsbehörde arbeitete. Mit gedämpfter Stimme versuchte er, mich auf Spanisch zu überzeugen, dass ich einfach »die Wahrheit erzählen« solle und zugeben, dass meine Papiere gefälscht waren. Als Aktivistin, als politisierte Latina, die ganz genau weiß, dass nichts daran verkehrt ist, Immigra*ntin egal, welchen Status zu sein, war ich erstaunt, wie sehr ich mich schämte. Mir wurde vorgeworfen, dass ich etwas sei, das er offensichtlich für beschämend hielt – und mir wurde darüber hinaus vorgeworfen, dass ich lügen und betrügen würde.

Der zweite Moment, an den mich erinnere, kam, als ich entlassen wurde. Die Frau an der Entlassungsstelle legte einen Zettel hin, den ich unterschreiben sollte. Doch die junge Aktivistin in mir wollte den Zettel erst lesen. Als die Frau mich drängelte, sagte ich: »Moment mal, ich habe ein Recht darauf zu lesen, was ich unterschreibe.« Die Frau schlug mit ihrer Hand auf den Zettel, zog ihn weg und sagte zu den Beamten: »Bringt sie zurück.« Erst nach sechs weiteren Stunden wurde ich wieder zu ihr gebracht, und natürlich unterschrieb ich den Zettel dann ohne nachzufragen oder irgendetwas zu sagen, die Augen nach unten gerichtet. Ich hatte »meine Lektion gelernt«.

Ich verbrachte die nächsten zwei Tage im Bett. Ich erinnere mich vor allem daran, dass ich keine gerechtfertigte Wut auf das System empfand, ich war nicht empört, hatte keine Angst, war nicht traurig. All diese Gefühle hätten Sinn ergeben. Stattdessen fühlte ich einen tiefen Ekel, einen Selbsthass. Ich gab mir selbst die Schuld dafür, dass ich naiv, dumm und schwach war, zumindest nahm ich es so wahr. Ich gab mir selbst die Schuld dafür in diese Situation geraten zu sein, fühlte mich schuldig, weil so ein »kleiner Zwischenfall« so viel in mir auslöste.

Als ich es endlich zurück ins Büro schaffte, applaudierten mir meine Kol*leginnen. Sie waren stolz, dass ich mich den Cops widersetzt hatte, dass ich versucht hatte, dazwischenzugehen, als ein Mann zusammengeschlagen wurde. Sie wollten hören, was ich zu erzählen hatte, nannten mich »mutig«. Ich war schockiert. Meine Scham saß so tief, dass mir überhaupt nicht danach zumute war, gefeiert zu werden – ich konnte das gar nicht aushalten.

Meine Scham, das weiß ich heute, war eine Reaktion darauf, an einem Ort zu sein, an dem ich zweifelsohne sehr wenig Macht hatte – während andere sehr viel Macht über mich hatten. Ich erlaubte mir nicht zu spüren, wie tiefgreifend diese Machtlosigkeit war. Stattdessen reagierte ich, als spiegelte der erniedrigende Umgang mit mir angemessen wider, was für ein Mensch ich war, dass ich all das verdient hatte – ich musste ja irgendetwas getan haben, dass andere mich so behandelten. Während dieses Erlebnisses entschied irgendein Teil meiner Psyche, dass es besser war, mir selbst die Schuld zu geben, weil ich dann zumindest ein wenig Selbstwirksamkeit behielt, weil dann nicht all meine Stärke verflogen war. Das fühlte sich besser an, als sich einzugestehen, wie absolut machtlos ich war und wie sehr ich mich in diesem Gefängnis fürchtete. Ich erkannte das Jahre später durch Somatik – einer der Zwecke von Scham ist es, dass wir nicht die überwältigenderen Gefühle der Angst oder Machtlosigkeit spüren müssen. Viele der Aktiv*istinnen und leitenden Personen bei *Women on the Rise* and *Solutions not Punishment* haben noch viel umfassendere Erfahrungen mit den entmenschlichenden Räumen von Gefängnissen gemacht. Sie haben zehn, fünfzehn, zwanzig Jahre abgesessen. Eine unserer neuen Aktivistinnen, die zehn Jahre im Gefängnis war, sagte bei unserem letzten Treffen: »Als ich rauskam, dachte ich zuerst, ach, ich erzähle einfach nicht davon [dass ich inhaftiert war]. Ich erkläre die Lücke in meinem Lebenslauf und fange von vorn an. Aber dann entdeckte ich *Women on the Rise* und mir wurde klar, dass ich meine ganze Geschichte erzählen kann – und das war sehr befreiend für mich.« So funktioniert Aktivismus. In ihren Worten: »Wenn ich meine Geschichte erzählen kann, ohne mich zu schämen, dann öffne ich damit hoffentlich die Tür für andere Menschen, die glauben, sie müssten sich verstecken. Dass wir im Gefängnis waren, hat uns unglaubliche Stärke gegeben. Wir haben vieles überwunden, um hier zu sein. Wie können wir mit diesem Selbstbild weitermachen?«

Es gehört zum us-amerikanischen Kult um Individualismus, dass wir denken, wir könnten alle unsere Wunden selbst heilen, dass wir das ganz allein hinbekommen. Doch ich erlebe immer wieder, dass es das Teilen ist – die

Praktik, miteinander verwoben und verbunden zu sein –, das uns hilft, die sehr geschützte Isolation der Scham zu durchbrechen.
Darum ist es wichtig, dass wir in unserem Aktivismus Geschichten erzählen. So entstehen Momente und Orte, die es ermöglichen, sich aus der Scham herauszubewegen. Das klappt nicht jedes Mal. Wir alle erzählen Geschichten. Wir nutzen sie häufig, um uns zu verstecken. Doch Geschichten auf andere Weise zu erzählen, eröffnet uns Möglichkeiten. Manchmal öffnet sich ein Mensch und erzählt etwas, das seine Verletzlichkeit zeigt, und lädt den Rest der Gruppe ein, das auch zu tun. Scham versteckt sich unter mehreren Schichten, damit sie nicht gesehen wird. Sobald sie draußen ist und wahrgenommen wird, sobald auf sie reagiert wird, schwindet ihre Kraft. Dann wird Transformation möglich.
Dann sind wir stark, zusammen als Gruppe.
Ein Beispiel dafür ist der Moment, als Juan, ein Mitglied von *Solutions not Punishment*, von der Polizei angehalten wurde und sein Gender nicht mit dem übereinstimmte, was die Polizei in ihm sah. Wir bekamen später die Aufnahmen, darum hörten wir, wie sie ihn nannten. Sie nannten ihn »ein Etwas« und witzelten miteinander: »Was sollen wir mit dem Ding anstellen?« Sie drohten ihm mit einer Genitaldurchsuchung und verhafteten ihn schließlich.
Nachdem wir es geschafft hatten, dass er entlassen wird, wollten wir das Geschehnis zum Anlass nehmen, eine Aktion zu starten. Er erzählte, dass er schon so oft festgenommen wurde, im Gefängnis saß, und nie das Gefühl hatte, er könne sich wehren. Doch mit der Community, die wir geschaffen hatten, wusste er, dass er sich anders verhalten konnte. Er drehte empowernde Videos, in denen er sich an alle unsere Verbündeten und Freun*dinnen wandte und sagte: »Kommt her.« Er sagte: »Ich bin kein Etwas und kein Es. Ich bin trans*. Und ich bin stolz. Ich lasse nicht zu, dass sie mir meine Würde nehmen. Ich und meine Leute und Community haben Besseres verdient.«
Wir organisierten einen Protestmarsch zur Polizeiwache, um eine Entschuldigung zu einzufordern und um zu verlangen, dass die Polizei ihre

Vorgaben und Methoden ändert. Als wir die Aktion vorbereiteten, übte er als Wortführer, wo er stehen wollte, welche Menschen er an seinen Seiten haben wollte, welche er hinter sich wollte und ob er irgendwelche Menschen vor sich haben wollte, wenn er die Wache betreten würde. Wir gingen schließlich mit acht Leuten hinein. Draußen standen andere Leute, hielten zwei Stunden lang Banner und skandierten, während wir verhandelten. Es war eine Übung im Verbündetsein und es war wunderschön. Am Ende des Tages hatten sich sowohl die Bürgermeisterin als auch die Polizei formell und öffentlich entschuldigt und zugesichert, dass die Dinge sich verändern würden. Später entwickelten sie eine der landesweit stärksten und klarsten Dienstanweisungen für Interaktionen mit trans* und gender-nonkonformen Menschen.

So haben wir uns der Scham entgegengestellt. Mit diesem Aktivismus haben wir etwas bewegt.

12.
DIE FÜNFTE PHASE DES KREISES – WANDEL VERKÖRPERN

Etwas Neues zu verkörpern, erfordert von uns, dass wir einsehen, dass die Praktiken, die uns hierhergebracht haben, vielleicht nicht die sind, die uns jetzt noch weiterbringen. Wir müssen nachdenken … welche Praktiken erlauben es uns, nicht nur zu feiern, was uns jetzt prägt, sondern es auch zu verkörpern?

RICHARD STROZZI-HECKLER,
im persönlichen Gespräch mit der Autorin

NEUE PRAKTIKEN DAUERHAFT VERKÖRPERN

Während des verkörperten Transformationsprozesses eignen wir uns neue somatische Praktiken an, die für die jeweilige Phase nützlich sind. Zuerst werden wir anwesender und verbundener mit unseren Empfindungen, Emotionen und der Lebendigkeit in unserem Soma, während wir erkunden, was uns wichtig ist und wonach wir uns sehnen. Hier entwickeln wir unsere Deklarationen. In der zweiten Phase lernen wir unsere konditionierten verkörperten Tendenzen kennen, wir erfahren, was uns prägt und mit welchen Praktiken wir uns schützen. Wir beschäftigen uns auch mit neuen Praktiken, die uns helfen resilient zu sein, zentrierte Grenzen zu setzen und Wünsche zu äußern. In der dritten Phase, beim somatischen Öffnen, dekonstruieren wir absichtsvoll, was nicht mehr funktioniert, lassen tiefere Transformation zu und erweitern unsere Fähigkeit, mehr zu empfinden und mehr Emotionen zu spüren. Neue Praktiken können tiefe Wurzeln schlagen, wenn wir uns somatisch öffnen und uns dann in der vierten Phase darum kümmern, unsere Scham zu transformieren, zentriert Verantwortung zu übernehmen und Vergebung zu kultivieren. Dadurch werden wir auch verbundener, lernen besser mit Widersprüchen umzugehen und üben uns in konstruktiven Konflikten. Jede Phase greift auf somatische Praktiken zurück, die uns helfen, uns zu transformieren und anders zu handeln, miteinander zu sprechen und Vertrauen zu schaffen.

Somatisches Bewusstsein, somatisches Öffnen und somatische Praktiken, die wir durch unsere Lebensumstände hindurch aufrechterhalten, sind relevant für jede Phase des Kreises der Transformation. Jede Phase verlangt von uns, unser Empfinden zu entwickeln, uns somatisch zu bewegen, indem wir uns öffnen, und uns Praktiken anzueignen, um die jeweiligen Fähigkeiten zu erlernen.

Somatische Transformation

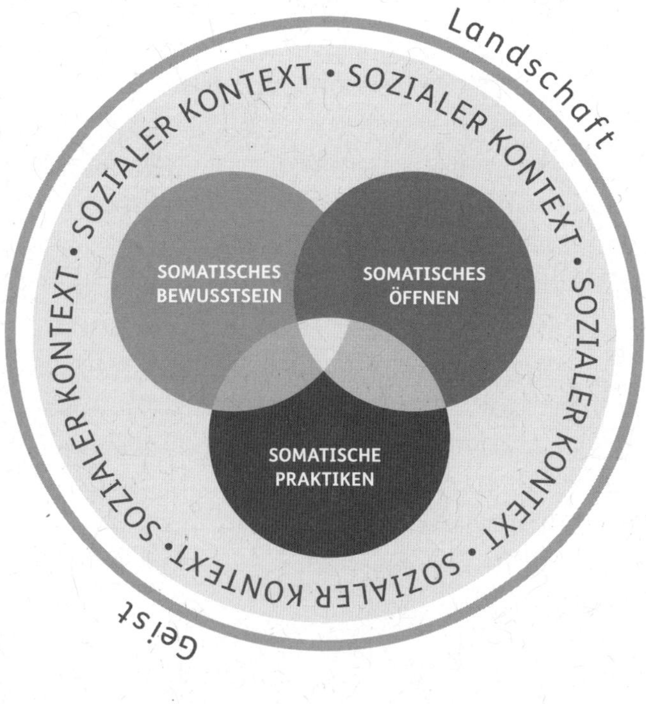

Wir sind nun in der fünften Phase des Kreises der Transformation angelangt. Hier geht es darum, dass wir neue Praktiken dauerhaft verkörpern. Nun kommen unsere verkörperten Praktiken zunehmend in Einklang mit unseren Deklarationen und unserer Vision für die Zukunft. Die heilsame Veränderung, für die wir uns eingesetzt haben, für die wir so viel riskiert haben, für die wir bereit waren, so tiefgreifend zu fühlen, wird nun verstetigt. Wir sprechen davon, dass wir transformiert sind, wenn unsere neuen Praktiken mit unseren Deklarationen und gewünschten Veränderungen im Einklang stehen, auch wenn der Druck der äußeren Umstände gleichgeblieben ist. Ich sage gern, dass es gut ist, wenn sie zu 85 Prozent der Zeit im Einklang sind, denn unser Leben und die sozialen Umstände sind komplex. Wir machen Fehler, wir gehen neue Risiken ein, wir haben größere Visionen – wir brauchen Platz zum Lernen. In dieser Phase machen wir uns Wohlbefinden, Glück, geerdetes Vertrauen und mutiges Handeln noch mehr zu eigen als zuvor, auch unter den aktuellen gesellschaftlichen und wirtschaftlichen Bedingungen, und auch während wir kollektiv für sozialen Wandel aktiv sind. Wir werden als Menschen ganzer. Wir werden zu unserem »neuen Geprägtsein«.

WELCHE VERKÖRPERTEN KOMPETENZEN NÜTZEN UNSERER TRANSFORMATION?

Während des ganzen Prozesses und auch in dieser Phase stellen wir uns die Frage, welche verkörperten Kompetenzen unseren Deklarationen und unserer Transformation nützen. Welche Arten und Weisen zu sein, in Beziehung zu gehen und zu handeln, nützen unserem Leben und unserem Aktivismus? Wir konzentrieren uns nun darauf, diese verkörperten Praktiken bewusst zu vertiefen und unserem Soma zu helfen, sie zu verallgemeinern. Wir öffnen uns weiter somatisch, so wie es notwendig ist. Ich stelle mir diesen Moment in der Transformation als den Zeitpunkt vor, zu dem wir verschiedene Möglichkeiten ausprobieren, damit wir nicht über nur eine Art von Grenze verfügen, uns nicht nur auf eine Art verbinden können, nicht nur eine Reaktion für Stresssituationen haben. Wir entwickeln ein ganzes Spektrum an Handlungs- und Seinsweisen, wir finden viele neue Möglichkeiten, uns zu entscheiden. So schaffen wir es, dass unsere Reaktionen keine Reflexe sind. Wir können unsere Deklarationen und Werte nah bei uns behalten und sie vorantreiben. Wir können kraftvoll zur Arbeit der Gruppen beitragen, zu denen wir gehören.

Zuerst kehren wir dazu zurück, absichtsvoll zu praktizieren. Als Zusammenfassung folgen nur die fünf Teile einer somatischen Praktik. Du kannst aber auch noch mal zu Kapitel 9 zum Regenerieren von Sicherheit zurückkehren, um dir die detaillierte Version in Erinnerung zu rufen.

- ⋆ **Absicht.** Wofür wollen wir eine neue verkörperte Fähigkeit lernen? Was nützt unseren Deklarationen … eine zentrierte Grenze oder Einverständnis aus dem Jetzt heraus?
- ⋆ **Gefühlt und verkörpert praktizieren.** Zu praktizieren heißt nicht, sich etwas Neues vorzustellen oder über etwas Neues nachzudenken. Praktizieren muss körperbasiert sein, Empfindungen und Emotionen miteinschließen und mit unserer Absicht verbunden sein.
- ⋆ **Wiederholung.** Wir verändern uns, indem wir neue Praktiken über lange Zeit verkörpern. Es geht hier nicht um fünf Wiederholungen, sondern um 300 und 3000. Praktizieren heißt, immer neu zu wiederholen, absichtsvoll verkörpert und gefühlt. Plane dein Leben so, dass du täglich praktizieren kannst.
- ⋆ **Neues Handeln und Ergebnisse.** Die neuen Praktiken werden sich in deinem Leben zeigen, darin wie du lebst, wie du handelst, dich entscheidest und in Beziehung gehst.
- ⋆ **Unterstützung und Feedback von anderen**. Es ist schwierig wahrzunehmen, was du selbst verkörperst. Darum ist es wichtig, vertrauens-

würdiges Feedback von anderen zu erhalten, denen deine Transformation etwas bedeutet.

Dem somatischen Verständnis zufolge praktizieren wir immer. Wir praktizieren entweder das, was wir schon seit jeher praktizieren, unsere alten Gewohnheiten. Oder wir praktizieren das, für das wir uns entschieden haben, um mit unserer Transformation und unserem Wohlbefinden voranzukommen. Ist das, was du praktizierst, im Einklang mit dem, was dir wichtig ist? Mit deinen Werten und Visionen?

Wir entwickeln neue Fähigkeiten somatisch, damit sie mehr werden als nur gute Ideen – sie sollen zu unserem ganz natürlichen Handeln und zu unseren Angewohnheiten werden. Es reicht nicht, dass wir wissen, was gemeint ist, wenn von Grenzen gesprochen wird. Wir müssen vielmehr aktiv handeln, um unsere Grenzen im Alltag, in unseren Beziehungen, bei der Transformation und bei der Arbeit für soziale Gerechtigkeit zu ziehen. Es ist wichtig, dass wir zentrierte Verantwortung nicht bloß als gute Theorie begreifen, sondern dass wir sie verkörpern und auch unter Druck aus ihr heraus handeln.

Nun können wir erkunden, welche Praktiken wir vertiefen wollen. Es gibt vieles, das wir in unseren Communitys und Familien erlebt haben, und viele gewaltvolle Umstände, die dazu geführt haben, dass wir manch grundlegende Fähigkeiten nie zu verkörpern gelernt haben. Dazu gehört unter anderem, Grenzen zu haben, die sowohl für uns selbst als auch für andere sorgen. Dazu gehört gemeinsame Verbundenheit und Intimität. Dazu gehört, dass wir uns auf das zubewegen, was uns wichtig ist. Und dazu gehört, dass wir auch in konfliktreichen Situationen Vertrauen schaffen können. Auf der anderen Seite gibt es eine Reihe von Überlebensfähigkeiten, die wir scheinbar ohne Weiteres verkörpern Wir sind beispielsweise übermäßig wachsam und misstrauisch, unterwerfen uns oder werden aggressiv. Vieles davon wird sich schon gelockert und verändert haben, wenn wir bei dieser

Phase angekommen sind. Jetzt geht es darum, die neuen Praktiken zu vertiefen.

Es folgen einige der verkörperten Fähigkeiten, die viele von uns erlernen oder neu lernen müssen. Was willst du verkörpern?

Gegenwart und Verkörperung: *Die Fähigkeit, ein großes Spektrum an Empfindungen und Emotionen fühlen zu können und sich auf sie einzulassen.*

- ★ Frage dich: Warum fühlen? Wie kann es für mich und andere hilfreich sein, wenn ich gegenwärtiger bin? Was ist möglich, wenn ich mir erlaube, mehr zu fühlen? Warum ist es wertvoll, mich dem zu stellen, was mich aufwühlt oder mir Unbehagen verschafft?
- ★ Zentriere dich auf deiner Länge, Weite und Tiefe, und in dem, was für dich bedeutsam ist. Länge: Würde für dich und andere. Weite: verbunden sein und dazugehören (ich, du, wir). Tiefe: Geschichte und Vor*fahrinnen, tiefe Sehnsucht, Bedeutung und Berufung. Zentriere dich in deiner Deklaration und in dem, was dir am wichtigsten ist.
- ★ Verkörperte Meditationspraxis
- ★ Mache es zu einer regelmäßigen Praktik, deine Aufmerksamkeit auf das zu lenken, was du empfindest. Lerne aus dem Wissen, das du daraus ziehst.
- ★ Lerne, mehr Emotionen zu spüren, von Ehrfurcht und Glück zu Wut, Traurigkeit und Angst. Übe dich darin, mit deinen eigenen Emotionen und denen anderer zu sein.
- ★ Je mehr wir mit dem sein können, was wir empfinden, desto eher können wir mit unseren Emotionen sein, ohne uns auf die Geschichten und Erlebnisse zu fixieren, die mit ihnen verbunden sind.
- ★ Somatische Körperarbeit

Konstruktivität: *Handeln, Risiken eingehen, etwas erschaffen, sich auf Grundlage von selbst gewählten Werten ausmalen, was möglich ist.*

- ★ Frage dich: Was ist mir wichtig, was will ich, wonach sehne ich mich? Was ist uns wichtig und wonach sehnen wir uns? Wenn ich entscheiden würde, auf eine Vision zuzusteuern, welche wäre das? Hier kann es um Persönliches, um Zwischenmenschliches oder um Gesellschaftliches gehen.
- ★ Bitte andere um positive Bewertungen und Feedback, und gib beides auch selbst.
- ★ Versprechenspraktiken: Erzähle andere Menschen, was dir wichtig ist, was deine Visionen sind, wonach du dich sehnst. Frage sie, was ihnen wichtig ist.
- ★ Resilienzpraktiken
- ★ Formuliere zentrierte Wünsche und Angebote mit dem Ziel, deiner Deklaration und den Deklarationen anderer näher zu kommen.

Grenzen setzen: *Verkörperte Grenzen mit anderen und sich selbst, dazu gehört Nein sagen, auf etwas bestehen und Disziplin.*

- ★ Frage dich: Wo muss ich Nein sagen? Zu was / zu welchen Menschen muss ich Nein sagen, um zu etwas Wichtigerem Ja sagen zu können? Kann ich mit einem Menschen sein, der Nein zu mir sagt? Kann ich verhandeln? Gibt es irgendeinen Ort, an dem ich auf etwas beharren oder den ich verlassen muss? Gibt es einen Ort, an dem ich diszipliniert werden will/muss?
- ★ Zentrierte Nein-Praktiken
- ★ Bitte um nützliche kritische Bewertungen und Feedback basierend auf deiner Deklaration oder der einer anderen Person, gib beides auch selbst.

Gemeinsame Verbundenheit: *Mit sich selbst und anderen gleichzeitig präsent sein, gefühlte Zugehörigkeit, Intimität und Gemeinschaft. Einverständnis – Ja, Nein und Vielleicht.*

- ★ Frage dich: Kann ich meine eigenen Bedürfnisse und Wünsche und die anderer spüren und nicht verschwinden oder eine Person von uns beiden ignorieren? Wo will ich mich intimer und verbundener fühlen? Möchte ich dabei einen tieferen Zugehörigkeitssinn oder mehr Unterstützung schaffen?
- ★ Übe dich in gemeinsamer Verbundenheit. Fühle dich selbst und was du empfindest, während du gleichzeitig andere fühlst und wahrnimmst.
- ★ Stelle dich neben eine andere Person oder neben mehrere und weite dein Fühlen aus, um sie miteinzubeziehen. Bleibe auch mit dir selbst verbunden.
- ★ Praktiken des Einlassens
- ★ Einverständnispraktiken

Beeinflussen und Anleiten: *Auf Grundlage von selbst gewählten Werten beeinflussen, entscheiden, Absichten haben und handeln.*

- ★ Frage dich: In Anbetracht dessen, was mir wichtig ist, wo muss ich wissen, wie ich auf Veränderungen hinwirken kann? Wo möchte ich mehr Möglichkeiten haben und/oder dabei mitreden, welche Richtung eingeschlagen wird? Wo muss ich handeln, um mich auf meine Vision zuzubewegen?
- ★ Wünsche äußern; Visionen oder Vorschläge anbieten
- ★ Feedback anbieten, um deine Visionen und die anderer voranzutreiben
- ★ Sich mit den eigenen Deklarationen und Erfüllungsbedingungen beschäftigen
- ★ Praktiken des Verbündens

Zentriertes Hingeben: *Sich selbst, anderen, der Natur und der Landschaft, dem Geist vertrauen. Aus der Mitte beeinflusst werden. Loslassen, während du zentriert bleibst.*

- ★ Frage dich: An welcher Stelle würde es mir etwas bringen, wenn ich losließe? Was würde es für einen Unterschied machen, wenn ich mehr aus dem Bauch heraus vertrauen könnte? Welchen Umständen/Menschen würde ich genug vertrauen, um mich ihnen hinzugeben? Was könnte mir das geben, das ich jetzt nicht habe?
- ★ Übe dich darin vertrauenswürdig zu sein: Intention + Kompetenz + Verlässlichkeit.
- ★ Übe dich darin, anderen Vertrauen entgegenzubringen.
- ★ Offene Handflächen: Zentriere dich und öffne die Handflächen (mit ausgestreckten Daumen) an deinen Seiten, sodass sich deine Brust öffnet. Atme und fühle.
- ★ Wenn du einen Menschen umarmst oder hältst, lasse zu, auch selbst umarmt oder gehalten zu werden (somatisches Empfangen).
- ★ Resilienzpraktiken
- ★ Somatische Körperarbeit

Mitgefühl und Liebe: *Geben und erhalten; durchlässig sein; sich selbst, andere und die Welt wertschätzen. Freude.*

- ★ Frage dich: Warum ist es gut, offenherzig zu lieben, wenn auch Schmerz irgendwann dazugehören wird? Warum ist es gut, die Liebe anderer hineinzulassen? Warum ist es gut, andere meine Liebe spüren zu lassen? Welchen Unterschied macht es in meinem Leben und in dem anderer sowie in meiner Community, zu lieben und mitzufühlen?
- ★ Biete anderen authentische und geerdete Wertschätzung an.
- ★ Bitte um echte und geerdete Wertschätzung von anderen, nimm sie an.
- ★ Somatische Körperarbeit
- ★ Resilienzpraktiken

★ Achte jeden Tag darauf, was du in deiner Welt schön findest. Spüre, was du dabei empfindest.
★ Achte darauf, was dir Freude bereitet, suche danach. Wenn du Freude empfindest, erlaube dir, bei ihr zu bleiben, und fühle sie 5 Prozent mehr.

Unbekanntes und Widersprüchliches: *Mit dem Tod, dem Wandel, Widersprüchen und unbeantworteten Fragen sein.*

★ Frage dich: Was ist in meinem Leben und in meiner Community widersprüchlich, wo wirken Gegensätze? Wie kann es mir und anderen nützen, diese Widersprüche und Gegensätze willkommen zu heißen und mit ihnen zu sein, anstatt sie zu leugnen oder sie schnellstmöglich aufzulösen? Welche dieser Widersprüche und Gegensätze können überhaupt aufgelöst werden und welche eher nicht? Welche unbeantworteten Fragen habe ich? Was könnte es mir bringen, sie erst einmal unbeantwortet zu lassen?
★ Widerspruchspraktik
★ Verkörperte Meditationspraxis. Lasse zu, dass du »widersprüchliche« Empfindungen spürst, oder schaffe Raum für unbeantwortete Fragen.
★ Übe dich darin, mit deinen eigenen intensiveren Emotionen zu sein und auch mit denen anderer, anstatt zu versuchen sie zu verändern, einzuschränken oder zu korrigieren. Fühle, was du dabei empfindest.

Zentrierte Verantwortung: *Empfänglich sein für sich selbst, für andere und die Community. Intention und Effekt unterscheiden können. Sich entschuldigen, wiedergutmachen und vergeben.*

★ Frage dich: An welchen Stellen muss ich Verantwortung übernehmen? Wo bin ich vielleicht über- oder unter-verantwortlich wegen meiner traumatischen und gewaltvollen Erfahrungen oder wegen meiner Privilegien? Gibt es Menschen und Situationen, die mir abverlangen, dass ich mich entschuldige und etwas wiedergutmache? Werde ich darum gebeten, mich zu entschuldigen? Kann ich vergeben, wenn es angemessen ist?

* Bitte um Bewertungen und biete sie an. Zum Beispiel: Wie läuft es bei mir, wie stelle ich mich an? Sollte ich Feedback zu irgendeinem Verhalten von mir bekommen? Steht irgendein Verhalten meinen Deklarationen oder unserer Beziehung im Wege?
* Lerne. Politisiere dich, bilde dich fortwährend weiter zu kollektiven und systemischen Kräften.
* Schließe dich an. Schließe dich einer Organisation an, die kollektiv für soziale und/oder ökologische Gerechtigkeit handelt.
* Lasse dich auf deine Scham ein und transformiere sie.
* Selbstvergebungspraktik
* Übe dich darin, dich zentriert zu entschuldigen (nicht an den Pranger stellen, keine Schuldzuweisungen).
* Nimm die Entschuldigungen anderer zentriert auf.

WOHLBEFINDEN UND DIE SORGE VOR DEM DICKEN ENDE

Immer wieder fällt mir auf, dass die meisten Menschen in dieser Phase ihrer Transformation das Bedürfnis haben, sich im Wohlbefinden oder Glück zu üben und damit vertrauter zu werden. Es gibt das Bedürfnis, sich von der Welt berühren aber nicht überwältigen zu lassen. Nachvollziehbar, oder? Während dieser Phase sagen Menschen oft: »Ich bin es gar nicht gewohnt, glücklich zu sein. Ich habe Sorge, dass das nicht von Dauer ist« oder »Ich fühle mich so kraftvoll und glücklich, ich bin voll dabei, aber ich bin auch so ruhig. Das ist echt seltsam.«

Was hier passiert, können wir auf viele verschiedene Weisen beschreiben. Wir können es zum Beispiel so verstehen, dass das Heilsame den Schmerz

überwiegt. Oder dass deine angeborene Resilienz und Würde sich wieder mit deiner Sicherheit und Zugehörigkeit verbinden. Wir können das auch so verstehen, dass dein beschützendes Geprägtsein sich bewegt hat und dein jetziges Selbst mit all seinen dazugewonnenen Ressourcen nun verkörperter ist. Wenn unsere Verkörperung sich verändert, tut das auch unsere Identität. Dann lernen wir uns selbst neu kennen.
Vor allem fühlst du dich so seltsam, weil du dich so beharrlich deiner Transformation gewidmet hast und dabei so verbunden mit anderen warst. Du hast dich verändert. Du bist gewachsen. Du hast eine größere verkörperte Kapazität dafür, Sicherheit, Zugehörigkeit und Würde zu schaffen und diese Aspekte zusammenarbeiten zu lassen.

Während dieses Übergangs kann es sich merkwürdig anfühlen, nicht andauernd total wachsam zu sein. Du fühlst dich vielleicht gar nicht mehr »wie du selbst«, jetzt da du Vertrauen schöpfen und Themen einfach loslassen kannst. Vielleicht bist du nun auf ganz andere Dinge neugierig, hast neue Leidenschaften entwickelt, und erkennst dich manchmal selbst nicht wieder. Das ist alles völlig in Ordnung. Wenn es sich ungewohnt anfühlt, sich wohlzufühlen, dann lass es sich ungewohnt anfühlen und gewöhne dich einfach dran. Ebenso, wenn es sich ungewohnt anfühlt, zu vertrauen – erkunde es weiter und erlaube dir, es kennenzulernen. Wenn du gemeinsam verbunden bist, wenn du Liebe gibst oder erhältst, und es dich beunruhigt, dann versuche daraus zu lernen. Wenn du merkst, dass du zentrierte Grenzen hast und dich dann instinktiv schuldig fühlst, dann lasse dich selbst zentrierte Grenzen haben und übe dich darin, wertzuschätzen, dass du jetzt weißt, wie das geht.

Es gibt kein dickes Ende, das noch kommt. Gleichzeitig gibt es viele dicke Enden, die überall in der Welt noch kommen, tagtäglich. Was sich ändert, ist eben das Gefühl, andauernd wachsam darauf zu warten. Lass zu, dass sich das ändert. Wir sind bewusster und fähiger, wenn wir entspannt und gegenwärtig sind. Wir sind kraftvoller und verbundener, wenn wir auf viele verschiedene Weisen mit der Welt interagieren können.

UNSERE KONDITIONIERTEN TENDENZEN KENNEN

Diese Phase der verkörperten Transformation ist auch der richtige Moment, um Akzeptanz für unsere konditionierten Tendenzen zu kultivieren. Wir haben unseren konditionierten Tendenzen und unserem beschützenden Geprägtsein viel Aufmerksamkeit geschenkt, während wir unsere Sicherheit regeneriert haben, während des somatischen Öffnens, während wir unsere Scham transformiert haben. Vieles wird sich verändert haben. Wir können weiterhin unsere konditionierten Tendenzen und unser Geprägtsein kennenlernen, insbesondere all das, was in stressigen Momenten aufgewühlt wird. Wenn wir sie kennen und wissen, wie sie in unseren Empfindungen als Spannung oder Betäubung funktionieren, als automatische Stimmungen und Deutungen, haben wir mehr Möglichkeiten, uns zu entscheiden, anstatt uns nur auf Grundlage dessen zu verhalten, was uns in der Vergangenheit geprägt hat.

Indem wir dieses Geprägtsein auf einer neuen Ebene kennenlernen, lernen wir auch wertzuschätzen, worum es sich für uns gekümmert hat und wie viele Jahre wir es praktiziert haben. Nun, da wir neue Bewegungen und Praktiken haben, können wir Mitgefühl dafür entwickeln, wie wir früher leben und uns zurechtfinden mussten. Weil wir weniger aufgeladen und verletzt sind, und weil in dieser Phase der Transformation weniger Vergangenheit im Soma festsitzt, können wir mit den *Angewohnheiten* unserer konditionierten Tendenzen arbeiten. Nicht alle konditionierten Tendenzen verschwinden; manche tun es und manche werden Teil unseres weiteren Wachstums und Weges. Wir müssen uns ihnen bewusst sein, auf sie eingehen und Verantwortung für sie übernehmen.

ANHALTEND UND DYNAMISCH

Im Kreis der Transformation findest du auch einen Pfeil, der vom neuen Geprägtsein zum jetzigen Geprägtsein zeigt. Sobald wir den Wandel verkörpern, ist das unser jetziges Geprägtsein. Das Gute ist, dass wir weiterhin wachsen, uns entwickeln und verändern können, unser ganzes Leben lang. Was in unserem Leben geschieht, der Kontext unseres Lebens – all das verändert sich ebenso. Auch die Umstände, unter denen wir leben, verändern sich und sind dynamisch. Wir wachsen, wir engagieren uns für neue Dinge und wir kommen in neue Lebensphasen – und so ändert sich auch, was von uns gefordert ist. Wir können uns absichtsvoll weiter durch den Kreis bewegen.

Der Wandel ist auch in unseren Organisationen und Bewegungen anhaltend und dynamisch. Auch sehr erfolgreiche Organisationen oder Bündnisse durchleben Phasen. Unterschiedliche Phasen verlangen nach unterschiedlichen Leitungsstilen, Systemen und Engagement. Wir brauchen in unseren umfassenden Visionen für Gerechtigkeit und Nachhaltigkeit unterschiedliche Praktiken und Herangehensweisen, um ausbeuterische Systeme auseinanderzunehmen, um passende Alternativen aufzubauen und um uns mit Deep Democracy zu verwalten, also dem Glauben daran, dass alle rationalen, gefühlten, emotionalen und intuitiven Perspektiven aller Menschen in der Welt wichtig sind.

Wir können diesen anhaltenden Wandel als etwas Gutes begreifen und haben die Praktiken und verkörperten Prozesse parat, um ihm uns zu stellen.

SOMATIK UND TRAUMA – DIE TRANSFORMATION IM ÜBERBLICK

Eine heilsame Transformation ist kraftvoll, schwierig und befreiend. Es hat Gründe, warum wir versuchen, Schmerz zu vermeiden. Wir vermeiden ihn, weil er verheerend ist. Wir werden von Selbstwirksamkeit angezogen und von dem Wunsch, ganzer zu sein, weil wir das tief in unserem Inneren kennen. Ich glaube, dass wir uns somatisch nach einem heilsamen Leben sehnen und danach, miteinander verwoben zu sein. Wir transformieren uns, um mehr Zugang zu unserem Leben, unserer Liebe und unserer Kraft zu haben.

Hier ist ein Überblick über den ganzen Prozess, der durch den Kreis der Transformation führt:

* **Entscheide dich dafür, dich transformieren, verpflichte dich der Transformation.** Hier geht es darum, zu erkunden, was transformiert werden will, und was es dazu brauchen wird. Auf welche Weise wollen wir uns ganzer und lebendiger fühlen, wie wollen wir handeln können? Wir müssen dranbleiben und mutig sein, doch wir können unser ganzes Selbst – unsere Emotionen, unsere Empfindungen, unseren Geist und Körper, unsere Beziehungen – mit in die Transformation bringen. Dies ist ein guter Zeitpunkt, sich Unterstützung zu suchen, Verbündete für die Transformation, und sich mit anderen auseinanderzusetzen.

* **Finde dein Soma, entdecke deine Deklarationen.** Wir fangen an, indem wir uns wieder mit unserem Soma identifizieren, wieder in uns leben. Das heißt, dass wir unsere Empfindungen, Emotionen, Lebendigkeit und Praktiken willkommen heißen. Wir entdecken unsere Deklarationen. Was ist wichtig? Wonach sehnen wir uns? Wir müssen unsere Deklaration in etwas erden, das spürbar und greifbar ist. Wir fangen an zu praktizieren.

* **Resilienz schaffen und Sicherheit regenerieren.** Wir bauen unsere innere Fähigkeit wieder auf, Sicherheit, Grenzen und Einverständnis zu schaffen. Wir fangen an zu spüren, wie sich das von unseren bisherigen Überlebensmechanismen unterscheidet. Wir eignen uns Praktiken an, lassen uns in das beschützende Geprägtsein ein und lernen, uns zu verbünden. Absichtsvoll Resilienz zu finden, als etwas, das uns seit jeher innewohnt, nützt unserer Transformation und hilft uns, mehr Kraft für unser Leben und unsere Lebensumstände zu schöpfen.

* **Öffnen – durch den Körper mit dem Trauma abschließen.** Unsere Traumata und unser beschützendes Geprägtsein lagern sich in uns ab. Es ist so, als gäbe es Geschichten in unseren Muskeln und unserer Betäubung, die unsere schmerzvolle Vergangenheit in sich halten. Während des somatischen Öffnens fühlen wir unsere Verletzung, unsere schmerzhaften Emotionen, und lassen zu, dass sie sich in uns bewegen, damit sie verheilen können. Wir lassen zu, dass wir die heilsame Reaktion, die wir bisher nicht durchleben konnten, nun durchleben, um so wieder ganz zu werden. Vielleicht fühlen wir tiefe Trauer und sind dann erleichtert, sind erst wütend und fühlen uns dann kraftvoll, schämen uns und haben Mitgefühl mit uns und vergeben uns. Während des Öffnens verbinden sich die abgespaltenen Teile von uns wieder miteinander, und wir werden wieder ganzer.

* **Scham heilen, gemeinsame Verbundenheit und konstruktiver Konflikt.** »Du wurdest nicht allein verletzt; du kannst nicht allein heilen.« Wir brauchen Gemeinschaft, müssen unterstützt werden und verbunden sein, damit unsere Wunden heilen können. Wir lernen, Menschen und Liebe hineinzulassen und dass nichts an uns verkehrt ist. Wir lernen, dass es nicht unsere Schuld ist, wenn wir unterdrückt werden und wenn uns wehgetan wird. Wir lernen außerdem, zentriert Verantwortung zu übernehmen und konstruktiv mit Konflikten umzu-

gehen. Wir werden besser darin, zu lieben und geliebt zu werden. Wir werden besser darin, mit Widersprüchen umzugehen.

★ **Neue verkörperte Fähigkeiten, Wohlbefinden praktizieren, kollektiv für Veränderungen handeln.** Trauma und Unterdrückung führen dazu, dass wir manches sehr gut können und anderes nicht. Vielleicht können wir uns um andere kümmern, aber nicht um uns selbst. Vielleicht können wir Wut fühlen, aber nicht unsere Traurigkeit oder Mitgefühl mit uns selbst. Jetzt können wir die Fähigkeiten erlernen und verkörpern, die wir brauchen, um gut zu leben, zu lieben und engagiert für den Wandel einzutreten. Wir können uns anderen anschließen oder, wenn wir das schon getan haben, es wieder tun, um die sozialen und wirtschaftlichen Umstände zu transformieren, die uns und anderen so viel Schmerz bereiten. Und wir können Umstände schaffen, die Gerechtigkeit, Zusammenarbeit, Nachhaltigkeit und die Unverletzbarkeit allen Lebens unterstützen.

Wir transformieren uns für uns selbst und für andere. Manchmal beginnt die Transformation durch kollektives Handeln. Manchmal führt uns erst die Transformation zu kollektivem Handeln. Die Verwobenheit von heilsamer Transformation und sozialem Handeln, vom Lieben im Inneren und im Äußeren, sagt laut und deutlich Ja zum Leben. Zu deinem und zu unserem.

TEIL 4

TRANSFORMATION UND SOZIALER WANDEL: WIR SITZEN IM SELBEN BOOT

13.
PERSÖNLICHE UND SYSTEMISCHE TRANSFORMATION

The kind of change we are after is cellular as well as institutional, is personal and intimate, is collective as well as cultural. We are making love synonymous with justice.

PRENTIS HEMPHILL

Die Wunden unseres Traumas heilen, uns selbst wieder ganz machen und die Gesellschaft und die Wirtschaft verändern – das sind unterschiedliche aber miteinander verwobene Prozesse. Sie können einander zuarbeiten und einander stärken, oder sie stehen im Konflikt miteinander.

Ich glaube, dass viele von uns in dieser Generation der heilsamen sozialen Gerechtigkeit sich fragen, wie persönliche Transformation und systemische Transformation einander wirksam unterstützen können. Wie lässt sich am besten zeigen, dass wir beides brauchen, miteinander verbunden, um die Welt zu schaffen, die wir uns wünschen? An sich ist das keine neue Frage, und auch die Verbindung von beidem ist nicht neu. Die Frage ist nur in unserem historischen Moment und Kontext neu. Ich glaube, dass es inzwischen viele Menschen gibt, die sich mit ihr beschäftigen, viele Menschen, die damit herumexperimentieren, wie persönliche und systemische Transformation sich nicht nur verbinden lassen, um einander zu stützen, sondern wirklich untrennbar werden können. Wie können wir uns beiden Transformationen widmen, sodass sie einander stärken, sodass sie die jeweils andere effektiver machen?

Ich glaube, dass wir uns gleichermaßen für die persönliche und für die systemische Transformation engagieren müssen, um die befreite Zukunft zu erleben, die wir uns wünschen und die wir brauchen.

Betrachten wir zuerst die Prozesse des systemischen Wandels:

SOZIALER WANDEL BRAUCHT STRUKTURELLEN WANDEL

Sozialer Wandel ist nicht bloß eine veränderte Einstellung vieler einzelner Menschen. Vielleicht ist das sogar der leichteste Teil des sozialen Wandels. Allein im letzten Jahrzehnt hat sich stark verändert, was viele Menschen über Rassismus oder über den Klimawandel denken. Doch die Systeme *w*eißer Vorherrschaft und Überlegenheitsvorstellungen und die Systeme, die das Klima zerstören, haben sich nicht verändert. Tatsächlich sind sie in den USA der Trump-Jahre noch deutlich erstarkt.

Sozialer Wandel bedeutet, die Wirtschafts- und Regierungsstrukturen, innerhalb derer wir leben und handeln, zu transformieren. Es bedeutet, von einem Macht-über-Weltbild zu einem Macht-mit-Paradigma zu wechseln – einem Paradigma, das die Verwobenheit und Gleichheit allen Lebens voraussetzt. Sozialer Wandel heißt, dass sich die Wirtschaft radikal verschiebt, sodass sie nicht mehr die Biosphäre der Erde und den Großteil der Menschheit ausbeutet. Sie muss stattdessen auf Gerechtigkeit bauen und auf erneuerbaren und verwobenen Beziehungen mit den Systemen, die das Leben überhaupt erst ermöglichen – und dazu zählt menschliches Leben. So wie es jetzt läuft, bleibt uns gar nichts anderes übrig, als das zu tun, sonst werden wir innerhalb der nächsten 75–150 Jahre schwerwiegende Konsequenzen erleben.

Just Transition, der gerechte Wandel, ist ein Rahmenkonzept für einen fairen Wandel hin zu einer Wirtschaft, die ökologisch nachhaltig, gerecht und angemessen für alle ist. Nach Jahrhunderten weltweiter Plünderung untergräbt die profitgetriebene, wachstumsgebundene Industriewirtschaft ernsthaft die Systeme, die das Leben auf dem Planeten ermöglichen. Eine Wirtschaft, die darauf aufbaut, ein endliches System schneller auszubeuten, als es sich regenerieren kann, wird letztlich zu Ende gehen – entweder weil sie zusammenbricht oder weil wir uns bewusst neu organisieren. Der Wandel ist unausweichlich. Die Gerechtigkeit ist es nicht.

MOVEMENT GENERATION,
From Banks and Tanks to Cooperation and Caring:
A Strategic Framework for a Just Transition

Systemischer Wandel verschiebt vor allem Machtverhältnisse. Es verändert sich also, welche Menschen die Wirklichkeit definieren und über Ressourcen entscheiden. Die Macht soll nicht mehr bei einigen wenigen mit den meisten Privilegien liegen, sondern bei denen, die am stärksten vom Macht-über-System betroffen sind und beim Kollektiv. Systemischer Wandel verändert das globale Kapital radikal – wo es herkommt oder an welche Menschen es geht. Systemischer Wandel transformiert die Systeme, die für eine Wirtschaft stehen, bei der es nur um Wachstum und um Macht-über-Bedingungen geht – beispielsweise massenhafte Inhaftierungen und For-Profit-Gefängnisse oder Lebensmittelsysteme, die auf Monokulturen und Chemikalien basieren. Am Ende des Wandels steht ein gerechtes Wirtschaftssystem, das uns stark macht. Das ist keine einfache Aufgabe. Aber sie ist notwendig, damit das Leben auf dem Planeten weitergehen und gedeihen kann.

Die Methoden, um die Systeme zu ändern, sind sehr unterschiedlich und jede ist einzigartig. Die Geschichte zeigt, dass es gemeinschaftlichen Aktivismus und Massenbewegungen braucht, um systemischen Wandel herbeizuführen. In Massenbewegungen engagieren sich Millionen von Menschen, um Weltbilder, Regierungsstrukturen und die Wirtschaft zu verändern. Es braucht Kampagnen für Politikwechsel und andere Regierungsstrukturen. Es braucht all das, damit wir verändern können, welche Menschen regieren und wie. Um Systeme zu verändern, müssen der Status quo gestört und Alternativen geschaffen werden.

Wir sollten uns an denen orientieren, die diese Arbeit seit Jahrzehnten machen. Diese Menschen haben dafür gelebt, herausragende Aktiv*istinnen zu werden, im Kampf für ihre Communitys ganz vorn mit dabei zu sein, andere politisch zu bilden und Strategien für den sozialen Wandel zu schaffen. Sie denken regional, national und international. Diejenigen unter uns, die nicht den Großteil ihrer Zeit mit dieser Arbeit verbracht haben, können sich ihnen anschließen und sie unterstützen.

Dies sind einige der Dinge, auf die sich Aktiv*istinnen in ihrer Arbeit konzentrieren:

- ★ Menschen in ihren Communitys oder an ihren Arbeitsplätzen mobilisieren und organisieren
- ★ Regionale und landesweite Strategien entwickeln und umsetzen
- ★ Kampagnen planen und umsetzen, um zu verändern, wie die Politik handelt, wie Ressourcen genutzt und verteilt werden, und welche Praktiken üblich sind
- ★ Sich im Kontext von Wahlen engagieren – Kandi*datinnen aufstellen, beeinflussen welche Menschen regieren
- ★ Wandel in der Politik um- und durchsetzen
- ★ Alternativen schaffen: Lebensmittel, Personenverkehr, regionale Wirtschaft, Restorative Justice und Transformative Justice
- ★ Politische Bildung
- ★ Neue Weltbilder und Informationen, etwas in den Köpfen der Menschen verändern – und in ihren Herzen
- ★ Communitys und Menschen in leitenden Rollen darauf vorbereiten, (sich selbst) zu verwalten.

* Dissens artikulieren, Widerstand gegen diskriminierende Politik und gegen Gewalt organisieren

Unsere jetzigen sozialen und wirtschaftlichen Bedingungen prägen Millionen von Menschen auf Macht-über-Weltbilder und -Praktiken, sowie verkörperte Überlebensstrategien. Sogar wenn sehr viele Einzelne wachsen und sich verändern, bedeutet das nicht automatisch, dass sich auch Wirtschaft, Regierungsstrukturen oder Militär verändern. Es bedeutet auch nicht, dass es wie von selbst zu einem radikalen Wandel des Mainstream-Weltbildes kommt, das Individualismus predigt, das uns antreibt immer mehr Reichtum anzuhäufen, das Distanz schafft zwischen uns und dem Planeten Erde, das Überlegenheitsvorstellungen propagiert. Es werden Einkaufszentren gebaut, es werden Wälder abgeholzt und Erfolg wird weiterhin vom Kapital definiert – und das, obwohl die Menschen in der westlichen Welt immer achtsamer werden.

Struktureller Wandel bedeutet, dass sich die Systeme, in denen wir leben, verändern, damit Millionen von Menschen stattdessen von Gerechtigkeit geprägt werden, davon, mit der Natur verwoben zu sein, und davon, zusammenzuarbeiten. Menschen haben so viel Potenzial – wir können unglaublich empathisch sein, kooperativ und kreativ, aber auch erniedrigend, grausam und brutal. Was in uns kultiviert wird, hat viel mit unseren sozialen und wirtschaftlichen Umständen zu tun. Für mich ist das viel eher sozial als persönlich.

Wohin bewegen wir uns, wofür arbeiten wir? Viele kluge Menschen setzen sich mit diesen Fragen auseinander und arbeiten daran, den Status quo zu stören, um einen neuen zu erschaffen.

* Von einem globalen Kapitalismus, der Reichtum anhäuft und Ressourcen und Menschen ausbeutet, bewegen wir uns hin zu regionaler und nachhaltiger Wirtschaft und fairer Arbeit.
* Kollektiver Besitz von Allgemeingut: Wasser, Luft, Boden und so weiter

- ★ Das kulturelle Narrativ und Paradigma von Macht-über zu Macht-mit verändern. Dazu gehören die Sicherheit, Zugehörigkeit und Würde aller Menschen. Das Narrativ verschiebt sich vom Anhäufen und Ausbeuten hin zu Nachhaltigkeit und Verwobenheit, vom Leid als Tugend hin zu Glück als Tugend.
- ★ Kollektive Praktiken, die mit Kooperation und demokratischen Prozessen im Einklang sind
- ★ Konstruktive Konflikte, Mitgefühl, Weisheit und kollektives Wohlbefinden
- ★ Die Menschheit findet eine angemessene Rolle bezogen auf die regenerativen Systeme der Erde.
- ★ Selbstverwaltung
- ★ Sich mit historischen Traumata auseinandersetzen, sie transformieren, wiedergutmachen
- ★ Uns selbst transformieren vom Einfluss und vom Verkörpern von Macht-über-Bedingungen, Gewalt, Gewalt in Part*nerinnenschaften und anderem Schmerz
- ★ Und so weiter …

Auch hier hat *Movement Generation* großartige Arbeit geleistet und ausformuliert, wie sich die Umstände verändern müssen. Sie sprechen von einem Wandeln weg von einer extrahierenden Wirtschaft hin zu einer regenerativen Wirtschaft. Mehr darüber kannst du hier lesen: movementgeneration.org/justtransition.

ES IST MÖGLICH

Systemwandel ist für viele verwirrend und für die meisten überwältigend. Ich glaube, dass in den USA die ahistorische und individualistische Kultur zu dieser Verwirrung beiträgt. Uns wird beigebracht, nach vorn zu schauen, nicht auf geschichtliche Muster zu achten – obwohl uns diese Muster natürlich beeinflussen. Diese Muster erzählen uns von einigen wenigen Menschen, die Macht und Reichtum auf sich konzentrieren, sie erzählen davon, wie Fei*ndinnen geschaffen und Kriege gerechtfertigt werden, wie Patriotismus neu definiert wird, je nachdem welche Gruppe zurzeit die meiste Macht hat. Die Geschichte erzählt uns auch, warum *weiße* Vorherrschaft und Überlegenheitsvorstellungen in diesem Land weiterhin so ein riesiges Problem darstellen, warum das Patriarchat immer noch die Norm ist und warum wir denken, dass Allgemeingüter wie Boden, Luft und Wasser Eigentum sein können. Die Geschichte hilft uns, das Heute zu verstehen und uns eine andere Zukunft auszumalen.

Individualismus führt dazu, dass wir nur auf uns selbst achten. Entweder kümmern wir uns nur um uns selbst und fühlen uns nicht verantwortlich für »die Anderen«. Oder wir denken, wir haben es dorthin geschafft, wo wir sind (oder eben nicht), weil wir selbst dafür gekämpft haben, und andere sollten das auch tun. Unsere Aufmerksamkeit liegt somit nur auf unserem eigenen Leben, vielleicht noch bei denen, die uns nahestehen wie unsere Familie, unsere Community, oder die Menschen in unserer Gegend. Das ist der völlig unbegründete Mythos, dass wir ohne Hilfe alles schaffen können, wenn wir nur wollen und hart genug dafür arbeiten.

Kapitalismus, an Individualismus geknüpft und geschichtsvergessen, führt auch dazu, dass Systemwandel verwirrend ist. Kaufen, haben, immer mehr – das sind die Zeichen des Erfolges und das ist es, was uns Sicherheit, Zugehörigkeit und Würde geben soll. Natürlich hat das Anhäufen von Eigentum wenig mit irgendetwas davon zu tun. Wohnraum, gesunde Lebensmittel, Gesundheitsversorgung, Bildung, sinnstiftende Arbeit und Gemeinschaft, darum geht es, genau wie um Gerechtigkeit und sauberes Wasser. Kapitalismus fokussiert unsere Aufmerksamkeit und Zeit darauf, dass wir anhäufen, erfolgreich sind und »sicher« – nach seinen Maßstäben. Doch dabei untergräbt er, was uns wirklich Sicherheit gibt: die Gesundheit des Planeten, sinnstiftende Gemeinschaft und das Wissen darum, wie wir Konflikte konstruktiv angehen und miteinander und allem anderen Leben verwoben sein können.

Wenn ich mit Menschen rede, die im Großen und Ganzen ähnliche Werte haben, denen andere und der Planet wichtig sind, dann zeigt sich, dass der Systemwandel dennoch überwältigend und unerreichbar scheinen kann. Ich verstehe das. Oft höre ich Menschen sagen: »Ich kümmere mich doch, ich gehe wählen, ich kaufe bio, regional, fair gehandelt und so weiter, ich trenne Müll … ich weiß nicht, was ich sonst noch tun soll.« Vielleicht verstehen wir es als unsere einzige Möglichkeit, die Politik, die Regierung oder die Wirtschaft zu beeinflussen, wenn wir alle zwei bis vier Jahre wählen gehen. Oder wir denken, dass unser Beitrag darin liegt, unsere eigenen individuellen Einstellungen zu verändern. All das ist wichtig, aber es genügt nicht, um die Systeme zu verändern. Andere sagen: »Warum soll ich mich damit überhaupt auseinandersetzen? Es ändert ja eh nichts.« Auch das ist verständlich, besonders wenn die Person es bisher so erlebt hat. Doch Menschen, die sich in ihren Communitys, Regionen und Ländern zusammentun haben eine sehr lange Erfolgsgeschichte, wenn es darum geht, die Dinge zu verändern.

Ich glaube, dass uns häufig einfach nicht beigebracht wurde, was wir tun können, um ein Teil des systemischen Wandels zu sein. Wege dorthin zu finden ist nicht immer leicht, doch es ist möglich. Dies sind einige davon:

- ★ Schließe dich Organisationen und Bündnissen an, die für Gleichheit, eine andere Wirtschaft und ökologische Gerechtigkeit arbeiten. Die meisten dieser Organisationen konzentrieren sich auf Aktivismus und Basisarbeit als Mittel, um für Gerechtigkeit und Nachhaltigkeit zu kämpfen. Mit »anschließen« meine ich, dass du zu Treffen gehen kannst, freiwillige Arbeit machst, deine Ressourcen, Geld und so weiter bereitstellst, um das Ziel der Gruppe zu unterstützen, und verschiedenes anderes.

- ★ Bilde dich über unsere Lebensumstände weiter, darüber, wie wir sie schon verändern oder noch weiter verändern können, um mehr Gerechtigkeit und Nachhaltigkeit zu erreichen. Das kannst du machen, indem du dich selbst darüber informierst, indem du Angebote für politische Bildung wahrnimmst, indem du dich Gruppen anschließt, die das auch tun. Du kannst lernen, deine eigene Position in der Gesellschaft besser zu verstehen und wie du effektiv deinen Teil zum Wandel beitragen kannst.
- ★ Wie sehr kannst du dein Leben, dein Geld, deine Ressourcen und deine Zeit in Einklang bringen mit gerechten und ökologischen Werten? Wenn du mehr hast, als du brauchst, frag dich, wie viel du wirklich brauchst. Was brauchen andere? Was braucht die Zukunft? Sprich mit einer Person darüber, die für den sozialen Wandel arbeitet. Und dann: Handle entsprechend.
- ★ Schließe dich an den Orten, an denen du lebst und arbeitest, Menschen an, die sich damit beschäftigen Machtverhältnisse zu verschieben und auszugleichen: Welche Menschen haben und kontrollieren Ressourcen? Wie kann deine Organisation helfen, für Gerechtigkeit und Nachhaltigkeit zu kämpfen? Du kannst dich mit anderen koordinieren, um die Politik und gängige Praktiken zu verändern. Überlege, ob deine Organisation vielleicht für etwas anderes als das arbeitet. Wenn ja, was versteht sie denn als den Zweck ihrer Arbeit? Welchen Menschen nützt er, welche bezahlen dafür?
- ★ Unterstütze Alternativen, hilf sie aufzubauen. Das können alternative regionale Lebensmittelsysteme sein, Restorative Justice und Transformative Justice, und erneuerbare Energien und Transportmittel, die nicht auf fossilen Brennstoffen basieren.
- ★ Zuletzt kannst du dich Menschen und Gruppen anschließen, die Dissens artikulieren. Das kannst du online tun, auf der Straße, in deiner Wohngegend und so weiter. Sei Teil dessen, was dir wichtig ist, sei Teil der Community und der Welt, die für alle da ist, nicht nur für wenige.

Nichts hiervon ist leicht oder angenehm. Das liegt an Umständen, unter denen wir leben. Es kann sich anfühlen, als könntest du dich nie treiben lassen, als müsstest du immer gegen den Strom schwimmen. Und gewissermaßen tun wir ja genau das, wenn wir Systeme verändern. Doch es ist unser Handeln – das, wofür wir unsere Liebe, Zeit und Ressourcen nutzen –, das hilft die Systeme zu verändern. Für uns selbst, für andere und für die Zukunft. Woran willst du mitwirken?

Prägende Ebenen / Ebenen des Wandels: Transformation. In Kapitel 2 und im gesamten Buch haben wir erkundet, wie uns die verschiedenen Ebenen unseres Lebens prägen und zu den Menschen werden lassen, die wir sind – vom Persönlichen über das Institutionelle hin zum Historischen. Auf allen Ebenen werden wir von sozialen Macht-über-Systemen geprägt, uns wird wehgetan und/oder wir sind privilegiert – und wir passen uns somatisch daran an. Wir verkörpern all das, auch wenn wir den Werten oder Strukturen dieser Systeme nicht zustimmen.

Das Großartige ist, dass wir andersherum auch diese Ebenen prägen können. Wir können sie beeinflussen, sie so verändern, dass sie lebensbejahender werden. Unten folgen Beispiele, wie wir uns dafür einsetzen können, die verschiedenen Ebenen zu transformieren. Wie wir schon besprochen haben: Je größer die Ebene ist, desto mehr Leute beeinflusst sie und desto mehr Leute braucht es, um die Systeme und Normen dieser Ebene zu verändern. Der Wandel wird dann von neuen Systemen getragen, von veränderten Weltbildern und von neuen kollektiven Praktiken.

Jede Ebene muss mit anderen Mitteln verändert werden. Eine Methode kann nicht einfach für alle Ebenen genutzt werden. Ich habe Thera*peutinnen sagen hören: »Wenn bloß alle ihre Transformationsarbeit machen würden, dann wäre die Welt ein anderer Ort.« Aber das lässt sich nicht so allgemein sagen. Das weltweite Wirtschaftssystem oder das us-amerikanische Zwei-Parteien-System verändern sich nicht, bloß weil sich Individuen verändern. Ich habe auch Aktiv*istinnen für sozialen Wandel gehört, die persönliche Transformation als »Soft Skill« abgetan haben, als unnötig. Sie sagen, dass wir bloß die unterdrückerische Politik verändern müssen, dass wir verändern müssen, welche Menschen an der Macht sind, und dann würde sich auch das Leben der Menschen verändern. Ich habe zwar Verständnis für diese Perspektive, doch ich glaube nicht, dass das so ganz stimmt. Wir müssen uns auf besondere Weise mit Trauma, sexualisierter Gewalt und dem Einfluss von transgenerationaler Unterdrückung befassen und diese Dinge so transformieren.

Was wir für den Wandel tun und wissen müssen, unterscheidet sich von Ebene zu Ebene. Der Wandel auf einer Ebene kann aber auch den Wandel auf anderen Ebenen unterstützen, und zwar dann, wenn wir uns mit einer umfassenden Vision und absichtsvoll für ihn einsetzen, und mit einer gemeinsamen machtkritischen Perspektive. Wenn Individuen und Familien mit ihrem Trauma arbeiten und sich transformieren, dann kann das institutionellen Wandel unterstützen und begünstigen, und andersherum. Der Wandel auf der einen Ebene, kann den auf der anderen Ebene stärken und verstetigen.

Individuelles: Wir können Trauma transformieren, wir können kraftvoller und liebender werden, wir können uns bewusst entscheiden, anstatt reflexartig zu handeln, wir können uns absichtsvoll transformieren und praktizieren. Wie verändern wir uns und wachsen als Menschen? Bio*loginnen, Akupunkt*eurinnen, Psycho*loginnen und Medizin*erinnen würden diese Frage alle anders beantworten. Somatik erkennt, dass wir uns als Menschen verändern können, indem wir dauerhaft bewusste Transformationsarbeit leisten und verkörpert praktizieren. Meist wird das von einem Menschen angeleitet und unterstützt, der erfahrener und kompetent in den Bereichen ist, die wird transformieren wollen.

Familie und das engere soziale Netzwerk: Wie wir in Kapitel 2 besprochen haben, können wir Familiensystemtherapie, Zeremonien, moderierte Gespräche und/oder kollektive somatische Praktiken nutzen, um unsere Familienkultur und -praktiken sowie transgenerationale Familientraumata zu transformieren. Zu diesem Teil des Prozesses gehört es meist, dass wir mehr Wissen und Ressourcen in das Familiensystem einbringen. Wir können transgenerationale Wunden heilen und neue Möglichkeiten finden, mit Konflikten und Verantwortung umzugehen, uns zu entschuldigen und wiedergutzumachen. Das kann das engere persönliche Netzwerk, das Familiensystem und die Kultur und Praktiken der Familie stark beeinflussen.

Community: Communitys können am besten durch absichtsvolle aktivistische Arbeit verändert werden. Die Ziele des Aktivismus werden von der Community definiert und von den Menschen, die am stärksten von Macht-über-Systemen betroffen sind. Das ist wichtig, weil die Perspektiven und Erlebnisse, die aus diesen Positionen entstehen, einzigartig sind und meist ein umfassenderes Verständnis dessen, was geschieht, mit sich bringen. Communityarbeit kann die örtlichen Politiken und Praktiken verändern, kann erreichen, dass mehr Ressourcen in gute Ernährung, Bildung, Kunst und öffentliche Räume fließen. Solche Arbeit kann die Community mobilisieren und bilden, damit sie für mehr Gerechtigkeit und ökologische Nachhaltigkeit einsteht. Communitys können auch regionale alternative Wirtschaftssysteme und Transformative Justice praktizieren. Meist gehört es zu diesen Prozessen dazu, dass Communitys mit Wissen und Ressourcen ausgestattet werden.

Institutionen: Wir verändern Institutionen absichtsvoll, indem wir aktiv werden, Kampagnen starten, Bewegungen aufbauen, Informationen bereitstellen (etwas verändern in den Köpfen der Menschen und in ihren Herzen), passende Alternativen schaffen, abweichende Meinungen äußern und so weiter. Dadurch werden dann Wahlen beeinflusst, Verwaltungsapparate, Finanzinstitutionen und akademische Kontexte (was als Geschichte und Wirklichkeit begriffen wird, wozu geforscht, was studiert wird). Die grundlegenden Wirtschafts-, Verwaltungs-, Energie- und Geschäftssysteme müssen so verändert werden, dass sie gerecht und ökologisch nachhaltig sind. Sie müssen darauf ausgelegt sein, Macht-mit-Bedingungen zu schaffen.

Soziale Normen und historische Kräfte: Soziale Normen werden so verändert wie Institutionen. Wir können von historischen Kräften lernen und uns damit befassen, wie sie uns kollektiv prägen. Spezifische Prozesse wie Reparationen können helfen, historisches Trauma zu transformieren und jetzige unterdrückerische Systeme zu verändern.

Geist und Landschaft: Nach diesem Modell, wir erinnern uns, ist es vor allem so, dass Landschaft und Geist uns prägen. Natürlich beeinflussen auch wir das Land und andere Aspekte der Natur. Die Veränderungen auf den anderen Ebenen helfen uns auch zu verändern, wie wir mit dem Boden, dem Wasser, der Luft, den Wäldern und so weiter umgehen und wie wir uns zu ihnen verhalten. Wir können den Boden, das Wasser und die Luft durch groß angelegte Aktionen reinigen, wir können dabei helfen, dass sie sich regenerieren. Wir können radikal verändern, wie wir fossile Brennstoffe und Gifte nutzen, wie wir Mineralstoffe abbauen und so weiter.

Um effektiv Menschen, Communitys und Systeme verändern zu können, ist es wichtig, dass wir wissen, welche unterschiedlichen Ansätze dafür notwendig sind. Das hilft uns auch, unsere persönliche Transformation, die Transformation der Community und die systemische Transformation zusammenzubringen – sodass diese Prozesse einander unterstützen.

Traumaarbeit, uns selbst ganzer machen, die Gesellschaft und die Wirtschaft zu verändern – das schaffen wir am effektivsten, am transformativsten, wenn wir es in Verwobenheit miteinander machen. Wir müssen uns sowohl persönlich als auch systemisch transformieren, um die befreite Zukunft zu erreichen, die wir uns wünschen und die wir brauchen.

HEILSAME TRANSFORMATION KANN SOZIALEN WANDEL UNTERSTÜTZEN

Es zeigt sich, dass sozialer und wirtschaftlicher Wandel Menschen braucht, Menschen, die ganz vorn mit dabei sind, Menschen, die organisieren, Menschen die kulturelle Arbeit machen, Menschen, die Strategien entwickeln, und … noch mehr Menschen. Wir brauchen Menschen, die sich miteinander abstimmen können, die mutig zusammen handeln können, die auf eine gemeinsame Vision und ein gemeinsames Ziel hinarbeiten. Das heißt, dass wir bereit sein müssen, Wandel willkommen zu heißen, der auf befreienden und lebensbejahenden Werten basiert. Auch wenn es schwierig wird. Wie können wir diese Menschen sein, die das schaffen? Wie kann unsere heilsame Transformation all dem nützen?

Wir werden vom Leben geprägt und dem, was wir erleben, sowohl dem Positiven als auch dem Traumatischen. Wegen unserer Schutzmechanismen und wegen der Machtüber-Bedingungen, die uns umgeben, müssen die meisten von uns erst eine heilsame Transformation durchlaufen, um fähig zu sein, unsere Werte zu leben. Wir können uns transformieren, um ganzer zu sein, um weniger Schmerz zu empfinden und mehr zu lieben, um mutiger zu werden, und um unsere Werte und unser Handeln Stück für Stück in Einklang zu bringen.

Es gibt so viele verschiedene Dinge, die Traumaarbeit und eine verkörperte Transformation in unser Leben und unsere Communitys einbringen können; viele Weisen, wie sie zu mehr sozialer und ökologischer Gerechtigkeit führen können.

- ★ Wenn wir uns verkörpert transformieren, erkennen und begreifen wir uns selbst, andere und die aktuellen Gegebenheiten besser. Wir lernen auch, die Möglichkeiten und Herausforderungen in der Arbeit für soziale Gerechtigkeit besser zu erkennen und zu begreifen.

- ★ Wenn wir uns transformieren, erlernen wir mehr Fähigkeiten: Zum Beispiel können wir klare Grenzen ziehen, die unser Gegenüber würdigen, oder wir können verbundener mit unseren eigenen Bedürfnissen und denen anderer sein. Diese Fähigkeiten nutzen unseren Beziehungen und schaffen Vertrauen.
- ★ Traumaarbeit erlaubt es uns, anwesender zu sein, und sie unterstützt unsere Fähigkeit, mit einer großen Bandbreite an Menschen, Emotionen und Situationen präsent zu sein. Wir handeln weniger reflexartig, reagieren bewusster und sind verbundener mit dem, was uns wichtig ist. Jede dieser Fähigkeiten nützt unserem Leben, und hilft uns, unsere Vorbildrolle im Aktivismus für systemischen Wandel auszufüllen.
- ★ Verkörperte Praxis hilft uns, die Widersprüche, die in unserem Leben unausweichlich sind, auszuhalten und kreativ mit ihnen umzugehen. Widersprüche gibt es überall: in unseren Organisationen für soziale Gerechtigkeit, in der Transformations- und Traumaarbeit, in alternativen Modellen, wie der Transformative Justice, und auch in unseren Versuchen, heilsame und aktivistische Arbeit zu verknüpfen. Damit müssen wir gut klarkommen und Möglichkeiten schaffen anstatt noch mehr Zusammenbrüche.
- ★ Traumaarbeit und verkörperte Praxis lassen uns konstruktiver mit Konflikten umgehen. Das kann verhindern, dass eine Gruppe sich aufspaltet, reflexartig handelt. Ein konstruktiver Umgang mit Konflikten schafft Vertrauen und hilft dabei, dass die Gruppe besser mit komplexen Umständen umgehen lernt und effektiver zusammenarbeitet. Wenn wir uns transformieren, lassen wir einander nicht so schnell links liegen. Stattdessen lernen wir, einander zu unterstützen.
- ★ Wenn wir uns verkörpert transformieren, werden wir stärkere und wichtigere Verbündete. Wir können uns dem komplexen Thema widmen, was unsere Privilegien sind, und unser Handeln entsprechend verändern. Wir lernen dann auch, Verbündete »an uns heranzulassen«, Vertrauen entgegenzubringen anstatt Skepsis.

- ★ Und schließlich unterstützt uns Traumaarbeit darin, zu lieben und geliebt zu werden. Unsere Wunden können verheilen und wir werden glücklicher, während wir uns in einer komplexen Welt zurechtfinden und uns immer wieder entscheiden, aus unseren Werten heraus zu leben und zu handeln.

WIE WIR UNS VERÄNDERN

Somatik interessiert sich viel mehr für das Wie als für das Warum. *Wie* werden wir geprägt, wie kultivieren wir Resilienz, wie praktizieren wir, wie transformieren wir uns? Diese Haltung macht Somatik gleichzeitig pragmatisch und tiefgreifend. Somatik erlaubt uns auf sehr praktische und anwendbare Weise zu verstehen, *wie* wir verkörpern, was wir verkörpern, und wie wir uns verändern können.

Eine politisierte Somatik fordert uns auf, verschiedene Fragen zu stellen: Wie können wir Resilienz in unsere Kampagnen einfließen lassen? Wie wurde diese Community traumatisiert, wie hat sie das geprägt? Wie kann sich unser aktivistischer Ansatz auf ihr spezifisches Geprägtsein einstellen und ihre Transformation unterstützen? Was wollen wir gemeinsam praktizieren, um verbundener und stimmiger zu sein? Welche verkörperten Fähigkeiten müssen wir haben, damit unser Handeln stärker mit unseren ausformulierten Zielen im Einklang ist? Wie können wir gut mit Konflikten umgehen? Ein vertieftes Verständnis davon, wie Menschen sich heilsam transformieren, hilft uns zu erfahren, wie wir Menschen effektiver dazu mobilisieren können, sich für den Wandel zu engagieren.

Indem wir besser verstehen, wie wir geprägt sind, wie wir überleben, und wie wir uns transformieren, können wir uns kraftvoller mit Menschen verbinden. Wir können vollständigere und engagiertere Menschen werden und anderen helfen, es auch zu werden. Wir können uns für einen Wandel einsetzen, der für Sicherheit, Zugehörigkeit und Würde steht, die wir ganz persönlich erfahren, aber die auch für eine gerechte und ökologisch nachhaltige Zukunft sorgen, für alles, was lebendig ist.

HERAUSFORDERN UND EINE RICHTUNG EINSCHLAGEN

Es gibt eine Reihe von Dingen, die wir herausfordern und verändern müssen, wenn wir uns mit politisierter persönlicher Transformation und sozialem Wandel beschäftigen wollen. Auf diese Dinge möchte ich hier hinweisen. Was wir in den nächsten Jahren tun und praktizieren, wird entscheidend sein. Wir können gut beeinflussen, wie verkörperte Transformation, Somatik, Meditation, Achtsamkeit und andere transformative Praktiken dem systemischen Wandel nutzen können, weil diese Felder und Praktiken in den USA nicht vollständig institutionalisiert sind. Wird unser wachsendes Verständnis von verkörperter Praxis, Traumaarbeit und Neuroplastizität für Gerechtigkeit und Nachhaltigkeit genutzt werden? Oder wird es für den Individualismus genutzt, für ein »achtsames« Militär und dafür, Geld zu scheffeln? Es liegt an uns und daran, wie wir diese Dinge prägen.

Individualismus übt in der Traumaarbeit, in der Psychotherapie und in anderen heilsamen Traditionen viel Druck aus. Transformation, Grenzen und Selbstfürsorge lassen sich auf das Individuum allein anwenden. Fühlst du dich besser? Bist du in den Beziehungen, die du dir wünschst? Was ist dir wichtig? Welche Grenzen musst du haben? Das sind alles wichtige Leitfragen, doch wenn wir es bei ihnen belassen, werden wir wahrscheinlich nur Macht-über-Bedingungen reproduzieren und stärken ebenso wie einen Individualismus, der schlussendlich nicht heilsam oder gerecht ist. Wir können Traumaarbeit nutzen, um Einzelne zu unterstützen und gleichzeitig die Umstände wahrnehmen, die uns prägen und in denen wir uns transformieren. Wir können die Transformation nutzen, um Menschen darin zu unterstützen, engagierter und aktiver dafür zu sein, diese Umstände zu verändern. Und das wiederum wird sie in ihrer Transformation unterstützen.

Die meisten formalisierten therapeutischen Ausbildungen sind völlig unpolitisch. Wir müssen uns meist außerhalb unserer Ausbildungen politisch bilden und uns mit dem traumatisierenden Einfluss von Diskriminierung und Privilegien auseinandersetzen, um das so erlangte Wissen dann in unsere Arbeit zu integrieren. Das gilt auch für die meisten formalisierten somatischen Lehrgänge. Der weitaus größte Teil der neurowissenschaftlichen Forschung zu Trauma, Achtsamkeit und Resilienz ist ebenso unpolitisch und konzentriert sich vor allem auf das Individuum jenseits seiner sozialen Umstände. Wir können das aktiv herausfordern, um nicht nur eine sozialkritische Perspektive einzubringen, sondern auch eine aktive Partizipation an der Arbeit für den sozialen Wandel.

Wir müssen außerdem die vielen Selbstfürsorge-Ansätze hinterfragen, die uns zu Individualismus, Klassismus und dazu führen, im Außen nach Trost zu suchen. Es ist wichtig, dass wir auf uns selbst achten und uns gut um uns kümmern. Absolut. Doch wir müssen hinterfragen, wie Selbstfürsorge konstruiert wird und für welche Menschen. Wir müssen hinterfragen, was wir uns von ihr erhoffen. Selbstfürsorge wird zur Ware: Was können wir kaufen – Kerzen, Steine, Kuren –, das uns guttut? Diese Dinge werden genutzt, um uns Trost zu spenden bei all dem Stress, der vielen Arbeit, dem Schmerz und dem Durcheinander – alldem, das durch den kapitalistischen Druck und durch Macht-über-Bedingungen entsteht. *W*eiße Menschen aus der Mittelschicht, Menschen mit Besitz sind die Hauptzielgruppe der meisten dieser Produkte und Angebote. Diese Art der Selbstfürsorge zielt auf einen dauerhaften, unveränderlichen Zustand der Ruhe und der Wellness ab. Ich glaube nicht, dass das Selbstfürsorge ist, ich glaube nicht einmal, dass das möglich ist.

Stattdessen nehme ich wahr, dass wir dynamisch sind, dass wir immer im Wandel begriffen sind, dass wir wachsen können, um lebendiger zu sein, verbundener und anwesender. In der Traumaarbeit können wir beständiger werden, ruhiger, weniger ängstlich und friedlicher. Wir können Selbstfürsorge auf nachhaltige, heilsame und großzügige Weise praktizieren. Sie kann sich und unseren täglichen Praktiken und in den Praktiken unserer Organisationen zeigen. Das ist tiefgreifende innere und kollektive Transformationsarbeit.

Konzepte wie Transformation, Achtsamkeit und Verkörpern werden im Mainstream immer populärer. Transformative Praktiken werden von Kapitalismus, Individualismus, Rassismus und Sexismus geprägt und verstetigen dann wiederum diese Systeme. Wenn wir unsere sozialen Umstände nicht verstehen und integrieren, dann ahmen diese Praktiken Macht-über-Systeme und -Weltbilder nach und geben ihnen Vorschub … auch wenn das gar nicht so gewollt war.

Im Kontext von Achtsamkeit, Meditation und Yoga finden wir in den USA viele wohlmeinende Menschen mit authentischen Wünschen, die aber auch vom Kapitalismus, von *weißer* Vorherrschaft und Überlegenheitsvorstellungen und vom Patriarchat geprägt sind. Viele dieser Menschen verstetigen durch diese Praktiken und ihre Organisationen (ungewollt) Macht-über-Systeme und -Kontexte. Es gibt eine App für Achtsamkeit – nein, es gibt mehrere – und auch für Yoga. Die App selbst ist nicht das Problem. Das Problem ist, dass Kapital aus der Praktik geschlagen wird – dass sie von ihrem Pfad abgebracht wird, dass vergessen wird, woher sie stammt, dass das Ziel wird, Geld zu machen.

Nur selten sprechen Yoga- oder Meditationslehr*erinnen, Lehrgänge oder Forsch*erinnen davon, inwiefern Meditation, Achtsamkeit und Yoga in den USA kulturell angeeignet wurden. Diese Praktiken wurden aus zutiefst kollektiven Kulturen in einen individualistischen Kulturrahmen überführt. Dabei geht vieles verloren. Welche Menschen die Praktiken für sich beanspruchen, welche sie anleiten und mit ihnen Geld verdienen, ist Teil dieser Aneignung. Diese Praktiken sind ursprünglich Teil umfassender vernetzter Pfade gemeinschaftlicher und spiritueller Entwicklung. Das wird allzu oft in der Lehre ausgeklammert. Die meisten bekannten Lehr*erinnen für Achtsamkeit, Meditation und Yoga und die meisten Menschen, die in diesen Bereichen forschen, sind *weiß*, männlich (beim Yoga sind es mehr

Frauen), heterosexuell, und viele sind wohlhabend. Wo die Privilegien hinfallen, bestimmt darüber, was und welche Menschen wahrgenommen werden oder nicht, welche Menschen Deutungsmacht besitzen und welche profitieren.

Es ist auch ziemlich selten, dass Yoga- oder Meditationslehr*erinnen, Lehrgänge oder Forsch*erinnen Meditation, Achtsamkeit, Yoga oder verkörperte Praxis mit politischen Projekten verknüpfen, wie zum Beispiel mit dem Kampf gegen *weiße* Vorherrschaft und Überlegenheitsvorstellungen, Rassismus, Heterosexismus und Trans*-Feindlichkeit. Ebenso selten werden diese Praktiken mit sozialer oder ökologischer Gerechtigkeit in Verbindung gebracht. Dabei würde das ja, in Anbetracht der Werte, die in diese Praktiken eingelassen sind, perfekt zusammenpassen. Ebenso entmutigend ist, dass die meisten Meditations-, »Transformations«- und Yoga-Institute sich nicht mit Gerechtigkeit innerhalb ihrer eigenen Organisationsstrukturen befassen. Das Ziel sollte nicht einfach sein, diese Organisationen und Lehrgänge zu »diversifizieren«. Es geht vielmehr darum, ein tiefes Verständnis von Macht-über-Verhältnissen in die Lehre miteinfließen zu lassen und transformative Wege und Praktiken zu nutzen, um sie zu verändern. Viele therapeutisch arbeitende PoC, Menschen aus der Arbeit*erinnenschicht oder die sich als queer identifizieren, fordern unablässig und schon seit zwanzig Jahren, dass diese Institute ihr Verständnis und ihre Perspektive erweitern, doch sie tun das nur sehr langsam. Danke an all die unter euch, die diese aktivistische Arbeit machen und weiterführen.

Und schließlich werden Achtsamkeit, Resilienz, Meditation und Verkörperungspraktiken genutzt und erforscht, um zu helfen, den Stress und die Traumata zu lindern, die Kapitalismus und Krieg mit sich bringen. Transformative Praxis so zu nutzen, empfinde ich als unmoralisch, wenn nicht gleichzeitig daran gearbeitet wird, die Grundursachen des Schmerzes zu verändern. Natürlich will ich, dass die Menschen weniger leiden und ein heilsameres Leben führen. Ich will nicht, dass Menschen mit posttraumatischen Belastungsstörungen zu tun haben; ganz im Gegenteil, ich habe mich ja der Traumaarbeit verschrieben. Aber Resilienz und Meditation zu predigen und gleichzeitig Krieg und Gewalt voranzutreiben, gleichzeitig zu unterstützen, dass der Wohlstand sich weiter bei immer weniger Menschen konzentriert – das ist kontraproduktiv und schädlich.

Ich war vor Kurzem bei einer Konferenz, wo genau das geschah. Die Menschen dort sehnten sich aufrichtig danach zu praktizieren, sie sehnten sich nach Bedeutsamkeit. Doch der Rahmen widmete sich nicht systemischen Fragen. Die treibenden Kräfte waren Kapitalismus und individueller Erfolg, und die Red*nerinnen verkörperten häufig genau das. Beispielsweise war Google auf der Konferenz vertreten und hatte einen eigenen Konferenzraum. Sie baten verschiedene landesweit tätige Lehr*erinnen um private Google-exklusive Sitzungen. Für diejenigen, die dazu eingeladen wurden, bedeutete das im allgemeinen Konferenzkontext einen Statusgewinn. Die Fragen für Google drehten sich um Themen wie Achtsamkeit in der sehr intensiven Arbeitswelt der Technologiebranche oder Praktiken zur Stressreduktion. Google fragte nicht danach, wie transformative Praktiken helfen könnten, die riesigen firmeninternen Probleme mit Gerechtigkeit, Rassismus und Sexismus zu beheben. Die Google-Sitzungen hinterfragten nicht, warum es in der Technologiebranche zu so starken sozialen Ungleichheiten kommt. Sie fragten nicht nach Giftstoffen, Umweltbelastungen und den ausbeuterischen Arbeitsbedingungen, die dem Wohlstand der Branche zugrunde liegen. Auch der gentrifizierende Effekt, den Google und andere Technologiekonzerne haben, wurde nicht angesprochen oder als Teil der Transformation begriffen.

Mir ist es wichtig zu sagen, dass ich es wertschätze, wenn Menschen sich nach Praxis, Tiefe und Bedeutsamkeit sehnen. Doch ich möchte auch sagen, dass nichts davon real werden kann, wenn wir nicht herausfordern, wie diese Ansätze ihren Teil dazu beitragen, das Leid und die Trennung von persönlicher und systemischer Transformation zu verstetigen, egal wie gut sie gemeint sind. Mit der zunehmenden Beliebtheit von Transformation und Verkörperung ist es absolut essenziell, dass wir als Menschen, denen

Wandel wichtig ist, eine sozialkritische Perspektive und sozialen Aktivismus in unsere transformative Arbeit einbinden. Meditation, Achtsamkeit, Yoga und Somatik können uns in unserer Transformation unterstützen, sie können unsere praktizierenden Communitys für den sozialen Wandel mobilisieren und auf Gerechtigkeit und ökologische Nachhaltigkeit hinwirken.

DIE QUALITÄT DER PRAXIS

So wie für aktivistische Arbeit und für unsere Bewegungen, brauchen wir auch für eine tiefgreifende persönliche und zwischenmenschliche Transformation eine Reihe von Fähigkeiten. Um sie zu erlernen und sie richtig anzuwenden, brauchen wir Anleitung und Übung. Nur dann können wir Menschen helfen, sich selbst, ihr Leben, ihre leitenden Rollen tatsächlich und nachhaltig zu verändern. Traumaarbeit ist ungemein wichtig, für uns und für den Systemwandel. Darum müssen wir ganz besonders darauf achten, dass wir die Arbeit gut und aufrichtig machen.

Heilsame transformative Arbeit erfordert von uns, dass wir emotional kompetent werden und sensibel dafür, was an der Oberfläche und tief darunter in Menschen geschieht. Sie erfordert von uns, dass wir lernen, die Dynamiken in den Beziehungssystemen von Menschen, Teams, Familien und Gruppen wahrzunehmen.

Traumaarbeit erfordert von uns, dass wir zutiefst vertraut sind mit dem ganzen Spektrum an Emotionen und verkörperten Zuständen, mit dem wir wahrscheinlich zu tun haben werden, wenn es ums Überleben und um Transformation geht – von Wut und Trauer bis hin zu Freude und Glück. Wir müssen Schutzmechanismen, die aus dem Impuls zu kämpfen/fliehen/erstarren entstehen, begreifen. Neue Praktiken wie Resilienz und geerdetes Vertrauen müssen geübt werden und wir müssen sie übertragen können. Trauma- und Transformationsarbeit erfordert von uns auch, dass wir einen Veränderungsprozess verstehen und unterstützen können, der die Vergangenheit und das Jetzt beinhaltet, und in eine andere Zukunft investiert. Da Menschen, um sich verkörpert zu transformieren, so viel Verletzlichkeit zulassen müssen, ist es wichtig, dass wir, als diejenigen, die sie begleiten, sehr behutsam und verantwortlich damit umgehen können. Menschen gehen Risiken ein, um sich zu transformieren. Ich bin überzeugt, dass wir sicherstellen müssen, dass diese Risiken sich in tiefgreifenden und anwendbaren Wandel übersetzen lassen. Das erfordert von uns, dass wir so gewissenhaft arbeiten, wie wir selbst kontinuierlich praktizieren und weiterlernen.

Wo auch immer wir unsere transformativen Fähigkeiten erlernen und entwickeln, wir können erkunden, woher sie stammen. Wir können darauf achten, inwiefern sie in der Form, in der wir sie vielleicht kennen, ein Produkt kultureller Aneignung sind. Die lebendige Abstammungslinie und Verantwortlichkeit für diese somatische Methodensammlung findest du auf meiner Webseite unter www.stacihaines.com/lineage. Wir können zusätzlich sicherstellen, dass auch an den Orten, an denen wir Transformation lernen, eine kritische Perspektive auf Macht-über-Bedingungen angewendet wird, dass wir auch dort aktiv für den sozialen Wandel sind. Wir können darum bitten, dass die Lehr*erinnen und Organisationen soziale und persönliche Transformation miteinander verknüpfen. Wenn das nicht möglich ist, denke daran, dass du das, was du lernst, um die Arbeit von Organisationen ergänzt, die politische Bildung und einen aktivistischen Rahmen bieten. Und schließlich können wir nach Lernumgebungen suchen, in denen wir unsere Praxis vertiefen und Feedback bekommen können, um unsere Transformationsarbeit für uns und für andere gut und verantwortungsvoll zu machen.

ZUM ABSCHLUSS

Ich bin sehr froh, dass Menschen so viele Innovationen und Experimente vorantreiben, um persönliche Transformation, Transformation in der Community und systemische Transformation miteinander zu verbinden. Dieses Buch ist nur eine dieser Innovationen. Welche sind die verkörperten Arten zu sein, leitende Rollen auszufüllen, in Beziehung zu gehen, die uns am meisten nützen, wenn es um Gerechtigkeit und Nachhaltigkeit geht? Wie können Traumaarbeit und verkörperte Übungen uns helfen, unseren Aktivismus, unsere Organisationen und unser Arbeiten für den Systemwandel stärker, überzeugender und verbundener zu machen? Wie können sie uns helfen, die Auswirkungen der Diskriminierung zu transformieren, um als Menschen und Vorbilder mehr Ganzheit zu erreichen? Wie können sie uns helfen, mehr Verantwortung für unsere Privilegien zu übernehmen und gekonnt für den Wandel einzustehen?

Das sind die Fragen, an denen ich meine Arbeit orientiere. An welchen Fragen orientierst du dich und deine Arbeit?

Wenn wir uns ganz auf die persönliche und systemische Transformation einlassen, wenn die eine Transformation die andere stärkt, dann helfen uns beide umso mehr in unserem Arbeiten auf die befreite Zukunft hin, die wir brauchen.

DENISE PERRY ist eine erfahrene, langjährige Aktivistin. Sie ist Mitbegründerin und Leiterin von *Black Organizing for Leadership and Dignity* (BOLD) und arbeitet auch als Lehrerin bei *generative somatics.*

Vor über dreißig Jahren fing ich mit dem Aktivismus an. Ich erlernte die Arbeit auf den Straßen vieler Städte in den Südstaaten, angeleitet von Ment*orinnen, die etwas Vielversprechendes in meiner Entschlossenheit wahrnahmen. Das aktivistische Handwerk wurde schon immer mit Menschen verbunden, die als Wegbereit*erinnen empfunden wurden. Ich würde mich selbst zwar nie als Vorreiterin bezeichnen, aber ich verstehe schon, wie beides zusammenhängt. Nach vielen Wendungen, die meine Arbeit als Gewerkschaft*lerin genommen hat, landete ich nach zehn Jahren im Süden von Florida. Kurz nachdem ich ankam, stimmte ich zu, gemeinsam mit ein*er Freun*din und ehemaligen Koll*egin eine Organisation in der historisch Schwarzen Gegend von Miami zu gründen. Nach 11 Jahren als Leiterin entschied ich, dass es an der Zeit war, die Organisation zu verlassen, damit ich mich in neue Richtungen entwickeln konnte. Während meines Sabbatjahrs traf ich ein*en Koll*egin, di*er Somatik praktizierte und die Praxis in die Arbeit mit einigen Organisationen auf eine Weise einbrachte, die ich sehr spannend fand. Bald taten wir uns zusammen, um *Black Organizing for Leadership and Dignity* (BOLD) zu starten. BOLD ist ein Projekt, das vor etwa neun Jahren aus einer Vision zweier Schwarzer Menschen entstand, die Organisationen leiteten, in denen Menschen darin ausgebildet wurden, selbst leitende Rollen einzunehmen. Die Diskussion, die am Anfang von BOLD stand, betraf die Frage, welche Infrastruktur es bräuchte, damit Schwarzer Aktivismus so erfolgreich sein kann, wie es in dem Moment erforderlich war.

Schwarzer Aktivismus ist absolut grundlegend für sozialen Wandel. In vielerlei Hinsicht hat es die Infrastruktur, die dazu nötig ist, seit der Zeit der Bürg*erinnenrechtsbewegung und der Black-Power-Bewegung nicht gegeben. Wir haben miterlebt, wie Ressourcen erschöpft wurden, nicht nur finanziell, sondern ganzheitlich. Mit »ganzheitlich« meine ich unsere Fähigkeit, die Arbeit als die Menschen zu machen, die wir sind, als Schwarze Menschen. In einem so politisierten und kapitalistischen Land wie den USA verwurzelt zu sein, erschwert es uns oft zu erkennen, was wirklich Freude bereitet oder wirklich wichtig ist. Häufig finden wir uns mit irgendetwas Äußerlichem ab, das uns beruhigt und eine Leere füllt.

Hinzu kamen und kommen die staatlichen Repressalien gegen Schwarze Menschen, die sich gegen das System wenden und es dafür kritisieren, wie es Schwarze Menschen diskriminiert und unterdrückt. Viele Leute hatten wegen dieser Repressalien Angst, sich dieser wichtigen stärkenden und befreienden Arbeit anzuschließen. Die Vision von BOLD besteht darin, eine Infrastruktur zu schaffen, die transformativen Schwarzen Aktivismus trägt und wieder in den Mittelpunkt rückt, dass alle Schwarzen Menschen befreit werden müssen. Die Befreiung Schwarzer Menschen wird letztlich alle unterdrückten Menschen befreien. Das zu schaffen ist nicht nur Aufgabe von Schwarzen Menschen, aber Schwarzen Menschen wird dabei eine leitende Rolle zuteil. BOLD stattet die Menschen mit den Fähigkeiten aus, um diese leitende Rolle gut auszufüllen.

So wie Aktivismus heutzutage abläuft, stehen oft einzelne Themen im Mittelpunkt, als seien sie völlig losgelöst von anderen wichtigen Themen. Es geht um Konkurrenz, Tokenism und rein transaktionale Vorgänge. BOLD macht es sich zur Aufgabe, diese einschränkenden Umstände herauszufordern, indem wir Lehrgänge, Bedingungen und Erfahrungen schaffen, die Teilnehm*erinnen die Chance geben, in neue Seinweisen hineinzuleben und hineinzupraktizieren.

Wir haben etwas geschaffen, das wir Maroon-Räume nennen. Dieser Name trägt eine tiefe politische Bedeutung, wenn wir daran denken, was Maroons sind: Als Maroons werden Menschen mit afrikanischen Wurzeln bezeichnet, die aus der Sklaverei geflohen sind, und auch ihre Nach*fahrinnen. Die Maroon-Räume von BOLD bieten Teilnehm*erinnen Platz, die Menschen zu sein, die sie sind, mit ihrem ganzen Selbst in Gemeinschaft zu sein, einander Dinge beizubringen und zu lernen, Neues auszuprobieren und geborgen zu sein.

Unsere Kurse werden in drei Bereichen unterrichtet: transformativer Aktivismus, verkörpertes Leiten und politische Bildung. All das ist grundlegend wichtig, wenn wir aktivistisch arbeiten und Organisationen aufbauen wollen. Die drei Bereiche basieren auf dem methodologischen Fundament der Somatik. Dieses erlaubt es uns, auch über bloße Denkarbeit hinauszugehen. Ich erlebe immer wieder, wie nah diese Arbeit den Menschen geht. Ich erlebe die authentischsten Reaktionen darauf, andere wahrzunehmen und wahrgenommen zu werden.

Als Schwarze Communitys leben wir einen sehr großen Teil unseres Lebens in dem, was W. E. B. Du Bois »doppeltes Bewusstsein« nennt. Das aufgespaltene Leben befördert Unsicherheit, die Angst zu viel oder nicht genug zu sein, und ist allgemein einfach ermüdend. Die Bewegung ist nicht frei von Anti-Blackness, womit wir ja versuchen durch das doppelte Bewusstsein klarzukommen. Es geht um unsere geistige und emotionale Gesundheit, um die Fähigkeit, unsere Organisationen mit Ressourcen auszustatten, und um staatliche Repressalien.

Es gibt so viele schöne Geschichten, über das, was Menschen von BOLD erlebt haben. Ein Teilnehmer kam zu uns und wirkte, als würde er die Erschöpfung eines langen Lebens mit sich tragen. Während des 16-tägigen Kurses erzählte er uns seine Lebensgeschichten, die wir alle gut nachfühlen konnten. Mit jedem Treffen wurde er lebendiger und am Ende des Kurses war aus der Erschöpfung Lebhaftigkeit geworden und der Mann voller Freude: Er wurde endlich wahrgenommen, Menschen lernten seine Geschichte kennen, er konnte vor seinen Kamera*dinnen weinen, er wurde politisch herausgefordert, sodass er seine Arbeit aus einem neuen Paradigma heraus betrachtete. Das war bereichernd für uns alle. Nun bringt er eine neue, mitreißende Energie und Lebendigkeit in seine Arbeit und seinen Aktivismus ein.

Ich glaube, das, was die Empathie, die Verletzlichkeit und die Neugier der Leute geweckt hat, ist ein Prozess, der es den Menschen ermöglicht zu zeigen, wie sie zu dem geworden sind, was sie heute sind. Dieses Modell haben wir von *generative somatics* übernommen. Konkret geht es um das Werkzeug »Prägende Ebenen, Ebenen des Wandels«, in dem die verschiedenen Strukturen, die uns prägen, in größer werdenden Kreisen dargestellt werden. Mit diesem Werkzeug können wir unsere Vorannahmen beiseiteschieben und eine Perspektive einnehmen, die sagt: »Ach, das ist Miss Mary. Sie ist mehr als nur dieser eine Moment.« Jetzt verstehen wir, dass Miss Mary von ihrer engen Familie, von ihrer Community, von der

Gesellschaft geprägt wurde. Wir können neugieriger darauf werden, wie uns diese Prägung beeinflusst, wie sie sich zeigt, was ihr Weltbild ist und wie wir uns mit ihr verbinden können. Wenn du das erst einmal verstehst und für dich selbst anwendest, wirst du kaum noch einem anderen Menschen begegnen können und einfach sagen: »Hm, wir sind uns nicht einig, also mag ich dich nicht.« Stattdessen wirst du neugieriger und empathischer für das, was du tust oder nicht tust. Du lernst, dich selbst besser zu erkennen, zu akzeptieren und wertzuschätzen, was für ein Mensch du bist und warum du handelst, wie du handelst. Dafür muss es ein gefühltes Übereinkommen geben, bevor wir über Transformationen sprechen oder mit ihnen anfangen können.

Einer meiner Lieblingskurse bei BOLD heißt »Praxis«. Hier nehmen wir die ganze Theorie und setzen sie um. Wir starten eine Kampagne und üben, damit umzugehen, viel aufs Spiel zu setzen, um etwas zu bewegen. Der Prozess erhöht den Druck: Wir reden nicht mehr nur unter uns darüber, was wohl geschehen könnte, wenn wir anwenden, was wir über Aktivismus gelernt haben. Wir gehen in den direkten Kontakt mit den Menschen auf der Straße und bei ihnen zu Hause. Jetzt vermischen sich der Aktivismus und die somatische Lehre in Echtzeit. Je tiefer die Teilnehm*erinnen in die Praxis einsteigen, desto bessere Resultate erzielt ihre Arbeit. Was sich vielleicht zuerst anfühlt wie »Ich will hier nur etwas abliefern«, nimmt vielleicht 30 Prozent der Menschen so weit mit, dass sie sich engagieren. Aber wenn sie sagen: »Okay, ich muss hier wirklich aufpassen, ich bin wirklich neugierig«, geben sie vielleicht 50 Prozent. Wenn sie ein Bewusstsein für sich selbst mit in das Gespräch bringen und ihre körperliche und emotionale Verbundenheit steigern, dann bringt sie diese Verbundenheit zu 80 Prozent Engagement! So entsteht eine Umgebung, in der Beziehungen geschaffen werden und in der Aktivismus wirklich startet. Wir erkennen das schon nach einer Woche in den Resultaten der Arbeit. Die Teilnehm*erinnen haben mehr Kontakte, mehr Leute widmen sich dem Engagement, und die Menschen empfinden mit der Zeit mehr Leichtigkeit und Freude bei der Arbeit. Das ist kein leichter Prozess. Die Teilnehm*erinnen arbeiten schwer,

viele Stunden pro Tag, um das zu trainieren, um die aktivistische Arbeit zu machen, zu der sie sich berufen fühlen.
Dem BOLD-Team liegt es am Herzen, dass alle Teilnehm*erinnen erfolgreich sind. Darum gehört es für uns dazu Feedback zu geben und zu empfangen. Dieses Feedback begründet sich darin, dass wir Menschen helfen wollen zu erreichen, was ihnen wichtig ist und was sie sich für die Zukunft wünschen. Wir beobachten alle Teilnehm*erinnen in einer Vielzahl von Situationen und bieten ihnen an, dass wir ihnen von unseren Beobachtungen mit Bezug auf ihre Transformation berichten.
Bei BOLD setzen wir uns für Schwarzen Aktivismus ein, und das erfordert, dass wir es den Leuten ermöglichen zu erleben, wie stärkend es ist, die Isolation zu durchbrechen, um mit anderen zu sein, die dieselben Erlebnisse, Ängste, Hoffnungen und Visionen haben, und sich mit Verletzlichkeit und Empathie zu verbinden. Wir leben in einer Gesellschaft, die Umstände geschaffen hat, in denen unsere Community »geandert«, zu »Anderen« gemacht wird. Unser Engagement für Schwarzen Aktivismus erfordert es, dass wir als Gegengift gegen die jetzigen Umstände die politischen Werkzeuge und Praktiken des transformativen Aktivismus für die Schwarze Befreiung lehren.

Raquel Laviña ist stellvertretende Leiterin der *National Domestic Workers Alliance* (NDWA), langjährige Aktivistin und lehrt bei *generative somatics.*

Eine meiner ersten, wirklich intensiven aktivistischen Erinnerungen stammt aus der Zeit des zweiten Golfkrieges in den 1990ern. Ich erinnere mich an Abertausende Menschen auf den Straßen und an ein Megafon, das mir für meine erste öffentliche Rede in die Hand gedrückt wurde. In diesem Moment, der nach Einheit rief – nicht nur nach Einheit für den Frieden, sondern auch dafür, den Krieg im Ausland und bei uns zu Hause zu beenden –, pochte mein Herz so, als sei es unmittelbar mit all den Menschen um mich herum verbunden. So stark wir auch waren und obwohl wir jeden Abend wieder auf die Straßen gingen, wir konnten den Krieg nicht aufhalten. Was ich daraus lernte, war, dass wir zwar viele Menschen mobilisieren können, aber wenn diese Menschen über den Protest hinaus nicht systematisch wirken können, können wir keine systemischen Veränderungen und neue Visionen schaffen.

Ich wurde Aktivistin, weil Aktivismus Menschen für lange Zeit zusammenbringt, ihnen hilft, Wegbereit*erinnen zu sein, und Aktionen für den Wandel ermöglicht. Gleichzeitig arbeitete ich bei einer Unterkunft für Menschen, die häusliche Gewalt erlebt hatten. Dort wurden Familien während akuter traumatischer Krisen unterstützt. Diese Familien riskierten unheimlich viel, um ihr Leben zu verändern. Als ein Mensch, der aktivistisch arbeitete und auch eine Dienstleitung anbot, merkte ich, dass heilsame Transformation und Aktivismus häufig getrennt voneinander behandelt wurden. Diese Trennung ergab für mich aber keinen Sinn. Viele Menschen brachten ihr Trauma mit in aktivistische Räume. Wenn Einzelne dann die Bewegung wieder verließen, um sich ihrer persönlichen Transformation zu widmen, würden unsere Organisationen nie stärker werden und könnten nie selbst ein heilsames Umfeld bieten. Ich fragte mich, wie wir eine Bewegung aufbauen können, in der sich Hunderttausende für lange Zeit engagieren, eine Bewegung, die die Kraft hat, systemischen Wandel zu erreichen und die

Menschen zu transformieren, die für diesen Wandel kämpfen und von ihm profitieren.

Diese Frage brachte mich dazu, heilsame Methoden zu suchen, die mit sozialem Wandel verbunden waren. Schließlich brachte mich die Frage zur Somatik. Im Jahr 2008 taten sich *generative somatics* – eine Gruppe, die an die Verbindung zwischen sozialer und individueller Transformation glaubte – und *Social Justice Leadership* (SJL) zusammen. SJL, die Gruppe, bei der ich damals tätig war, arbeitete mit Graswurzel-Organisationen zusammen, um kritische Perspektiven, Organisationsstrategien und persönliche Transformation voranzubringen. *generative somatics* und SJL starteten mit der *National Domestic Workers Alliance* (NDWA), wo ich heute arbeite, ein Programm für Personen, die leitende Aufgaben haben oder übernehmen möchten.

Die NDWA möchte ein Zuhause für Hausangestellte sein. Die Geschichte dieser Arbeit als Branche ist verbunden mit der Geschichte der USA: Hausangestellte, die ja meist Frauen, Schwarze Frauen, Frauen of Color und Immigra*ntinnen sind, gehören zu den Menschen, die am schlechtesten für ihre Arbeit bezahlt werden. Diese Arbeit liegt an der Schnittstelle zwischen Patriarchat, kapitalistischer Wirtschaft und Rassismus. So entsteht ein Wirtschaftszweig, in dem die unterbezahltesten Arbeit*erinnen dazu beitragen, dass dieses Land läuft, ohne dass ihnen oder dem Wert ihrer Arbeit angemessener Respekt und Würde zuteilwird. In einem Land, in dem die ältesten und die jüngsten Menschen den Großteil der Bevölkerung ausmachen, werden diejenigen, die sich um unser Zuhause und unsere Familien kümmern, mehr denn je gebraucht. Entsprechend ist dieser Wirtschaftszweig einer der am schnellsten wachsenden überhaupt. Hausangestellte kümmern sich um unsere Familien und unser Zuhause, egal wie die Arbeitsbedingungen sind. Darum sagen wir, dass es ihre Arbeit ist, die die Arbeit aller anderen erst möglich macht. Damit meinen wir, dass nur dank dieser Arbeit andere Menschen die Möglichkeit haben, ihre Karrieren voranzutreiben und ihrer eigenen Arbeit nachzugehen.

Die NDWA wünscht sich eine Wirtschaft, in der die Fürsorge im Mittelpunkt steht, in der sich gut um Familien und ihr Zuhause gekümmert wird – sowohl die der Arbeitgeb*erinnen als auch die der Hausangestellten. Die NDWA hat sich der Herausforderung gestellt, Frauen, Frauen of Color und Immigra*ntinnen, die sich um das Zuhause anderer kümmern und deren Arbeit nicht genügend geschätzt wird, mit der Kraft auszustatten, ihre eigenen Arbeitsbedingungen zu prägen. Das soll entweder direkt mit ihren Arbeitgeb*erinnen geschehen oder im gesamten Wirtschaftszweig; dort, wo Familien unterstützt werden und wo sie Fürsorge erhalten; dort wo Hausangestellte mit ihrer Arbeit die Wirtschaft und die Demokratie im Allgemeinen prägen.

Die Kollaboration zwischen der NDWA, *generative somatics* und SJL hat viele Experimente mit sich gebracht. Diese Experimente waren inspiriert von der Möglichkeit, leitende Rollen zu verkörpern. Und sie waren von Frauen aus der Arbeit*erinnenschicht inspiriert, die mit einem umfassenden gefühlten Wissen um ihre eigene Stärke leben. Und wenn das möglich war, wie würde uns das als Bewegung stärken, wie würde das zur Vision einer gerechten Zukunft für alle Menschen beitragen?

Das SOL-Programm (Strategy, Organizing and Leadership) war darauf fokussiert, Strategien zu analysieren und zu erarbeiten. Somatik konnten wir auch dank der riesigen Menge an Fürsorge und Resilienz, die die Teilnehm*erinnen schon hatten, gut miteinflechten. Vom ersten Tag unserer ersten Retreats bis zum letzten Tag unseres vierten Retreats erlebten wir Veränderungen. Wie viel Licht die Teilnehm*erinnen ausstrahlten, war unglaublich. Sie waren größer, wortwörtlich körperlich größer am letzten Tag als am ersten. Ihre Würde war so gut verheilt und sie hatten so viel besseren Zugang zu ihrem Denken und ihren Herzen und ihren Körpern, das war ganz klar zu spüren. Es zeigte sich körperlich. Sie übernahmen einfach so leitende Rollen bei unseren Hauptversammlungen, als sei gar nichts dabei. Die suchten die Büros von Senat*orinnen auf, um dafür einzustehen, dass ihre Rechte in Gesetzen festgeschrieben werden. Sie fingen an, mit ihren Arbeitgeb*erinnen um besseren Lohn zu verhandeln. Sie brachten ihr Leuchten mit und es machte einen riesigen Unterschied. Wir konnten es live miterleben, bei achtzig Menschen jährlich.

Es ist eine Tatsache: Wenn du wirklich geübt darin bist, dich zu zentrieren, dann wirst du anwesender und andere können das spüren. Das inspiriert sie dann auch, zentrierter zu sein, ob sie bewusst praktizieren oder nicht. Das geschah bei der NDWA. Alle konnten erleben, wie viel verbundener die Menschen mit ihrer eigene Würde waren, bloß weil sie sich in der Nähe von Menschen befanden, die wiederum ihre eigene Würde aktiv spürten.

In unserer aktivistischen Arbeit fordern wir mehr Lohn, Zugang zu Zusatzleistungen, die Würde, als Arbeit*erin gesehen zu werden, und dass sich wirklich um die Arbeitgeb*erinnen und ihre Familien gekümmert wird. Dieser Aktivismus eröffnet mehr als nur Reformen. Er macht es möglich, dass wir Menschen ganz wahrnehmen, Arbeit*erinnen wie Arbeitgeb*erinnen, und mehr als nur die Wirtschaft und die Demokratie transformieren. Transformativer Aktivismus erfordert, dass wir in größerem Maßstab denken. Klar, alle wollen bessere Arbeitsstandards, aber wir brauchen auch würdevolle Arbeitsplätze, an denen wir uns nicht mit sexualisierten Übergriffen auseinandersetzen müssen. Wir brauchen Frauen of Color, Schwarze Frauen, Frauen mit Migrationsgeschichte, die in Ämter gewählt werden, Gesetze schreiben und sich die Demokratie zurückholen. Das ist komplizierter als andere Arten von Aktivismus, aber weil es so ganzheitlich ist, ist es das wert.

Unsere Kursstruktur beinhaltet üblicherweise vier Retreats. Beim dritten Retreat werden schon viele Geschichten erzählt und wir arbeiten auf die Körperarbeit hin. Das ist jedes Mal einer der tiefgreifendsten Momente. Er kommt an Tag 16, die Frauen haben also schon viel gemeinsame Zeit als Gruppe verbracht. Wir lassen sie Paare bilden und sie lernen, wie sie einfach füreinander da sein können, durch Atemmuster, durch Gespräche, durch ein wenig Berühren. Meist sind wir in einem großen Raum, 35 Paare in nur einem Raum. Und sie bieten einander einfach Raum. Dann erleben wir mit, wie Menschen zum ersten Mal etwas sagen, etwas rauslassen, was das auch sein mag. Vielleicht lachen sie, vielleicht übergeben sie sich, vielleicht zittern sie am ganzen Körper. Wir heißen das einfach willkommen, ohne darüber zu urteilen. Sie haben die Gelegenheit dazu ja sonst einfach nicht, ihr Leben lang nicht, weil sie immer die Haltung haben: »Ich muss mich um meine Familie kümmern. Ich muss mich um die Familie kümmern, für die ich arbeite. Und da sind noch so viele andere Sachen. Ich muss der Fels in der Brandung sein, ich kann mich also nicht entspannen und loslassen und als genau der Mensch wahrgenommen werden, der ich bin.« Aber in der Körperarbeit-Sitzung bekommen sie dann endlich die Gelegenheit.

Hier ist ein beeindruckendes Beispiel: Ein*er unserer Part*nerinnen in Chicago betreibt ein Zentrum für Arbeit*erinnen, sowohl für Tagelöhn*erinnen als auch für Hausangestellte. Dort können sie sich treffen, faire Arbeit finden und gemeinsam aktiv werden. Es fiel auf, dass es die männlich sozialisierten Menschen waren, die meist redeten, während die weiblich sozialisierten Menschen am Rande des Geschehens blieben und sich um die Details und ums Putzen und Aufräumen kümmerten. Das fühlte sich wie das genaue Gegenteil der Wertschätzung und der Würde an, denen sich alle verschrieben hatten. Doch sie zogen viel Stärke daraus, Teil der Bewegung zu sein und aus dem, was sie unter anderem bei SOL darüber gelernt hatten, was es heißt, eine leitende Rolle einzunehmen. So waren sie bereit, tief verankerte Gendernormen herauszufordern. Sie diskutierten über Regeln für den Ort, sodass alle sich um die Räumlichkeiten kümmerten. Die weiblich sozialisierten Personen blieben zentriert und vereint, als wichtige Gespräche über Gender und das Patriarchat geführt wurden. Sie taten das immer und immer und immer wieder. Schließlich fingen die männlich sozialisierten Personen an, einander auf die neuen Normen hinzuweisen, anstatt die weiblich sozialisierten Personen mit dieser Last allein zu lassen. Diese blieben standhaft in ihrer Würde und waren dabei bereit, zu interagieren, die männlich sozialisierten nicht zu meiden, nicht abzuhauen, nicht zu Märtyr*erinnen zu werden. Stattdessen sagten sie: »Wir reden weiter mit euch darüber, ob wir eine Arbeit*erinnenbewegung aufbauen wollen. Dazu müssen wir gleich sein, wir müssen für unser aller Würde kämpfen, und das fängt in unserer eigenen Mitte an.«

Eine Überlegung ist besonders wichtig, wenn wir Hausangestellte darin unterstützen, transformative Wegbereit*erinnenrollen einzunehmen, und diese Überlegung lässt sich auf alle Personen in solchen Rollen übertragen: Hausangestellte erleben unglaublich viele verschiedene Arten und Weise zu leben. Das gilt besonders für diejenigen, die in der Stadt arbeiten, die von den ärmsten Gegenden in die reichsten pendeln, weil sie dort eben arbeiten. Jeden Tag erleben sie die ganze Bandbreite des Menschseins mit. Und dann die Arbeit, die du machst: Egal wie schrecklich deine Arbeitgeb*erinnen sind, du pflegst ihre Körper, putzt ihr Zuhause und das ist total intim, also ist dir ihre Menschlichkeit in jedem Fall präsent. Auch wenn sie dich behandeln, als wärst du kein Mensch, musst du einen Teil von dir am Leben erhalten, der sagt: »Ich erkenne die Würde dieser Person, auch wenn sie meine nicht erkennt.«
Wir denken darüber nach, was diese Praxis für die Wegbereit*erinnenrollen bedeutet, die wir in unseren Bewegungen haben wollen, was es bedeutet, das ganze eigene Selbst hinzuzufügen. Sie leugnen nicht, wie schlecht sie vielleicht behandelt werden. Sie tun nicht so, als würden sie nicht ausgebeutet werden. Sie können sehr klar über die Ausbeutung sprechen und sie können sehr klar darüber sprechen, dass alle Menschen Menschlichkeit verdienen. Ich glaube, dass darin etwas sehr Nützliches liegt, wenn es darum geht, wie aus einer Vorbildrolle eine transformative Wegbereit*erinnenrolle werden kann.
Von hier aus eröffnen sich Strategien, die wir entwickeln können, und Forderungen, die wir stellen können. Von hier aus eröffnen sich Möglichkeiten, wie wir miteinander umgehen können und wie wir den Weg für unsere Arbeit bereiten können.

KRITISCHER KONTEXT

MACHT-ÜBER

Indians think it is important to remember, while Americans believe it is important to forget. America has amnesia. […] Certainly, there is a passion for memory loss in American thought. […] Americans may be the world champion forgetters.

PAULA GUNN ALLEN, »Who Is Your Mother? The Red Roots of White Feminism«

Americans believe in the reality of »race« as a defined, indubitable feature of the natural world. Racism—the need to ascribe bone-deep features to people and then humiliate, reduce, and destroy them—inevitably follows from this inalterable condition. In this way, racism is rendered as the innocent daughter of Mother Nature, and one is left to deplore the Middle Passage or Trail of Tears the way one deplores an earthquake, a tornado, or any other phenomenon that can be cast as beyond the handiwork of men. But race is the child of racism, not the father.

TA-NEHISI COATES, Between the World and Me

Wie wir im Laufe dieses Buches erfahren haben, sind wir zutiefst geprägt von unseren sozialen und wirtschaftlichen Umständen. Diese Umstände spielen eine aktive Rolle dafür, wie wir leben, lieben, kämpfen, in Beziehung gehen, wonach wir streben, für unsere Identität und für unsere Entscheidungen. Dabei geht es um mehr als bloß um Vorstellungen oder Perspektiven. Vielmehr beeinflussen unsere sozialen Umstände, wie wir bewusst und unbewusst in Beziehung gehen, wie wir praktizieren und wie wir handeln. Die Umstände beeinflussen uns neurobiologisch; sie leben in unserem Gewebe. Das heißt nicht, dass irgendetwas nicht mit uns stimmt.

Wir funktionieren einfach so. Das Vertrackte ist bloß, dass die Normen auch dann ihren Weg in uns finden, wenn wir ihnen gar nicht zustimmen.

Nimm dir einen Moment Zeit und achte auf deine automatischen und verkörperten Assoziationen mit den folgenden Wörtern. Fühle und registriere die verkörperten Bilder, Sinne und Bedeutungen, die diese Wörter automatisch in deinem Soma aufrufen. Wenn du magst, schreibe dir diese verkörperten Assoziationen auf.

Anführ*erin. Dienstmädchen. Immigran*tin. Terror*istin. Freiheitskämpf*erin.
Überlebend*er.
Arm. Reich.
Transgender. Frau. Mann. Intersex.
Rassifizierung. Rassismus.
Gott. Natur. Erde.
Ehe. Polyamourös. Single.
Kolonisierung. Genozid. Die Entdeckung Amerikas. Indigene Gesellschaften.
Lesbisch. Schwul. Bisexuell. Queer.

Welche Werte, welche Intentionen, welche Rassifizierung, welches Gender und welche Schicht hast du mit diesen Wörtern assoziiert?

Ich bin sicher, dass die meisten unserer automatischen und verkörperten Assoziationen mit diesen Wörtern von unseren Umständen definiert sind und davon, was für ein Mensch wir unter diesen Umständen sind. Die meisten dieser Wörter sind zunächst wertfrei, an ihnen haftet kein »gut« oder »schlecht«, »wertvoll« oder »wertlos«. Viele sind weder mit Gender noch mit Zeit, Nationalität oder irgendwelchen Absichten verknüpft. Doch mein Tipp ist, dass wir diese Wörter selbst mit diesen Kategorien befüllen. Wir befüllen sie mit dem, was wir von den sozialen Normen, die uns umgeben, geerbt haben, mit dem, was uns von ihnen beigebracht wurde. Vielleicht stimmen wir unseren verkörperten Assoziationen gar nicht zu.

Und dennoch steuern sie wahrscheinlich, wie wir denken, reagieren und uns zu den Wörtern verhalten.

Die sozialen Umstände sind absolut maßgeblich dafür, wie wir definieren, was real und möglich ist, was wir sehen und fühlen, sogar was wir uns vorstellen können. Sie sagen uns, welche Menschen und welche Dinge wertvoll sind und Fürsorge erhalten sollten, und sie sagen uns ebenso, welche Menschen ruhig hintenüberfallen können und welche verteufelt werden können. Die sozialen Umstände sind sehr wichtig, wenn es darum geht, die Grundursachen von Traumata zu identifizieren, und damit sind sie ebenso wichtig dafür, Trauma zu transformieren.

Dieser Abschnitt ist eine Einführung in einen Teil der Geschichte und Umstände, innerhalb derer wir versuchen, unser Trauma zu transformieren und ihm vorzubeugen. Dies ist ein Überblick über eine intersektionale Analyse, wirklich nur der Anfang. Über alles, was folgt, wurden ganze Forschungsbände geschrieben, die es wert sind, dass wir uns tiefergehend mit ihnen auseinandersetzen. Es existieren viele Bücher, Filme, Organisationen und Theor*etikerinnen, die uns helfen können, all das noch besser zu verstehen, und die uns motivieren, zu handeln. Dieser Abschnitt definiert die Systeme, die um uns und in uns wirken, und liefert Beispiele für sie. Und auch hier bietet meine Webseite www.stacihaines.com noch mehr Material, mit dessen Hilfe du dich weiter informieren oder engagieren kannst.

Erkunden wir die Macht-über-Bedingungen, innerhalb derer wir leben, und analysieren wir sie aus intersektionaler Perspektive:

MACHT-ÜBER: »LAND OF THE FREE ...«

Wir können die sozialen und wirtschaftlichen Umstände jeder Gesellschaft diskutieren. Für den Moment konzentriere ich mich auf die USA, von wo auch die meisten meiner Beispiele stammen. Die USA stellen den Kontext meines Schreibens und meiner Arbeit dar, und sie sind einer der weltweit einflussreichsten Player, wenn es um Macht-über geht. Was in den USA geschieht, ist aber untrennbar vom internationalen Kontext. Die Wirtschaft ist international, und die Natur und Menschen werden auf der ganzen Welt unterdrückt und ausgebeutet, um Wohlstand und Entscheidungsmacht bei einigen wenigen zu konzentrieren.

Die Bedingungen in den USA basieren auf einer Politik und Wirtschaft des Dominierens, der Macht-über. Die USA sind auf Kolonisierung gegründet. Hunderttausende Menschen und Gesellschaften, die schon seit 15 000–50 000 Jahren hier lebten, wurden vertrieben oder ermordet. Die Keimzelle der US-Wirtschaft und des Wohlstandes hier ist die Sklaverei. Menschen wurden aus ihrer Heimat in Afrika verschleppt, damit Europä*erinnen davon profitierten, sie zu verkaufen und jahrzehntelang ihre unbezahlte Arbeitskraft auszubeuten, während sie in Armut und unter gewaltvollen Bedingungen lebten. Der Anbau von Baumwolle war die treibende Kraft des us-amerikanischen Wohlstandes. Und schließlich bauen die Wirtschaft und Gesellschaft der USA auf unbezahlte reproduktive Arbeit auf – also der Arbeit von meist Frauen und Kindern, zu gebären, zu ernähren, zu erziehen und andere Menschen und die Gemeinschaft zu unterstützen. Reproduktive Arbeit ist rassifiziert und abhängig von der sozialen Schicht.

All dies geschah innerhalb des dominanten ideologischen Narrativs der *Manifest Destiny*. Dieser »offenkundigen Bestimmung« zufolge sollten die europäischstämmigen Menschen in den USA sich das Land zu eigen machen und ihre Lebensweise in die Welt tragen.

Bis zur 10. Klasse dachte ich, dass Kolumbus Amerika entdeckt hatte. Weil ich aus Colorado stamme und es hier starke Indigene Communitys gibt, wusste ich auch, dass hier schon vor den europäischen Sied*lerinnen Menschen lebten. Aber ich kannte die Verbindungen zwischen all diesen Informationen nicht, inklusive der Bedeutung von Thanksgiving. Zum Glück lasen wir im Geschichtsunterricht das Buch *Begrabt mein Herz an der Biegung des Flusses* (Brown 1970, dt. Ausgabe 1972). Ich begann zu begreifen, was die Kolonisierung der USA wirklich bedeutete, die Verheerung, die die Indigenen Menschen hier erlebt hatten, aber auch wie sie Widerstand leisteten und weiterhin selbstwirksam handeln konnten. Ich war am Boden zerstört. Ich weinte, stellte Fragen und strukturierte mein ganzes Weltbild um. Ein Teil von mir realisierte: Wenn der Mythos von Kolumbus und der Erschaffung der USA so voreingenommen und schief war, welche grundlegenden Dinge gibt es sonst, die nicht mit dem Leben, der Würde, der Wahrheit und der Gerechtigkeit im Einklang sind? Ich begriff, dass mir ein Weltbild vermittelt wurde, das vielleicht gar kein Fundament in der Wahrheit hatte, sich nicht mal in ihrer Nähe befand.

Dies ist eine Karte des Gebietes der USA und der vielen Indigenen Nationen, die hier schon Tausende Jahre vor der Kolonisierung lebten und es auch heute tun. Die Karte stammt aus einem Projekt von Aaron Carapella aus Broken Arrow, Oklahoma. Nachdem er jahrelang nach einer authentischen us-amerikanischen Karte gesucht hatte, entschied er: »Es ist an der Zeit eine *echte* Karte der Indigenen USA zu erstellen, so wie *wir* das Land kennen.«

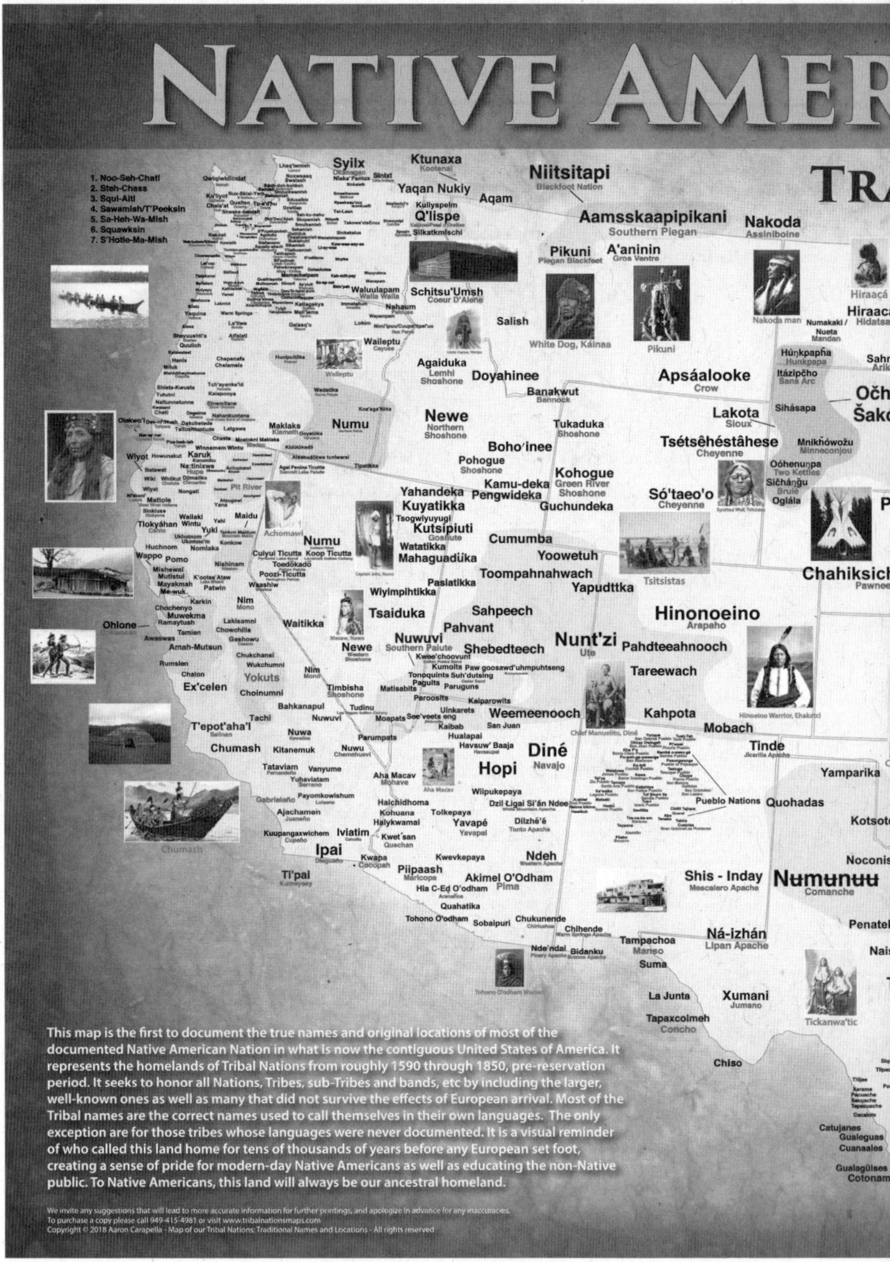

The Indian wars have never ended in the Americas. (LESLIE MARMON SILKO, Almanac of the Dead)

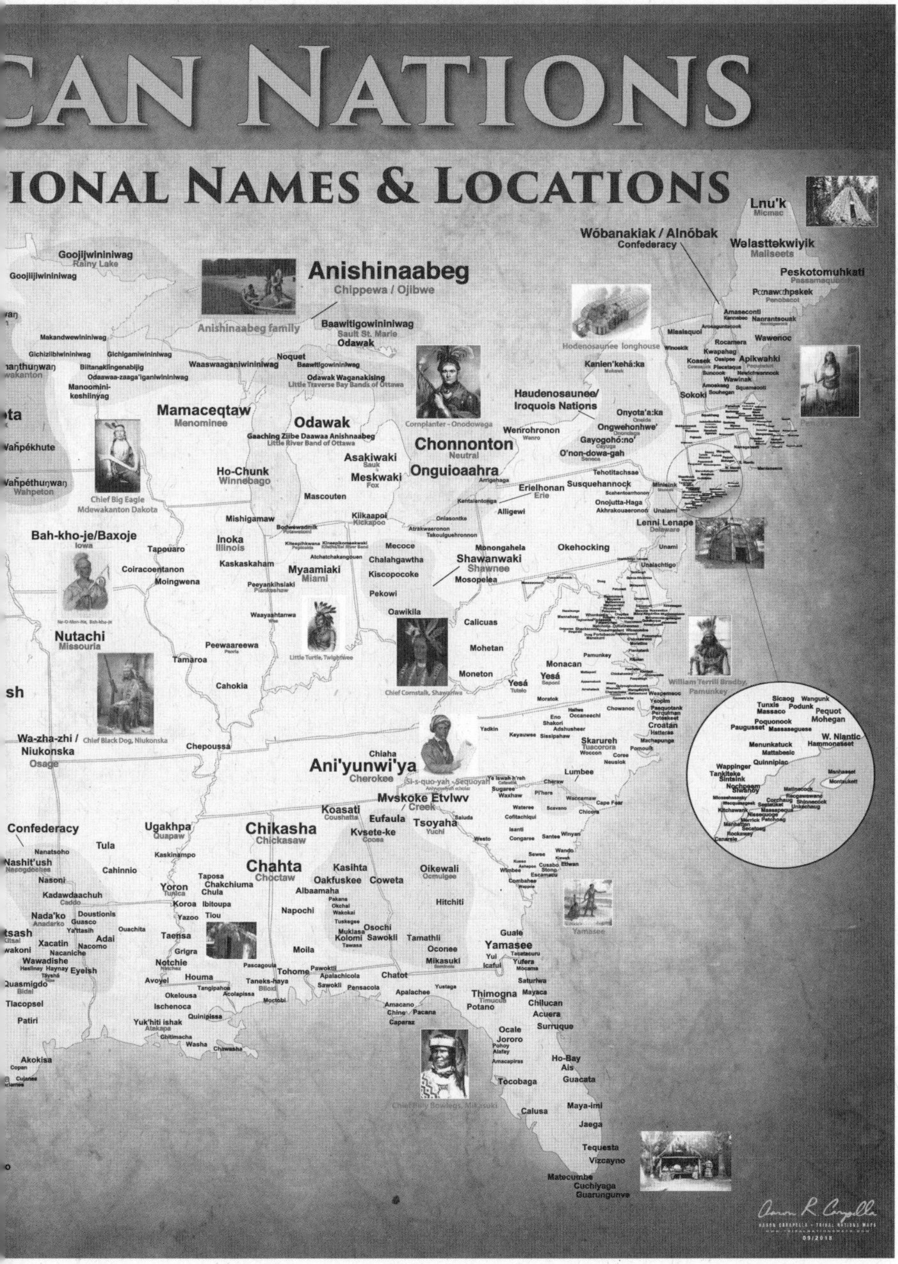
CAN NATIONS
IONAL NAMES & LOCATIONS
Anishinaabeg
Chippewa / Ojibwe
Anishinaabeg family
Goojijwininiwag
Rainy Lake
Baawitigowininiwag
Sault St. Marie
Odawak
Noquet
Waaswaaganiwininiwag
Odawak Waganakising
Little Traverse Bay Bands of Ottawa
Mamaceqtaw
Menominee
Odawak
Gaaching Ziibe Daawaa Anishnaabeg
Little River Band of Ottawa
Cornplanter - Onodowega
Chonnonton
Neutral
Onguioaahra
Ho-Chunk
Winnebago
Asakiwaki
Sauk
Meskwaki
Fox
Mascouten
Chief Big Eagle
Mdewakanton Dakota
Mishigamaw
Kiikaapoi
Kickapoo
Bah-kho-je/Baxoje
Iowa
Tapouaro
Inoka
Illinois
Kaskaskaham
Coiracoentanon
Moingwena
Myaamiaki
Miami
Mecoce
Chalahgawtha
Kiscopocoke
Shawanwaki
Shawnee
Mosopelea
Pekowi
Monongahela
Okehocking
Nutachi
Missouria
Little Turtle, Twightwee
Oawikila
Calicuas
Mohetan
Moneton
Peewaareewa
Tamaroa
Cahokia
Chief Cornstalk, Shawanwa
Chief Black Dog, Niukonska
Wa-zha-zhi /
Niukonska
Osage
Chepoussa
Chiaha
Ani'yunwi'ya
Cherokee
Si-s-quo-yah - Sequoyah
Mvskoke Etvlwv
Creek
Koasati
Coushatta
Eufaula
Tsoyaha
Yuchi
Kvsete-ke
Coosa
Chikasha
Chickasaw
Ugakhpa
Quapaw
Chahta
Choctaw
Kasihta
Oakfuskee
Coweta
Oikewali
Ocmulgee
Hitchiti
Albaamaha
Napochi
Osochi
Sawokli
Tamathli
Oconee
Mikasuki
Moila
Tohome
Chatot
Apalachee
Pensacola
Yoron
Tunica
Taposa
Chakchiuma
Chula
Koroa
Ibitoupa
Yazoo
Tiou
Taensa
Grigra
Notchie
Natchez
Houma
Avoyel
Okelousa
Ischenoca
Quinipissa
Yuk'hiti ishak
Atakapa
Chitimacha
Washa
Chawasha
Chief Billy Bowlegs, Mikasuki
Confederacy
Tula
Cahinnio
Nasoni
Kadawdaachuh
Caddo
Nada'ko
Anadarko
Doustionis
Xacatin
Adai
Eyeish
Wawadishe
Quasmigdo
Tlacopsel
Patiri
Akokisa
Haudenosaunee/
Iroquois Nations
Hodenosaunee longhouse
Kanien'kehá:ka
Mohawk
Onyota'a:ka
Oneida
Ongwehonhwe'
Onondaga
Gayogohó:no'
Cayuga
O'non-dowa-gah
Seneca
Wenrohronon
Wenro
Erielhonan
Erie
Alligewi
Susquehannock
Tehotitachsae
Onojutta-Haga
Lenni Lenape
Delaware
Unami
Unalachtigo
Wôbanakiak / Alnôbak
Confederacy
Lnu'k
Micmac
Welasttekwiyik
Maliseets
Peskotomuhkati
Passamaquoddy
Penawahpskek
Penobscot
Amaseconti
Wawenoc
Rocamera
Kwapahag
Apikwahki
Sokoki
William Terrill Bradby,
Pamunkey
Monacan
Yesá
Saponi
Tutelo
Pamunkey
Moratok
Eno
Shakori
Occaneechi
Chowanoc
Weapemeoc
Yeopim
Croatan
Hatteras
Machapunga
Yadkin
Keyauwee
Sissipahaw
Skarureh
Tuscarora
Woccon
Coree
Neusiok
Lumbee
Sugaree
Waxhaw
Cheraw
Pi'here
Waccamaw
Cape Fear
Waterees
Congaree
Santee
Winyah
Wando
Etiwan
Cusabo
Stono
Escamacu
Combahee
Guale
Yamasee
Yamasee
Yufera
Saturiwa
Thimogna
Timucua
Potano
Mayaca
Chilucan
Acuera
Surruque
Ocale
Jororo
Tocobaga
Ho-Bay
Ais
Guacata
Calusa
Maya-imi
Jaega
Tequesta
Vizcayno
Matecumbe
Cuchiyaga
Guarungunve
Sicaog
Wangunk
Tunxis
Podunk
Massaco
Pequot
Poquonook
Mohegan
Paugusset
Massaseguese
Menunkatuck
W. Niantic
Hammonasset
Mattabesic
Quinnipiac
Wappinger
Tankiteke
Sintsink
Nochpeem
Siwanoy
Matinecock
Massapequa
Secatogue
Rockaway
Canarsie
Aaron R. Carapella
Aaron Carapella - Tribal Nations Maps
09/2018

*Im 19. Jahrhundert war die Manifest Destiny ein weitverbreiteter Glaube in den USA, demzufolge es die Bestimmung der Sied*lerinnen war, sich immer weiter in Nordamerika zu verbreiten. Manifest Destiny hat drei grundlegende Leitmotive:*
*– Die besondere Tugendhaftigkeit der US-Amerika*nerinnen (Menschen, die aus Europa eingewandert sind) und ihrer Institutionen*
– Die Mission der USA, den Westen zu rehabilitieren und nach dem Vorbild des ländlichen Amerika neu zu gestalten
– Eine unaufhaltsame Vorsehung, diese essenzielle Pflicht zu erfüllen.

ROBERT J. MILLER, Native America, Discovered and Conquered: Thomas Jefferson, Lewis & Clark, and Manifest Destiny

John O'Sullivan war ein us-amerikanischer Kolumnist und Redakteur, der den Begriff »Manifest Destiny« im Jahr 1854 prägte, um den Anschluss von Texas und Oregon Country (ein riesiges Gebiet zwischen dem Pazifik und den Rocky Mountains, das heute mehrere Bundesstaaten der USA und einen Teil Kanadas umfasst) an die USA zu unterstützen. O'Sullivan war damals ein einflussreicher politischer Autor und Mitglied der Demokratischen Partei. Zwar wurde die Manifest Destiny nie als zusammenhängende Philosophie artikuliert oder als konkrete strategische oder politische Rahmenbedingung. Doch die Idee wurde so stark propagiert und angepriesen, dass sie viele Menschen davon überzeugte, dass der Expansionismus und der us-amerikanische Exzeptionalismus moralisch richtig und gut waren. Andrew Jackson, US-Präsident von 1829–1837, warb dafür, »den Einflussbereich der Freiheit zu vergrößern.«

Auch heute hallt all das im Kernnarrativ des US-Imperialismus nach. Es existiert eine anhaltend starke Dissonanz zwischen dem nationalen Narrativ der Freiheit und der Demokratie und den stets weiter agierenden Institutionen des Krieges, der Unterdrückung und der Privatisierung.

> *Investors, monarchies, and parliamentarians devised methods to control the processes of wealth accumulation and the power that came with it, but the ideology behind gold fever mobilized settlers to cross the Atlantic to an unknown fate. Subjugating entire societies and civilizations, enslaving whole countries, and slaughtering people village by village did not seem too high a price to pay, nor did it appear inhumane. The systems of colonization were modern and rational, but its ideological basis was madness.*
>
> ROXANNE DUNBAR-ORTIZ,
> *An Indigenous Peoples' History of the United States*

Sich die Erde untertan zu machen ist ein christliches Konzept aus der biblischen Schöpfungsgeschichte. Für die Entstehung der us-amerikanischen Kultur seit des Siedlungskolonialismus war es immens bedeutsam. »Dann sprach Gott: Lasst uns Menschen machen als unser Bild, uns ähnlich! Sie sollen walten über die Fische des Meeres, über die Vögel des Himmels, über das Vieh, über die ganze Erde und über alle Kriechtiere, die auf der Erde kriechen.« (Genesis / 1. Mose 1, 26). Dieses kulturelle Narrativ lässt Institutionen und Normen entstehen, die Biodiversität zerstören, die ökologisch nicht nachhaltig sind, die verhindern, dass wir Mensch und Natur als zutiefst miteinander verwoben begreifen. Menschen sind Natur.

Um dieses Konzept der Unterwerfung der Erde in die Alltagskultur einfließen zu lassen, arbeitete die katholische Kirche der Kolonisierung des amerikanischen Kontinents zu. Die katholische Kirche trug maßgeblich dazu bei, dass die Menschen, die schon hier lebten, als »Wilde« wahrgenommen wurden, die »gerettet« werden mussten. So unterstrich sie das Recht der Sied*lerinnen, zu stehlen, zu vergewaltigen und zu töten. Der

Großteil der sogenannten »Indian Schools« wurden von katholischen und anderen christlichen Organisationen geführt. Sie waren ein Werkzeug der Kolonisierung, zerstörten Indigene Sprachen, Kulturen und gesellschaftliche wie familiäre Bindungen. Es ist bekannt, dass diese Schulen Orte waren, an denen Gewalt und sexualisierte Kindesmisshandlung grassierten. Auch sie trugen einen wichtigen Teil zur Zerstörung bei.

Die Kolonisierung und die Kirche brachten auch den Privatbesitz von Boden und Natur mit sich. Die katholische Kirche ist eine der drei größten Landbesitzerinnen der Welt, und die einzige, die keine Nation ist. Du erkennst langsam, wie verwoben soziale Umstände und Trauma sind, oder? Dass wir das eine begreifen müssen, um das andere zu transformieren?

In den USA und in vielen anderen westlichen Kulturen, wird dem Individualismus höchste Bedeutung zugemessen, während unsere Verwobenheit miteinander kaum beachtet wird. Das Ich, die einzelne Person ist von größter Wichtigkeit und wiegt schwerer als das Du, das Wir oder das Alle. Wenn wir an Erfolg denken, dann denken wir an *meinen* Erfolg, was *ich* will, was *meine* Träume sind, was *ich* erreiche. So wurde es uns von der Mainstream-Kultur beigebracht. Was will ich für *meine* Kinder, *meine* Familie, für die, mit denen *ich* mich am meisten identifiziere? Wir fragen uns meist nicht: Was kostet mein Erfolg andere oder die Natur? Wir fragen uns nicht: Wie kann mein Erfolg anderen oder der Natur helfen? Wir fragen uns nicht: Was brauchen *wir* am nötigsten, oder wie können wir uns um das Allgemeingut kümmern?

Ich behaupte nicht, dass alles, was individualisiert, negativ ist. Manchmal kann Individualismus durchaus nützlich sein. Ein Individuum, das aus einer Familie oder einer Community ausbricht, kann gewaltvolle Dynamiken durchbrechen, fokussierter werden und persönlich freier. Doch als zentrales Organisationsprinzip ist Individualismus vor allem limitierend und hat negative Auswirkungen auf das Wir. Individualismus lehrt uns, andere und den Planeten links liegen zu lassen, befördert kompetitive Haltungen und macht denjenigen, die keinen Erfolg haben, Vorwürfe. Individualismus kann auch einsam machen.

Fast alles, was wir tun und haben, entsteht eigentlich daraus, dass wir mit anderen und dem Planeten verwoben sind. Das beinhaltet, was wir heute gegessen haben, unsere Kleidung, dieses Buch und den Computer, auf dem ich es geschrieben habe. Menschen sind grundlegend sozial. Wir organisieren uns kollektiv in Gruppen, Communitys, Dörfern und Städten. Individualismus widerspricht dieser biologischen Tatsache.

Wir leben in einem kapitalistischen System, das alles um uns herum zunehmend zur Handelsware macht. Menschen, Saatgut, Boden, Wasser und so weiter – alles wird zu Produkten, die verkauft werden, um Profit zu erzielen. Menschen sind nicht an erster Stelle Gemeinschaft oder Bürg*erinnen, sondern Konsum*entinnen. Im modernen Kapitalismus ist der Profit der zentrale Maßstab des Erfolges – nicht Glück, nicht kollektives Wohlbefinden, nicht das Leben.

Uns wird beigebracht zu konsumieren, statt in Gemeinschaft zu sein. Und ebenso verspricht uns unsere Kultur auch, dass Gegenstände unserem Leben Sinn geben, dass Geld Wert und Zugehörigkeit schafft, und dass diejenigen, die es nicht haben, wohl nicht so viel wert sein können. Wir sind davon überzeugt, dass unsere kollektiven Energien darauf verwendet werden sollen, den Reichtum zu vergrößern und uns selbst abzugrenzen.

Je privilegierter ein Mensch sozial und wirtschaftlich ist – je mehr Zugang zu Ressourcen und Bildung er hat, je mehr er medial und kulturell als wert- und würdevoll dargestellt wird, und je mehr er in seinem Leben oder im Leben der Gesellschaft selbstbestimmt entscheiden kann –, desto mehr neigt er dazu, das, was die Welt ihm bietet, als sein wohlverdientes Eigenes zu begreifen. Und andererseits: Je mehr unsere Community, unsere Leute, unser Gender, Menschen unserer sexuellen Orientierung oder Schicht negativ von den äußeren sozialen Umständen beeinflusst werden, desto eher erleben wir die Zusammenhänge der Welt als nicht ganz so individuell. Die Umstände wirken auf uns als Individuen, doch werden sie von etwas viel

Größerem geschaffen und angetrieben: von einer Wirtschaft, von sozialen Normen und Institutionen, denen viel mehr Deutungshoheit über die Realität zuteilwird als uns. Oder es kann sein, dass diejenigen, die von den Umständen negativ beeinflusst werden, sie verinnerlichen, davon ausgehen, dass mit ihnen oder ihren Leuten etwas nicht stimmt, und danach streben, sich der Norm anzunähern – obwohl sie das wahrscheinlich gar nicht schaffen können.

> *When you are accustomed to privilege, equality feels like oppression.*
>
> *UNKNOWN, in Frances Causey, The Long Shadow*

Wenn wir systematisch ignoriert wurden, wenn uns systematisch Schmerz zugefügt wurde, müssen wir unsere Vergangenheit neu lernen. Wir müssen die Geschichten, die Bilder und das Wissen anderer Lebensumstände kennenlernen; jenseits von Kolonisierung und Versklavung, Beispiele von selbstbestimmten Frauen und trans* Menschen, Gesellschaften von Maroons, Praktiken, die zutiefst mit dem Planeten und den Sternen verbunden sind, und so weiter.

Wir müssen auch diejenigen kennen, die in unseren sozialen Bewegungen vor uns kamen – ihre Visionen, ihre kollektive Kraft, was sie gelernt haben, ihre Defizite und die Gegenbewegungen, die die Befreiungsbewegungen so oft untergraben haben und sie zerstören sollten. Das gehört zum Empowerment der Einzelnen und der Community, ebenso wie zur Transformation von Trauma.

MACHT-ÜBER: EINE INTERSEKTIONALE ANALYSE

Was heißt es, etwas intersektional zu analysieren? Es geht dabei darum, die Systeme als Systeme zu begreifen, die einander stärken. Eine intersektionale

Analyse hilft uns zu verstehen, *wie* die Konzentration von Wohlstand und Entscheidungsmacht bei einigen wenigen bleibt, und *warum* so vorhersehbar ist, welche Menschen zu diesen einigen Wenigen zählen. Intersektionalität hilft uns auch, Solidarität zu verstehen, und wie Macht-über-Systeme der Mehrheit schaden, während sie gleichzeitig alle anderen gegeneinander in Stellung bringen.

Mein Verständnis von Intersektionalität baut auf dem Dritte-Welle-Feminismus auf und auf all den Lehr*erinnen, von nicht ich lernen durfte, wozu unter anderem Chandra Mohanty, bell hooks, Audre Lorde, Mary Beth Krouse und Edith Swan zählen. In den Jahren, in denen ich mich nun schon für den sozialen Wandel einsetze, wurde mein Verständnis vertieft durch mein Zusammenarbeiten mit Raquel Laviña *(National Domestic Workers Alliance)*, Spenta Kandawalla, Chris Lymbertos *(Arab Resource and Organizing Center)*, Denise Perry und Alta Starr *(Black Organizing for Leadership and Dignity)*, Sumitra Rajkumar, Cindy Wiesner *(Grassroots Global Justice)* und vielen mehr. Politische Bildung dauert ein Leben lang an. Ich möchte meine Wertschätzung für das *Catalyst Project* ausdrücken, das mich in meiner fortwährenden Entwicklung unterstützt und das so gute politische Bildungsarbeit für *w*eiße Menschen leistet. Meine Arbeit für soziale Gerechtigkeit war zwar immer in Organisationen »zu Hause«, deren Ziel es ist, die Fähigkeiten der Menschen zu entwickeln, und nicht in Organisationen, die Basisarbeit machen. Doch ich habe durch die Zusammenarbeit mit Letzteren unglaublich viel gelernt. Ich danke euch.

Hier folgen die zentralen Systeme, die intersektionale soziale und wirtschaftliche Macht-über-Bedingungen erschaffen:

Kapitalismus / Wirtschaftliche Ausbeutung: Dies ist der Prozess, bei dem Menschen durch Arbeit und die Ressourcen der Erde auf zerstörerische und nicht-nachhaltige Weise ausgebeutet werden, um Reichtum bei einer kleinen Gruppe von Menschen anzuhäufen. Der Prozess beinhaltet Konzepte und soziale Narrative, Finanz-, Unternehmens-, Regierungs- und

Sozialinstitutionen, die das ausbeuterische Wirtschaftssystem rechtfertigen und verstetigen.

Kapitalismus gilt in den USA als ziemliches Heiligtum. Hinterfrage mal die Prozesse und Resultate des modernen Kapitalismus außerhalb der spezifischen akademischen und progressiv-linken Kreise. Es ist ziemlich erstaunlich, wie schnell darauf dann reagiert wird, und wie einheitlich. »Es ist immer noch das beste Wirtschaftssystem, das es gibt!« »Hier haben mehr Menschen Geld als sonst irgendwo!« »Bist du kommunistisch?« »Was meinst du damit, Sozialismus statt Kapitalismus? Das hat doch nicht funktioniert; die Leute dort sind arm« (oft mit dem Hinweis auf die ehemalige Sowjetunion oder Kuba). Die Reaktion zeigt, wie eng verknüpft unsere Vorstellungen von den USA, von Demokratie und Kapitalismus inzwischen sind. Demokratie und Kapitalismus sind nicht deckungsgleich – vielmehr können wir sagen, dass sie einander eigentlich ausschließen.

Kapitalismus ist ein Wirtschaftssystem, das darauf basiert, Reichtum anzuhäufen, indem die Produktionsmittel in privatem Besitz sind und genutzt werden, um Profit zu generieren. Es basiert auf Lohnarbeit und darauf, den Menschen, die die Produkte herstellen, weniger zu bezahlen, als der Verkauf der Produkte einbringt. Das System konzentriert den Reichtum und die Entscheidungsmacht bei denen, die die Produktionsmittel besitzen. Und es erlaubt grundsätzlich nicht, dass alle Menschen oder Arbeit*erinnen Wohlstand erreichen – denn das würde ja den Profit schmälern.

Kapitalismus beruht auch darauf, dass natürliche Ressourcen genutzt und ausgebeutet werden und dass diese Zerstörung von Ökosystemen oder ihre Wiederherstellung nicht eingepreist werden. Wir stellen Dinge her, verkaufen Dinge für den Profit, schmeißen sie dann weg, damit wir mehr Dinge kaufen, um Profit zu erzielen – das ist vereinfacht dargestellt der Kreislauf des Kapitalismus. Das System geht von endlosem Wachstum auf einem Planeten aus, der so einfach nicht funktioniert. Die Biosphäre der Erde (eine Biosphäre umfasst alle Ökosysteme eines Planeten) ist ein abgeschlossenes System (mit Ausnahme von Sonnenenergie und anderer kosmischer Strahlung), das *nicht* auf endlosem Wachstum basiert. Es basiert auf miteinander verwobenen Ökosystemen und auf Regeneration.

Neoliberalismus ist eine Philosophie, die beschreibt, wie kapitalistisch dominierte Gesellschaften verwaltet werden sollten. In der Hinführung zu David Harveys Buch *Kleine Geschichte des Neoliberalismus* (2007) heißt es folgendermaßen:

> *Neoliberalismus – die Doktrin, dass der freie Markt selbst eine Ethik ist und als Leitlinie für alles menschliche Handeln fungieren kann – dominiert seit etwa 1970 das Denken und Handeln im Großteil der Welt. Seine Verbreitung hing davon ab, dass sich staatliche Macht so umgebildet hat, dass Privatisierung, Finanzen und Marktprozesse betont werden. Staatliche Eingriffe in die Wirtschaft sind minimiert, während die Verpflichtungen des Staates, sich um das Wohl seiner Bürg*erinnen zu sorgen, weniger geworden sind.*

Weiße Vorherrschaft und Überlegenheitsvorstellungen: Dieses Phänomen wird auf Englisch *white supremacy* genannt. Es beschreibt Konzepte und damit verbundene Wirtschafts-, Unternehmens-, Regierungs- und Sozialinstitutionen, die Vorstellungen verstetigen, dass weiße Menschen dominant sein sollten. Oft wird das mit Rassismus gleichgesetzt.

Das us-amerikanische Bild vom *Weißsein*, oder *Whiteness* entstand in den jungen USA des 19. Jahrhunderts, um Bündnisse zu unterdrücken, die zwischen europäischen, in ausbeuterischen Vertragsverhältnissen lebenden Einwander*innen, versklavten Menschen aus Afrika und Indigenen Menschen entstanden. Diese Bündnisse hatten zum Ziel, sich der Kolonisation und der Versklavung zu widersetzen und sie zu beenden. Um diese Bündnisse zu brechen, wurde den Europä*erinnen ein Ausweg aus diesen Verträgen geboten: Ihnen wurde es ermöglicht, Land zu besitzen, und ihnen wurden Möglichkeiten geboten, sozial »aufzusteigen« und sich den anderen europäischen Sied*lerinnen anzuschließen. Sie wurden als *w*eiß definiert und ihnen standen die Türen zu den Verheißungen der sogenannten Neuen Welt nun ebenso offen wie den wohlhabenderen Sied*lerinnen. Tatsächlich zerbrachen viele Bündnisse und die rassistischen wirtschaftspolitischen und kulturellen Narrative wurden weiter zementiert. Vor dieser Zeit identifizierten sich europäische Einwander*erinnen vor allem über ihre Herkunft, also als deutsch, englisch, italienisch, schwedisch und so weiter, und darüber, zu welcher Schicht sie gehörten.

*W*eiße Vorherrschaft und Überlegenheitsvorstellungen werden durch wirtschaftliche und finanzielle Institutionen, durch Unternehmen, durch Regierungen und politische Entscheidungen, durch das Militär und durch Medien verstetigt. Aber auch Individuen und Gruppen tragen dazu bei.

Menschen aus Afrika zu versklaven und ihre unbezahlte Arbeitskraft zu nutzen, um Wohlstand für Europä*erinnen / *w*eiße Menschen zu schaffen – das ist ein historisches Paradebeispiel dafür, wie *w*eiße Vorherrschaft und Überlegenheitsvorstellungen verbunden mit Kolonialismus und wirtschaftlicher Ausbeutung funktionieren. Weitere Beispiele sind, dass chinesische Menschen beim Bau der Eisenbahn im Westen ausgebeutet wurden, oder dass Japan*erinnen in den USA während des zweiten Weltkrieges in Internierungslager kamen und ihre Wohnungen und ihr Eigentum beschlagnahmt wurden.

Auch heute gibt es viele Beispiele für *w*eiße Vorherrschaft und Überlegenheitsvorstellungen. Es folgen ein paar Beispiele.

Mapping Police Violence ist eine forschungsorientierte Organisation, die die Dynamik von Polizeigewalt aufdeckt (www.mappingpoliceviolence.org). Hier sind einige der Daten, die sie erhoben haben. Wenn du diese Zahlen liest, denke daran, dass sie für Menschen stehen, die Kinder und Familien haben, Menschen, die träumen und ihr Leben leben wollen.

★ 2017 hat die Polizei 1147 Menschen getötet. Davon waren 25 Prozent Schwarze Menschen, obwohl sie weniger als 13 Prozent der Bevölkerung ausmachen.

- ★ Es ist dreimal so wahrscheinlich, dass ein Schwarzer Mensch von der Polizei getötet wird, als ein *w*eißer Mensch.
- ★ 2015 waren bei vierzehn von sechzig Polizeibezirken in den größten Städten 100 Prozent aller Menschen, die getötet wurden, Schwarz.
- ★ Die Verbrechensrate in Städten in den USA macht es weder wahrscheinlicher noch unwahrscheinlicher, dass die Polizei Menschen tötet.
- ★ In 99 Prozent der Fälle von 2015 wurde keine Poli*zistinnen eines Verbrechens für schuldig befunden.

Auch die Dakota Access Pipeline basiert auf *w*eißer Vorherrschaft und Überlegenheitsvorstellungen und ist untrennbar verbunden mit Kolonisierung und Genozid. Die Pipeline verstößt gegen Artikel II des Vertrags von Fort Laramie, der garantiert, dass das Reservatsland um die Pipeline ungestört genutzt und bewohnt werden kann. Die Pipeline wurde von ihrer ursprünglichen Position verlegt, weil sie ein Risiko für das Trinkwasser der Hauptstadt von North Dakota, Bismarck, darstellen würde, sollte es zu einem Ölaustritt kommen. Dasselbe gilt aber für das Land der Standing Rock Sioux, die eine souveräne Nation sind. Tausende Indigene Menschen und Verbündete versammelten sich, um solidarisch gegen die Pipeline zu protestieren, und um Indigene Rechte und die Heiligkeit von Wasser und Erde in den Mittelpunkt zu rücken.

Patriarchat: Mit Patriarchat sind Konzepte und damit verbundene Wirtschafts-, Unternehmens-, Regierungs- und Sozialinstitutionen gemeint, die Vorstellungen verstetigen, dass Männlichkeit dominant sein sollte. Das Patriarchat umfasst auch Heteronormativität. Damit ist gemeint, dass heterosexuelle Beziehungen für die »richtige« Art von sexuellen und intimen Beziehungen gehalten werden, während andere Arten und Weisen, Sexualität auszudrücken, als anormal oder pervers gelten. Das Patriarchat geht auch von der Binarität von Männlichkeit und Weiblichkeit aus, also davon, dass *männlich* und *weiblich* die einzigen Geschlechter sind, und *Mann* und

Frau die einzigen Genderidentitäten. Das Patriarchat kann auch als männliche Vorherrschaft und Überlegenheitsvorstellungen beschrieben werden. Das Patriarchat zeigt sich auf viele verschiedene Weisen. Eine davon ist das nach wie vor existierende genderbasierte Lohngefälle. Das Folgende sind Statistiken zu gleichem Lohn für gleiche Arbeit in Bezug einmal auf Gender und einmal auf Gender und Rassifizierung kombiniert (Daten vom us-amerikanischen Arbeitsministerium 2014). Frauen verdienen *für die gleiche Arbeit* 21,4 Prozent weniger als Männer. Das heißt, dass Frauen nur 78,6 Prozent von dem verdienen, was Männer verdienen.

Wenn wir dann noch die Rassifizierung miteinbeziehen, wird es komplexer. Wie viel Prozent des Gehalts von *w*eißen Männern verdienen Frauen verschiedener Rassifizierung für die gleiche Arbeit?

- ★ Asiatische Frauen – 83,5 Prozent
- ★ *W*eiße Frauen – 75,4 Prozent
- ★ Schwarze Frauen – 60,5 Prozent
- ★ Latinas – 54,6 Prozent

Auch ist zu beachten, dass das Lohngefälle stärker wird, je besser die Menschen ausgebildet sind.

Das Patriarchat drückt sich auch darüber aus, wie Gewalt gegen Frauen, Kinder und trans* Communitys gebilligt, normalisiert und verstetigt wird. Das Folgende sind einige Statistiken zum Thema Gewalt gegen Frauen und Kinder. Diese gewaltvollen Handlungen werden natürlich als sehr persönliche und intime Traumata erlebt. Sie in Zahlen zu formulieren, hebt hervor, dass sie aber auch ein gesellschaftliches Problem sind. Es ist sehr wichtig, dass wir uns dieser beiden Aspekte immer bewusst sind. Das *National Sexual Violence Resource Center* stellte 2015 fest:

- ★ Eines von vier Mädchen und einer von sechs Jungen erlebt vor dem 18. Geburtstag sexualisierte Gewalt.

- ★ 34 Prozent der Menschen, die einem Kind sexualisierte Gewalt antun, sind Familienmitglieder.
- ★ 12,3 Prozent der Frauen, die sexualisierte Gewalt erlebt haben, waren 10 Jahre alt oder jünger, als sie zum ersten Mal vergewaltigt wurden oder einen sexualisierten Übergriff erlebten, und 30 Prozent aller Frauen waren zwischen 11 und 17 Jahren alt.
- ★ 27,8 Prozent der Männer, die sexualisierte Gewalt erlebt haben, waren 10 Jahre alt oder jünger, als sie zum ersten Mal vergewaltigt wurden oder einen sexualisierten Übergriff erlebten.
- ★ Mehr als ein Drittel der Frauen, die vor ihrem 18. Geburtstag vergewaltigt wurden, werden auch im Erwachsenenalter vergewaltigt.
- ★ 96 Prozent der Menschen, die Kindern sexualisierte Gewalt antun, sind Männer, und 76,8 Prozent der Menschen, die Kindern sexualisierte Gewalt antun, sind erwachsen.
- ★ Pro Jahr laufen 325 000 Kinder Gefahr, Opfer von kommerzieller sexueller Ausbeutung zu werden.
- ★ Das durchschnittliche Alter, in dem Mädchen zum ersten Mal Opfer von Zwangsprostitution werden, liegt zwischen 12 und 14 Jahren. Bei Jungen liegt das durchschnittliche Alter zwischen 11 und 13 Jahren.

Und nun noch einige weitere Statistiken zu trans* Menschen. Eine Studie der *National Coalition of Anti-Violence Programs* (NCAVP) über Gewalt gegen trans* Menschen zeigte, dass trans* Frauen of Color am stärksten gefährdet sind.

- ★ 72 Prozent der Opfer von Morden an LGBTQIA*-Menschen waren trans* Frauen.
- ★ 67 Prozent der Opfer von Morden an LGBTQIA*-Menschen waren trans* Frauen of Color.

Die NCAVP-Studie stellt auch fest: »trans* Menschen of Color erleben sechsmal so häufig körperliche Gewalt durch die Polizei als *weiße* cis Menschen.« Trans* Menschen im Allgemeinen erleben der Studie zufolge in Interaktionen mit der Polizei siebenmal so häufig Gewalt, wie cis Menschen.

Weitere Studien über Einkommen und Einkommensunterschiede zeigen, dass es im Vergleich zum Bevölkerungsdurchschnitt viermal so wahrscheinlich ist, dass trans* Menschen in den USA ein Einkommen unter 10 000 Dollar im Jahr haben, und dass es doppelt so wahrscheinlich ist, dass sie arbeitslos sind (Sears und Badgett 2012).

Während ich dieses Buch schrieb, schaute ich mir im Fernsehen die Kongress-Anhörungen des Kandidaten für den obersten US-Gerichtshof Brett Kavanaugh an. Das Ganze war für mich ein einziges Spektakel aus sozialen Normen und Macht-über-Systemen. Patriarchale Dynamiken haben sich auf verschiedene Weisen gezeigt:

- Die Beweislast, die das aktuelle Strafrechtssystem einfordert, spiegeln die Realität und Dynamik von sexualisierter Gewalt und Vergewaltigung nicht wider. Das gilt auch für die tatsächlichen psychobiologischen Strategien, die genutzt werden, um Traumata zu überleben.
- Es existiert ein unfassbarer sozialer Druck, »nichts zu erzählen«, sich selbst die Schuld zu geben und die Verletzung herunterzuspielen. Gleichzeitig werden die Stimmen derjenigen ignoriert, denen Gewalt angetan wurde, wenn sie sich doch trauen, von ihren Erlebnissen zu berichten. All das sind Dynamiken männlicher Vorherrschaft und Überlegenheitsvorstellungen.
- »Beide Seiten schildern die Vorgänge auf sehr glaubwürdige Weise« – ein Satz, der in den Medien oft zitiert wird. Was soll das überhaupt heißen? Menschen, die auch nur irgendetwas über Trauma, über patriarchale Kontexte und über sexualisierte Gewalt gelernt haben, wissen ganz genau: Über 99 Prozent der Menschen, die sexualisierte Gewalt ausgeübt haben, leugnen ihr Handeln; die Mehrheit der Menschen nehmen

Tät*erinnen in Schutz, wenn sie sie kennen; und über 99 Prozent der Menschen, die berichten, dass ihnen Gewalt angetan wurde, erzählen die Wahrheit.

★ Orrin Hatch, ehemaliger republikanischer Senator von Utah und ranghohes Senatsmitglied, war ein verkörpertes Beispiel männlicher Vorherrschaft und Überlegenheitsvorstellungen. Wenn er, seine Macht und seine Definition der Realität herausgefordert wurden, tat er genau das, was ein Macht-über-System tut: Er bedrohte, er griff an, er brachte in Verruf.

Christliche Hegemonie: Mit christlicher Hegemonie sind Konzepte und damit verbundene Wirtschafts-, Unternehmens-, Regierungs- und Sozialinstitutionen gemeint, die Vorstellungen verstetigen, dass das Christentum dominant sein sollte.

> *Eines der am längsten existierenden Systeme institutionalisierter Macht in den USA ist die dominante westliche Ausprägung des Christentums, die an die Macht kam, als das Christ*innentum im vierten Jahrhundert zur offiziellen Religion des Römischen Reichs erklärt wurde. Die christliche Hegemonie, die tägliche, durchdringende, tief verwurzelte und institutionalisierte Dominanz der Gesellschaft durch christliche Institutionen, christliche Führungspersonen und das Christ*innentum als Gruppe, hat einen sehr prägenden Einfluss darauf, wie wir leben.*
>
> *PAUL KIVEL, Living in the Shadow of the Cross*

Viele von uns haben den christlichen Glauben als etwas Inspirierendes erlebt. Er kann uns motivieren zu geben, bescheiden zu sein, spirituell zu wachsen, und er ist manchmal sehr wichtig in unseren Bewegungen für soziale Gerechtigkeit. Doch die Geschichte ist etwas komplizierter als das. Wenn wir religiöse Institutionen betrachten, zeigt sich, dass viele genutzt werden, um Schmerz zuzufügen, die Umwelt zu zerstören und Reichtum anzuhäufen.

> *Die Verfassung der USA verbietet berühmterweise jegliche religiöse Prüfung oder Anforderung für öffentliche Ämter. Dennoch waren fast alle Präsidenten Christen und viele waren Episkopale oder Presbyterianer, während die restlichen anderen meist prominenten protestantischen Glaubensrichtungen angehörten.*
>
> *DAVID MASCI, PEW Research Center*

Keiner der bisherigen Präsidenten der USA war Moslem, Buddhist, Jude, Atheist oder gehörte einer anderen großen Glaubensrichtung an. Das antimuslimische, islamfeindliche Narrativ in den USA läuft seit dem 11. September 2001 auf voller Lautstärke. Es wird genutzt, um Menschen muslimischen Glaubens, Arab*erinnen und Südasia*tinnen ins Visier zu nehmen, genau wie alle anderen Menschen, die als diesen Gruppen zugehörig wahrgenommen werden. Das Narrativ verknüpft einen anti-terroristischen mit einem anti-muslimischen Dreh, um Hunderte politische Entscheidungen voranzutreiben. Es wurden zum Beispiel neue Einwanderungsregeln geschaffen (»Muslim ban«), es wurden Kriege gestartet und es wurden Milliarden von Dollar in das Militär und die Überwachung gesteckt.

Der christliche Glaube und seine Organisationen, seien sie katholisch, protestantisch, reformiert oder anglikanisch, wurde genutzt, um Versklavung und Kolonisierung zu unterstützen und zu rechtfertigen, dass Menschen als Hexen und so weiter gefoltert und ermordet wurden. Wie oben bereits erwähnt, waren das Christentum und die christliche Mission, Zwangsbekehrungen und -beschulungen maßgebliche Mittel im europäischen Projekt, den amerikanischen Kontinent zu kolonisieren. Häufig waren diese Mittel daran geknüpft, dass mit ihnen Zugang zu wichtigen Ressourcen wie Nahrung und Wasser einherging. Christliche Mission*arinnen sind auch heute noch sehr aktiv und stehen weiterhin in Verbindung mit Entwicklungsprojekten, die letztlich Zugang zu Ressourcen bieten sollen. 2010 wurden etwa 125 000 Mission*arinnen aus den USA in die Welt geschickt – vor allem in Länder, die wirtschaftlich weniger entwickelt sind (Johnson o. J.).

Das evangelikale Christentum ist heutzutage einer der größten Unterstützer von Israel. Ihm ist am Bestand des Landes gelegen, damit auch christliche Menschen irgendwann in »das gelobte Land« zurückkehren können. Schon in den späten 1960er Jahren gab es dazu Treffen zwischen dem evangelikalen Prediger Billy Graham und zionistischen Führungspersonen. Auch das ist ein Beispiel dafür, dass es christliche Unterstützung für den Siedlungskolonialismus in Palästina gibt. Dem Antisemitismus ein Ende zu setzen ist allerdings kein zentraler Grundsatz des evangelikalen Christentums.

Im Oktober 2018 kam es zu einem Amoklauf in der Synagoge der Tree of Life – Or L'Simcha Congregation in Philadelphia. Elf Menschen wurden getötet und sieben wurden verletzt. Das war der bisher tödlichste Angriff auf eine jüdische Gemeinde in den USA. Der Täter gab als Motiv an, dass die Synagoge bei der *Hebrew Immigrant Aid Society* (HIAS) teilnahm, einer Non-Profit-Organisation, die geflüchteten Menschen humanitäre Hilfe und Unterstützung anbietet. Dies ist also ein weiteres Beispiel für Intersektionalität, denn hier überschnitt sich Hass gegen Immigran*tinnen mit einem tiefsitzenden Antisemitismus.

Und schließlich wird der christliche Glaube auch genutzt um Sexualität und den Körper als sündhaft abzuwerten. Ebenso werden Menschen, die nicht heterosexuell oder cisgender sind, herabgewürdigt. Der christliche Glaube und christliche Institutionen werden genutzt, um Frauen untergeordnete Rollen zuzuweisen, sowohl in der Kirchenhierarchie als auch im privaten und spirituellen Leben.

Es zeigt sich ganz klar, wie christliche Hegemonie mit wirtschaftlicher Ausbeutung, *weiß*er Vorherrschaft und Überlegenheitsvorstellungen und dem Patriarchat zusammenwirken.

Imperialismus: Um den weiteren Kontext von Macht-über-Bedingungen besser zu verstehen, müssen wir auch über Imperialismus sprechen. Imperialismus bezeichnet die Politik und Praxis einer Nation oder eines Landes, den eigenen Einflussbereich zu erweitern, indem sich Land und Boden angeeignet wird oder indem wirtschaftliche und politische Kontrolle über andere Gebiete und Menschen erlangt wird. Dabei wird immer Macht und Gewalt angewendet, sei sie militärisch oder wirtschaftlich. Die meisten imperialistischen Nationen, und dazu zählen die USA, leugnen, dass sie sich imperialistisch verhalten. Stattdessen finden oder schaffen sie ein feindliches Gegenüber. So rechtfertigen sie ihre Taktiken, die ja vermeintlich im Namen der Freiheit geschehen würden. Kommt dir das bekannt vor?

> *Every empire, however, tells itself and the world that it is unlike all other empires, that its mission is not to plunder and control but to educate and liberate.*
>
> *EDWARD W. SAID, »Blind Imperial Arrogance«*

Puerto Rico stellt ein gutes Beispiel für den Imperialismus der USA dar. 1897 erlaubte Spanien seiner Kolonie Puerto Rico mit der Carta de Autonomía eine begrenzte Unabhängigkeit. Allgemeine demokratische Wahlen wurden im März 1898 abgehalten und die erste »unabhängige« Regierung Puerto Ricos nahm ihre Arbeit am 17. Juli 1898 auf. Nur acht Tage später, am 25. Juli, fiel die USA auf Befehl von Nelson A. Miles, dem Oberbefehlshaber der us-amerikanischen Armee, im Zuge des Spanisch-Amerikanischen Krieges in Puerto Rico ein. Nachdem die USA den Krieg für sich entschieden hatten, annektierten sie mit dem Pariser Frieden vom 10. Dezember 1898 die ehemalige spanische Kolonie.

> *Der US-Amerikaner, der die Invasion anführte, General Nelson A. Miles, versprach den Puerto Rica*nerinnen Freiheit. Er*

versprach auch Wohlstand und »die Vorteile und den Segen einer erleuchteten Zivilisation.«
*Puerto Rico wurde von us-amerikanischen Bankenkonsortien seinem Boden und seiner natürlichen Ressourcen beraubt. Im Jahr 1934 war der Raub so extrem, dass die Puerto Rica*nerinnen einen inselweiten landwirtschaftlichen Streik organisierten. Als Reaktion auf diesen Streik versprach der Polizeichef, der an der Yale University studiert hatte und dessen Vater die Riggs National Bank besaß, einen »Krieg bis zum Tod gegen alle Puerto Rica*nerinnen.«*

NELSON DENIS, War Against All Puerto Ricans

Puerto Rico kämpft als Commonwealth noch immer für seine Unabhängigkeit von den USA.

Viele imperialistische Nationen arbeiten zusammen, um sich Macht und Ressourcen zu verschaffen. Ein aktuelles Beispiel ist Palästina, das von den USA und Israel besetzt wird. Es gibt zwar viel ganz bewusst herbeigeführte Verwirrung über die Länder Israel, Palästina, die USA und das Vereinigte Königreich. Doch die Geschichte ist eindeutig. Die Bri*tinnen schufen den Siedlungskolonialismus in Palästina, indem sie jüdische Zion*istinnen nutzten. Die USA und das Vereinigte Königreich unterstützen den fortdauernden Siedlungskolonialismus, dass palästinensische Menschen vertrieben und enteignet werden, dass ihnen das Land genommen wird, auf dem sie seit Jahrhunderten leben. Israel ist ein Spielstein, den die USA und europäische Mächte benötigen, um den Nahen Osten und seine Ölproduktion zu kontrollieren.

*Die zionistische Standardmeinung lautet, dass die Zion*istinnen im späten 19. Jahrhundert nach Palästina gekommen seien, um das Heimatland ihrer Vor*fahrinnen zurückzugewinnen. Jüd*innen hätten Land gekauft und angefangen, dort die jüdische*

*Community aufzubauen. Sie seien immer gewaltvollerem Widerstand durch die palästinensischen Arab*erinnen ausgesetzt gewesen, der, so ihre Vermutung, aus dem Antisemitismus rührt, der den Arab*erinnen angeboren sei. Die Zion*istinnen hätten dann keine Wahl gehabt, als sich zu verteidigen, und auf die eine oder andere Weise passiert genau das bis heute.*

*Das Problem mit dieser Erklärung ist, dass sie ganz einfach nicht der Wahrheit entspricht, wie urkundliche Beweise belegen. Tatsächlich erwartete die zionistische Bewegung von Anfang an, dass die Indigene arabische Bevölkerung praktisch vollständig enteignet werden würde, damit Israel so weit wie möglich ein rein jüdischer Staat sein könne. Land, das vom Jüdischen Nationalfond gekauft wurde, wurde im Namen der jüdischen Menschen verwaltet und konnte niemals wieder an Arab*erinnen zurückverkauft oder verpachtet werden (eine Situation, die bis heute besteht). Der Großteil der Menschen, die in Palästina lebten, war übrigens seit dem 7. Jahrhundert nach Christus arabisch. Das mythologische »Land ohne Volk für ein Volk ohne Land« war 1919 die Heimat von 700 000 Palästin*enserinnen. Das ist, wie wir sehen werden, die Wurzel des Problems.*

JEWS FOR JUSTICE IN THE MIDDLE EAST

Ab 2019 zahlen die USA Israel zehn Jahre lang 38 Milliarden Dollar – 3,8 Milliarden Dollar pro Jahr, also mehr als 10,41 Millionen Dollar pro Tag. Diese Unterstützung an Israel macht mehr als die Hälfte aller direkten militärischen Unterstützungen aus, die die USA weltweit bietet. Gleichzeitig haben die USA von 2018 bis 2019 die Hilfszahlungen an Palästina gekürzt, weswegen Zehntausende Palästin*enserinnen mit einem Lebensmittelmangel und fehlendem Zugang zu grundlegenden Gesundheitsdiensten konfrontiert sind. Palästin*enserinnen sind Geflüchtete im eigenen Land, die in Freiluftgefängnissen leben, wortwörtlich in Geflüchtetenlagern, mit begrenztem Zugang zu Krankenhäusern, Jobs und anderen Leistungen.

Warum gilt es in den USA als antisemitisch, wenn wir uns kritisch über die Apartheid-Politik Israels äußern? Wir können durchaus für ein befreites Palästina einstehen und gleichzeitig für die Freiheit aller jüdischen Menschen und ein Ende vom Antisemitismus. Das widerspricht sich nicht, aber das Narrativ in den USA deutet an, dass es das tun würde.

> *Occupation, curfew, settlements, closed military zone, administrative detention, siege, preventive strike, terrorist infrastructure, transfer. Their WAR destroys language. Speaks genocide with the words of a quiet technician. Occupation means that you cannot trust the OPEN SKY, or any open street near to the gates of snipers tower. It means that you cannot trust the future or have faith that the past will always be there. And if you face all of this death and indifference and keep your humanity, and your love and your dignity and YOU refuse to surrender to their terror, then you know something of the courage that is Palestine.*
>
> *SUHEIR HAMMAD*

Ableismus: Es ist wichtig, dass wir in dieser intersektionalen Analyse von Ableismus sprechen. Ableismus bedeutet, dass die Körper und Psychen von Menschen ohne BeHinderung als »normal, heil und vollständig« kategorisiert werden, und die Körper und Psychen von Menschen mit BeHinderung als »abnormal, kaputt und defizitär«. Auch das ist systemisch und wirkt in der Wirtschaft, in Regierungen, in den Medien, im Gesundheitssystem und so weiter. Viele Leute, die daran arbeiten, dass Menschen mit ganz verschiedenen BeHinderungen sicher, zugehörig und würdevoll leben können, beziehen sich auf Disability Justice als Rahmen für Aktivismus, Bildung und Freiheit.

Das Konzept Disability Justice versteht alle Körper als einzigartig und wichtig. Es formuliert, dass alle Körper Stärken haben und ebenso Bedürfnisse, die erfüllt werden müssen. Wir wissen, dass wir nicht trotz der Komplexität unserer Körper stark sind, sondern wegen ihr. Wir wissen, dass alle Körper in diesem Netz aus körperlicher Verfasstheit, Rassifizierung, Gender, Sexualität, Schicht, Nationalstaat und Imperialismus hängen, und dass wir seine Teile nicht voneinander trennen können. Dies sind die Positionen, aus denen heraus wir kämpfen. Wir leben in einem globalen System, das mit dem Leben nicht kompatibel ist.
Es hat schon immer Widerstand gegen alle möglichen Arten der Unterdrückung gegeben. Tief in unseren Knochen sitzt das Wissen, dass es gleichzeitig mit der Unterdrückung immer auch Menschen mit BeHinderung gegeben hat, die sich eine Welt vorstellen, in der wir aufblühen, eine Welt, die uns in unserer unendlich vielfältigen Schönheit wertschätzt und feiert.

PATTY BERNE, Sins Invalid

Abschließend lässt sich sagen, dass Macht-über von Gewalt abhängig ist, davon, dass Gewalt angedroht wird, von Zwang und einem stetigen Strom von Falschinformationen. Es ist uns nicht angeboren, unsere Würde, Selbstbestimmung oder Sicherheit aufzugeben, wir wollen nicht ohne das leben, was wir brauchen. All das muss uns genommen werden, indem wir verunglimpft werden und indem uns Gewalt zugefügt wird. Macht-über wird von riesigen kulturellen Narrativen getragen. Sie wird getragen von Medien, religiösen Überzeugungen und Regierungspropaganda (wie zum Beispiel dem Patriot Act), die Krieg, Nationalismus, Patriotismus und den Wert einiger eniger hervorheben und aufrechterhalten, während sie andere unterdrücken und Wissen ignorieren, das uns eine andere Welt zeigen würde.

Diese intersektionalen Macht-über-Systeme arbeiten verknüpft miteinander. Es bringt kaum etwas, nur eines allein zu analysieren, weil sie so eng miteinander verzahnt sind.

WAS HEISST ALL DAS?

Wir können die Haltung von sozialen und wirtschaftlichen Macht-über-Systemen und die dazugehörigen sozialen Normen aus us-amerikanischer Perspektive wie folgt zusammenfassen. Die Liste ist nicht vollständig und sie kann sehr schmerzhaft sein.

★ Manche gewinnen auf Kosten anderer. So läuft das nun mal. Sie haben wahrscheinlich sowieso schwerer gearbeitet und verdienen das dann auch.

★ Reichtum und Ressourcen gehören nur einigen wenigen. Und die verdienen das auch. Wenn andere sich einfach mehr anstrengen würden, wenn sie klug genug wären, innovativ genug und so weiter, dann hätten sie all das auch.

★ Männer sind an der Macht. Sie sind von Natur aus stärker, rationaler, zuverlässiger und so weiter. Je mehr du dich wie ein Mann verhältst, desto mächtiger kannst du werden.

★ Wenn du dich außerhalb der Mann/Frau-Gendernorm bewegst, oder außerhalb heterosexueller Normen, bist du anormal.

★ *W*eißsein ist gut. Die größten Fortschritte wurden von *w*eißen Menschen erreicht. Sie wissen Bescheid, haben die Kontrolle und sind von Natur aus wertvoller.

★ Herrschaft über die Erde. Die Erde ist dafür da, dass der Mensch sie nutzt. Der Mensch ist die Krönung der Evolution oder wurde nach dem Bild Gottes geschaffen.

★ Nicht-beHinderte Menschen leisten am meisten. Andere haben kaum etwas zu bieten und belasten die Gesellschaft.
★ Das Christ*innentum ist der wahre Glaube. Du kannst errettet werden, wenn du konvertierst. Die größten Fortschritte sind dank des Christ*innentums entstanden.
★ Menschen, die klug sind, privilegiert und reich, dürfen entscheiden und bestimmen. Das steht diesen Menschen auch zu.
★ Gewalt, und dazu zählt Vergewaltigung, ist eine akzeptable Methode, um zu dominieren und Macht zu erlangen. Es ist eine akzeptable Methode, um Freiheit und Demokratie in die Welt zu tragen. Es ist akzeptabel, und in vielen US-Bundesstaaten unter bestimmten Umständen auch legal, deine Ehefrau zu vergewaltigen.
★ Männer sind, wie sie sind. Dazu zählen sexualisierte Übergriffe, Vergewaltigung und andere körperliche Gewalt.
★ Krieg gehört zur Wirtschaft. Es ist einfach zu gefährlich, kein angriffsbereites Militär zu haben. Wir tragen Freiheit und Demokratie in die Welt. Wir beschützen andere. Wir machen Geld.
★ Der Kreis meiner Fürsorge und meines Mitgefühls braucht nicht größer als ich selbst zu sein oder größer als diejenigen, mit denen ich mich identifiziere oder denen ich nacheifere. Nimm dir, was du haben willst. Oder gib nur dann etwas ab, wenn du zu viel hast und du etwas im Austausch bekommst, zum Beispiel Anerkennung.
★ Wir sind für dieses Land vorherbestimmt. Wir verdienen dieses Land und diesen Boden und wir haben uns nichts vorzuwerfen, wenn es um Indigene Menschen oder Menschen aus Afrika geht. Das alles liegt in der Vergangenheit. Warum lassen die das nicht endlich los?
★ Es gibt kein Allgemeingut. Es gibt keinen kollektiven und nachhaltigen Besitz von Wasser, Wäldern, Boden, Luft, Meeren und so weiter. Die Menschen mit den innovativsten und lukrativsten Strategien sollten über all das verfügen.

* Die Erde, der Boden und die Ressourcen können Eigentum sein. Das Land nicht zu besitzen, keine Vorteile daraus zu ziehen ist primitiv. Unentwickelt. Da fehlt der Fortschritt.

Das ist schmerzhaft. Klingt aber bekannt, oder? Wie können wir uns aus solch einem Kontext heraus transformieren? Ich glaube fest daran, dass wir vieles vorantreiben können, wenn wir für unsere Modelle der Traumaarbeit eine intersektionale kritische Perspektive einnehmen, ein geerdetes Verständnis von Macht-über-Bedingungen.

Zuletzt möchte ich die Fragen aus dem zweiten Kapitel noch mal aufwerfen. Sie können uns helfen, Macht, Zugänge und Umstände viel besser zu verstehen.

* Welchen Menschen werden (systemisch) Sicherheit, Zugehörigkeit, Würde und Ressourcen zugesprochen? Welchen Menschen wird zu diesem Zweck etwas weggenommen?
* Welchen Menschen werden (systemisch) Sicherheit, Zugehörigkeit, Würde und Ressourcen vorenthalten (und dann auch noch die Schuld dafür gegeben)?
* Welche Menschen, Communitys und Nationen profitieren von diesem System / dieser Politik / dieser Norm / diesem Krieg?
* Welche Menschen leiden unter diesem System? Welche Menschen bezahlen dafür – mit ihrer Gesundheit, ihrer Arbeitskraft und ihrem Leben?
* Welche Menschen entscheiden? Welche Menschen definieren die Wirklichkeit, das dominante Narrativ, die Geschichte, was möglich ist?
* Welche Menschen und welche natürlichen Ressourcen werden ausgebeutet, um Wohlstand, Macht und Entscheidungen auf einige wenige Menschen zu konzentrieren?
* Welche Menschen sind arm, welche sind reich? Welche Communitys, welche Länder? Wie wird der Status quo aufrechterhalten? Welche Menschen profitieren davon?

- ★ Wie werden arme, ausgebeutete, schikanierte Menschen vom dominanten Narrativ dargestellt oder beschuldigt?

Diejenigen von uns, die in der Trauma-Heilung arbeiten oder für den sozialen Wandel, ermutige ich, sich auch folgende Fragen zu stellen:

- ★ Was braucht es, um zu transformieren, wie wir soziale Macht-über-Bedingungen verkörpern, auch wenn wir gar nicht an sie glauben?
- ★ Wenn sich vielleicht verändert hat, wie wir denken – hat sich verändert, wie wir handeln? Hat sich verändert, wie wir unser Leben leben, unsere Zeit verbringen, unsere Ressourcen nutzen? Tun wir all das nun im Einklang mit unseren Werten?
- ★ Was braucht es, damit wir kollektiv arbeiten, auch wenn es zwischen uns und zwischen verschiedenen Communitys so viele Wunden gibt? Auch wenn all die Unterschiede weiterhin wirken? Auch wenn wir unter Druck immer noch dazu neigen, zu polarisieren und andere als irgendwie verkehrt darzustellen?
- ★ Wenn du therapeutisch arbeitest, oder auf andere Weise heilst: Machst du bei Organisationen und Aktionen für soziale Gerechtigkeit mit? Wenn nicht, warum nicht?
- ★ Wenn du für soziale Bewegungen arbeitest, tust du das mit einer Perspektive auf Trauma und Heilen? Hast du dich mit Heilung und Transformation schon auseinandergesetzt, für dich selbst, aber auch für deine Organisation?

NACHWORT

Von Richard Strozzi-Heckler, Gründer des Strozzi Institute

Nun da das Feld der Somatik/Verkörperung im Westen seine Jugend hinter sich lässt, ist es gut, wenn wir uns daran erinnern, dass es schon so lange am Leben ist, wie Menschen auf diesem Planeten leben. Es gibt außergewöhnliche Lehr*erinnen, die in der ersten Hälfte des 20. Jahrhunderts Somatik in den Bereich der emotionalen und körperlichen Gesundheit eingebracht haben. Doch unsere urzeitlichen Vor*fahrinnen wussten schon vor Tausenden von Jahren eine ganze Menge über die Kraft des Fühlens, des Empfindens und des kollektiven Handelns. Für die Sicherheit, für das Überleben, für alles Heilsame und für ein resilientes Leben in Gemeinschaft war es für diese ersten Menschen unabdingbar, verkörpert zu leben. Anders ausgedrückt: Die Grundlagen der Somatik und des verkörperten Lebens sind unser Geburtsrecht. Wir können sogar sagen, dass sie Teil unserer DNA sind, sie sind es, woraus wir gemacht sind. Doch der Fokus unseres Bildungssystems auf kognitives Einprägen, auf rationales Denken und darauf, Konzepte höher zu bewerten als Weisheit, hat uns um sie beschnitten. Dieses System setzt uns in den Kopf, das Leben zu beschreiben, anstatt es zu leben. Somatik verspricht ein ganz anderes Leben, weil sie die Möglichkeit eröffnet, dass ein Mensch lernt, sich aus sich selbst heraus zu transformieren, selbst zu lernen, sich selbst zu schaffen. Weit jenseits davon, sich Fakten und Daten einzuprägen, geht es hier darum, uns auf Selbstwirksamkeit und Erfüllung hin auszurichten. Rationales Denken ist nicht von sich aus verkehrt, wir sind schließlich rationale Wesen. Doch indem wir Rationalität über das Fühlen, über Mitgefühl, Intuition, Selbstkenntnis und Weisheit stellen, opfern wir das Herz unserer Menschlichkeit.

Frühe westliche Personen, die therapeutisch mit Somatik arbeiteten, schafften es, sich selbst und andere zu heilen, indem sie ihre Aufmerksamkeit auf das Leben lenkten. Diese Erfolge unterfütterten die Vorstellung, dass wir etwas zu unserem Wohlbefinden beizutragen haben. So begann sich das Feld der Somatik auf das auszurichten, was körperlich und emotional heilsam war. Daraus entstanden dann unzähligen Arten von Körperarbeit, Tanz, Bewegungstherapie, Biofeedback und körperorientierter Psychotherapie, die sich alle zur Somatik zählen. Hinzukommt, dass es in den USA immer mehr Universitäten gibt, deren Psychologie- und Philosophie-Fakultäten inzwischen somatische Abschlüsse anbieten. Das Strozzi Institute hat den Maßstab für somatisches Coaching gesetzt, und dafür, eine Kultur der verkörperten Leitung von Teams und Organisationen zu schaffen. Das ist gute Arbeit, die immer populärer wird, und vielen Menschen ist mit ihr geholfen. Möge sie weitergehen. Möge sie sich weiterentwickeln.

Wir befinden uns nun an der Schwelle dazu, dass Somatik nicht nur unsere individuelle Gesundheit unterstützt, sondern die Gesundheit der Gesellschaft und des Planeten. Ich glaube, dass es uns auch deswegen so leichtfällt, unser Wasser zu verschmutzen und unsere Luft zu vergiften, weil wir den Kontakt zu unseren Körpern und unserem Empfinden verloren haben. Ich glaube, dass die meisten Konflikte schnell zu Gewalt führen, weil wir den Kontakt zu unseren Körpern verloren haben. Und ich glaube, dass die Schere zwischen Arm und Reich immer größer wird, weil wir den Kontakt zu unseren Körpern verloren haben. Wenn wir nicht in unseren Körpern zu Hause sind, dann können wir nicht fühlen. Wenn ich »fühlen« sage, dann meine ich damit nicht »ein Gefühl haben« oder »eine Emotion haben«, obwohl das natürlich auch dazu gehören kann. Ich meine mit »fühlen«, die Lebensenergie in unserer eigenen Mitte zu spüren, auf sie zu achten, auf das beseelende Prinzip, das sich durch uns bewegt und dem die Intelligenz von drei Milliarden Jahren innewohnt. Diese Intelligenz ist das Fundament unserer Gemeinsamkeit, unserer Verbundenheit miteinander und unserer Verwobenheit mit dem Leben. Das heute dominante Bildungsparadigma lehrt uns, dass Wissen entsteht, wenn wir uns von der Sache entfernen, über die wir etwas erfahren wollen. Uns wird beigebracht, den Gegenstand mit Abstand zu betrachten, ihn intellektuell zu zerlegen, ihn in einzelne Teile aufzuspalten und ihn dann in eine überschaubare logische Ordnung zu bringen. Unsere Fähigkeit, zu empfinden und zu spüren, wird hintangestellt – und damit eine direkte Beziehung mit dem Leben, mit der Sehnsucht der Seele, mit dem, was uns wirklich wichtig ist. Wie William Blake in *Die Hochzeit von Himmel und Hölle* schrieb: »Der Mensch hat keinen von seiner Seele getrennten Körper«. Die Disziplin der Somatik ist ein geeignetes Mittel, nicht nur, um unsere Gesundheit wiederzuerlangen, sondern auch, um die Wunden unseres Planeten zu heilen und eine gerechte, faire Gesellschaft zu schaffen.

Köper lügen nicht von Staci K. Haines bietet eine zeitgemäße und umfassende Perspektive darauf, wie die Kunst und Wissenschaft der Somatik dazu beitragen kann, die Probleme unserer Zeit zu lösen: soziale Ungleichheit, ökologische Ungerechtigkeit, Trauma, Marginalisierung. Es ist ein ambitioniertes, visionäres Buch, das radikal anders begreift, wie sich unsere individuelle Transformation, die Wiederherstellung von Communitys, soziale Umstände und Trauma überschneiden. Es ist Pflichtlektüre für Menschen, die therapeutisch arbeiten, für Coach*innen und Berat*erinnen, aber auch für Menschen, die sich für soziale und ökologische Gerechtigkeit einsetzen. Dieses Buch wird dich inspirieren, provozieren und es wird dein Herz berühren. Ich kann es gar nicht genug empfehlen.

Im Laufe der letzten 50 Jahre hatte ich das Privileg und die Ehre, dabei mitzuhelfen, Somatik und verkörperte Praktiken auf fünf Kontinenten zu lehren. Ich tat das in so unterschiedlichen Bereichen wie Bildung und Medizin, bei NGOs, in psychologischen Kontexten, bei Regierungen, bei Non-Profit-Organisationen, beim Militär, in Technologie-Kontexten, bei einigen der umsatzstärksten Unternehmen der USA, mit olympischen Sport*lerinnen und Berufsath*letinnen. Dass ich ein Teil davon sein konnte, wie sich Somatik im letzten halben Jahrhundert entwickelt hat, hat mir sehr viel gegeben. Und manchmal war es ziemlich anstrengend. Heute freue ich mich sehr, dass *Körper lügen nicht* einen weiteren Beitrag dazu leistet, dass wir besser verstehen, wie unsere ganzheitliche Transformation untrennbar von ihren sozialen Umständen ist. Es hilft uns zu begreifen, dass dauerhafter sozialer Aktivismus einfach mit Traumaarbeit zusammengehört.

Ich habe bereits versucht, Somatik in Communitys einzuführen, die vielfältiger sind als die *weiße* Mittel- und Oberschicht, die üblicherweise daran Interesse zeigt. Ich habe Somatik in Gefängnissen vorgestellt, bei HIV-Aktiv*istinnen, bei wohnungslosen Menschen. Meine Absicht, mein Herz waren darauf aus, Somatik zu demokratisieren. Doch meine sozialkritische Perspektive hing hinterher und ich hatte keine geerdete Strategie dafür, Somatik in diese vielfältigeren Communitys hineinzutragen. Zu dieser Zeit war meine Arbeit stark beeinflusst von Meditationspraktiken, von Aikido und anderen Kampfkunstarten, und davon, Körperarbeit und Somatik den helfenden und bildenden Berufen näherzubringen. Staci K. Haines hat diese Vision real werden lassen.

Staci ist meine Kollegin. Sie war Lehrerin beim Strozzi Institute und leitete die Organisation in der Vergangenheit auch schon. Ich habe wiederum bei ihrer Organsation, *generative somatics*, unterrichtet. Dadurch, dass wir in vielen Projekten zusammengearbeitet haben, konnte ich mehr darüber lernen, wie unsere sozialen Kontexte auf ganz persönlicher und auch auf gesellschaftlicher Ebene prägen, was für Menschen wir sind. Wenn wir die sozialen Umstände nicht in unserer Transformationsarbeit, in unseren leitenden Rollen und in unserer Arbeit für soziale Gerechtigkeit berücksichtigen, wird das, was wir tun, nie ganz vollständig sein. Ich erkenne nun, dass es zum spirituellen Weg dazugehört, mich für alles, was lebt, einzusetzen – für das Wasser, das wir trinken, für die Luft, die wir atmen, für die Pflanzen und Tiere, die uns ernähren, für die Erhabenheit des Nachthimmels, für all unsere Geschwister in der großen Familie der Menschen. Staci Haines' Traumaarbeit und -forschung sind klug und effektiv. Immer wieder hat ihre Arbeit gezeigt, dass die prägenden Kräfte der sozialen Umstände, wenn wir sie in die Traumaarbeit einfließen lassen, es ermöglichen, dass Menschen wahrgenommen werden, dass ihre tatsächlich gelebten Erfahrungen sich zeigen können und eine Rolle spielen dürfen. Diskriminierung und Ungleichheit schaffen Traumata. *Körper lügen nicht* zeigt uns deutlich auf, wie die Verbindung von persönlicher Transformation und sozialem Handeln die gesellschaftliche Transformation schafft, die wir uns für eine lebensbejahende und gerechte Zukunft für den Planeten und uns selbst wünschen. Wenn du dieses Buch liest, wirst du gut auf die Zukunft der Liebe und Entschiedenheit vorbereitet sein, die wir alle so dringend benötigen.

GLOSSAR

Dieses Glossar soll dir dabei helfen, voll in dieses Buch einzusteigen. Vielleicht kanntest du ein Wort oder ein Konzept schon, stößt aber in diesem Buch darauf und denkst: »Hm, was hieß das noch mal?« Dann kannst du dieses praktische Glossar befragen. Die Begriffe hier sind aufgeteilt in politische und soziale Begriffe einerseits, und somatische und therapeutische Begriffe andererseits. Die meisten Leute kennen sich gut im einen oder im anderen Bereich aus. Es braucht Zeit, um ein gutes Verständnis davon zu entwickeln, welche Unterscheidungen ein bestimmtes Begriffsfeld vornimmt. Hoffentlich kann dich dieses Glossar dabei unterstützen.

SOMATISCHE UND THERAPEUTISCHE BEGRIFFE

Beobachten: auf Haltung, Blick, Ausdruck, Muskelspannung, Atem, Lebendigkeit, Bewegungen und inneres Empfinden achten. In der Somatik beobachten sowohl die therapeutisch arbeitende Person als auch Kli*entinnen während des Transformationsprozesses das somatische Erleben der* Kli*entin. Beobachten kann sich aber auch auf Trauma beziehen. Dann beschreibt es ein ständiges Achten auf Gefahren oder übermäßige Wachsamkeit.

Beschützendes Geprägtsein: verkörperte Strategien und Anpassungen, die dafür da sind, ein Sicherheits-, Zugehörigkeits- und Würdeempfinden aufrechtzuerhalten. Kämpfen, Fliehen, Erstarren, Unterwerfen und Dissoziieren sind Reflexe, die uns in bedrohlichen Situationen zur Verfügung stehen, die wir dann aber möglicherweise im Soma als Schutzstrategien generalisieren. Diese Anpassungen werden so zu reflexhaften somatischen Reaktionen. Sie treten auf, sobald wir irgendetwas als bedrohlich für unsere Sicherheit, Zugehörigkeit und/oder Würde interpretieren, egal ob es das auch wirklich ist. Sie treten auch dann auf, wenn wir ganz normalen Alltagsstress erleben. Sie beschränken uns in unseren Möglichkeiten zu handeln und darin, wie wir in Beziehung gehen.

Deklaration: ein Versprechen, dass wir in Richtung der Zukunft streben, die wir uns wünschen. Ein »Sprechakt«, ein Aspekt der Sprache, der es schon in sich trägt, dass wir handeln und uns mit anderen abstimmen. In der Somatik sind Deklarationen maßgeblich für unsere Transformation, unsere Praxis und unsere Verkörperung. Sie stellen unsere zentrale Sehnsucht oder Vision dar. Eine Deklaration beinhaltet, dass wir die Fähigkeit entwickeln, uns eine mögliche Zukunft vorzustellen, dass wir anderen von dieser Vorstellung erzählen, und dass wir uns selbst und andere für diese Zukunft mobilisieren.

DSM: DSM steht für *Diagnostic and Statistical Manual of Mental Disorders*. Dieser Leitfaden, herausgegeben von der American Psychiatric Association, führt also alles auf, was als sogenannte »psychische Störung« klassifiziert wurde. Er existiert zurzeit in der fünften überarbeiteten Auflage. Die posttraumatische Belastungsstörung (siehe unten) wurde in der dritten Auflage im Jahre 1980 in den Leitfaden aufgenommen, damals eine kontroverse Entscheidung. Ihre Definition und unser Verständnis des Phänomens haben sich seitdem mit jeder Auflage deutlich weiterentwickelt.

Einlassen: ein zentrales Prinzip in der Somatik, bei dem wir uns mit etwas verbinden. Wir verbinden uns mit etwas Verhärtetem oder mit einem gewohnheitsmäßigen Geprägtsein im Soma, anstatt zu versuchen, es aufzubrechen oder aufzuschlüsseln. Einlassen basiert auf der Annahme, dass dem beschützenden Muster etwas Intelligentes zugrunde liegt. Einlassen hilft dem Soma sich zu öffnen.

Geprägtsein: verkörperte Muster. Wir alle sind geprägt von der Welt – wir verkörpern Muster und Schemata dadurch, dass wir uns an das anpassen, was uns Sicherheit, Zugehörigkeit und Würde verspricht; durch traumatische und resilienzstärkende Erlebnisse; durch die kulturellen und sozialen Umstände, in denen wir aufgewachsen sind oder leben. Diese Anpassungen resultieren in Emotions-, Überzeugungs- und Verhaltensmustern und in körperlichen Mustern, die verkörperte Angewohnheiten werden.

Konstruktiver Konflikt: Konflikt, der in mehr Vertrauen mündet, darin, dass wir dazulernen, in zentriertem Wandel. Eine Vielzahl von Praktiken und Prozessen des Wandels unterstützen uns dabei, konstruktiven Konflikt zu erlernen. Dazu gehört es, zu vertrauen und vertrauenswürdig zu sein (Intention + Kompetenz + Verlässlichkeit), uns der Machtverhältnisse und der sozialen Umstände bewusst zu sein, die eigenen Traumareaktionen und die eigenen verkörperten und generalisierten Schutzmechanismen zu begreifen, verkörperte Resilienz, Komplexität zu ertragen, und die Fähigkeit, auch unter Druck die eigene Mitte zu finden.

Posttraumatische Belastungsstörung: eine Diagnose aus dem DSM. Der Begriff »posttraumatische Belastungsstörung« beschreibt eine Sammlung von Symptomen, die bei manchen Menschen auftreten, nachdem sie erschreckende, schmerzhafte, gewaltvolle oder bedrohliche Erlebnisse hatten oder wenn sie in diskriminierenden sozialen Umständen leben.

Resilienz: die angeborene Fähigkeit, Ganzheit, Schönheit und Hoffnung zu finden. Resilienz ist uns angeboren. Es gibt vieles, das unsere Resilienz unterstützt. Resilienz beschreibt auch unsere Fähigkeit, uns somatisch und ganzheitlich zu regenerieren, während oder nach diskriminierenden, bedrohlichen oder traumatischen Erlebnissen.

Sicherheit regenerieren: die somatischen Prozesse, mit denen der Ort, aus dem heraus wir unser Sicherheitsgefühl entwickeln, wieder in unser Inneres wandert, damit wir unser Sicherheitsempfinden nicht mehr aus dem Außen ziehen müssen. Damit verschwinden die äußeren Herausforderungen an unser Sicherheitsgefühl nicht. Doch die Person oder Gruppe verbindet sich mit den inneren Ressourcen, ihrer Resilienz, ihrer eigenen Kraft und Stärke und den Handlungsmöglichkeiten, die ihr im Jetzt bereitstehen, um sich sicher zu fühlen. Die somatischen Prozesse, die Sicherheit regenerieren, umfassen somatische Praktiken für Grenzen und Wünsche, Einlassen auf das beschützende Geprägtsein und den Prozess des Verbündens.

Soma: die verkörperte Einheit unseres Denkens, unserer Emotionen, unseres Handelns, unserer Beziehungen und unseres Weltbildes. Wir nutzen den Begriff Soma, um darauf hinzuweisen, dass all das und der Körper miteinander verwoben sind.

Somatisches Bewusstsein: bewusste Aufmerksamkeit und die entwickelte Fähigkeit, körperliche Empfindungen, Emotionen und die Lebendigkeit des Körpers/Somas/Selbst und der Natur zu spüren. Sowohl innere als auch äußere Informationen erreichen uns durch das gefühlte Wissen. Wenn wir somatisch bewusster sind, haben wir besseren Zugriff auf diese Informationen. Dissoziation und andere Anpassungen führen häufig dazu, dass wir den Kontakt zu diesem Aspekt des Seins verlieren. Wir können lernen, wieder »in unserer eigenen Haut« zu leben.

Somatische Körperarbeit: ein Prozess für das somatische Öffnen, der Gespräche, Berührung, Atemübungen, Gesten und emotionales Verarbeiten nutzt. Mit somatischer Körperarbeit können wir direkt mit den Orten im Soma arbeiten, an denen sich traumatische Erlebnisse festgesetzt haben, oder die übermäßig wachsam oder betäubt sind. Auf diese Weise können wir den Wandel von Verhärtung und Dissoziation hin zu Offenheit, Lebendigkeit und Verkörperung unterstützen.

Somatisches Öffnen: ein Teil des Prozesses, mit dem wir verkörpertes Geprägtsein und Angewohnheiten im Soma lösen. Das Ziel ist es, die erlernten Reflexe, die einer Person oder Gruppe nicht mehr nützen, zu transformieren, um so dauerhaften, heilsamen Wandel zu ermöglichen. Die zentralen Prinzipien des somatischen Öffnens sind diese: das Verhärtete unterstützen, sich einlassen; resilientere Orte im Soma mit angespannteren oder betäubteren Orten verbinden; zulassen, dass sich mehr absichtsvolle Lebendigkeit durch das Soma bewegt; das Gewebe öffnen, damit mehr Lebendigkeit und Empfindungen fließen können.

Somatische Praktiken: körperbasierte Praktiken, die uns darin unterstützen, neue Fähigkeiten und Kompetenzen zu entwickeln, die mit unseren Deklarationen und Absichten im Einklang sind. Zu somatischen Praktiken zählt, eine Intention/Absicht zu haben; körperbasierte Praktik zu fühlen und zu empfinden; sie regelmäßig zu wiederholen; und Feedback von anderen zu bekommen. Diese Praktiken resultieren in umsetzbarem Wandel. Das bedeutet, dass du nun etwas tun kannst, das du vorher nicht tun konntest – sogar unter Druck. Somatische Praktiken helfen uns, viele verkörperte Fähigkeiten zu entwickeln. Wir werden anwesender, konstruktiver, können besser Grenzen setzen, sind gemeinsam miteinander verbunden, können Einfluss auf die Welt um uns nehmen und leitende Rollen ausfüllen, wir werden mitfühlender und liebevoller, lernen mit dem Unbekannten und mit Widersprüchlichem zu arbeiten, und können zentriert Verantwortung übernehmen.

Trauma: ein Erlebnis oder mehrere Erlebnisse, oder die Wirkung der sozialen Umstände, die unsere angeborenen Bedürfnisse nach Sicherheit, Zugehörigkeit und Würde stören oder untergraben. Das Resultat ist, dass diese angeborenen Bedürfnisse miteinander in Wettbewerb geraten, anstatt zusammenzuarbeiten. Traumatische Erlebnisse lösen somatische Verhärtungen aus und produzieren ein »Geprägtsein«, das nicht mehr auf die tatsächlichen Gegebenheiten im Jetzt achtet. Stattdessen sind wir psychisch, körperlich und in unseren Beziehungen ständig darauf ausgerichtet, uns vor demselben oder ähnlichem Schmerz zu beschützen, ohne dass wir neue Informationen an uns heranlassen.

Verbünden / verbündet sein: Im Kontext von Somatik und Transformation steht beim Verbünden das angeborene Bedürfnis nach Sicherheit und Zugehörigkeit im Mittelpunkt. Die mitgeteilten Bedürfnisse einer anderen Person sollen so mitgetragen werden, dass sie sich unterstützt und nicht allein fühlt. Sich somatisch zu verbünden ist zentral, wenn es darum geht, Sicherheit zu regenerieren.

Verkörperte Transformation: anhaltender heilsamer Wandel, der mit unseren Visionen und Werten in Einklang ist. Dieser Wandel ist ganzheitlich und beinhaltet, wie wir uns verhalten, woran wir glauben, und wie wir in Beziehung gehen. Er ist nicht bloß eine Erkenntnis. Vielmehr erlaubt er es uns, die Veränderung, die wir uns wünschen, aufrechtzuerhalten, auch wenn wir unter Druck geraten (sei er positiv oder negativ). Verkörperte Transformation ist möglich, wenn wir durch das Soma arbeiten, ein somatisches Bewusstsein miteinfließen lassen, uns somatisch öffnen und somatisch praktizieren. All das geschieht mithilfe unserer Resilienzstrategien und innerhalb der umfassenderen sozialen Umstände.

Zentrierte Verantwortung: eine Art und Weise Verantwortung für Schmerz, den wir unabsichtlich oder absichtlich zugefügt haben, zu übernehmen und sich damit auseinanderzusetzen. Zentrierte Verantwortung bedeutet, nicht zu wenig Verantwortung zu übernehmen (vermeiden, abweisen) und auch nicht zu viel (reflexhaft Schuld auf sich nehmen). Bei der zentrierten Verantwortung geht es darum, Komplexität zu ertragen. Es geht darum, dass wir uns verantwortlich zeigen und gleichzeitig wissen, was nicht unsere Schuld ist, und dass wir verbunden und in Beziehung bleiben.

POLITISCHE UND SOZIALE BEGRIFFE

Ableismus: negative Stereotype und systemische Diskriminierung von Menschen mit BeHinderung. Ableismus ist strukturell, existiert in der Wirtschaft, in Regierungen, in den Medien, in Gesundheitssystemen und so weiter. Ableismus bedeutet, dass Menschen ohne BeHinderung, ihre Körper und Psychen, als »normal, heile und vollständig« kategorisiert werden, und die Körper und Psychen von Menschen mit BeHinderung als »abnormal, kaputt und defizitär«. Siehe dazu auch die Passage zu Disability Justice in Kapitel 1.

Aktivismus: die Arbeit für den sozialen Wandel durch direkte und klar abgrenzbare Aktionen (z. B. eine Petition unterschreiben, einen Blog verfassen, zu einer Demo gehen oder diese Aktivitäten organisieren). Aktivismus ist auch gemeinsame politische Arbeit von Menschen, die ähnliche Bedürfnisse haben und durch Privilegien oder Diskriminierung von ähnlichen Umständen betroffen sind (z. B. Hausangestellte, die meist Frauen of Color und arme Frauen aus der Arbeit*erinnenschicht sind, die gemeinsam für faire Arbeitsbedingungen einstehen und die alle von Rassismus, vom Patriarchat und von Ausbeutung betroffen sind). Durch Aktivismus schaffen es Menschen, die Herzen und Gedanken anderer, die Politik, die Wirtschaft und Regierungen zu verändern.

Christliche Hegemonie: Konzepte und damit verbundene Wirtschafts-, Unternehmens-, Regierungs- und Sozialinstitutionen, die Vorstellungen verstetigen, dass das Christentum dominant sein sollte.

Disability Justice: Die Grundidee einer Befreiung, die Gleichheit, Partizipation und Freiheit für alle Menschen mit BeHinderung kombiniert, bis hin zu gesellschaftlicher und wirtschaftlicher Gerechtigkeit für alle Menschen. Diese Idee von Befreiung wurde u. a. von Patty Berne und Sins Invalid erdacht (www.sinsinvalid.org).

Heilsame Gerechtigkeit / Healing Justice: eine große Bandbreite an Ideen und Praktiken, die eine sozialkritische Perspektive auf Macht, Diskriminierung und Privilegien in ihre heilsamen Traditionen und soziales Handeln einfließen lassen. Im Speziellen geht es darum, Resilienz und transformative Arbeit für diskriminierte Menschen sowie soziale und ökologische Bewegungen zu unterstützen. Der Begriff wird heute an verschiedenen Orten und in verschiedenen Kontexten, in sozialen Bewegungen und von politisierten therapeutisch arbeitenden Personen weiterhin aktiv definiert.

Heteronormativität: die sozialen Normen, Konzepte und damit verbundene Wirtschafts-, Unternehmens-, Regierungs- und Sozialinstitutionen, die Vorstellungen verstetigen, dass heterosexuelle Menschen richtig, normal, gottgegeben und maßgeblich seien, und alle andere anormal.

Homofeindlichkeit/Transfeindlichkeit: Homofeindlichkeit beschreibt die Angst vor, den Hass auf, das Unwohlsein mit, und das Misstrauen gegenüber Menschen, die lesbisch, schwul oder bisexuell sind, oder deren sexuelle Orientierung nicht mit heteronormativen Ausdrucksformen zusammenpasst. Transfeindlichkeit beschreibt die Angst vor, den Hass auf, das Unwohlsein mit, und das Misstrauen gegenüber Menschen, die trans* sind, für trans* gehalten werden oder deren Ausdruck von Gender nicht mit traditionellen Genderrollen zusammenpassen. Homo- und Transfeindlichkeit werden strukturell verstetigt.

Imperialismus: Imperialismus beschreibt die Politik und Praxis von Nationen oder Staaten, den eigenen Dominanzbereich zu vergrößern, indem sie sich Land und Boden einverleiben oder die wirtschaftliche und politische Kontrolle über andere Gebiete und Menschen an sich reißen. Das geht immer mit Macht und Gewalt einher, militärischer oder wirtschaftlicher Art.

Individualismus: die Vorstellung, dass die Meinungs- und Handlungsfreiheit von Einzelpersonen das höchste Gut in einer Gesellschaft ist, nicht gemeinsames Arbeiten, Gerechtigkeit und/oder Verantwortung. Individualismus beschreibt die Vorstellung und die mit ihr verwandten Systeme, die den Interessen des Individuums moralisch absoluten Vorrang einräumen und dabei Unabhängigkeit und Eigenständigkeit hochhalten.

Kapitalismus: ein rassifiziertes und rassifizierendes Wirtschaftssystem, in dem die wirtschaftlichen Mittel im Besitz von Menschen oder Unternehmen sind, die damit Profite erzielen wollen. Im Kapitalismus steht das Privateigentum an erster Stelle, nicht öffentlicher Besitz oder das Allgemeingut. Es handelt sich um ein System, in dem es Unternehmen freisteht, ohne größere staatliche Eingriffe Profite zu erzielen. Häufig werden sie sogar vom Staat gefördert oder in Krisen gerettet. Der weltweite Kapitalismus dehnt sich über Nationengrenzen aus, sucht nach billiger Arbeitskraft, nach natürlichen Rohstoffen und nach Orten, mit weniger Sicherheits- und Umweltschutzbestimmungen, um die Profite zu steigern. Dieses System häuft den Wohlstand und die Macht bei einigen wenigen sehr reichen Menschen an.

Klimawandel/Klimakrise: Beim Klimawandel handelt es sich um weltweite langfristige Veränderungen des Klimas auf dem Planeten Erde, einer steigenden Durchschnittstemperatur der Atmosphäre und der Ozeane, die durch menschliches Handeln hervorgerufen wurde. Die widrigen mittel- und langfristigen Effekte des Klimawandels werden Klimakrise genannt. Sie stellen eine sehr reale und dauerhafte Bedrohung dar, nicht nur für unser Überleben als Spezies, sondern auch dafür, dass überhaupt Leben auf der Erde möglich ist.

Macht-mit: beschreibt kulturelle, wirtschaftliche und soziale Systeme (aber auch individuelle Arten und Weisen in Beziehung zu gehen), die für Gleichheit, Verwobenheit miteinander, Gemeinsamkeit und eine nachhaltige Beziehung/Praxis mit der Erde und ihren Ressourcen einstehen.

Macht-über: beschreibt kulturelle, wirtschaftliche und soziale Systeme (aber auch individuelle Arten und Weisen in Beziehung zu gehen), die Zwang, Dominanz, Gewalt, Repressalien und/oder Ausbeutung nutzen, um Wohlstand, Ressourcen und/oder Macht bei einigen wenigen anzuhäufen.

Ökologische Gerechtigkeit: eine Bewegung und Idee, die begreift, wie verwoben die Unterdrückung und Ausbeutung armer Menschen, Communitys und Länder damit ist, dass die Ressourcen der Erde ausgebeutet, verschmutzt und auf nicht-nachhaltige Weise genutzt werden. Für mehr Informationen in den USA siehe Movement Generation (movementgeneration.org) und Asian Pacific Environmental Network (APEN, www.apen4ej.org), in Deutschland Fridays for Future (fridaysforfuture.de) oder Extinction Rebellion (extinctionrebellion.de).

Patriarchat: Konzepte und damit verbundene Wirtschafts-, Unternehmens-, Regierungs- und Sozialinstitutionen, die Vorstellungen verstetigen, dass Männlichkeit dominant sein sollte. Das Patriarchat umfasst auch Heteronormativität und kann auch als männliche Vorherrschaft und Überlegenheitsvorstellungen beschrieben werden.

Politisierte therapeutisch arbeitende Personen: Therapeutisch arbeitende Personen, die eine oder mehrere heilsame Traditionen gelernt haben und diese um eine sozialkritische Perspektive auf strukturelle Macht und sozialen Wandel erweitern. Sie sind dann politisiert, wenn sie ein Verständnis davon mitbringen, welchen Einfluss Trauma, Diskriminierung und Privilegien haben; und die Fähigkeit, all das in mehr Liebe, Kraft und kollektives Handeln zu transformieren. Eine politisierte heilsame Transformation durchkreuzt den Individualismus der therapeutischen Ansätze des Mainstreams.

Soziale Normen: die impliziten und expliziten Regeln einer Gesellschaft, die festlegen, welche Menschen Zugang zu Ressourcen, Sicherheit, Zugehörigkeit und Würde haben, und welche nicht. Soziale Normen bestimmen, wie wir gesellschaftlich, wirtschaftlich und in Beziehung zur Erde, der Natur und ihren Ressourcen leben.

Sozialer Wandel: eine Veränderung in den wirtschaftlichen und gesellschaftlichen Strukturen und Systemen hin zu mehr Gerechtigkeit und einem nachhaltigeren Umgang mit den natürlichen Ressourcen der Erde. Es geht dabei unter anderem um Systeme und Institutionen aus folgenden Bereichen: Regierung, Finanzen, Medien, Nahrung, Energie, Verkehr, Bildung, Gesundheitsfürsorge, Militär und Gesetze/Politik. Sozialer Wandel bedeutet auch, dass sich die Herzen, die Gedanken und das Handeln der Menschen verändern. Natürlich gibt es auch Macht-über-Strategien in den Bereichen des sozialen Wandels.

Sozialkritische Perspektive: Eine sozialkritische Perspektive einzunehmen heißt, wahrzunehmen und zu bewerten, wie Macht, Ressourcen und Entscheidungskraft in der Gesellschaft und der Wirtschaft verteilt sind. Eine solche Perspektive begreift die zutiefst persönlichen Auswirkungen von sozialer Ungerechtigkeit, aber missversteht systemische Probleme nicht als persönliche Probleme (wenn beispielsweise die rassistische Haltung einer Person sich verändert, bedeutet das nicht das Ende von Rassismus). Eine sozialkritische Perspektive ermöglicht es uns, die institutionelle und die historische Ebene ebenso wie soziale Normen wahrzunehmen und zu bewerten, und deren Bedeutung in unseren Transformationsprozess und unsere Arbeit für soziale Gerechtigkeit einfließen zu lassen.

Strukturelle/systemische Diskriminierung: beschreibt das Phänomen, wenn bestimmte Gruppen von Menschen basierend auf Rassifizierung, Gender, sexueller Orientierung, BeHinderung und Schicht systematisch schlechter behandelt und erniedrigt werden. Strukturelle Diskriminierung wird von der Gesellschaft und ihren Institutionen unterstützt und vorangetrieben. Betrifft einen Großteil der Menschen.

Strukturelle/systemische Privilegien: beschreiben das Phänomen, wenn bestimmte Gruppen von Menschen basierend auf Rassifizierung, Gender, sexueller Orientierung, Nicht-BeHinderung und Schicht systematisch bevorzugt und gefördert werden. Strukturelle Privilegien werden von der Gesellschaft und ihren Institutionen unterstützt und vorangetrieben. Gesetze, Regeln, Gepflogenheiten und Institutionen unterstützen die Rechte, Menschlichkeit und Privilegien einiger, während sie sie gleichzeitig anderen vorenthalten. Betrifft nur einen kleinen Teil der Menschen.

Transformative Justice: deutsch: transformative Gerechtigkeit; ein befreiender Ansatz gegen Gewalt und Schmerz, der versucht Sicherheit und Verantwortung zu schaffen, ohne auf Entfremdung, Strafen, oder staatliche oder systemische Gewalt wie Haft und Überwachung zu setzen. Dieser Ansatz setzt auf Heilsamkeit, Gerechtigkeit und Verantwortung, und zielt gleichzeitig darauf ab, die sozialen Umstände zu verändern, die der Gewalt und dem Schmerz zugrunde liegen. Er wurzelt in einem Verständnis von Trauma und Resilienz, in Aktivismus und systemischem Wandel.

Verbünden: aktives und lange anhaltendes Neulernen und Neueinschätzen. Eine Person, der im dominanten System viel Macht zukommt, versucht solidarisch mit strukturell benachteiligten Menschen Diskriminierung zu beenden. Sich zu verbünden bedeutet im Allgemeinen, sich für einen größeren Zweck zusammenzuschließen. Das kann zwischen Einzelnen geschehen, zwischen Familien, Communitys, Organisationen, politischen Parteien und so weiter.

Verteilungsgerechtigkeit: ein sich entwickelnder Begriff in sozialen Bewegungen. Er beschreibt systemische Gerechtigkeit; Systeme, die auf Sicherheit, Zugehörigkeit und Würde bauen, die allen Menschen Zugang zu Ressourcen geben, fair und gleichmäßig verteilt, in einer nachhaltigen Beziehung mit der Erde.

Verwestlicht/Verwestlichung: der Prozess, bei dem Gesellschaften unter den Einfluss von westlicher Kultur (europäisch oder us-amerikanisch) geraten oder diese annehmen. Dies geschieht zum Beispiel in den Bereichen Industrie, Politik, Philosophie, Werte, Ernährung, Kleidung, Sprache und so weiter.

***W*eiße Vorherrschaft und Überlegenheitsvorstellungen:** Dieses Phänomen wird auf Englisch *white supremacy* genannt. Es beschreibt Konzepte und damit verbundene Wirtschafts-, Unternehmens-, Regierungs- und Sozialinstitutionen, die Vorstellungen verstetigen, dass *w*eiße Menschen dominant sein sollten. Oft wird das mit Rassismus gleichgesetzt.

Wirtschaftliche Ausbeutung: der Prozess des Ausbeutens von Menschen und den Ressourcen der Erde durch Konzepte und soziale Narrative sowie Finanz-, Unternehmens-, Regierungs- und Sozialinstitutionen. Ressourcen und Arbeitskraft sollen den Reichtum und die Macht bei einigen wenigen konzentrieren. All das geschieht auf zerstörerische und nicht-nachhaltige Weise.

LITERATURVERZEICHNIS

KAPITEL 1

Chomsky, Noam/Herman, Edward S. 1988. Manufacturing Consent: The Political Economy of the Mass Media. New York: Random House.

Galeano, Eduardo / Fried, Mark / Borges, Jose Francisco. 1997. »Window on the Body« in: Walking Words. Übers. Mark Fried. S. 9. Abgedruckt mit freundlicher Genehmigung von W.W. Norton & Company, © 1997.

Haines, Staci. Get involved. Online: www.stacihaines.com/get-involved.

Huberman, Andrew. 2016. Strozzi Institute (Hg.): Living and Working on Purpose. Session One: What we know and what we don't know about the soma (body/mind). Online: YouTube: https://t1p.de/ft5sv.

NASA Official. Dark Energy, Dark Matter. Online: www.science.nasa.gov/astrophysics/focus-areas/what-is-dark-energy.

Sacks, Oliver. 1990. Stumme Stimmen. Reise in die Welt der Gehörlosen. Übers. Dirk van Gunsteren. Hamburg: Rowohlt.

Sins Invalid und Patty Berne. 10 Principles of Disability Justice. Online: www.sinsinvalid.org/blog/10-principles-of-disability-justice.

Strozzi-Heckler, Richard. 2014. The Art of Somatic Coaching: Embodying Skillful Action, Wisdom, and Compassion. Berkeley: North Atlantic Books.

KAPITEL 2

Lorde, Audre. 1984. »The Master's Tools Will Never Dismantle the Master's House.« Online: https://collectiveliberation.org/wp-content/uploads/2013/01/Lorde_The_Masters_Tools.pdf.

KAPITEL 3

Angelou, Maya. 1993. »On the Pulse of Morning« in: On the Pulse of Morning. New York: Random House.

Bier, David. 2018. Trump Might Not Have Gotten His ›Muslim Ban.‹ But He Sure Got His ›Extreme Vetting.‹ Washington Post. 10. Dezember 2018.

Black Lives Matter. Online: www.blacklivesmatter.com. Zitat stammt von früherer Version der Seite.

Coates, Ta-Nehisi. 2014. »The Case for Reparations.« The Atlantic. Juni 2014.

DeGruy, Joy. 2005. Post Traumatic Slave Syndrome: America's Legacy of Enduring Injury and Healing. Milwaukie: Uptone Press.

DeGruy, Joy. Post Traumatic Slave Syndrome. Online: www.joydegruy.com/post-traumatic-slave-syndrome.

Duran, Eduardo. 2013. Hozhonahaslíí: Stories of Healing the Soul Wound. Part 01–05. Online: YouTube: https://t1p.de/ae5rb.

Herman, Judith Lewis. 2003. Die Narben der Gewalt. Traumatische Erfahrungen verstehen und überwinden. Übers. Verena Koch, Renate Weitbrecht. Paderborn: Junfermann.

Hosseini, Khaled. 2003. The Kite Runner. London: TKR Books.

National Sexual Violence Resource Center. 2015. www.nsvrc.org.

Sullivan, Shannon. 2015. The Physiology of Sexist and Racist Oppression. New York: Oxford University Press.

KAPITEL 4

Baldwin, James / Nikki Giovanni. 1971. »Nikki Giovanni and James Baldwin in conversation on ›SOUL!‹« Online: Youtube: https://www.youtube.com/watch?v=AFGkNEt30Fo (Part 1); https://www.youtube.com/watch?v=Pg2t5b0m2d4 (Part 2).

Bass, Ellen / Laura Davis. 2001. Trotz allem. Wege zur Selbstheilung für sexuell missbrauchte Frauen. Berlin: Orlanda Frauenverlag.

Davis, Angela / Kristin Henning. 2017. How Policing Black Boys Leads to the Conditioning of Black Men. NPR. 23. Mai 2017. Online: www.npr.org/sections/codeswitch/2017/05/23/465997013/opinion-how-policing-black-boys-leads-to-the-conditioning-of-black-men.

Duden.de. »kämpfen«; »fliehen«; »erstarren«; »dissoziieren«; »sich unterwerfen«.

Ogden, Pat. 2006. Trauma and the Body: A Sensorimotor Approach to Psychotherapy. New York: W.W. Norton & Company.

Ridley, Matt. 2006. Genome: The Autobiography of a Species in 23 Chapters. New York: Harper Perennial.

Ridley, Matt. 2003. Cold Spring Harbor Laboratory (Hg.): Chromosome 10: gene which creates cortisol. In: DNA Learning Center. Online: www.dnalc.org/view/15405-Chromosome-10-gene-which-creates-cortisol-Matt-Ridley.html.

Siegel, Dan. Eine Liste seiner vielen Publikationen findet sich unter https://drdansiegel.com/books

Van der Kolk, Bessel. 2015. Verkörperter Schrecken: Traumaspuren in Gehirn, Geist und Körper und wie man sie heilen kann. Übers. Theo Kierdorf, Hildegard Höhr. Lichtenau/Westfalen: G. P. Probst Verlag, S. 65.

Whittier, Nancy. 2011. The Politics of Child Sexual Abuse: Emotion, Social Movements, and the State. New York: Oxford University Press.

KAPITEL 5

Black Organizing for Leadership and Dignity (BOLD). Online: boldorganizing.org.

hooks, bell. 1994. Outlaw Culture: Resisting Representations. New York: Routledge.

Kahn-Cullors, Patrisse. 2018. When They Call You a Terrorist: A Black Lives Matter Memoir. New York: St. Martin's Press.

National Sexual Violence Resource Center. 2015. Centers for Disease Control study.

Roy, Arundhati. 1999. The Cost of Living. New York: Modern Library.

KAPITEL 7

Black Organizing for Leadership and Dignity (BOLD). Online: boldorganizing.org.

Lorde, Audre. 1982. »Learning from the 60s« in: Sister Outsider: Essays and Speeches. Ed. Berkeley: Crossing Press. 2007. S. 138.

Nye, Naomi Shihab. 1980. »Missing the Boat.« in: Different Ways to Pray. Abdruck mit Genehmigung der Autorin.

KAPITEL 8

ACEs Too High. Online: acestoohigh.com.

Angelou, Maya. 1978. »Still I Rise« in: And Still I Rise: A Book of Poems. Copyright © 1978 Maya Angelou. Abgedruckt mit freundlicher Erlaubnis von Random House, Penguin Random House LLC und Little, Brown Book Group. Alle Rechte vorbehalten.

Castellanos, Rosario. 1988. A Rosario Castellanos Reader. Austin: University of Texas Press.

Dhaliwal, Kanwarpal. 2018. ACEs 2018 Conference and Pediatrics Symposium: Action to Access. San Francisco, CA.

Gobodo-Madikizela, Pumla. 2003. A Human Being Died That Night: A South African Story of Forgiveness. New York: Houghton Mifflin.

Herman, Judith Lewis. 2003. Die Narben der Gewalt.

Huberman, Andrew. 2016. Persönliches Interview mit der Autorin für das Strozzi Institute.

Lieberman, Alicia. Online: childtrauma.ucsf.edu/our-team.

Quiroz, Julie / Kristen Zimmermann / Black Lives Matter u. a. 2016. Love with Power: Practicing Transformation for Social Justice. Online: https://movementstrategy.org/resources/love-with-power-practicing-transformation-for-social-justice.

The Conversation (Hg.): Pumla Gobodo-Madikizela. Online: theconversation.com/profiles/pumla-gobodo-madikizela-605512.

Tsakiris, Manos. 2021. Professor Pumla Gobodo-Madikizela joins the Centre's Advisory Board. In: Center for the Politics of Feelings. 11. Juni 2021. Online: www.politics-of-feelings.com/post/professor-pumla-gobodo-madikizela-joins-the-centre-s-advisory-board.

Van der Kolk, Bessel. 2015. Verkörperter Schrecken. S. 65.

White, Christine Cissy. 2017. Putting Resilience and Resilience Surveys under the Microscope. ACEs Study, Adverse Childhood Experiences, Resilience. 5. Februar 2017. Online: acestoohigh.com/2017/02/05/__trashed-4.

KAPITEL 9

Anti-Oppression Network. Online: www.theantioppressionnetwork.com.

KAPITEL 10

Ghalib, Mirza. Übers. Jane Hirshfield. »For the raindrop.« © Jane Hirshfield – mit freundlicher Genehmigung abgedruckt.

Moraga, Cherrie / Gloria Anzaldua (Hrsg.). 2015. This Bridge Called My Back: Writings by Radical Women of Color. 4. Aufl. Albany, NY: State University of New York Press.

Ogden, Trauma and the Body.

KAPITEL 11

Gobodo-Madikizela, A Human Being Died That Night.

Rilke, Rainer Maria. 1902. Das Buch der Bilder. Berlin: A. Junker.

KAPITEL 12

Strozzi-Heckler, Richard. 2018. Persönliches Interview mit der Autorin. Juni 2018.

KAPITEL 13

Hemphill, Prentis. Teacher for generative somatics (gs) and Black Organizing for Leadership and Dignity (BOLD). Online: www.prentishemphill.com.

Movement Generation. From Banks and Tanks to Cooperation and Caring: A Strategic Framework for a Just Transition. Online: movement-generation.org/justtransition.

KRITISCHER KONTEXT

Allen, Paula Gunn. 1986. Sacred Hoop: Recovering the Feminine in American Indian Traditions. Boston: Beacon Press.

Allen, Paula Gunn. 1984. »Who Is Your Mother? The Red Roots of White Feminism.« In Sinister Wisdom 25. Iowa City: Women's Press.

American Psychiatric Association. 2013. Diagnostic and Statistical Manual of Mental Disorders. 5th edition. Arlington: American Psychiatric Publishing.

Asian Pacific Environmental Network (APEN). o. J. Online: www.apen4ej.org.

Berne, Patty / Sins Invalid. Online: www.sinsinvalid.org.

Brown, Dee. 1972. Begrabt mein Herz an der Biegung des Flusses. Übers. Helmut Degner. Hamburg: Hoffmann und Campe.

Causey, Frances. 2017. The Long Shadow. Passion River Studios. 2018. DVD, 74 min.

Coates, Ta-Nehisi. 2015. Excerpts from Between the World and Me by Ta-Nehisi Coates. © 2015 TaNehisi Coates. Hier abgedruckt mit freundlicher Genehmigung von Spiegel & Grau, Random House, einer Abteilung von Penguin Random House LLC und The Text Publishing Company Pty. Ltd. Alle Rechte vorbehalten.

Denis, Nelson. 2015. War Against All Puerto Ricans. New York: Nation Books.

Dunbar-Ortiz, Roxanne. 2014. An Indigenous Peoples' History of the United States. Boston: Beacon Press.

Genesis / 1. Moses 1:26–28. Online: katholisch.de/bibel/1-genesis-1-mose-1.

Hammad, Suheir. Autor von u. a. Born Palestinian, Born Black: & The Gaza Suite. 2010. Brooklyn: UpSet Press.

Harvey, David. 2007. Kleine Geschichte des Neoliberalismus. Übers. Niels Kadritzke. Zürich: Rotpunktverlag.

Jews for Justice in the Middle East. Online: www.wrmea.org/jews-for-justice/the-origin-of-the-palestine-israel-conflict.html.

Johnson, Todd. Center for the Study of Global Christianity at Gordon-Conwell Theological Seminary in Massachusetts. Online: gordonconwell.edu/faculty/current.

Kivel, Paul. 2013. Living in the Shadow of the Cross. Gabriola Island: New Society Publishers.

Mapping Police Violence. www.mappingpoliceviolence.org.

Masci, David. PEW Research Center. Online: www.pewresearch.org/staff/david-masci.

Miller, Robert J. 2006. Native America, Discovered and Conquered: Thomas Jefferson, Lewis & Clark, and Manifest Destiny, 120. Westport, Connecticut: Greenwood.

Movement Generation. Online: movementgeneration.org.

National Sexual Violence Resource Center. 2015. Online: www.nsvrc.org/sites/default/files/publications_nsvrc_factsheet_media-packet_statistics-about-sexual-violence_0.pdf.

Said, Edward W. 2003. »Blind Imperial Arrogance.« Los Angeles Times. 20. Juli 2003. Online: https://www.latimes.com/archives/la-xpm-2003-jul-20-oe-said20-story.html.

Sears, Brad / Lee Badgett. 2012. »Beyond Stereotypes: Poverty in the LGBT Community.« 3. Juli 2012. Williams Institute/TIDES.

Silko, Leslie Marmon. 1991. Almanac of the Dead. New York: Penguin Books.

Tribal Nations Maps. Online: www.tribalnationsmaps.com.

US Department of Labor. 2023. Online: https://www.dol.gov/general/topic/statistics/wagesearnings.

WEITERFÜHRENDE INFOS ZU SOMATIK AUF DEUTSCH

Somatic Experiencing Deutschland e. V. mit einem Verzeichnis therapeutisch praktizierender Personen: somatic-experiencing.de.

Institut für somatische Bildung, Sexualität & Körperarbeit Berlin: isbberlin.com.

Somatische Akademie Berlin: somatische-akademie.de.

ANMERKUNGEN ZUR ÜBERSETZUNG UND ZU REDAKTIONELLEN ENTSCHEIDUNGEN DES VERLAGS

Staci K. Haines' Buch ist ein wichtiger, machtkritischer, inspirierender und umfangreicher Beitrag zum Feld der Somatik, das sich seit vielen Jahren in den USA und inzwischen auch international erweitert. Immer mehr Wissens- und Praktizierensformen sind dazu gekommen und die verwendete somatische Sprache wird immer diverser, sodass inzwischen verschiedene Begriffe für die gleichen Phänomene und Übungen genutzt werden. Für die vorliegende Übersetzung haben wir entschieden, nah am Original zu bleiben, aber auch Begriffe zu wählen, die möglichst verständlich sind, und zwar sowohl für Menschen, die zum ersten Mal mit Somatik in Berührung kommen, als auch für Menschen, die Somatik bereits aus anderen Kontexten kennen. Aus »shaping« und »to shape« ist somit nicht »Geformtsein« und »formen«, sondern »Geprägtsein« und »prägen« geworden. Ebenso wurde die somatische Praktik »to blend« mit »sich einlassen« übersetzt, statt beispielsweise mit »vermischen«.

Eine wichtige Entscheidung betrifft die Übersetzung des Wortes »heal«, was im Deutschen ja leicht mit »heilen« übersetzt hätte werden können. Nach Rücksprache mit Heike Pourian, die uns für die deutsche Übersetzung beraten hat, haben wir uns dafür entschieden, »heal« an den meisten Stellen mit »sich transformieren« zu übersetzen. Es gibt verschiedene Gründe dafür: Etwas zu »heilen« bedeutet, etwas wegzumachen, ganz zu machen, in einen vorherigen Zustand zurück zu verwandeln. In der Somatik geht es aber viel eher darum, sich mit der Verletzung zu befassen, sich auf sie einzulassen und sie so bewusst zu transformieren. Außerdem ist dem Wort

»heilen« eine pathologische Ebene und Passivität eingeschrieben: geheilt werden, statt selbst aktiv zu sein. Hinzu kommt, dass eine häufige Verwendung von »heilen« entsprechend der Häufigkeit der Wörter »heal« bzw. »healing« in der Originalausgabe nicht idiomatisch wäre. Und schließlich ist die Verwendung der Begriffe »Heilung« und »heilen« in therapeutischen Bereichen im deutschsprachigen Raum mitunter streng reglementiert. Es gibt also eine ganze Reihe an Gründen, warum wir uns für den passenderen Begriff »sich transformieren« entschieden haben.

Auf der sprachlichen Ebene ist es w_orten & meer wichtig, binäre Genderzuschreibungen kritisch zu reflektieren und gegebenenfalls aufzulösen oder zu erweitern. Immer dort, wo diese Zuschreibungen hier aber im Zusammenhang mit zitierten Statistiken genutzt werden, haben wir sie aus dem Original übernommen, um die Aussagekraft dieser Statistiken nicht auszuhebeln.

Bei Personenbezeichnungen nutzt w_orten & meer das Gendersternchen und setzt es nach dem (gedachten) Wortstamm, statt zwischen der männlichen und der weiblichen Wortform. So wird statt des Genders das Handeln einer Person in den Vordergrund gerückt (Lehr*erin – ein Mensch, der lehrt). Außerdem wird so vermieden, dass die männliche und die weibliche Variante im Schriftbild als gegensätzlich dargestellt werden und ein mögliches »Dazwischen« genau in der Mitte der beiden Wörter platziert wird. Und schließlich steht mit diesem Vorgehen nicht allein die männliche Variante ununterbrochen und an erster Stelle. Als genderfreie Form für Menschen, die sich als nichtbinär identifizieren (wie zum Beispiel Prentis Hemphill), haben wir uns für die entgendernde Wortendung -ens entschieden (»Psychotherapeutens«).

Bei der Schreibweise einiger Adjektive folgt w_orten & meer politischen empowernden Selbstbezeichnungen: So werden »Schwarz« und »Indigen« großgeschrieben. Um Weißsein aber ebenso als soziales Konstrukt zu markieren, wird »*w*eiß« mit kursivem »*w*« geschrieben. Das Adjektiv »us-amerikanisch« schreibt der Verlag klein. Die Großschreibung, die ja bei keinem anderen Adjektiv mit Bezug auf ein Land üblich ist, verstetigt die kulturell und politisch machtvolle Sonderrolle, die den USA vor allem im westlichen Kontext zukommt. Die Kleinschreibung hingegen, soll dazu anregen, diese Machtposition zu hinterfragen.

Eine abschließende Bemerkung: Die Originalausgabe ist kurz vor Beginn der COVID-19-Pandemie erschienen, während der antisemitische Narrative und Weltbilder im gesamten politischen Spektrum besonders deutlich in den Vordergrund traten und verbreitet wurden. In Absprache mit der Autorin haben wir diesem Umstand Rechnung getragen und an einigen Stellen den Text angepasst oder erweitert. Das Ziel war dabei, antisemitischen und antisemitisch gefärbten Lesarten vorzubeugen.

Zum Schluss möchten wir uns von Herzen bei Nane Meents, Heike Pourian und Mirja Wuttke bedanken. Eure Hilfe war unendlich wertvoll dafür, sich im Feld der Somatik zu orientieren und passendes somatisches Vokabular zu finden.

W_ORTEN & MEER – VERLAG FÜR VERBINDENDES DISKRIMINIERUNGSKRITISCHES HANDELN

w_orten & meer ist ein Non-Profit-Verlag ~ Bücher und Publikationen sind für uns eine wertschätzende Gestaltung von Welt. Wir verlegen Bücher, die zu intersektionaler Gewalt empowernde Perspektiven eröffnen und neue Ausdrucksweisen anbieten.

Der Verlag arbeitet sozial und ökologisch nachhaltig: bei der Herstellung und dem Transport der Bücher, beim Einrichten und Unterhalten des Büros und auf der Ebene der Bezahlung von Menschen, die an den verschiedenen Produktionsschritten für ein Buch beteiligt sind.

Weitere Informationen zu unserer Arbeitsweise sowie unser Gesamtprogramm finden sich auf unserer Webseite:

www.wortenundmeer.net